ZHONGGUO
SHAOSHU
MINZU
CHUANTONG
YIXUE GAILUN

崔箭　唐丽◎编著

中国少数民族传统医学概论

（修订版）

中央民族大学出版社
China Minzu University Press

图书在版编目（CIP）数据

中国少数民族传统医学概论/崔箭，唐丽编著 . —

修订本 . —北京：中央民族大学出版社，2016.12

ISBN 978-7-5660-1238-8

Ⅰ.①中… Ⅱ.①崔… ②唐… Ⅲ.①少数民族—民

族医学—中国 Ⅳ.①R29

中国版本图书馆 CIP 数据核字（2016）第 235023 号

中国少数民族传统医学概论

编　　著　崔　箭　唐　丽
责任编辑　戴佩丽
封面设计　汤建军
出 版 者　中央民族大学出版社
　　　　　北京市海淀区中关村南大街 27 号　邮编：100081
　　　　　电话：68472815（发行部）传真：68932751（发行部）
　　　　　　　　68932218（总编室）　　　　68932447（办公室）
发 行 者　全国各地新华书店
印 刷 厂　北京宏伟双华印刷有限公司
开　　本　787×1092（毫米）　1/16　印张：32
字　　数　610 千字
版　　次　2016 年 12 月第 1 版　2016 年 12 月第 1 次印刷
书　　号　ISBN 978-7-5660-1238-8
定　　价　98.00 元

目　　录

第一章　绪论

第一节　中国少数民族传统医学概论及其研究内容

一、中国少数民族传统医学

1. 中国少数民族传统医学的含义

中国是一个历史悠久的多民族国家，除了汉族以外，还有 55 个少数民族。依据 2010 年第六次全国人口普查主要数据公报（第 1 号），我国目前总人口为 1 370 536 875 人，其中汉族人口为 1 225 932 641 人，占 91.51%，少数民族人口为 113 792 211 人，占 8.49%。在 55 个少数民族中，人口在 100 万以上的少数民族有 18 个，20 万以上人口的少数民族有 26 个；使用 73 种语言，30 个有文字的民族共有 55 种文字，其中正在使用的文字有 26 种；实行区域自治的少数民族有 44 个，其人口数占少数民族总人口的 71%，中国民族自治地方的面积占全国国土总面积的 64% 左右。

每个民族在历史上都有自己的医药创造和医药积累，形成了丰富多彩的民族传统医药学。民族医学的概念可以分为广义和狭义两种。广义的概念是指中华民族的传统医学，犹如民族工业、民族企业、民族经济的用词内涵一样，这里的"民族"，是指中华民族，具有本国的、本土的、非外来的意义。狭义的概念是指中国少数民族的传统医学。由于在现阶段的中国，"民族"一词习惯上是"少数民族"的简称，所以"民族医学"的概念一般普遍指代中国少数民族传统医学。

在我国，"民族医学"的概念至少在 20 世纪 50 年代已经出现。"民族医学""民族医药"等名词于 20 世纪 80 年代开始普遍见诸于各类医药卫生相关文件中。1982 年颁布的《中华人民共和国宪法》规定："国家发展医疗卫生事业，发展现代医药和我国传统医药。"这里所指的我国传统医药包括中医药、民族医药和民间医药。中医药学是以汉文化为背景的中国古代社会的主流医学，至今具有无可争议的学术地位和社会地位，是中国传统医药的当然代表。民族医药是指中国少数民族的传统医药学，也是指我国各少数民族在历史上创造的和沿用的传统医药的总称，是各少数民族人民在漫长的历史长河中、在生产生活实践中积累的防病治病的丰富医药知识和实践经验的总结，为本民族的繁衍和发展做出了重要的贡献，并一直对中华民族的团结与进步发挥着不可忽视的推动作用。民间医药是指既无医学理论体系，又无特殊民族文化背景的民间的医疗经验、单方验方和简易医术，其医疗实践内容未形成一定的理论指导，也很难归属于某个民族医学。总体来说，少数民族医学、民间医学与中医学都是中国传统医学的组成部分。

中国的传统医学也是世界传统医学的一部分。世界卫生组织于1976年已把传统医学列入工作日程。在2002年通过的《世界卫生组织2002～2005年传统医学战略》中，对传统医学下了确切的定义，指出"传统医学是传统中医学、印度医学及阿拉伯医学等传统医学系统以及多种形式的民间疗法的统称"。传统医学疗法包括药物疗法［如使用草药、动物器官和（或）矿物］和非药物疗法（在基本不使用药物的情况下进行，比如针刺疗法、手法治疗及精神治疗等）。在主要卫生保健系统基于对抗疗法或传统医学尚未纳入国家卫生保健系统的国家，传统医学经常被称为"补充"或"替代"医学。显然，我国的民族医学不仅是中国传统医学的重要组成部分，而且就其学术体系的完整性、继承保护的完善性和现代应用的广泛性而言，也是世界传统医学的重要组成部分。

中国少数民族传统医学是一个统称，一般简称为民族医学，它并不是一个新发现的（或新建立的）、统一的、完整的、包容一切的、古老的医学体系，而是我国多种少数民族传统医学体系和医疗经验综合在一起的一个医学类型的统称，是一个便于应用和管理而采用的工作定义。民族医学是各族人民长期与疾病作斗争的经验总结，各民族医学有各自的文化背景和理论体系，拥有民族地区的药物资源和特色医疗技术，各有其自身的规律和特色，包括藏医学、蒙古医学、维吾尔医学、傣医学、壮医学、土家医学、朝鲜医学等。在历史上，我国各少数民族在医学方面的创造和积累是多方面、多层次的，有的具有完整独立的医学理论体系，有的尚缺乏完整的医疗体系。1984年，卫生部和国家民委在呼和浩特市召开了新中国成立以来第一次全国民族医药工作会议，在会议的正式文件中明确指出，"我国的民族医药，除藏医、蒙古医、维吾尔医以外，还有傣医、壮医、苗医、瑶医、朝鲜医、彝医等，还有许许多多的民间草医"。截至目前，我国相关部门组织对藏、蒙古、维吾尔、傣等少数民族传统医药的丰富内容进行了发掘整理，至今发掘整理了不同程度资料的有35个民族，其中藏、蒙古、维吾尔、傣、壮、土家、瑶、苗、彝、侗、朝鲜、回、哈萨克、畲、水、羌、白、布依、仡佬、拉祜等二十多个民族都有分量不等的医药专著、水平不一的临床疗法和比较丰富的药物资源。

2. 中国少数民族传统医学的特点

（1）中国少数民族传统医学的发展层次

我国各个少数民族传统医学的发生、发展与每个民族各自的地理环境、社会经济、文化背景密切相关，由于历史条件和文化背景不同，各个民族其传统医学的发展是不平衡的，在历史上的继承发展状况也各不相同，各民族医学都各具特色。目前已有不同程度整理的传统医药资料涵盖三十多个民族。有的民族医药积累丰厚、理法清晰、自成体系，建立了相当完整的医学体系；有的正在总结整理、梳理和提炼出系统的理论来；有的散在民间、随俗为用；有的只剩下一些零星的单方验方和医疗经验。这些少数民族传统医学的内容和中医学有着相似的哲学思维、医疗特点和用药经验，都归属于中国传统医学的范畴之内，总的来说，可以分成三个层次。

第一层次，有的民族医学其理论体系相对完整，有比较完整的历史记载和大量的医药学经典，有相当丰富的实践经验，如藏医药、蒙古医药、维吾尔医药和傣医药等。

第二层次，有一定的医学理论基础，历史上也积累了一些经典医学著作，有独特的诊疗方法和丰富的医疗实践经验，受社会和经济的发展水平限制尚不尽完整系统的民族医药体系，通过近20年来的发掘整理得到了较为系统、全面的总结，如壮医药、土家医药、朝鲜医药、苗医药、回医药、哈萨克医药、瑶医药、彝医药等。

第三层次，欠缺系统的医学理论基础，医疗方法和用药经验主要依靠心口相授传承保留下来，正在发掘和整理的医学体系，如畲医药、水医药、侗医药、羌医药、布依医药等。

（2）中国少数民族传统医学的特点

无论是处于哪个发展层次的民族医学，尽管发展进程各不相同，但一些特点却是共同的，都是源于本民族的医药经验，都为本民族的繁荣昌盛做出了贡献。各少数民族传统医学都具有民族性、地域性和传统性的共同特点，在民族医药理论、诊疗技术方法以及遣方用药等方面均具有鲜明的民族特色、地域特色和传统特色。

民族性是指各少数民族传统医学具有的浓烈的民族背景，这里所说的"民族背景"包含民族性的两层含义。第一层含义是指民族医学是该民族集体智慧的结晶，民族医学具有民族群体性特点，各个民族对疾病的认识及其诊疗方法和医疗实践均与各自民族所处的地理环境、社会经济发展和文化背景密切相关，具有鲜明的民族特点。第二层含义是指民族医学根植于本民族特有的文化、信仰及生活习俗中。各少数民族传统医学中蕴含着朴素的天人相应的自然观、阴阳平衡的哲学观、认识人体生命活动的辩证思维等，均体现了各少数民族丰富的传统人文内涵。比如闻名于世的藏医"曼汤"，是以鲜明的藏族民族特色所表达的医药学知识，其人物、建筑、生活习俗、语言文字、绘制技术等都具有鲜明的藏族文化艺术特色。

地域性反映在各民族医学独特的行医方式（受生活习俗和疾病谱的影响）和用药特色（道地药材和鲜药应用）等方面。民族医学的发展与该民族所居住地域的地理、气候、动植物区系和自然资源等地域因素密切相关。如蒙古族先民世代生活的地域为广袤无垠的草原，在常年的马背生活中，经常发生战伤、摔伤和骨折等疾病，客观情况下要求人们不断摸索治疗这些病症的方法，因此，正骨疗法等特色传统疗法即成为蒙古医药学的重要内容。从民族药学资源角度来看也充分体现了地域性的特点，具有鲜明的药物资源地域特色。如藏药资源多取材于高海拔地域生长环境中的药用植物，一些珍贵药材如冬虫夏草、红景天等为青藏高原特有或喜马拉雅-横断山脉所特有。

传统性包括各少数民族医学的历史延续性和世代传承两层含义。从历史延续性角度来看，各民族医学均具有悠久的传统，从古到今绵延而来，既有文化遗产的一面，又有实践应用和不断递嬗、发展、创新的一面。在医药知识的传承方面，有的民族医学在发展中积累流传下了丰富的医著典籍，有的则记载较少或鲜有记载，特别是无民族文字的民族医学，基本上靠口传心授传承至今。对口述历史和口述文化，近年来越来越受到学术界的重视，认为"口承与书写在本质上都负载着相似的功能"。国外历史学界甚至出现了"口述历史"的学派。联合国也非常重视口头/口述的、非物质的和无形的文化遗产的继承问题。在民族医学的发掘整理方面重视口承相传，并在此基础上进行记录整理是完全必要的和正确的。

此外，少数民族传统医学的特点也表现在诊断、遣方用药和非药物治疗等方面，特别是有些民族医学具有本民族特殊的一些传统诊断和治疗技法，是知识和技能的统一，其中特色鲜明的如藏医尿诊、壮医目诊、放血疗法、药线点灸疗法等。理解民族医学，不能以药品的处方中是否包含各民族地区特有的药物资源等为根据，判断一种医学是不是民族医学，主要应当看该民族的文献中是否有医药记载，是否有民族传统医学理论、诊疗经验和用药特色，是否有世代传承的流传方式等。

二、中国少数民族传统医学概论的研究内容

我国各少数民族传统医学的内容极其丰富，各民族医学在发展过程中均以朴素的自然观和各自的传统文化为背景，侧重于探索本民族、本地区的常见病、多发病和疑

难病，形成了层次不同的民族医学理论，创造和积累了丰富多样的诊断和治疗方法，各类外治方法林林总总不下一二百种，对各民族地域内的药物资源有着深刻认识和有效利用，总体上我国各少数民族均形成了繁简各异的传统医学体系，极大地丰富了我国传统医学宝库的内容。如此庞大的内容体系难以一书尽述，我们统揽总体框架，择其核心特色，对中国少数民族传统医学进行总体概括性的介绍。

中国少数民族传统医学概论系统介绍各少数民族传统医学基础理论、特色诊疗方法和用药概况等综合性民族医药知识，主要包括藏医学、蒙古医学、维吾尔医学、傣医学、壮医学、土家医学、朝鲜医学、苗医学、瑶医学、彝医学、回医学、哈萨克医学、畲医学等，在统一的结构框架中，对发展层次各不相同、内容繁简不一、各具特色的各少数民族传统医学知识进行全面、系统的概括介绍，促进中国少数民族传统医学的理论化与学科化发展。

1. 医学理论方面

从理论上讲，每个民族都有自己的医学创造和医学积累，但由于历史情况不同，并不是都有各自独立的医学理论体系，这主要受到一些因素的影响，如该民族医学的文化背景（包括文字及其应用发展）、医学理论的特点及其完整程度、与周边地区医学及文化的交流联系等，其中尤以文化渊源与交流影响为巨。中国从公元前221年秦朝统一国家，"书同文，车同轨"，政令一统，文化渊源深厚绵长，以《黄帝内经》为代表的中医学理论体系相对完整，医学著作汗牛充栋，各少数民族传统医学在其发展过程中均受到汉文化和中医学不同程度的影响。同时，由于地域等因素影响着各少数民族与周边地区的文化交流，也在不同程度上对各民族传统医学的发展产生一定的影响。在此基础上，中国的民族医学从医学理论方面可根据其文化源流或地域文化背景分成若干类系。

受佛教文化影响的民族医学有藏医学、蒙古医学和傣医学。其中受藏传佛教文化影响较深，结合青藏高原的疾病防治经验和药物资源而发展起来的民族医学体系，如藏医学和蒙古医学。傣医学受到南传上座部小乘佛教文化的较大影响。

受阿拉伯文化影响较深，特别是受阿维森纳《医典》的影响，并结合自身的医学实践而发展起来的民族医学体系，如维吾尔医学、回医学、哈萨克医学等。

具有土著文化特色，在南方地区医疗实践中创造和积累的医学知识，也受到中医学不同程度的影响，如土家、壮、瑶、苗、彝、侗、黎等民族医学。

其中，藏医学、蒙古医学、维吾尔医学、傣医学是中国少数民族传统医学中具有代表性的民族医学体系。

2. 传统诊疗方法方面

各民族医学对本地区常见病、多发病、地方病有丰富的诊疗经验。在历史上由于不同地域气候条件、地理环境、生产方式的差异，各少数民族在防病治病的具体内容和方法上也不尽相同，所积累的经验也各具特色和优势，逐渐摸索出丰富的具有本民族特色的诊断和治疗技法，一些传统诊疗方法操作简便、成本低廉、疗效显著。如藏医尿诊和放血疗法、蒙古医治疗骨伤、维吾尔医沙疗和对白癜风的特色治疗、壮医目诊和药线点灸疗法等。这些传统诊疗方法在千百年的医疗实践中积累了丰富的经验，具有很强的实用性。一些民族医专科（专病）的诊断和治疗具有简便灵验的特点，与现代医疗相比，对大型医疗设备的依赖性少，受益范围更加广泛，这些都是民族医学的生命力所在。

3. 民族药学方面

我国各少数民族对药物的认识和应用积累了丰富的经验，在民族药方面具有资源广泛、品种繁多、用药独特等特点。我国广大民族地区多样化的自然生态环境孕育了丰富的天然药物资源，盛产许多在国内外享有声誉的道地药材，如云南三七、宁夏枸杞、长白山人参等。目前民族药资源近 8000 种，尤其以藏、蒙古、维吾尔、傣、苗、壮、土家等民族药为代表，形成了各具特色的民族药学。有些民族还有着极具特色的用药理论和药物炮制技术，如藏医对水银等金属的炮制技术是世界独具特色的技术领域，朝鲜医学的药乃局限于人的辨象用药理论、瑶医学的风打药理论等，都具有鲜明的民族医药特色。近年来，卫生部组织了使用民族药较多的 16 个省区，历经数年共同编写出版了《中国民族药志》（1—4 卷）。已出版的《中国本草彩色图鉴》民族药篇中包括了 2000 种左右的民族药。近年来相继出版了《中国藏药》《蒙药学》《维吾尔常用药材》《中国民族药志要》《中华本草·藏药卷》《中华本草·蒙药卷》《中华本草·维吾尔药卷》《中华本草·苗药卷》等数十种民族药专著。

三、少数民族传统医学在继承和发扬祖国医药学中的作用

《中华人民共和国宪法》规定："国家发展医疗卫生事业，发展现代医药和我国传统医药。"国家在《关于卫生改革与发展的决定》（1997）中明确指出："各民族医药是中华民族传统医药的组成部分，要努力发掘、整理、总结、提高，充分发挥其保护各民族人民健康的作用。"

1. 民族医学是中华传统医药学的多元发展

中国少数民族传统医学是我国传统医药学和民族文化的重要组成部分，是各族人民长期与疾病作斗争的经验总结和智慧结晶，是中国地域辽阔、历史悠久、民族众多等条件下形成的医学文化多元性和医学品种多样性，是当代中国医学科学繁荣的标志，在保障人民健康和促进经济社会发展方面做出了重要贡献，为中华民族的团结与进步发挥着不可忽视的推动作用。民族医学归属于自然医学模式，由于各少数民族各自特异的文化背景、地域环境和社会发展历史，形成了多元各异的医学观和方法论来认识自然与生命、疾病及其治疗。继承发展民族医学，是对历史上传承下来的各少数民族传统医药知识和文化的认知与尊重，是对这份千百年积累起来而又现实地放在面前的医药资源的合理利用。生命科学向更广阔和更纵深方面探究与发展，隐隐地发现这些探索的轨迹充满着传统医学的脚印，并从中得到无穷的启示。

2. 民族医学对各民族人民健康的贡献

中国少数民族传统医学为各个少数民族人民的健康繁衍做出过重要贡献，是我国少数民族长期与疾病作斗争的经验总结。由于各个民族生存的自然环境、生产方式、生活条件和疾病状况不同，其医药创造和医药成就也各有千秋。例如，藏族人民世代生活在青藏高原，其地域特点为高寒缺氧，日照强烈，昼夜温差大，气候多变，生活生产方式长期以游牧为主，肉食居多，高原疾病、卒中、肺心病、风湿病、肝胆病、肠胃病等疾病较为多发，藏医学对这些疾病的治疗积累了相当丰富的经验。蒙古族世称马背民族，人们生活在草原，逐水草而居，蒙古医学在发展中不仅吸收了藏医学的基本理论并与本民族的传统医药经验相结合，一些医学理论和方药都与藏医学相似，而且针对骨伤、脑震荡等常见疾病积累了富有特色的传统疗法。维吾尔医是维吾尔族人民的医学创造和积累，早在丝绸之路繁华的年代，受到阿拉伯医学的影响，吸收了西域诸多民族的医药经验，在治疗白癜风、风湿病和心血管疾病等方面积累了丰富的经验，新疆维吾尔自治区维吾尔医院皮肤科年门诊量达 28 000 人次，其中白癜风占60%，治疗总有效率96.6%。苗族是草药知识最丰富的民族之一，民间流传着"千年苗医，万年苗药""三千苗药，八百单方"等歌谣，苗族村寨几乎人人识药，户户学医，尤其对妇儿科疾病、骨伤、虫蛇咬伤、皮肤肿疖、瘴岚秽浊诸病均有丰富的治疗经验。壮医药历史悠久，善治痧、瘴、毒、风、火、湿诸病，诊疗方法内容极为丰富且独具特色，目诊、甲诊、腹诊、指诊等诊断方法别具一格，民间治疗方法近百种，灸法、针法、刮法等外治疗法都极具特色，如壮医药线点灸疗法，在国内 300 多家医疗机构推广应用，并传播到东南亚、西欧、北美、大洋洲等一些国家和地区。

3. 民族医学是当代卫生资源的重要组成部分

中国少数民族传统医学和中医学同样是一个伟大的宝库，任何医学体系都是全方位地面对生老病死，给后人留下宝贵的医学知识和经验，民族医学在治疗一些地域性常见病、多发病和地方病方面，积累了丰富多样的诊疗方法和用药经验，在防病治病的具体内容和方法上积累的经验也各具特色，许多疗效是完全可以和现代医学媲美而一争雄长的，即使是现代医疗体系也不能完全解决各类疾病和健康问题，传统医学在当代卫生资源中也发挥着重要的作用。随着国家相继颁布和落实一些民族医药政策，我国民族医医疗机构逐步发展壮大，截至 2011 年底，我国民族医医疗机构发展到 203 所，广泛分布于基层和民族地区，成为当代医疗卫生资源的重要组成部分。

第二节　少数民族传统医学的发展现状和前景

一、中国少数民族传统医学的发展现状

1982 年颁布的《中华人民共和国宪法》第二十一条规定："国家发展医疗卫生事业，发展现代医药和我国传统医药。"此后，政府非常重视民族医药工作，把发展民族医药事业纳入国民经济和社会发展计划，加大对民族医药事业的支持力度，制定了一系列的方针政策和措施，使民族医药得到了很大发展。尤其是经过近二十多年来的发展，我国的民族医学已经从零散到发展壮大，从初级水平向中高级水平过渡。在国家政策大力推动下，我国的民族医药事业得到空前的发展，在民族医药的发掘整理、临床、科研、人才培养、产业发展和学术交流等方面均得到了很大的发展。

1. 我国民族医药相关政策和法规

1951 年 8 月 23 日举行的全国民族卫生会议，通过了《关于建立和发展少数民族地区卫生工作的决定》和《少数民族卫生工作方案》等文件。

1980 年 5 月 26 日卫生部、国家民委和教育部发布的《关于加强少数民族地区医学教育工作的意见》中要求："落实党的民族政策，发展民族医学教育"。

1982 年 12 月 4 日颁布的《中华人民共和国宪法》第二十一条规定："国家发展医疗卫生事业，发展现代医药和我国传统医药"，为民族医药发展提供了基本的法律保障和依据。

1984 年 11 月 23 日，国务院办公厅转发卫生部、国家民委《关于加强全国民族医

药工作的几点意见》的通知中指出："民族医药是祖国医药学宝库的重要组成部分。发展民族医药事业，不但是各族人民健康的需要，而且对增进民族团结、促进民族地区经济、文化事业的发展，建设具有中国特色的社会主义医疗卫生事业有着十分重要的意义"。

1997年1月15日，中共中央、国务院《关于卫生改革与发展的决定》中指出："各民族医药是中华民族传统医药的组成部分，要努力发掘、整理、总结、提高，充分发挥其保护各民族人民健康的作用"。

2002年10月19日，中共中央、国务院《关于进一步加强农村卫生工作的决定》中指出："要认真发掘、整理和推广民族医药技术"。

2002年12月4日，卫生部、教育部、人事部、农业部《关于加强农村卫生人才培养和队伍建设的意见》中提出"在中等医学专业中可保留卫生保健及中医（民族医）类专业"，在谈到进一步深化课程体系和教学内容改革时，要求"增强全科医学知识和中医药学（民族医学）的教学内容"。

自2003年10月1日起实施的《中华人民共和国中医药条例》在附则中规定："民族医药的管理参照本条例执行"。其含义包括：①民族医药学也是我国传统医药学的重要组成部分。②民族医药享受与中医药同等的待遇。③在不违反本条例规定的前提下，民族医药可以有特殊的待遇。如少数民族地区可以制定一些特殊的规定来发展民族医药，例如给予政策上的倾斜、加大政府投入等。

2004年2月19日，国务院副总理吴仪在全国中医药工作会议上的讲话指出，"民族医药在保障人民群众身体健康方面也发挥着重要作用，要认真做好挖掘、整理、总结、提高工作，大力促进其发展"。在谈到农村卫生工作时提出："在少数民族集中居住的农村和偏远山区、牧区，还要注意发挥民族医药的作用，要高度重视民族医药的发展。"

2005年5月31日，中共中央、国务院《关于进一步加强民族工作，加快少数民族和民族地区经济社会发展的决定》和国务院《实施中华人民共和国民族区域自治法若干规定》都要求各级人民政府加大对民族医药事业的投入，保护、扶持和发展民族医药。

2006年10月11日，中共中央十六大六中全会通过《中共中央关于构建社会主义和谐社会若干重大问题的决定》，明确提出要"大力扶持中医药和民族医药发展"。

2007年12月8日，国家中医药管理局等十一个部委局在北京联合发布了《关于切实加强民族医药事业发展的指导意见》，提出要坚持政府主导、鼓励社会参与、多渠道发展民族医药，提出要充分发挥民族医药在预防、保健、养生、康复等领域的作用，充分发挥民族医药在农村卫生和城市社区卫生服务工作中的优势与作用，还就民族医药的发掘继承和科研工作重点、民族医药人才队伍建设目标、完善民族医从业人员准入制度政策、加强民族医药知识产权保护和药用资源保护利用具体措施等方面做出了明确要求。

2009年3月17日，中共中央国务院提出了《关于深化医药卫生体制改革的意见》，指出要"充分发挥中医药（民族医药）的作用"，并将其作为"坚持立足国情，建立中国特色医药卫生体制"的重要内容之一。

2010年12月23日，国家中医药管理局和国家民委等四部委联合制定了《2010～2012年全国民族医药近期重点工作实施方案》，从推进民族医医院基础条件建设、加强民族医医院内涵建设、发挥民族医药在基层医疗卫生服务中的优势与作用、加强民族医药人才队伍建设、加强民族医药发掘继承和科研工作、做好民族医药标准化建设、完善发展民族医药事业的政策七个方面进行部署，并给出了路线图，切实提高了民族医药的临床活力，促进了民族医药工作的深入开展。

2012年11月8日，党的十八大报告中明确提出"大力扶持中医药和民族医药发展"，是党中央对民族医药的肯定和要求。

2015年4月24日，国务院办公厅发布的《中医药健康服务发展规划（2015～2020年）》中提出加强民族医药特色健康服务发展，指出："支持发展民族医特色专科；支持具备条件的县级以上藏、蒙古、维吾尔、傣、朝、壮、哈萨克等民族自治地方设置本民族医院；规范发展民族医药健康服务技术，在基层医疗卫生服务机构推广应用。"

到目前，我国初步形成了以法律法规为依据，以规划为保障，在民族医药卫生事业发展、西部特色产业开发、城乡居民均等享有民族医药服务、生态多样性与环境保护、民族团结进步与发展等层面，支持民族医药发展的宏观体制机制框架与政策体系。

为了促进民族医药卫生事业健康发展，国家多次召开关于少数民族医药卫生工作的会议。1983年5月召开的全国少数民族卫生工作会议，研究了少数民族高级医学人才培养、对口支援少数民族卫生事业建设、继承发扬民族医药学等问题。1984年9月召开的首届全国民族医药工作会议，讨论了"七五"期间民族医药事业的发展规划。1995年11月召开的第二届全国民族医药工作会议对今后一个时期开展民族医药工作的指导思想、奋斗目标提出了具体要求。2006年12月召开的第三届全国民族医药工作会议指出，要加大民族医药在医疗卫生资源配置大格局中的比重，拓展民族医药的发展空间，加大政策扶持力度，增强服务能力，为民族医药事业创造良好的发展环境。

2. 民族医药调查、发掘和整理工作

民族医药的发掘整理工作取得很大成绩，自"十五"以来，启动了全国民族医药

文献整理研究工作专项，各地对民族医药进行了大量的调查、发掘和整理工作，民族医药文献资料逐步得到全面整理，除了藏、蒙古、维吾尔、傣、朝鲜、彝等有文字和文献的民族医药得到整理以外，对历史上无本民族文字的民族医药如壮、苗、瑶、侗、土家、回、仡佬、布依、畲、拉祜、水、羌等少数民族传统医药也进行了大量的发掘和总结整理工作。其中，由国家中医药管理局立项完成的民族医药编撰整理就涉及19个少数民族的83部医籍。迄今陆续整理出版的民族医药籍著已逾百部，这些民族医药籍著可分为两个类别。

一类是历史上有文字、有文献记载的民族医药，如藏医药学、蒙古医药学、维吾尔医药学、傣医药学、彝医药学等，文献整理与汉译成绩显著。藏医药学方面，《月王药诊》《四部医典》《晶珠本草》《蓝琉璃》等经典医药著作都经过整理重新出版，并编撰出版了汉译版本；整理和编撰出版了《四部医典大详解》《医论集》《迪庆藏药》《藏药志》《中国藏药》《中国藏医药大全》等60余部著作；2012年中国迄今规模最大的藏医药文献编纂工程《藏医药大典》正式出版发行。蒙古医药学方面，整理出版了《蒙医金匮》《蒙药正典》《珊瑚宝鉴》《金光注释集》《蒙医简史》《蒙医志略》《蒙药材标准》《蒙医传统验方》《蒙医疗术》《蒙古族正骨学》《蒙古族治疗骨伤的创新》《医宗要旨》《中华本草·蒙药卷》等蒙医药著作。维吾尔医药学方面，整理和编撰出版了《阿克萨拉依》（白色宫殿）、《依合提亚热提·拜迪依》（拜地依药书）、《姆帕日库路普》（如意治疗法）、《身心之康复》《哈拉孜穆沙赫》《中华本草·维吾尔药卷》等著作。傣医药学方面，整理和编撰出版了《档哈雅龙》《竹楼医述》《傣族医药学基础理论》《傣医诊断学》《风病条辨译注》《中国傣医药彩色图谱》等著作。彝医药学方面，整理出版了《双柏彝医书》《启谷署》《彝族医药学》《彝医揽要》等著作。

另一类是历史上缺乏文献记载的民族医药，发掘整理工作取得许多突破，此项工作从总体规模上属于传统医药文化的巨大成绩，对于传统医药的继承和发展具有重要意义，其中较为突出的是壮医药学、土家医药学、瑶医药学和苗医药学等。壮医药学方面，编撰出版了《壮族医学史》《中国壮医学》《中国壮药学》《中国壮医内科学》等。土家医药学方面，编撰出版了《中国土家族医药学》《土家族医学史》《土家族医药学概论》等。瑶医药学方面，编撰出版了《中国瑶医学》《中国瑶药学》《实用瑶医学》等。苗医药学方面，编撰出版了《苗族医药学》《贵州苗族医药研究与开发》《中国苗医史》《苗家养生秘录》《苗族医学》《中华本草·苗药卷》等。其他民族医药方面还有《回族医学奥义》《中国畲族医药学》《中国侗族医药》《水族医药》《云南白族医药》等民族医药著作。

3. 民族医医疗机构逐步发展壮大

据统计，截至 2011 年底，我国民族医医疗机构已经发展到 203 所，涉及 15 个民族，已有藏、蒙古、维吾尔、傣、壮、朝鲜、苗、瑶、回、彝、土家、布依、侗、哈萨克、羌共 15 个民族设有民族医医院，民族地区的综合医院也大多建有民族医科室。国家确定并建设了一批重点民族医医院和民族医重点专科。民族医医疗机构由过去政府在民族地区单一举办的模式发展为政府举办为主、社会力量办医为辅的多元化模式。2003 年在北京成立了综合性的北京民族医院，目前全国有藏医医院 63 所、蒙古医医院 62 所、维吾尔医医院 37 所、傣医医院 1 所、瑶医医院 2 所、哈萨克医医院 1 所、壮医医院 1 所、其他民族医医院十几所，另有一部分民族医门诊部。其中 14 个民族医专科（专病）被列为重点建设单位，19 个民族医设立特色专科（专病），同时启动开展了民族医医院急诊科、感染性疾病科建设。国家相继出台了三级民族医医院评审标准（2012 年版）和二级民族医医院评审标准实施细则（2013 年版）等规范，一批民族医医院及重点专科的建设步入规范化。

4. 民族医药人才培养体系逐步建立和完善

从 20 世纪 80 年代起，我国发展和加强了民族医药高等教育和人才培养工作，全国现有 14 所教育机构开展了藏、蒙古、维吾尔、傣、朝鲜、壮、苗等民族医药专业和中医专业民族医药方向教育，其中高等民族医药院校 5 所，中等民族医药院校 4 所，设有民族医药专业的非民族医药院校 5 所。先后成立了西藏藏医学院、青海藏医学院、内蒙古蒙医学院和新疆维吾尔医专科学校；中央民族大学于 2002 年招收了第一批藏医专业本科生，2007 年开始招收民族医学专业硕士研究生；成都中医药大学于 2007 年设立民族医药学院，设有藏医学和藏药学 2 个本科专业；甘肃中医学院、云南中医学院设立了藏医专业；广西中医学院自 1985 年开始招收中国医学史壮医方向硕士研究生，2002 年开始招收中医学壮医方向本科生，2005 年成立壮医药学院；西南民族大学 2014 年招收中药学彝药学方向本科生。学科建设方面，藏、蒙古、维吾尔三个民族医药相关学科被列为国家中医药管理局重点建设学科，还有其他民族医药列入省级重点建设学科。组织高等民族医药规划教材编写工作，相继编著出版了藏、蒙古、维吾尔、壮等民族医药高等教育本科规划教材，包括藏医药学本科规划教材 25 门，壮医药学本科教材 12 门，蒙古医药学本科教材 10 门等。

开展了民族医临床技术骨干人才培养工作；开展了民族医师资格考试，共有 3477 人取得民族医医师资格（不完全统计）；开展了名老民族医专家学术经验继承工作，由民族医药指导老师培养了 76 名继承人；采用民族医名医师带徒的传统相授方式培养学生，使"名师出高徒"的培养方式成为适应民族医药临床人才培养的教育模式。

5. 民族医药科研工作不断加强和深入

民族医药科学研究不断深入，近年来国内一些高等院校、科研院所、医疗机构和民族药企业相继成立了民族医药研究机构，一批相关学科的科研人员加入了民族医药研究队伍，涌现了一批民族医药研究成果。西藏、广西、新疆、内蒙古、宁夏、青海、四川、贵州、云南、湖南（湘西）、湖北（恩施）、吉林（延边）、辽宁（阜新）等省、自治区、自治州均建立了民族医药研究所，县级以上民族医药科研机构达到35所，涵盖三十余种民族医药，科研人员达到1500人。开展了大量的民族医药研究工作，研究内容涉及文献整理、田野调查、临床经验总结、药物资源研究开发等多个方面，取得了一系列科研成果，形成了扎实的科学研究基础。

民族医药科学研究项目逐年增加，"十五"以来，每年列入国家中医药管理局科技专项的民族医药课题均有25个，各省、自治区也组织了多批民族医药研究课题，近十年来，全国民族医药科研成果近300项。如"十五"国家科技攻关课题"名老中医学术思想、临证经验总结和传承方法研究"中列入了民族医专家研究；壮医目诊研究列为国家中医药管理局、广西壮族自治区卫生厅的重点科研课题之一，广西民族医药研究所壮医目诊专科被国家中医药管理局列为全国重点民族医药专科建设项目；壮医药线点灸疗法研究和壮医药物竹罐疗法研究分别获得国家中医药管理局医药卫生科技进步二等奖和广西卫生厅医药卫生科技进步三等奖，并在临床上得到了广泛的推广应用。2014年，经国家科学技术奖励工作办公室批准，民族医药首次颁发科学技术奖。民族医药科学技术奖是经国家科学技术奖励工作办公室批准登记的民族医药科学技术领域唯一奖项，共设立自然科学奖、技术发明奖、科学技术进步奖、民族医药产业创新奖、民族医药传承贡献奖、国际科学技术合作奖六个奖项。

6. 民族药标准、研发和产业日渐壮大

民族药物研发和标准化等方面开展了一系列工作，相继制订了民族药地方标准，部分民族药品种经审批收入国家药品标准。目前，民族药的国家标准共计1178种，其中制剂865种，药材313种。具体情况是：《中国药典》1995年版、2000年版、2005年版和2010年版共公布民族药药材5种，制剂33种。1995年9月1日，卫生部公布了藏药部颁标准，其中药材136种，制剂200种。1998年10月1日，卫生部公布了维吾尔药部颁标准，其中药材115种，制剂87种。1998年11月1日，卫生部公布了蒙药部颁标准，其中药材57种，制剂177种。2002年12月，由国家药品监督管理局组织专家评审将435种民族药地方标准转为国家标准（减去与已有标准重复的实为405

种）。目前，民族药的国家标准共计 1178 种，即药材 313 种，制剂 865 种，其中，藏成药 318 种、蒙成药 177 种、维成药 96 种、傣成药 37 种、苗成药 154 种、彝成药 81 种、壮成药 1 种、景颇成药 1 种。在这些民族药成药中，大致可以分为三种类型。第一类是经方药，以藏药为代表，有文献根据，为《四部医典》或《晶珠本草》所载，如仁青常觉、仁青芒觉、二十五味珊瑚丸等；第二类是验方药，出自民间的经验方，以苗药为代表；第三类是时方药，为当代药学工作者把民族药按其药效与应用特点组方而成，取名也常冠以现代药名。鉴于一些民族药应用安全，疗效确切，质量稳定，使用方便，有 200 种民族药经遴选和批准为非处方药应用，其中藏药 21 种、蒙药 24 种、维药 20 种、苗药 90 种、彝药 28 种、傣药 17 种。47 个民族药品种经遴选进入国家基本医疗保险报销目录。民族药标准随着科研与开发的深入而不断提高。

随着民族药物研究开发工作的深入开展，研制了一批疗效确切、知名度较高的民族药，如藏药洁白胶囊、六味能消胶囊、十味龙胆花颗粒、奇正消痛贴膏、诺迪康胶囊等。其中奇正消痛贴膏和诺迪康胶囊两种藏药荣获国际发明奖，实现了西藏医药科技成果在国际上的突破。新疆维吾尔自治区人民医院承担的国家"十五"重大专项"驱虫斑鸠菊原料药及制剂的研究"，开发出治疗白癜风的创新药——白癜宁制剂，由驱虫斑鸠菊药材提取制备的多种制剂，如驱虫斑鸡菊注射液、复方卡力孜然酊（原名复方驱虫斑鸠菊搽剂）等，在临床上广泛用于白癜风的治疗取得了较好的效果。

中国民族药企业的出现可上溯至 20 世纪 60 年代。为了促进藏医药事业的发展，1964 年西藏自治区人民政府批准藏医院扩建藏药厂，同时派专人到北京同仁堂学习制药技术。1982 年，由中国药材公司筹划并投资，在内蒙古通辽建立了第一个现代蒙药厂。1996 年，由江苏省投资在拉萨援建了现代化的西藏自治区藏药厂（今西藏藏药股份有限公司），是传统藏药进入现代化生产的重要标志。20 世纪 90 年代，随着改革开放和西部大开发战略的逐步落实，民族医药相关产业成为民族地区和西部地区重点发展产业，一批民族医药企业如雨后春笋般蓬勃兴起，如奇正藏药创办于 1993 年，金诃藏药创办于 1996 年。至目前为止，全国的民族药生产企业约 130 家，主要包括藏、蒙古、维吾尔、苗、傣、彝等民族药，其中比较突出的是藏药和苗药。西藏自治区现已有 70% 以上的县建立了藏药厂或医院藏药制剂室，藏药在全区医疗用药的比例占 70% 以上。在西藏和青海地区，藏药产业已成为主要支柱产业之一，"十一五"期间，西藏藏药产业总产值及藏药产业所创利润都在飞速增长，总产值从 2006 年的 7032 万元迅速增长到 2010 年的 29 800 万元，总产值翻了四番。2011 年西藏藏药生产总值达到 4.5 亿元，创税 5463 万元。至 2014 年西藏有藏药生产企业 21 家，能够生产藏药品种 360 多个，其中获得国药准字号品种 159 个，中国药典收载品种 18 个。由于青藏地区丰富的藏药资源蕴藏量和藏药的巨大市场潜力,对藏药资源进行合理有效和可持续的开发利用,有条件成为振兴和发展区域经济的新增长点。苗药生产企业集中于贵州省,全省有苗药及其他民族药企业 70 余家,生产品种 154 个,产值占全省医药总产值的 40%。在民族药积极开发的同时,民族药资源的保护和利用也引起重视。加强了对一些濒危动植物药用资源的保护,组织开展了冬虫夏草等多种名贵药材的人工培植研究,开展了阿魏、雪莲、肉苁蓉、头花蓼等民族药材的 GAP 种植研究等多方面的具体工作。

二、少数民族传统医学的发展前景

随着世界范围内兴起的回归自然、返璞归真的潮流,目前我国民族医药的发展处于一个极好的历史机遇,其原因是多方面的。一方面,整个世界对健康需求的增加和人民对医疗卫生资源的压力促进了传统医学的回归与发展。疾病谱的改变、环境污染、现代病和老年病的增加,都反映了既有的医疗能力的不足,使人们追求更加多元有效的医疗保健途径,把目光转向传统医学。医学模式从单纯的生物模式转变为生物—社会—心理相结合的医学模式,完全符合传统医学的总体观念和发展规律。另一方面,传统医学本身的特色和优势在文化多元化、政治民主化的世界大潮中逐步得到发挥。现代科学从歧视和摒弃传统医学的历史中开始反思,出现了 1976 年世界卫生组织将传统医学纳入计划,西方召回替代医学重新用于医疗保健,中国政府提出"中西医并重"的方针,提出一定要把民族医药工作当作我国的重要文化战略来开展,对传统文化的继承、各民族的安定团结及政治稳定都具有不可忽视的作用。

当前,我国进入国民经济和社会发展的"十三五"规划期间。2007 年,国家中医药管理局与国家民委等十一部委联合印发《关于切实加强民族医药事业发展的指导意见》,对进一步推动民族医药事业发展的各项工作进行了部署。2010 年颁布的《2010~2012 年全国民族医药近期重点工作实施方案》,是对《指导意见》(2007 年)的工作细化,为我国民族医药的传承与发展注入了强大的推动力,切实提高和推动了民族医药事业的发展,使民族医药真正成为当代重要的卫生资源,为各民族人民健康和我国医学科学的繁荣做出新的贡献。

综上所述,少数民族传统医学是一个伟大的宝库,应当深入研究,大力发展,充分利用,虽然现在少数民族传统医学的研究还存在一些困难,但只要我们坚持继承与创新相结合,理论研究与实践应用并重,充分发掘整理民族民间的医疗方法和用药经验,坚持在民族医学理论的指导下,尊重各民族医学的规律和特点,充分利用现代科技手段,找准各民族传统医学中的闪光点,一定能够使民族医学为人类的健康做出贡献，中国少数民族传统医学一定能够迎来昌盛繁荣的明天！

参考文献

[1] 世界卫生组织.《世界卫生组织2002-2005传统医学战略》[M]. 中文版，2002

[2] 诸国本. 中国民族医药散论 [M]. 北京：中国医药科技出版社，2006

[3] 诸国本. 论民族医学—中国少数民族的传统医学 [J]. 中国民族医药杂志，2006，12 (3)：57-64

[4] 诸国本. 发展民族医药的现实意义 [J]. 世界科学技术：中医药现代化，2000，2 (5)：1-5

[5] 诸国本. 中国民族医学走向世界面临的机遇和挑战 [J]. 中医药管理杂志，2001，9 (3)：56-58

[6] 童元元等. 世界卫生组织传统医学政策回顾 [J]. 中国中医药信息杂志，2010，17 (1)：2-3

[7] 黄福开. 中国民族医药发展现状与多元一体化战略对策 [J]. 中南民族大学学报（自然科学版），2008，27 (2)：36-39

[8] 诸国本. 发挥民族医药的专科优势 [J]. 中国民族医药杂志，2002，8 (3)：1-2

[9] 任小巧. 我国民族医药相关政策及发展战略思考 [J]. 中国民族医药杂志，2012，18 (6)：65-67

[10] 张艺等. 我国民族医药继承与发展的战略思考 [A]. 中国药学会中药新药研发理论与技术创新高级研讨会论文集 [C]，2006

[11] 贾敏如等. 中国民族药志要 [M]. 北京：中国医药科技出版社，2005

[12] 贾敏如等. 中国民族药的品种和使用现状 [J]. 世界科学技术：中医药现代化，2015，17 (7)：1546-1550

[13] 李志勇等. 民族药特色与研究 [J]. 南京中医药大学学报，2011，27 (5)：411-413

[14] 韩立炜. 从国家自然科学基金资助项目谈民族医药基础研究的特色与创新 [J]. 中国中药杂志，2015，40 (17)：3379-3384

[15] 张强等. 民族医药特色诊疗技术的传承及验方的保护 [J]. 中国民族民间医药，2015，24 (1)：14-15

第二章 藏族医药学

概 述

藏医药学是藏族传统知识和文化的重要组成部分，藏族人民在历史长河中不断创造积累并丰富和发展的藏医药学是我国少数民族传统医学的瑰宝。藏医药学是历代藏医药学家在总结雪域高原地区的民族民间医药知识基础上，吸收中原地区的中医药学内容和印度、阿拉伯等地区的印度医药学和阿拉伯医药学的知识和文化，并受佛教理论影响，通过长期实践逐步发展完善形成的独特完整的传统医药学科体系。藏医药学具有历史悠久、理论独特、内容系统丰富等特点，是仅次于中医药学的一个系统完整的传统医学学科体系，几千年来为藏区人民的健康和繁衍昌盛做出了重要贡献。

藏医药学学科内涵丰富，医学体系完整，发展规模庞大，是中国少数民族传统医学的典型代表。藏医药学不是藏医和藏药的简单相加，而是一个成熟的传统医学学科体系。藏医药学以"三因学说"等理论为基础，具有独特完整的医学理论，建立了完善丰富的诊断治疗体系，尤其对治疗高原地区的常见病和多发病积累了丰富的临床经验，发展了临床经验之上的药物学，既是独具特色的少数民族医学体系，又是传统医学的重要分支领域，为藏族人民在雪域高原及附近地区的生存和发展做出了重要贡献。藏医药学也随着文化交流传播到中国的其他地区及海外，为人类的医疗保健事业做出了贡献。

根据藏医药学史研究，一般将藏医药学的发展分为以下几个时期。

1. 萌芽时期（远古至 6 世纪）

这一时期是原始藏药和医疗经验积累阶段，天地造化的自然环境为藏医藏药的产生创造了优越条件。"有了人类，就有了医学"，这是医学史界公认的观点，医学的历史与人类的历史一样古老，医学起源的论断同样适用于藏医药学。据考古学家从西藏地区陆续发现的旧石器、新石器和金石并用时期的文化遗址证实，藏族祖先很早以前就在青藏高原生活，在同自然和疾病斗争的漫长过程中，经历了由不知到知道，由无意到有意的积累过程，逐步萌芽了原始的医药经验。在原始社会的中、末期，随着雪域高原人民生活和生产的发展，出现了供切割皮肤、放血治疗用的石器，火灸疗法也由此开始应用。藏族社会进入到畜牧、农业生产时期，人们开始酿酒、制作酥油等，同时也开始利用这些加工技术的产物来治疗疾病，形成和积累了早期简单的医疗经验，如用酥油涂抹伤口、结扎脉口止血、利用酒糟治疗外伤、利用各种饮食的利弊和摄食调养方法等。藏族先民由图腾崇拜产生原始的宗教观念，及至原始宗教的形成，都影响着传统医药学的发展。资料表明，早在公元5世纪，藏族已经有了自己的原始医药学。

2. 奠基时期（6世纪至9世纪中叶）

6世纪后半叶，藏族社会进入奴隶制，畜牧业得到进一步发展。公元633年全藏统一，建立吐蕃王朝，规范了文字、引进佛教，西藏进入了有文字记载的历史时期，经济和文化迅速繁荣发展。随着西藏与中原地区以及邻近地区和国家的频繁交流（如与中原唐王朝两次联姻），中医药学和印度医药学等知识传入藏族地区，藏医药学迅速发展，充分吸收中医药学和印度医药学的内容，促进了藏医学基础理论的发展和诊疗体系的形成，这一时期一些藏医药学著作相继问世，如《医学大全》和《无畏的武器》等，尽管这些藏医药学著作在历史发展中都已散佚，但均对藏医药学的形成和发展起到了重要的奠基作用。

8世纪藏医学迅速发展。这一时期，藏族地区与周边各个地区和国家频繁交流，礼聘各个地区和国家的名医入藏传授医学理论和医疗经验，广泛学习和吸收汉族中医学的知识以及印度医学、阿拉伯医学等知识，极大地丰富了藏医药学的内容，藏医药学初具完整体系，相继问世多部藏医药著作，出现了"藏族九贤医"等多位名医。《月王药诊》（梵文名《索玛拉扎》，《Somaratsa》，藏文名《门杰代维给布》）于8世纪上半叶问世，书中讲述"隆""赤巴"和"培根"三大因素；收载一千多种单药和方药，包括大量高原特产药物，如乌奴龙胆、喜马拉雅紫茉莉、翼首草、绿绒蒿、伞梗虎耳草、船形乌头、囊距翠雀等；记述了散剂、膏剂、汤剂、酥油剂等十余种藏药剂型；记载了藏医特色治疗技术如针拔内障术、灌肠术、导尿术、放腹腔积液术等；记载了藏区特有的疾病如雪盲、炭疽等疾病。《月王药诊》是现存最早的古代藏医药著作，是藏医学的奠基之作，对于研究藏医学起源、早期历史、藏医药学与中医药学及印度医药学的相互关系，都有着重要的参考价值。

8世纪末，藏族最著名的医药学家宇妥·元丹贡布编著的《四部医典》问世。据记载，吐蕃王室御医元丹贡布赴中原地区和印度等邻近国家和地区，广泛学习中医药学和印度医药学等知识，融汇早期藏医著作《医学大全》《无畏的武器》《月王药诊》等医书的内容，深入总结藏族积累的丰富医药经验，历时近二十年时间（公元748~765年）编著而成《四部医典》。《四部医典》（又名医方四续）是一部集藏医学理论与经验于一体的藏医学权威著作。

《四部医典》藏名为《据悉》，意为四部分经续所组成的书。全书分四部分，共一百七十七章。第一部为《总则医典》（藏名《扎据》），共二十六章，内容是医学总纲，涉及藏医起源的传说，纲领性地论述人体生理、病理、诊断和治疗。第二部为《论说医典》（藏名《协据》），共三十一章，详细地阐述了人体生理解剖、胚胎发育、病因、病理、卫生保健、药物性能、诊断和治疗方法、医疗器械等，还涉及医生的道德伦理等内容。第三部为《秘诀医典》（藏名《门阿据》），共九十二章，为临床学部分，论述各种疾病的病因、病状、诊断和治疗，包括内科、外科、妇科、儿科、皮肤科、传染科、神经科、中毒和养生等。第四部为《后续医典》（藏名《其玛据》），共二十八章，论述了尿诊等藏医重要诊断方法，记载了各种方剂药物的配伍、药物炮制、剂型和给药途径，并且记述了各种外治疗法，包括放血疗法、催吐疗法、针刺疗法、泄法、灸疗法、外敷疗法等内容。《四部医典》是一部系统性的藏医学著作，标志着藏医学发展成为一门完整系统的独立医学学科。该著内容十分丰富，涵盖医学科学的各个方面，包括疾病的分类、人体生理与病理、诊断、治疗、药物配方等内容，既有医学理论，也有具体医疗实践经验，奠定了藏医药学的基础。以《四部医典》为标志，藏医药学发展成为具有完整独立的理论体系、临床各科齐全、实践经验丰富的传统医学体系。《四部医典》是举世无双的藏医药学著作和文献，世界各国藏医学研究和藏学研究对其的兴趣远远超出了医学范围。

3. 发展和争鸣时期（9世纪中叶至17世纪中叶）

这一时期藏医药学有了较大的发展，名医辈出，学术思想活跃，出现了南北两个不同学派，形成了繁荣的局面。这一时期先后出现"普兰四名医"等多位著名藏医，编译和编著了多部医药学著作，如《八支精义》《月光》《解剖明灯》《药物蓝图》《八支总纲》等。宇妥·萨玛元丹贡布（也称新宇妥）对《四部医典》进行了注疏和补充，以印度的八支医学理论和中医学理论等对其进行补充，还著有《四部医典亲阅》和《十万拳头》等医著，均对后世藏医药学的发展产生十分重要的影响，他被尊为"人间的药王"和"第二个药师佛"。

藏医药学的繁荣发展出现了不同学派的学术争鸣，其中以强巴学派和苏喀巴学派这两个学派影响最大。强巴学派，也称为北派，代表人物是强巴·南杰扎桑，主要活跃于拉萨西北高寒干燥地区。强巴学派结合该地区环境气候及生活习俗总结出一套擅用温热药治疗寒症的经验，形成了北派特色。苏喀巴学派，也称为南派，代表人物是苏喀·年姆尼多杰，主要活跃于拉萨东南地区。苏喀巴学派结合该地区湿温环境气候及生活习俗，擅长用凉药治疗热症，形成了南派特色。南北两个学派在藏医基础理论等重大问题上的观点是一致的，只是在对药物的认识、用药遣方、剂量及治疗方法等实践应用方面有各自的经验，两派学者都著书立说，涌现了许多优秀的医生和医学著作，都为藏医学的发展做出了积极贡献。北方学派擅用温热性药物，主要针对北方常见疾病进行治疗，如风寒湿引起的风湿病等，组方药味较多，也擅长应用艾灸疗法和放血疗法；在藏区先后发现多种草药，确认药名和特性，辨别药性寒热、优劣、产地等，积累了丰富的经验，取得了突出的成就；注重形象教学，绘制了具有鲜明民族特色的藏医唐卡挂图，为后世藏医绘制整套"曼汤"奠定了基础。南方学派擅长应用清凉性药物，多部著作如《药味论·铁鬘》《珍宝药物形态识别》等书系统地阐述了该学派对药物性味、功效主治等的认识和用药特点；对《四部医典》的研究成果较多，尤其是扎塘版《四部医典》，即《扎塘据悉》，为保存《四部医典》的原貌，使其得以流传做出重要的贡献，南方学派通过对《四部医典》的深入研究，提出《四部医典》是藏族本民族医学家的著作的观点，影响十分广泛。除了这两个学派之外，还有其他一些医学流派，都为藏医药学的发展和传承做出了积极的贡献。在此时期多个医学流派的长期争鸣，促进了藏医药学的发展和繁荣。

4. 繁荣时期（17世纪中叶至20世纪中叶）

17世纪五世达赖阿旺·洛桑嘉措当政时期，设立了"第巴"职位，总理全藏政务。1679年第司·桑吉嘉措（1653-1705）任第五世第巴，开始管理西藏地方政务。桑吉嘉措是一位西藏社会中卓越的政治家和学者，他精通五明，博学多才，主持扩建布达拉宫，整理、编撰和修订了医药、天文、历算、文学、历史、传记、宗教等科技文化经典资料，在发展藏族科技文化方面做出了卓越的贡献。桑吉嘉措任期内，尤其重视藏医药学的发展，实施了许多措施大力发展藏医药学，使藏医药学进入繁荣鼎盛时期。

编撰经典医著。桑吉嘉措在前人基础上，对《四部医典》进行了整理、校对、修订和注释，集诸家之长，去粗取精，用通俗的叙述文体编著了《四部医典蓝琉璃》，全名《医学广论药师佛意庄严四续光明蓝琉璃》，简称《蓝琉璃》，相比于《四部医典》

以偈颂文体写著的韵体文体裁，更加通俗易懂，其内容丰富，篇幅较《四部医典》原著多出一倍以上，后世医家推崇《蓝琉璃》为一部权威的《四部医典》原著的诠释之著，奉其为学习《四部医典》的必读著作和标准注释本，至今仍是学习这部经典医著的入门之选，对于普及和发展藏医药学具有重大的作用。此外，桑吉嘉措还编著了多部医著，1703年完成的《医学概论·吠琉璃镜·仙人喜筵》，也称为《藏医史》，是一部权威的叙述藏医起源、形成和发展的著作，至今仍是研究藏医药学历史的重要参考文献。

兴办藏医学教育。桑吉嘉措主政时期积极兴办藏医学教育，为学习藏医创造条件。先后在拉萨的哲蚌寺甘丹颇章宫西侧新建医学校，即医学利众院，从各地选拔有培养前途的青年入学，主要学习《四部医典》；恢复日喀则早期建立的藏医学堂，即仙医云集院；此后又在布达拉的夏钦觉及桑甫尼玛塘建立藏医学校；在布达拉宫对面铁山建立药王山医学利众寺，主要学习内容以《四部医典》为主，每年学员均到附近的山区采集药物，注重藏医学理论与实践相结合。

绘制藏医系列挂图"曼汤"。藏族人民善于绘制精美的彩色挂图，具有悠久的历史，这种在藏语中叫作"唐卡"（Thangka）的挂图最初起源于宗教需要，于13世纪形成体系，主要用来绘制佛像供人礼拜，后来，藏医学利用这种形式来绘制医学唐卡，即"曼汤"，作为医学教具来学习藏医药学知识。"曼"是Sman的译音，意为医药，"汤"为Thangka的译音，意为挂图。"曼汤"就是医学挂图，"曼汤"体系形成于17世纪末，是藏医学发展史上的一件大事。"曼汤"全部由手工制作，在经树脂、树胶、白垩土等混合液浸泡后干燥再加工磨至光滑的亚麻布或纱布上，用朱砂、雄黄、金粉、孔雀石等天然珍贵颜料进行彩色绘成，制作精美，除少数几幅外，每一幅都由若干小图组成，少则几个图，多的有几十甚至100多个小图。"曼汤"几乎涉及了藏医学的所有内容，包括医学起源、藏医理论、生理、解剖、病因、病理、治疗方法、外科器械、临床各科疾病的病状、诊断、药物及疾病预后等。"曼汤"是我国古代传统医学中绝无仅有的创举，在世界医学史上也是仅见的。"曼汤"早在数百年前就作为医学教具，以形象的教学方法传播藏医药学知识，具有悠久的历史、丰富的内容和鲜明的民族特色，挂图内容全部是以藏族民族特点来表现，其中人物、建筑、生活习俗、语言文字、绘制技术、表现形式等风格特点，都为藏民族所特有，具有极高的文献价值和文物价值，是我国传统医学宝库中的稀世珍品，受到各国医学界和史学界的重视。整套"曼汤"共80幅，现存294幅，其中完整的为两套，分别由西藏自治区藏医医院和西藏自治区文物管理委员会收藏保存。西藏人民出版社出版了《四部医典系列挂图全集》藏汉对照本和藏英对照本两种版本，书中应用4700多张照片并配以25万多字的文字说明，将

80 幅藏医挂图整图及细部图详尽加以注释，在国内外产生较大的影响。

18 世纪，西康地区著名的藏医药学家帝玛尔·丹增彭措编著了多部医药著作，包括《治病伏魔药物功能直讲·无垢晶球》《甘露药物名称功能详解·无垢晶串》《药方集要》《丸药配方》《医药异名释要》等，其中前两部为其主要代表作，合称为《晶珠本草》（又名《药物学广论》，藏音译名《智敏协贡协称》）。《晶珠本草》是帝玛尔·丹增彭措历时二十年，遍及青海东南部和南部、西藏东部和东南部、四川西部等广大地区进行实地考察，核实资料，并结合历代藏医药书籍中的记载做了考证，编撰了这部集藏本草之大成的经典藏药专著，与中医学的《本草纲目》同为中国传统医学宝库中的瑰宝，是我国传统医学的经典本草著作。

《晶珠本草》总结了历代藏本草之精华，收载药物 2294 种，其中植物药占 70%，动物药占 20%，矿物药占 10%。全书引用的著作达一百三十部，将《月王药诊》中记载的 329 种药物，《四部医典》中记载的 403 种药物，《甘露八部》《蓝琉璃》《药物大全》等著作中记载的药物均全部收录书中，大大地丰富了藏本草的种类，同时考证了历代藏本草记载之谬误。《晶珠本草》将药物味性效具体化，梳理了自《月王药诊》和《四部医典》以来藏药学的理论体系，对每种药物都讲叙记载其味、性、效和用药注意事项，为后世学习藏药学奠定了药学理论基础。《晶珠本草》收载的药物具有鲜明的民族特色和高原地域特色，如獐牙菜、绿绒蒿、虎耳草、翼首草、独一味、山莨菪、马尿泡等药物均为藏医习用且主产于青藏高原的特色药物，乌奴龙胆、榜嘎、兔耳草、雪莲等药物分布在海拔四千米以上，是藏医自 8 世纪《月王药诊》中即记载沿用至今的珍贵药物。在药物炮制和剂型方面，《晶珠本草》记载了加工炮制类药物 82 种，炮制方法包括挑选、筛、簸、刮、刨、洗、漂、劈、切、碾、炒、锻、煎、煮等方法，应用的药物剂型包括膏剂、丹剂、丸剂（水丸、蜜丸、酥油丸）、散剂等。

18 世纪时期藏医学教育的发展为藏医学的传播做出了很大贡献。在安多地区（甘肃、青海地区）的塔尔寺、拉卡楞寺、夏琼寺、拉加寺、赛科寺、拉莫德钦寺及佐宁寺等著名格鲁派寺院中先后建立起曼巴扎仓（藏医经院），成为藏医药教育和藏医治疗的中心。1745 年在北京雍和宫成立曼巴扎仓，培养来自各地学习藏医的学生。同时在内蒙古哈力哈和西霍尔等著名大寺院内建立藏医曼巴扎仓培养蒙古族学生学习藏医药学，由此藏医在蒙古族地区得到进一步传播和发展。这一时期安多地区和蒙古地区涌现出了许多著名藏医学家和多部医著。此外，藏医药学也在西藏上部拉达克地区以及锡金、不丹、尼泊尔、印度等地盛行，传扬四方影响广泛。

19 世纪，藏医药学的发展揭开了新的一页。十三世达赖土丹嘉措（1876～1933）

十分重视发展藏医药学,下令恢复和加强以前建立的药王山利众寺,提高藏医教学水平,出资修建药王山利众院印刷室,将《四部医典》《蓝琉璃》《秘诀部补遗》《晶珠本草》等藏医药经典的陈旧木版全部重新刻制成新版,后来把这些新版称为药王山版。1916 年,创办了拉萨藏医历算学院,藏语称为"门孜康",是一所医疗和教学兼备的培养藏医高级人才的机构。

5. 振兴时期（1951 年以后）

1951 年西藏和平解放,藏医药学的发展进入了新的历史时期。

传承发展藏医药学,整理出版大量藏医药学文献资料。藏医药学古代文献非常丰富,其内容和体量仅次于汉族的中医药学。西藏和平解放后,政府非常重视对藏医药学文献资料的整理,进行了两个方面的工作。一方面是整理古代医著和文献,挖掘整理了一大批古典医药学著作。重新排印出版了《蓝琉璃》《四部医典》《桑吉嘉措藏医史》等藏医学经典医著,翻译出版了《四部医典》和《晶珠本草》等藏医药经典。1976 年和 1977 年,卫生部先后两次派遣藏医工作小组和摄制小组,拍摄了两部《西藏的医学和药物学》科教片,把第司·桑吉嘉措时期的 80 幅"曼汤"辑录为 4000 多幅照片,编辑为汉藏合璧的 4 本画册。2000 年出版的《四部医典系列挂图全集》（藏汉对照本和藏英对照本）将藏医传世珍品"曼汤"公开出版,在国内外产生较大的影响。另一方面是新编藏医著作和现代藏医药学者著书立说。先后编撰出版了多部藏医药学著作,如《新编藏医学》《藏医词典》《藏医基础学》等;《中国医学百科全书·藏医卷》由全国最高水平的藏医专家集体编著,是包括了藏医学基础理论、临床医学及藏医学史的当代总结性著作;《藏族历代名医略传》是医家传记类著作,译著《西藏医学》是我国第一部汉文的藏医史著作;藏药学方面的著作还有《中国藏药》《中华藏本草》《迪庆藏药》《中国民族药志》（收载藏药 50 余种）等;由六个省区藏药专家共同审定的《藏药标准》收载了 290 种常用藏成药,对一些常用藏药的规范化标准进行了规定,对藏药的规范统一和藏药学的发展起到了推动作用。

兴办和发展藏医药学教育,藏医学教育开始步入现代教育的形式。早期在拉萨创办了一所藏医中等专业学校,由一些名医任教,为药王山利众寺和门孜康培养了 15 名藏医,这批最早的现代藏医学生于 1962 年毕业。1959 年,门孜康与药王山利众寺合并成立拉萨市藏医院,1980 年改为西藏自治区藏医院。1963 年,藏医院创办一个藏医班,招收了 45 名学员,这批学员后来均成为藏医骨干。1972 年,拉萨市卫生学校设立了一个藏医班,招收了 181 名学员。从 1981 年至 1986 年,西藏自治区藏医院每年都举办一期为期一年的藏医进修班，学员来自西藏、青海、甘肃、四川、云南、新疆等地，这些学员学成后成为藏医药事业的骨干。

发展藏医医疗机构。据资料显示，在1959年前，西藏的藏医机构只有拉萨的门孜康和药王山利众寺两所。1959年西藏各类藏医药人员只有434人，到1999年，藏医药从业人员已发展到1071名。全西藏7个地区中有5个已建立了地区级藏医院，在全西藏75个县中，有5个县成立了藏医院，其余70个县的医院中都设有藏医科。由门孜康和药王山利众寺合并而成的西藏自治区藏医院，建筑面积十几万平方米，建立了门诊部、住院部、藏药厂、藏医研究所和天文历算研究所，设有内科、外科、妇产科等20多个专科门诊及现代化医技科室，年门诊量达23万人次。

6. 藏医药学现代发展

进入80年代以来，随着改革开放和社会整体发展，藏医药学的发展已经从过去封闭状态逐步走向现代和开放，进入了繁荣兴盛的新时期，在藏医药传承与发展、藏医药高等教育、医疗机构和人员、藏医药科学研究和学术交流等方面均取得了长足的发展和丰硕的成果。

藏医药学历史悠久，其医药学文献之丰富仅次于汉族中医药学。藏医药学文献卷帙浩瀚，古籍文献数目不下三千余种，记载了数千年来的藏医学理论与实践经验，蕴藏着丰富的哲学思想和生命科学信息，凝聚了藏族人民自强不息的精神追求和历久弥新的文化财富，是世界现存传统医学中理论和实践资料最为丰富、原始形态保存最好的传统医药学之一。在藏医药学传承发展方面，近年来整理了大量的藏医药文献资料。完成了"藏医药经典文献集成丛书"的古籍整理编纂工作，主要包括《月王药诊》《四部医典》《晶珠本草》等；编著出版了《迪庆藏药》《藏药志》《中国藏药》《中国藏医药大全》等60余部著作；编著了全国高等院校藏医学专业教材共26部，基本涵盖了藏医药学各学科领域；2012年，中国迄今规模最大的藏医药文献编纂工程《藏医药大典》正式出版发行。《藏医药大典》全书60卷，附总目1卷，6000万字，分为藏医学史、古代医籍、四部医典、临床医著、药物识别、药物方剂、药材炮制、仪轨颂词共8大总义78章492节，收录了638部藏医药经典古籍和近现代藏医药代表性论著，涵盖了藏医药学从理论到实践几乎所有的内容，时间跨越从公元前7世纪至今2800多年的历史，将收集到的1150余种藏医药古籍文献，历经文献考证、分类、复制、辑校、审定、编辑、排版、印刷等艰苦复杂的过程编纂而成。《藏医药大典》从藏医药古籍文献收集整理到出版发行，历经二十余年时间，由青海省藏医药研究院从九十年代初开始组织编纂工作，成立了以青海、西藏、甘肃、四川、云南、北京等省区市藏医药专家和文献研究骨干组成的编纂委员会，先后有近千名专家学者参与了这一内容浩繁的艰巨工程。在编撰过程中本着"尊重原著、甄正勘误"的原则，对底本中出现的残缺错漏等问题，在保留古籍文献原貌和风格的同时，参考大量权威文献和专家论证，进行改正、补充和说明，充分体现了文献研究和学术价值，突破藏医药古籍综合论述的编写体例，按照时代、类别、内容进行了科学细致的分类，使大典篇章条理有序，查阅方便，通过认真细致的版本甄别、底本对校、文献勘误、补残补漏、文稿审校等辑校工作和国内权威藏医药专家多次审定，确保了大典的编纂质量。《藏医药大典》是对藏医药学理论、实践和历史成就的一次全面系统的集成，充分展示了藏医药学的完整体系、博大精深和源远流长。

藏医医疗机构和医疗人员增长迅速。目前在西藏、青海、四川、甘肃、云南等主要藏族聚居地区都设有藏医医疗结构和专门的卫生行政机构。据资料显示，以西藏地区为例，以拉萨为中心的藏医服务网络已形成，在西藏自治区有独立的藏医医疗机构17所，70个县的医院中设有藏医科，在编藏医药工作人员1850人，民间具有个体行医资质的藏医660人，其服务可覆盖全区大部分地区，全区各级藏医院年门诊量达到60万人次，平均门诊量已超过同级医院的平均门诊量。1992年，建立北京藏医院，目前，北京藏医院已发展成一个以藏医为主，兼有民族医、中医和西医，医疗和科研结合的具有民族特色的国家级民族医医疗机构。

藏医药教育事业自80年代以来迅速发展，在西藏、青海、甘肃、四川等地都已建立了培养藏医药人才的医学院或医学系，一些县还设有藏医学校，培养大学生、中专生等不同层次的藏医药专门人才。1985年，在西藏大学设立了藏医系，招收27名高中毕业生入学，是第一批藏医专业本科人才。1989年，西藏大学藏医学院正式成立，1993年经国家教育部批准独立设置为西藏藏医学院，是国内第一所独立设置的培养高层次藏医药专业人才的高等学府，1999年开始招收硕士研究生，2004年开始与北京中医药大学联合培养博士研究生。1987年，青海藏医学院建成，1992年开始招收专科生，1995年开始招收本科生，2001年开始招收硕士研究生，2004年更名为青海大学藏医学院，2006年获批设立藏医药学博士学位授权点。成都中医药大学民族医药学院于1992年开始招收藏医专业专科生，2001年开始招收藏医专业本科生，2007年开始招收藏药专业本科生。中央民族大学于2002年招收藏医专业本科生，2007年国家民委-教育部共建重点实验室正式成立，招收民族医学专业研究生，2008年成立中国少数民族传统医学研究院。

在藏医药科学研究方面，国内多家高校、科研院所、藏医医疗机构和藏药企业开展了深入的藏医药科学研究工作，如西藏藏医学院、青海大学藏医学院、中国藏学研究中心藏医药研究所、中科院西北高原生物研究所、成都中医药大学、中央民族大学、中南民族大学、西藏大学、青海省藏医院、金诃藏药、奇正藏药、晶珠藏药等单位，承担了多项国家级和省部级藏医药学科研项目，如国家中医药管理局的"藏医药治疗消化道溃疡的临床研究""藏医药治疗胆石症的疗效观察""藏医药治疗乙型肝炎的疗效观察"等科研课题。一些传统藏药经过藏医药研究人员的精心研究，已找到了将传统炮制加工与现代高新技术手段相结合的现代制药方法，千百年来一直依靠手工制造的藏药已开始在自动化流水线上生产，一批高技术含量的名优藏药陆续问世，有些产品远销美国、日本等国家和地区。

藏医药学术交流日益广泛，近年来召开的国内和国际藏医药学学术会议主要有：1983 年在意大利威尼斯召开第一届藏医药国际大会；1988 年在青海湟中县召开藏医药学术交流会；1998 年在美国华盛顿召开第一届藏医药国际会议；2000 年在拉萨召开国际藏医药会议；2003 年在美国华盛顿召开第二届藏医药国际会议；2006 年在瑞士日内瓦召开 Tibetan Medicine Congress；2011 年在成都召开全国藏医药学术会议；2013 年在拉萨召开全国首届藏医骨伤学术交流会议等。

藏医药在治疗某些疑难病症和常见病症方面具有独特效果，在西藏及其毗邻地区、蒙古、俄罗斯 Buryat 地区、尼泊尔、锡金、不丹、北印度等地区有极大的影响，在欧洲和北美也有良好的声誉。多个国家和地区也设有一些藏医医疗、教育、科学研究机构和制药企业，如俄罗斯科学院西伯利亚分院、Shang Shung Institute 藏医药国际学院、以色列 Hadassah 大学附属天然药物研究中心和瑞士 PADMA AG 公司等。

第一节　藏医学基础理论

藏医学具有完整系统、内容丰富、独具特色的理论体系，主要包括五源学说、三因学说、人体解剖生理、病因病理学说、胚胎学说和疾病分类等内容。其中，三因学说是藏医学理论的核心内容，是藏医解释人体生理功能和疾病的病因、种类、病理及其治疗的理论依据。藏医学以其独特系统的理论体系在世界传统医学领域独树一帜。

一、五源学说

五源学说是藏族古代朴素的唯物主义哲学思想。五源学说认为，宇宙间一切事物都由土、水、火、风、空五种物质所源生，简称五源。

　　五源学说认为，万物之生机来于五源，土、水、火、风（气）、空是物质世界、人和一切生物产生的五大根源，一切事物的发展变化及形成存灭，都是五源不断运动和相互作用的结果。五源学说将构成万物的基础物质土、水、火、风、空五源相互滋生、演变、发展的关系进行抽象推演、释译、归类，用以解释事物的结构和运动形式，是一种系统的逻辑思维方式。

　　五源学说是藏医药学理论体系之根基。《四部医典》之"后续部"记载：人体形成由五源，疾病产生以五源，治疗药物亦由五源生，身病药等与五源有关系。藏医学主要以五源的分类属性来阐述人体三因、七元三秽等生理、病理、诊断、治疗、药物味性及其应用等诸多方面。藏医学认为，自然界、人体、疾病及药物的本质都为五源。

　　藏医学认为，五源各具属性，以五源的性相推演对物质世界加以阐释。土为承载之源，属性为重、稳、钝、绵、腻、干，有坚固和聚拢机体、促进身体生长等功能。水为滋润之源，属性为湿、润、柔、重、钝、稀、寒，有滋养、湿润、下沉和聚拢机体等功能。火为熟化之源，属性为热、锐、干、糙、轻、动，具有增加体温、促进成熟等功能。风为动力之源，属性为轻、动、干、糙、寒、涩，具有促使机体运动、输送血液和精华等功能。空为生长空间之源，属性为空、虚，具有对机体的存在、增长、运动提供空间等功能。

　　藏医学认为，五源与生命形成、人体生理和病理、药物味性效及其应用等均有密切关系。

　　藏医学认为，人体形成由五源，五源是人体发育、生长、衰老、死亡的主要物质基础。五源是构成人体的基本物质，其先天源于父精母血，在胚胎发育阶段得母体营养而作用于胎儿的发育和成形增生。在人体发育成形过程中，五源中任何其一缺乏，则导致胎儿的先天性疾病或死亡。《论说医典》之"身体形成"中记述，"第一父母精血无病失，意识遇昧促使动情尚，五源聚集相结为胎因。……无土无躯，无水骸难聚，无火不熟，无风不发育，若缺虚空肢体怎分离。"如果缺乏土元，因缺乏坚而凝的功能，精血不能互相混合与凝固；缺乏水元，则缺乏聚拢的功能，精血只能化生软而凝的血肉团；缺乏火元，则缺乏其促进成熟的功能，胚胎不能成熟；缺乏风元，则缺乏其增长的功能，胚胎不能生长；缺乏空元，则缺乏其虚空的功能，胚胎没有生长发育的空间。《论说医典》"身体形成"中还记述，"土生肉骨鼻间有嗅觉，水滋血液舌味湿润感，火炽热暖色泽眼体亮，风产气息触角和皮肤，虚空生窍自司音响间"。即土生成和发育肌肉、骨、鼻和嗅觉等，水生成和发育血、体液、舌及味觉，火生成和发育眼睛，产生体温、肤色及视觉，风产生气息和皮肤的触觉，空生成和发育耳窍和听觉等。

藏医学认为，五源与脏腑有密切关系，心、小肠是空所依赖之脏腑，故心、小肠属空；肺、大肠是风所依赖的脏腑，故肺、大肠属风；肝胆是火所依赖之脏腑，故肝胆属火；脾胃是土所依赖之脏腑，故脾胃属土；肾、膀胱和精府为水所依赖之脏腑，故肾、膀胱和精府属水。五源与脉有密切的关系，藏医学认为脉分为白脉（神经）和黑脉（血脉，包括动脉和静脉），白脉属水、土性，是水、土流通的脉道；黑脉属火性，是火流通的脉道。

二、三因学说

藏医学的三因是指隆（loong）、赤巴（tripa）和培根（beygen）这三种因素的总称，是藏经的音译。藏医学认为，隆、赤巴、培根三大因素是构成人体的物质基础，也是进行生命活动不可缺少的物质及能量的基础，同时也是产生一切疾病的根本因素。因此，藏医学把人体的生理功能和病理机制概括为隆（气、风）、赤巴（胆、火）、培根（涎、黏液）三大因素，对于人体的生理功能和病理机制的认识，均以此三大因素的生成变化为理论依据。

藏医学认为，人体内存在三因素、七基质和三秽的平衡。三因素即隆、赤巴、培根；七基质即体内七大物质基础，为饮食精微、血、肉、脂肪、骨、髓和精；三秽即人体三种排泄物，为汗液、尿液和粪便。三大因素支配着七基质及三秽的运动变化。在正常生理条件下，人体三因互相依存、互相制约，保持着相互协调和平衡，维持人体正常的生理功能，当三者中的任何一个因素或几个因素由于某种原因而出现过于兴盛或衰微的情况时，则出现病理性的隆、赤巴或培根，治疗上就需要对三者进行调整，使其恢复到协调状态。

藏医学的三因隆、赤巴和培根不是三种具体的物质，而是认识和分辨事物的一种思维方式，是从客观规律中归纳总结出来的三大体系。《四部医典》中记述，"病失哲伦隆赤培根三，隆之哲伦粗而又轻便，又冷又细动而呈硬坚；赤巴哲伦油腻锐热炎，轻扬味臭下利潮相连；培根哲伦润滑且凉寒，重钝软固又呈黏糊状"。这些论述概括了所谓的隆、赤巴、培根是具有共同属性的三类集合体，是对机体的具体机能进行归类概括的三大体系。

1. 隆

隆，汉语之意是风或气，其含义比中医的风或气更为广泛。隆是主导人体全身各部位并推动人体生命机能的动力，与生命活动的各种机能密切相关。隆的功能包括主呼吸、血液循环、肢体活动、五官感觉、大小便排泄、分解食物、输送饮食精微等，是维持机体各种活动的动力。隆的特性为糙、轻、寒、微、硬、动六种。①糙,性情急躁，舌苔厚而明显，肌肤粗糙。②轻，身轻动作灵敏，性情易变。③寒,喜爱就火向阳，避寒就温，食物喜热，喜饮温水热水。④微，处处可到，无孔不入。⑤硬，指易卷聚成形，如易生痞块、腹硬不易下泻等。⑥动，善行而数变，心情易激动。

依据人体隆所在部位和功能不同，可分为索增隆、紧久隆、买娘姆隆、恰不欺隆、吐塞隆五种。人体五种隆的所在部位和功能列简表说明如下（表1-1）。

索增隆即维命隆，维持人体正常生理活动，保持命脉正常的隆。如果索增隆失调，则引起命脉发病，精神错乱。

紧久隆即上行隆，主持气血上行的隆，其功能主司气、血上行。如果失调则会出现头痛、头晕、心悸气短、口干舌燥、心悸失眠等症状。

买娘姆隆即伴火隆，主消化的隆，其功能是将进食的食物分解成精微与糟粕，精微被人体吸收，糟粕被排出体外。一旦失调则出现消化系统功能紊乱。

吐塞隆即下泄隆，主排泄的隆，其功能是将二便和汗排泄到体外。如果失调则引起三种排泄物的紊乱。

恰不欺隆即遍行隆，普遍存在于全身，作用是协调各种隆的功能。

表1-1　人体五种隆及其所在部位和功能

类型	所在部位	运行部位	主要功能
维命隆	头顶部	咽喉和胸	主司人体呼吸运动，使人清醒，记忆力增强，感官聪敏，维持人体正常的精神状态
上行隆	胸部	鼻、舌头和喉头	主司人体发声，使人面色红润有光泽，充满活力，精神振奋，善于思考
伴火隆	胃脘	脏腑器官之间	主司人体消化机能，负责把食物中的精华和糟粕分开，吸收饮食精微，促使血液生成和成熟
下泄隆	肛门	大肠、膀胱、会阴及大腿内侧	主司人体糟液的排出，如二便和月经等的排出，管理妇女分娩过程
遍行隆	心	全身	主司人体四肢活动，屈伸行走；主司眼睛及口唇的开合；主管人的语言和思维活动

2. 赤巴

赤巴，汉语之意为胆或火，具有火和热的性质，其含义比中医的胆或火更为广泛，是主司人体内脏腑机能活动的一种因素，提供人体生理活动所需要的火或热量，与病理上的火邪不同。赤巴的主要功能是产生热能、维持体温、增强胃的功能、长气色、壮胆量、生智慧等。赤巴的特性是热、轻、臭、泻、湿。①热，人体喜冷而恶热，喜在凉处而怕热，饮水也爱凉饮。②轻，身体轻盈，在患病时病情较轻而易治。③臭，使人体分泌的汗液微臭，尿液具有明显的腥臭味等。④泻，使食入的食物中难消化之成分排泄，发生腹泻。⑤湿，使人体保持较多的水液和痰湿，体表也较湿，还常使人泄泻。

根据人体赤巴的所在部位和功能，分为赤巴觉久、赤巴当己、赤巴朱谢、赤巴同己、赤巴多塞五种。人体五种赤巴的部位和功能列简表说明如下（表1-2）。

赤巴觉久即消化赤巴，存在于胃肠，其作用是产生热能，使食物分解成精华与糟粕。

赤巴当己即变色赤巴，主要存在于肝胆，其作用是使精微之色素转变成血液、胆汁、二便等各自的颜色。

赤巴朱谢即能作赤巴，存在于心脏，支配意识，主心壮胆，生谋划，助骄傲，滋欲望等。

赤巴同己即明视赤巴，存在于眼目，明辨外界的一切颜色。

赤巴多塞即明色赤巴，存在于皮肤，使皮肤细腻润滑。

表1-2　人体五种赤巴及其所在部位和功能

类型	所在部位	主要功能
消化赤巴	胃肠	把食物中的精华和糟粕加以分解，产生热能，并协调其他赤巴的作用能正常地进行
变色赤巴	肝胆	使食物中的精微所包含的色素转变成体内各种成分应具有的色泽，如血液之色、胆汁之色、粪便之色
能作赤巴	心脏	主司人的思想意识和胆略，使心胸开朗，有谋识；与人的欲望及骄傲等情绪的产生有关
明视赤巴	眼睛	主司人的视觉，使人能看到周围的物体，能辨别其颜色
明色赤巴	表皮表面	使人的皮肤细腻、润泽和光亮

3. 培根

培根，汉语之意为涎、水和土，具有水和土的性质，与人体内津液、黏液及其他水液的物质和机能保持密切的关系，相当于中医的津、涎，但其含义更为广泛，是正常生理状态下存在的正常物质，而不是在病理状态下出现的水液。培根的功能包括磨碎食物、增加胃液、使食物消化吸收、司味觉、供人体以营养和输送体液、保持水分、调节人体的瘦胖、使睡眠正常、性情温和等，如果人体培根失调则引起脾、胃和肾的功能紊乱而致病。培根的特性包括腻、凉、重、钝、稳、柔、黏七种。①腻，与赤巴的腻性相近，即带有油腻的性质。逢有舌苔时多见黏腻，其黏腻多为白色，与赤巴的黄色黏腻舌苔不同。排泄物如粪便、汗液、尿液等也多黏腻。②凉，身体多凉，喜欢待在温暖的地方，平时喜热饮热食，不喜凉饮。③重，身体多重坠，动作笨重不轻便，行动也懒慢，不喜活动，如患病则病情一般也较重。④钝，一般是指人体患病时，病情发展较慢，变化不大，也不易转变成其他病。⑤稳。人较稳重，不易激动，病情也较稳，不易产生突然的变化。⑥柔，性质柔软、嫩薄，如表现在舌苔上，为轻而薄，表现在疼痛上为轻微的疼痛。⑦黏，分泌物多黏而厚，如吐或泻的排泄物，常带多量黏液。

根据人体培根所在部位和功能不同，分为培根登及、培根虐及、培根娘及、培根寸及和培根局尔及五种。人体五种培根所在部位和功能列简表说明如下（表1-3）。

培根登及即能依培根，存在于胸部，为五种培根之首，其功能可协调其他四种培根发挥作用，尤其人体缺乏水分时，有调节体液的功能。

培根虐及即能化培根，存在于胃部，主司磨碎食物，有利于食物分解。

培根娘及即能味培根，存在于舌，主司味觉，辨别食物菜肴之味。

培根寸及即能足培根，存在于头，主司感觉，使人产生喜、怒、哀、乐等情绪和对外接触刺激产生反应。

培根局尔及即能合培根，存在于关节，主司关节功能活动，使各部关节相互有机联系，并能自由伸屈运动。

表1-3 人体五种培根及其所在部位和功能

类型	所在部位	主要功能
能依培根	胸	为五种培根之首，可协助其他四种培根的正常功能运转
能化培根	胃的上部	能磨碎食物、消化腐熟食物。此机能还需与消化赤巴与伴火隆协调共同完成
能味培根	舌头	主司人体尝味的机能，以辨别食物的各种不同味道
能足培根	头	对外界刺激作出相应的反应，使人体产生各种精神情绪，如喜、怒、哀、怨、知足、满意等
能合培根	各个关节	使关节部位紧密地结合在一起，负责关节的屈曲和伸张，使各部关节能灵活地活动

藏医用隆、赤巴和培根三大因素来解释人体的正常生理活动和疾病发生的原因及其病理过程，还用以来区分人的类型，依据人体三因差异所表现出来的特征将人分为三种类型，即隆型、赤巴型和培根型。不同类型人的体质特征和性格特点列简表说明

如下（表1-4）。

因不同之体质、季节及生活习惯，藏医学在疾病治疗、养生及保健等方面各有不同的相应措施。

表1-4 不同类型人的体质和性格特点

类型	主要特征
隆型人	身体略弯曲，较瘦削修长，面色偏浅灰或灰黄，个性开朗，喜谈笑，爱唱歌，也爱与人争吵甚至打架斗殴，身体抵抗力较差，畏寒，易患感冒，关节里常出现响声，喜食带酸味、苦味的食物，性格兼有乌鸦与狐狸的特点
赤巴型人	身形适中，发色偏黄，面色多红润，个性倔强，人聪明，但常表现骄傲，易感口渴、饥饿，多汗，身有狐臭，性格兼有虎、猴、猫的特点
培根型人	身体肥胖，面色多灰白，身体常发凉，感到虚冷，嗜睡，个性温和，举止稳重，性情较开朗愉快，人较长寿，喜欢酸食，性格兼有狮子、黄牛、象的特点

藏医学三因学说是藏族人民认识事物、人体和疾病的哲学观，藏医学运用这种认识和观点来阐述和解释人体机能错综繁杂的变化及其相互关系。藏医学认为，三大因素不是孤立的而是相互关联的，将三大因素之间的相关关系概括为三因的依存关系、制约关系、对立关系，这种关系的成立，决定着机体生命活动的质量。藏医学认为，三大因素间的依存关系是能否维持生命的基础和前提。《四部医典》记述，"如此相互依存维持情，三因病变紊乱危体质，互为依存一物靠一物"。三因中任何一个发生危机时，其他二者也随之出现紊乱。这是互相作用的关系。如伴火隆的食物吸收作用主要是经能化培根的拌和与消化赤巴的消化分解完成的，若其中任何一个环节出现问题，则伴火隆之吸收也就会受到影响。同样，当伴火隆发生变化时，也可影响其他二者的功能。藏医学以三因的物质属性和相互依存与生克制约的关系解释人体生理活动、病理过程和疾病治疗，是藏医学解释人体生理机能及认识和治疗疾病的出发点，是藏医学基础理论的核心。

三、人体解剖生理

藏医学对人体的解剖构造有非常具体和深入的了解，藏医学认为，人体的构成包括七大基础物质、三秽、五脏六腑、孔窍、骨骼和脉管。藏族有"天葬"的习俗，故此在人体解剖构造方面积累了丰富的知识，在世界各种传统医学体系中，藏医学的人体解剖生理学认识可以说是最先进的一种。

藏医学认为，人体由饮食精微、血、骨、肉、脂肪、髓和精七种基本物质所构成，统称为七大基质或七基质，七基质均在赤巴产生的热能作用下，逐渐变化生成精华，散布全身，维持人体正常生理机能。七基质在体内均保持一定的量，相互间协调平衡维持健康，任何基质的失衡都将导致人体产生疾病。七基质中以饮食精微最重要，其他六种基质均由其转变而成，血能维持生命，肉似围墙保护身体，骨为支架构成躯体，骨髓生精，精能繁衍生殖，脂肪容润肤色。

人体三秽即人体三种排泄物，为汗液、尿液和粪便，是人体正常生理活动的产物。藏医学认为，人体三秽也有固定的量，若其失调也可使人致病。在正常人体内，三大因素、七大基质及三秽之间保持相对平衡。由于人体内外因素发生变化引起平衡失调，就会导致疾病的发生。

藏医学脏腑理论认为，人体有五脏六腑，五脏指心、肝、脾、肺和肾，六腑指胃、大肠、小肠、膀胱、胆和三姆休。藏医学对于五脏六腑的具体功能论述比较笼统，其中较为明确的是指明三姆休是与生殖机能密切相关的内脏。对于五脏六腑的位置和功能采用形象比喻法来生动说明。心脏，如国王，居人体胸腔的正中；肺脏，犹如大臣和太子；肝脏和脾脏，似君王的王后和嫔妃，远处在君王的下端，且关系又很密切；三姆休，男性指精囊，女性指卵巢，犹如一国中的珍宝库；膀胱，在一个家庭中，好比一个贮水罐，用来盛装水液。

藏医学认为，人体有许多孔窍，其中，大而明显的孔窍有 9 个，即鼻孔 2 个，耳窍 2 个，目窍 2 个，口 1 个，尿窍 1 个及肛门 1 个。女性多 3 窍，即乳多 2 窍，性器官多 1 窍，共 12 窍。藏医学还认为人体共有毛发 21 000 根，毛孔 1 100 万个。

藏医学对于人体骨骼有深入的研究，对骨骼数目的描述详细具体，认为人体共有骨骼 360 块（古代藏医学统计方法与现代不同，将指甲与趾甲、牙齿、齿窝骨等也列入骨骼中）。列简表说明如下（表 1-5）。

表 1-5　藏医学对人体骨骼的认识

名称	数目	名称	数目	名称	数目
颅骨	4 块	脊椎骨	28 块	臂骨	6 块
头背骨	8 块	胸骨	15 块	手骨	50 块
颈背骨	2 块	肋骨	24 块	指甲及趾骨	60 块
齿骨	32 块	小肋骨	2 块	指甲及趾甲窝骨	20 块
齿窝骨	32 块	小背骨	1 块	小腿骨	70 块
锁骨	2 块	骶骨	2 块	共计	360 块

古代藏医学对于神经和血管已经有了深刻的认识。藏医学认为，人体内有各

种脉络，其中有些是相互连接的，叫联结脉。联结脉分白脉（即神经）和黑脉（即血管）两种。脑为白脉之海，自脑向脊髓内伸出一支较粗的命脉，再发出若干分支，分布于五脏六腑及四肢，主司感觉和支配运动。如白脉受伤，便丧失知觉和运动的功能。藏医学将血管称为黑脉，认为黑脉是由中心脉（心脏）开始的，黑脉内充满血液，进出心脏及大的血管，其"粗细与中等的箭杆差不多"。《四部医典》之论说医典第四章"生理喻示"论述，"气血运行孔道内外全，连属身体发育并常安，是故命根之所称命脉"。黑脉起始于第一椎（大约第一胸椎），笔直地与脊柱并行，由此分出二十四脉，营养全身各器官，因而被称为命脉。藏医学认为，每一条脉管都各有其功能，其与中心脉（心脏）都是相连通的，所有的脉都有节律地负担各自的任务，并彼此互相配合。藏医学还认为，黑脉像树枝一样，有的与脏腑相连，有的与皮肤肌肉相连，黑脉上的某些部位是放血疗法的施治穴位。黑脉的分支有大干脉（大的动脉、静脉），有小脉七百条，更有微细之脉（毛细血管）遍布全身，"上下通贯全身无漏遗"。藏医学还指出，黑脉可分为会搏动的"如玛脉"和不动的"江玛脉"两种，明确区分了动脉和静脉，指出动脉有搏动，"如玛脉（动脉）与心脉相连"，所有的脉都在心脉里汇集，人体的思想活动、情绪都通过心脏，促使心搏跳动。黑脉起自心脏，主管运送气，因此能搏动。藏医学"曼汤"所绘的上肢脉管（肱动脉、尺动脉与桡动脉）与下肢脉管（股动脉、胫前和胫后动脉）等都与实际解剖大致相合，特别是在头部的颈浅动脉向顶部分为三支更与实际接近，充分说明了藏医学在解剖生理方面的杰出成绩。《四部医典》中论述的血液循环理论，比 1628 年英国人哈维（Willan Harvey，1578 ～ 1657）公开提出的血液循环理论要早 800 多年。

四、病因病理观

藏医学有独特的病因病理观，与其他医疗体系的认识不尽相同，既具有藏民族的独特性，又与宗教内容关系密切。

1. 在病因方面

藏医学对导致疾病的病因有多种不同的认识和病因学说，藏医学一般将病因分为一般病因和特殊病因两类，一般病因也称共同病因，包括环境因素（如天气变化）、饮食起居欠适、中毒等，特殊病因包括饥饿、失眠、空腹劳动过度、长期营养不良、暴怒等。其中疾病的外缘学说较为普遍。藏医学认为，疾病的病因需要有三个条件，即起源、蓄积和诱发。该学说认为疾病与时令、人体的体质以及起居行为相关，凡是这几方面出现不足、或过盛、或相反等情况时，都可以成为诱发疾病的病因。下面仅就诱发因素简略为述。藏医学一般认为有共同诱因和特殊诱因两类，这些因素蓄积的结果诱发体内隆、赤巴和培根的失调，从而导致各种疾病的发生。

隆病的病因包括：过量服食带有苦味且轻而粗糙的食物，饥饿，失眠，空腹时过度劳动，大量失血，上吐下泻，凉风过度吹拂，长期缺少营养，大小便时过度用力，房事过度等。

赤巴病的病因包括：过量服食轻而辛辣锐利和油腻的食物，过量食肉、酥油和酒等，过度激怒，炎热的季节里在午睡后突然过度活动，过度负重，挖掘坚硬的土地，走路遇险，由马背跌落而受伤，与人竞争斗气，受外伤等。

培根病的病因包括：过量进食甜味、沉重、冷凉、油腻的食物，过多进食生豆、桃子、山羊肉、脂肪、植物油、野蒜等，吃烧焦腐烂的食物、馊坏食物，或饮用过多的山羊奶、乳酪、凉水、凉茶，以及食物未经充分消化又接着进食等，进食过饱且不活动，白天睡眠过多或在潮湿的地方睡眠，人入水中，衣着单薄等。

2. 在病理方面

藏医学对疾病发生机理的认识也具有其独特性。藏医学认为疾病的发生发展与三大因素、七基质和三秽的变化密切相关，三大因素、七基质和三秽的过盛或偏衰虚损均会导致人体机能的紊乱，进而引起各类疾病的发生，列简表说明如下（表1-6）。

表 1-6　人体三大因素、七基质和三秽失衡

因素		过盛	虚损
三大因素	隆	人黑而干瘦，身体产生振颤，腹胀，便秘，爱说话，头晕，不寐，同时有五官功能减退的征象	浑身不适，记忆力衰退，不欲说话，同时出现培根过盛的征象
	赤巴	眼白、皮肤、二便发黄，易饥饿，身上发热，失眠，大便多为稀便或腹泻	体温下降，摸上去有些发凉，皮肤颜色较黑
	培根	体温不足，身体发凉，消化不良，皮肤苍白，容易疲倦，四肢怠惰，多痰，嗜睡，口中常多唾液分泌，甚或呼吸困难	头晕头痛，心悸气短，关节疼痛

续表

因素		过盛	虚损
七基质	精微	与培根过盛极相似，两者不易鉴别	消瘦，食欲缺乏，皮肤粗糙，平时喜食酸冷的食物
	血	皮肤极易发生疱疖，行动不便，甚或困难，皮肤、眼白及小便多呈红色	面色苍白、头晕、心悸等贫血征象
	肌肉	全身肌肉过于丰满，体表一些部位易成疙瘩，类似淋巴结肿大	消瘦，外观呈皮包骨头，常感四肢关节疼痛
	脂肪	身体脂肪堆积，腹部更为明显	皮肤青灰色，消瘦，易失眠
	骨	骨骼增多，牙齿也较常人为多	牙齿脱落，头发毛发脱落而稀疏，指甲也易脱落
	髓	身体过于沉重，骨节肿大，视力减退	骨腔中空虚无髓，常感头昏眼花
	精	性欲过于旺盛，有时可出现结石	出血倾向，常感身上发热，有灼痛感
三秽	汗液	易出汗，汗液常有臭味	皮肤干燥，甚至皲裂，汗毛干枯而竖立，也容易脱落
	粪便	大便量多，腹胀，肠鸣	腹中肠鸣，腹胀气，爱打嗝，胸口、双肋感到疼痛
	尿液	尿频急数	尿色浓，尿量少

五、胚胎学说

藏医学胚胎学有着辉煌的成就，藏医学关于人的胚胎发育经历鱼期、龟期、猪期三个时期的认识，符合现代进化论和胚胎学的认识，在世界胚胎学史上是首屈一指的。

藏医学认为，胎儿是由父之精与母之血二者结合而成的，胎儿的形成发育需要具有五源，即土、水、火、风、空，这五种因素相互平衡协调，胎儿才能正常发育。藏医学对胚胎发育的认识非常细致深入，是以周日时间为单位来认识和观察人体胚胎发育过程的，认为胎儿从形成到成熟分娩，需要38周的时间。胚胎在发育过程中，首先经历鱼期，其次经历龟期和猪期，才最终发育成熟从母体分娩。依据《四部医典》绘制的"曼汤"，其中第5幅形象细致地描绘了人体胚胎的发育，胚胎从父母精血结合开始，逐周绘图示意，明确地描绘了人体胚胎的发育过程，列简表说明如下（表1-7）。

表1-7 藏医学"曼汤"中人体胚胎发育过程

时间	发育情况	时间	发育情况
第1周	父精和母血融合,其状正如在牛乳里滴入乳酪酵母,使其得到发育的动力,并且非常融洽	第17周	联结胎儿身体上部、下部及里外的血管、脉络均已形成
第2周	胎珠状如乳液凝成的胶状物	第18周	肌肉和脂肪组织均已出现
第3周	状如凝结的乳酪或酸奶	第19周	韧带、筋膜、肌腱已经出现
第4周	质地比较坚固的团状物,并开始分化出男女不同性别	第20周	全身的骨骼和骨骼内的骨髓均已形成
第5周	脐带开始形成,与母体相连	第21周	周身的皮肤开始形成
第6周	脐带形成了一条命脉,使胎儿获得更快发育	第22周	九窍均已开通,开始与外界通流
第7周	眼睛等感觉器官开始形成	第23周	头发、指甲、趾甲等出现了
第8周	头部开始形成	第24周	五脏六腑的功能已经成熟,胎儿也已经知道疼痛,有所感觉
第9周	躯体的上部和下部已经形成	第25周	在胎儿体内的脉络中,气已经出现并开始运行
第10周	双肩、两胯骨开始形成	第26周	开始有意识
第11周	九窍,即双眼、双耳、鼻、口、阴窍等已经形成	第27~30周	怀孕的第7个月,所有的器官均已成熟,整个胎体也显得圆满
第12周	心、肝、肺、脾、肾五脏形成	第31~35周	胎儿继续增大,母体与胎儿的精神肉体均互相影响
第13周	小肠、胆、大肠、胃、膀胱、三姆休六腑已经形成	第36周	此时胎儿多动,显得对所处的地方很不习惯
第14周	两条上臂、前臂和两条大腿、小腿已经形成	第37周	胎儿似乎显得对所处的地方有反感,不愿再待在这里
第15周	双手、双肘和双足、双膝已经形成	第38周	头部转而朝下,并准备娩出母体
第16周	十个手指和十个足趾全部形成		

从以上藏医学对人体胚胎发育过程的叙述来看,藏医学对人体胚胎发育的认识在古代传统医学中是首屈一指的。早在8世纪,藏医学就提出了"(人的)胚胎首先要经历鱼期,其次要经历龟期和猪期",这种观点比同时期西方医学的"先成论"及17世纪之后出现的"后生论"或"渐成论"等观点均具有其历史先进性。在《四部医典》中还有对胚胎、脐带和母体关系的叙述,认为胚胎之所以能不断发育,完全是依靠与母体相连接的脐带输送营养来进行的,形象地把三者比喻为庄稼、水渠和水塘。可见,藏医学早在1000多年前就已经对胚胎发育、营养的吸收及母体与胎儿之间的关系提出

非常精辟的见解。尽管以上关于胚胎学的一些描述尚不如现代胚胎学那么精确，但应看到其认识既有一定的科学性，从历史的观点来看，更有其先进性。

六、疾病的分类

传统藏医学对于疾病的分类方法独具特点，如《四部医典》记载疾病有 404 种。依据形态分类，分成隆、赤巴和培根三类，其中隆病 42 种，赤巴病 26 种，培根病 33 种，共计 101 种病。依据疾病的主要性质分类，分为本系和旁系两大类，其中本系疾病包括增型和损型，又各分别有增、极增、特增和损、极损、特损之异，共 18 种病；旁系病分合症、并症、并发症三型，其中合症、并症各分成均增型、偏增型和均损型、损型，共 56 种病；旁系中的并发症有 27 种；上述本系与旁系病症共计 101 种。依据疾病发生的部位分类，大致分为身和心两类疾病，心病指疯病、狂病等，身病包括内脏、头部五官、咽喉部等部位病，还有皮肤病、脉络与骨骼等部位疾病，还包括身体内外的赤巴病、水肿、热病、中毒等，共计 101 种。依据疾病种类分为身体内部病、疮伤、热症、杂症等，共计 101 种。以上共计有 404 种疾病。"404"这个数目是与佛教"四大"思想相关联的，这种分类方法显然是受到宗教思想的影响的。

藏医学对疾病的认识不仅限于这种传统的分类方法，藏医学临床没有明显的分科，一般将疾病分为二十余大类进行诊治，主要包括隆病、赤巴病、培根病、木布综合征、热症、肝病、痞块病、水肿病、黄水病、痨症、瘟疫症、不消化症、心脏病、疝气病、白脉病、虫病、小儿疾病、妇科疾病、产科疾病和创伤等。

1. 隆病

藏医学认为，隆是诱发一切疾病的主要原因，也是一切疾病的末尾，遍布全身，致害本系，扰乱旁系。隆病多由于过食苦味且性轻而粗粝的食物、空腹劳动或过度劳累、房事劳累、过度压抑、少食或长期缺乏营养等多种原因造成。隆病又可概括分为头隆、心隆、肺隆、肝隆、肾隆、肠隆和胃隆七种。

藏医学认为，隆侵入肌肤，皮肤粗糙，周身疼痛，有时出现痘疮；侵入脂肪，身体肿胀，出现脂肪疣；侵入脉道，脉象虚而粗，肿胀隆起；侵入血液，嗜睡，血色黯淡；侵入筋络，肢体僵硬，腿酸脚跛；侵入骨，剧痛，消瘦乏力；侵入关节，空虚肿胀，易转为伛偻病；侵入髓，失眠不安；侵入精液，身体干瘦，遗精；侵入心脏，胸部胀满，喘气不舒；侵入肝脏，身体一侧疼痛，易饥；侵入脾脏，身体肿胀，肠鸣，上半身疼痛；侵入肾脏，腰痛，耳聋；侵入饮食，进食后胃部疼痛；侵入饮食未消化部分，打呃，呕吐，食欲缺乏；侵入饮食已消化部分，肠鸣，腹痛，大便秘结，小便闭塞；侵入胆，腹痛，消化不良，眼睛呈黄色；侵入肛门，大便干燥；侵入尿道，腹胀，尿闭或尿频；侵入子宫，宫体变硬，宫血闭塞或崩漏；侵入头部，头部眩晕，神志不清；侵入鼻腔，鼻腔阻塞，流涕；侵入眼睛，眼有下坠感，畏风；侵入耳部，耳鸣，刺痛；侵入牙齿，齿龈酸麻，疼痛肿胀。

2. 赤巴病

藏医学认为，由于饮食不当、偏咸偏酸、饮食不洁、消化不良、易怒等原因影响脏腑功能并延及全身，从而引发多种赤巴病。藏医认为，赤巴侵入皮肤，皮肤奇痒；侵入肌肉，则生疮、生疖并发痒，搔破则出现黄水和鲜血；侵入脉道，四肢关节发痒，皮肤和眼睛都呈黄色；侵入骨骼，所有关节疼痛，身体分片作痛，干瘦，关节肿大；侵入肺脏，鼻涕和痰液皆呈黄色；侵入肝脏，肌肉颜色发青，肝区疼痛；侵入脾脏，舌苔斑剥，便血，左脚肿胀，关节疼痛；侵入肾脏，腰背疼痛，足重而麻木，耳壳背面的皮肤呈黄色；侵入胃，则吐泻胆汁；侵入肠，泻下胆汁而上部无恙；侵扰膀胱，小便闭塞或淋漓；侵入子宫，胆汁下泻或瘀积；侵入头部，囟门与头顶疼痛；侵入眼睛，眼呈黄色，发热，多泪；侵入耳部，耳内发热，剧痛，漏出黄水；侵入鼻腔，鼻腔阻塞，鼻涕呈黄色；侵入舌部，舌色发黄，诸味皆苦。

3. 培根病

藏医学认为，由于过量进食味苦或甜、质重性凉、多油腻的食物，活动少，居住潮湿，衣着单薄，或进食了生的、霉烂的或冻结的食物，或食物未消化而又进食，形成了食积，这些都易诱发培根病。藏医认为，培根质而性钝凉，一切内科病症皆由培根所致，扩散至肌肉、皮肤、脉道、关节等处的疾病少见，一般多因不消胃腑生病为主，故应重视胃腑。培根病可见脉沉而弱，口臭，舌苔和牙龈灰白，眼睑水肿，鼻涕与口涎多，头晕，全身沉重；胃有瘀积感觉，胃部胀满、呃逆、肿硬疼痛，消化力衰弱，食欲缺乏，上吐下泄，针刺放血时血色淡红而黏性大如粥样；尿液发白，味臭及蒸气小；身体肿胀，颈生瘿瘤，健忘，嗜睡，关节肿大，屈伸困难，小腿发酸，皮肤角化，肢节难以舒展等。

4. 木布综合征

藏医学将培根、血液、赤巴、隆四种疾病的综合征称为木布综合征，简称木布病。木布病患部位有本系部位和旁系部位两类。本系部位有胃、肝、大肠和小肠四处。在胃发病时，症状犹如培根病；在肝发病时，症状似血病；在小肠发病时，症状如赤巴病；在大肠发病时，症状和隆病相似。木布患病在旁系者，有内外两种。病入外部的，传入肌肉，扩散至皮肤时，似地祇作祟；传于脉道时，似毒症；散于关节时，似痛风。木布病传入内部，则侵犯命脉、肝脏、血液，向上侵入头部则头痛，侵入肺则为肺病，瘀积心脏则成心风病，侵入脾脏为脾病，侵入肾脏为肾病。

5. 热症

藏医学对热症的病因认识和分型复杂，认为热症多由时令、饮食、起居等外缘致病，患病部位有外部、内部、中层、肌肉、皮肤、脉道、骨骼和脏腑之分，又依据人体体质因素、患病时间、疾病阶段及单一型症、并发症和综合征等分为多种类别，主要有以下六种，其总体治疗均从药物、外治、饮食和起居四个方面依据具体情况施治。

未成型热症是由人体的隆和培根失调而致病。症状可见脉象细而数，尿色赤黄、浑稠而浊，舌苔苍白并见红色风疹密生，体温不稳，黄昏时发热，呵欠多，懒散，口苦，头痛，小腿肚与关节疼痛，恶寒喜暖，心烦多梦，不思饮食等。

扩散热症是由人体赤巴过盛所致。症状可见高热，脉洪而有力、实而紧速，尿色赤黄、味浓、蒸气大，痰多且色赤黄，气短，刺痛，齿锈厚，身体沉重，食欲缺乏，口干剧渴，喜凉等。

虚热症是由人体的隆紊乱失调而致病。症见发热，脉虚而数，尿色黄赤、多泡沫，呼吸短促，气壅塞，视物模糊，舌苔红而干燥，痛无定处，烦渴，睡眠轻，有恐惧感，汗毛直立，按压风窍感觉疼痛。

伏热症是由寒性隆致病，可分为心伏热、胃伏热和肾伏热三种。心伏热症可见指甲发白，夜间常失眠，白昼贪恋荫凉处，前胸后背及面部不断生疮疹等。胃伏热症，寒热两者皆有害，特别是过热时，刺痛剧烈。肾伏热症，淋尿转为血尿病，行走或饮酒之后双脚沉重难移步，肾脉延伸之处即疼痛。

陈旧热症是由于热疾施治不及时延误而致病。症见脉细而紧，尿色赤且蒸气长盘旋，面生油腻，口黏，颚后干燥且硬，眼有红丝且有斑点，常流泪，肌肉呈现青色，身体干瘦，动则心悸，上半身疼痛，四肢与下半身疼痛且发术。

浊热症是由人体黄水偏盛，与热邪并发所致的二合症，具有热症的共同症状。症见尿色红如茜草根汁，脉象细而疾数且深处游走，面目黄肿，动则气喘，体力衰弱，浑身汗津，口干舌燥，嗜睡，多咳嗽，眼皮与脚背皆颤动。

6. 肝病

藏医学认为，肝脏是将运送来的饮食精华化生为血液的脏器，是血液依存之地。由于过食酸辣食物或强力过度劳作等因素易导致各类肝病。肝病的藏医名为"青乃丹吾"，在藏医学中属于赤巴病范畴，具体可分为肝脏肿大、慢性肝病、肝脏失水、肝病水肿、隆型肝病、肝病干喘症、肝脏萎缩、肝寒水肿、肝痛风症、肝病背僵、肝佝偻症等十八种，症状依据具体疾病各异。《四部医典》记载"青乃丹吾患后无觉察，失眠乏力身重无食欲，贫血，肌肉日益渐削瘦。"《四部医典》中对常见肝病的病因病机和治疗方法等有详细论述，治疗原则以养血平肝、活血化瘀、清血化毒、调和三因为主，治疗方法以应用药物治疗配合针刺放血施治较多用。

7. 痞块病

藏医学认为，人体的风、胆、涎、血等失调，虫疾和黄水症可诱发痞块病。依据痞块病病发部位及寒热性质又分为隆型痞块、赤巴型痞块、血痞块和脉痞块等多种。总症状可见脉象弱而濡，尿液呈现鱼目样点滴，患痞块处积有污垢，饮食不消化，因寒而易致呃逆及呕吐，呕吐物如腐肉、酥油或酸水，大便干燥秘结，有时出现腹泻，身体消瘦，体力衰弱，受寒则腹痛，用力过多时，易使疾病发作。

8. 水肿病

藏医学认为，水肿病由隆病、赤巴病、血液病、培根病、中毒等病因诱发，由于饮食未被消化，精华与油渣相混，在肝脏未能及时转化为精微，致恶血激增，溃散于肌肉和皮肤之间，形成黄水病，继而转为水肿显现浮动，或由浮肿病经久未治迁延转化而致病。总症状可见脉象急速，发热，身体及四肢倦怠，食欲缺乏，消化不良，周身肿胀浮动，以脚背、胸、腹、尿道口等部位尤甚，肌肉皮肤之间充盈黄水，向下流注之部位便见局部肿凸。此外，具体症状还可见，隆型水肿病，身体颤抖，肌肉紧缩且肿胀，皮肤粗糙，白天水肿甚于夜间；赤巴型水肿病，眼睛与皮肤皆呈黄色，温暖时病情加重；血水肿病，脉管疼痛，眼泪赤色；培根型水肿病，身体发冷，白天肿甚；伤成水肿病，受伤处发热，色红；中毒水肿病，身体内部水肿，有中毒征象。

9. 痨症

藏医学认为，由于身体七基质要素耗损、过劳、饮食失调等原因，或隆、赤巴和培根失调紊乱，胃阳衰损，饮食精微未能成型就转化为废物，伤害身体元气而致痨症发病。总症状为初期起病可见伤风打喷嚏，体温下降，虽进食而无力，食欲缺乏，心悸，呕吐，脚背及脸部水肿，面色苍白，指甲及头发易生长，常作恶梦；中期主要病变部位在上半身，症状多见伤风多痰，呼吸不畅，肩部与头部疼痛，声音嘶哑，胃口纳滞；末期病患于下半身时，病及大肠、小肠与胃，上吐下泻，大便干燥。

10. 瘟疫症

藏医学认为，由于劳损、忿怒、恐惧、愁苦等折磨或饮食失节而变生疫疠，由此诱发赤巴之热，降于汗腺，又诱发隆与赤巴，或被气味击中，疫疠逐渐传染开来形成瘟疫，可分为时疫、痘疹、肠痧、喉蛾毒、流感五种。结合发病部位、时间和病因种类其症状各异，总症状有未成型、扩散和空虚三种。未成型时疫症状可见长期寒栗，身体沉重，懒惰，头足椎皆疼痛，口渴，食欲缺乏，脉象细数而浮，尿色浑浊不清，体表高热等；中期疾病成型扩散时，身体沉重，眼色黄赤，舌唇齿皆积垢，头痛，剧渴，尿色赤、气味浓、沉淀物厚、及后凝若空虚状，盆腔、腰际、骨骼及足部特别疼痛，身体多汗，睡眠轻，头晕眩，耳轰鸣，舌苔红燥，干呕，谵语，高热等。

11. 不消化症

藏医学认为，由于人体涎分失调紊乱，或进食生硬、油腻性重或未熟的食物，不易消化而致不消化症。症状可见大便秘结或不时解便，肠鸣，腹鸣，懒惰，不思饮食，进食时头痛，呃逆，初期脉象实而粗，久病身体乏力，脉象细，饮食不消化，尿略臭味等。

12. 心脏病

藏医学认为，由于心情抑郁或烦乱，饮食失调，失眠，易怒等原因造成心脏病，包括心悸、心绞痛、心热、心脏积水、心闷、心脏虫病、心怒症七种疾病。疾病症状依具体种类各异，如心悸可见胸闷、气短、心悸、头痛、健忘、易怒、恐惧等；心绞痛可见头昏、气短、口舌干燥、上半身疼痛、眼脉突起、易怒等；心热症可见目赤、鼻唇干燥、目赤、胸痛，甚至神志不清等；心脏积水可见多语，心前区有颤抖感，失眠等；心闷可见心前区堵闷感、健忘思虑多、嗜睡、食欲缺乏等；心脏虫病可见眼睛发黑、嗜睡、心悸发闷、心前区有拉锯感等；心怒症可见发热、少语、易怒、偏头痛和口眼歪斜等。

13. 疝气

藏医学认为，由于饮食起居不当，吐塞隆紊乱返逆时进入外肾而引起肿胀导致疝气，分为隆型、赤巴型、培根型、脂肪性、尿液性和小肠疝气六种。隆型疝气，症状为阴囊突然肿大疼痛；赤巴型疝气，症见红肿、发热、化脓；培根型疝气，症多轻微疼痛，有冷凉感，沉重，肿硬；脂肪性疝气，性凉柔软，不易化脓；尿液性疝气，症见睾丸肿大似牛皮囊；小肠疝气，症见小肠坠入阴囊、刺痛、肠鸣等。

14. 白脉病

藏医学认为，由于剧烈活动致瘟疫和热毒等侵入脉道，或遭遇外伤，或隆紊乱失调侵入脉道等原因而致白脉病。依据寒热属性、患病时间新旧、患病部位等，可分为隆型、赤巴型、培根型与并发症四种。总症状可见口眼歪斜，头昏，记忆力减退，不能端坐，失眠，呕吐，五官功能紊乱，身体麻木肿胀，大小便失禁或尿闭，便秘，发热如火焚或发冷似寒石，身体弯曲如弓或强直如角等。

15. 黄水病

藏医学认为，由于食入无营养的饮食，血液中废物积聚于胆，胆汁精华变为黄水，扩散至肌肉、骨骼与脏腑内外，多见于皮下和关节腔内而致黄水病。黄水病依据性质分为黑、白两种，白者为培根与隆并发，属寒性，黑者为血与赤巴并发，属热性。症状多见皮肤发痒，出现斑块，或浑身肿胀，肌肉呈青色，出现疱疹，触及谷芒、麦糠皮等异物时，便引起发痒。

16. 虫病

藏医学认为，由于饮食起居不当而引起虫病，分内外两类虫病。外部寄生虫病有虱病与蚖病，内部虫病包括寄生在胃、牙、眼、肠道、肛门、生殖器、血液等处的寄生虫。虫病的共同症状为肤白，味觉甘，腹胀，阵痛，情绪急躁，寒冷等。

17. 小儿疾病

藏医学认为，小儿疾病包括聋、哑、瞎、兔唇等先天性疾病及后天性的缓、急、寒、热等各种疾病。总症状为经常哭闹，手按痛处时更为厉害，眼睛不睁，食欲缺乏，呼吸困难，声音低微，指甲尖削下陷等。

18. 妇科疾病

藏医学认为，由于饮食不节和起居失常等病因引起各类妇科疾病。由于妇女具有乳房、子宫、月经等器官和生理功能，故有相应一系列妇科杂病。包括五种子宫疾病、十六种血脉病、九种痞块病和两种虫病。其症状与治疗方法依据具体疾病种类各异。

19. 产科常见疾病

藏医学认为，妇女从怀孕到临产，一般常患疾病有八种，即妊娠反应、难产、胎位不正、胎盘不下、子宫脱垂、产后失血、产后瘀血阵痛、产后毒攻等。

20. 创伤

创伤是指人体遭受意外打击，致使机体的任何部分造成的各种伤害。总体症状为肿胀、疼痛发热等。创伤症状与治疗方法依据伤病具体部位和性质种类各异。

七、传统藏医医德

藏医学除了注重医疗技术之外，还十分重视医德，医德在传统藏医学中是很重要的一部分。藏医学认为，一个好医生不能只是医术精湛，还应具备高尚的医德。传统藏医医德的内容主要包括以下几方面。医生要有高尚的品质，对患者不分贫富贵贱，不论男女美丑，要救死扶伤，不贪女色，不谋私利，对患者一视同仁。《宇妥·元丹贡布传》中说："把六方俗世的众生，视为自己父母"，"爱护他人胜于爱护自己，不论是敌人还是朋友，不加敌视"。医生在技术上要精益求精。藏医学认为，缺少知识而又没有相关的经验，却对患者提出许多劝告和解释的医生，不是好医生。对患者的病情要保守秘密，不可妄加揣测，轻易下结论。《宇妥·元丹贡布传》中记述，医生不应在没有进行适当的诊断时，就猜测是什么病，只有在诊断有绝对把握的情况下，才向患者透露疾病的情况，告诉患者怎样才能康复。医者之间要互相尊重。《藏医学》之誓约指出："正在接受医药训练的人，对自己的老师应当给予极大的关心，把他当成一个神来看待。与同学必须保持良好的关系，互相友爱、互相尊重、互相关心。"《四部医典》之论述医典"论医生章节"中就医德方面特别强调记载，医治疾病的医生，应从六个方面去学习：条件、性质、界说、区别、工作、后果。指出作为一个医生的条件，要具备一定的智慧，要有为众生造福的热情，要有为患者服务的誓言，要在身、语、意三方面作出榜样，对工作要勤奋，要精通人间俗事。其中就医生之身、言、心三界之德特别强调："身为医生其终生之业尽其身界，备齐药物，为患者尽责，尽其言界，准确说出所患疾病，并好言劝助患者，尽其心界，深入分析思考"。所以，自古以来，在藏族地区医生受到尊重，被称为人生安太之师，神圣之冠。

第二节　传统诊疗方法

一、诊断方法

诊断是藏医学医疗实践的重要环节，有了准确的诊断，才能对疾病有正确的治疗。藏医学诊断疾病一般从三个方面进行：①从引起疾病的因素方面加以分析诊断。藏医学认为，引起疾病的原因包括一般病因和特殊病因，对病缘、饮食、起居等因素加以分析，找出真正的病因，尤其要清楚地分析了解发病的外缘。②从疾病的性质和症状方面加以分析诊断。所谓性质，主要是指隆、赤巴和培根三者，将其增长、蓄积、耗损、紊乱等阶段的症状加以分析厘清，归纳为寒与热两类性质。③从疾病相关的方面加以分析诊断。如应依据地点、季节、体质、年龄、昼夜、空腹或饱食等情况进行具体的分析诊断。藏医学文献记载诊断方法有38种，主要包括望诊、问诊、触诊等方法。其中，望诊是指视觉所及的诊断，凡能用眼睛看到的都要观察，如望体型、察肤色等，尤其应重视观察舌与尿的变化情况。问诊是指听力所及的诊断，凡能询问的情况都需要问清楚，包括询问病因、患病的时间、患病部位、饮食情况等，从而了解发病的途径、疾病的特征及病情的细征差异等情况。所谓触诊是触觉所及的诊断，凡能以手触摸的情况都需诊察，如触摸全身的寒热、皮肤的润燥与凹凸等，尤其重视切脉诊断，即通过触摸脉搏分析其信息加以诊断。《四部医典》之后续部中记述，"生死之别明于脉，寒热之界现于尿"，故脉诊和尿诊是藏医学诊断最为重要的方法，藏医学的尿诊、脉诊和试验诊断法独具特色。

1. 尿诊

尿诊是藏医学诊断方法中最具特色的方法，在已知的世界上各种传统医学体系中，还没有其他任何医疗体系的尿诊内容及其观察的认真细致程度能与藏医学尿诊相比。藏医学认为，人体产生的尿液来自摄入的饮食所化生，饮食入胃，由能化培根磨碎糜烂，被能消赤巴进行消化然后由伴火隆将精化与糟粕进行分解，糟粕进入小肠，分为稠与稀两部分，其稀者经输尿脉渗入膀胱，生成尿液；胃中之精华部分，通过肝脏的分解化为血液，血液又可分为精华与糟粕两部分，血之精华转化为肌肉，血之糟粕储藏于胆囊而为胆汁，胆汁又可分为精华与糟粕两部分，胆汁之精华转化为机体必需的黄水，糟粕成为尿中之沉渣，沉渣通过肝脏循行于脉道，下注于膀胱，与尿液混杂排出体外。因而尿液的性质与饮食的种类、所含水量色素等关系密切，正常人的饮食如果有所改变，尤其食入较多色素等，对尿液的性质都会有所影响。藏医学尿诊是通过收集患者的尿液，分别在热时、温时和冷却后三个阶段，对尿液的色、气、味、漂浮物、絮状物和沉淀物等进行观察检验，从而判断疾病的寒热属性、发病部位和病势轻重，对疾病作出诊断，作为辨证施治的依据。

（1）尿液的收集

藏医学尿诊所用的标本有很严格的要求，与现代医学进行尿液化验时收集标本的方法不同。患者在尿诊的前一天晚餐禁食酥油酪浆，不饮茶和酒等含色素或刺激性饮食，对于饮水无特殊的限制。当晚不要剧烈劳累，避免性生活，保持安静，情绪稳定，睡眠充足。因体内饮食在子夜前尚未完全消化吸收转化，影响尿液成分，故子夜以后的尿液最能代表身体的实际情况。尿液一般在晨曦初露时收集，既可以观察尿液的颜色，也便于观察蒸气逸出情况、尿液表面漂浮的浮沫及絮状物等。收集尿液的容器，以雪白的瓷碗最好，也可用银碗盛装。

（2）尿液的观察

藏医学尿诊遵循"三时九分"的诊断原则，"三时"是指尿诊分三个时段，分别为尿热时、降温时和冷却时。"九分"是指在第一阶段主要检查尿液的颜色、气味、蒸气、泡沫等内容；第二阶段主要观察尿液表面之浮皮和尿中的漂浮物；冷却阶段主要观察尿液的转变时间和转变后的色素情况。经过"三时九分"的观察和全面检验分析，才能了解尿液所反映的人体内部变化，为正确判断疾病状况提供重要依据。

藏医学认为，正常人的尿液，刚排出体外时，清澈见底，颜色淡黄，质地稀薄，一般无特殊味道，或只有轻微臊味。尿液表面逸出的蒸气不大不小，蒸发时间约十分钟，尿液表面的泡沫多为稍小的泡沫，大小均匀，尿液中无漂浮物或浮皮极薄，蒸气散尽后尿液渐变冷，尿色不变。当人生病后，尿液的性质和变化都有其病理意义，藏医善于从尿液的这些改变中来判断人体内部的疾病状况，即使是这些变化比较微小。藏医对尿液的观察主要从颜色、蒸气、气味、气泡、漂浮物、浮皮和静置尿液的转变等几个方面进行观察。

1）尿色：尿液颜色变化可反映多种疾病状况，观察尿的颜色一般在尿液刚排出时立即进行观察，久置后尿色会有变化，不能反映真实情况。一般来说，若尿液色青如沼泽之水，清而稀薄，为风病之尿象；尿黄如珊瑚刺汁是胆病；发红为血病；乳白色为痰病；色如紫草汁为黄水病；深黄如菜油色者为瘟病或胆增盛症；尿色或红或黄、质稠而具臭味，为扩散伤热；尿色黑如墨汁，或色泽混杂，犹如虹霓，不易辨识，为中毒病。除以上单色者外，如同时患两种疾病者，尿液可能反映出两种或复杂的颜色。

2）尿的蒸气：需对新鲜尿液观察，久则蒸气消失。尿液蒸气大为增盛热病；蒸气小而持续时间长为隐性病或陈旧热病；蒸气小而蒸发时间短为痰病、风病或寒病；尿液蒸气时大时小为寒热错杂病。

3）尿的气味：尿液气味的诊断可区分寒、热两类病症。尿液气味发臭难闻者为热症；寒病者尿液气味轻微或无异味；如发现食物气味说明此人患有该种食物之伤食症。

4）尿的气泡：正常尿液在刚排出时可能有少量泡沫，其大小均匀，颜色与尿色一致。如果泡沫出现异常则表明患病。一般来说，泡沫色青，且都是较大的泡沫如犏牛眼睛者为隆病；泡沫色黄而细小且迅速消失者为胆病；泡沫状如唾液且均为细小的小泡，久而不易消散，一般为痰病；泡沫呈红色且大小不等为血病；泡沫多色如虹为中毒病；泡沫如鹰入鸽群，骤然四窜，向各方遍布者，不论寒病热病，俱为扩散性疾病。

5）尿中漂浮物：正常尿液中不存在漂浮物或絮状物，如果出现漂浮物或絮状物，可根据其形状、颜色、所处之部位来判定为何种病症。一般来说，风病，其状如山羊毛，散布在尿液之中，如用小棍挑之，却不能挑出任何东西来；胆病，状如棉花团，中心部稠密而周围较稀散，盖满整个碗底；痰病，状如马毛，但界限不清；肺热病，状如白云飘逸，其中杂有聚集之青黑色物；肾病，如细砂粒；脓症，漂浮物亦状如脓液。对尿液中漂浮物所在部位也需加以分辨。上层漂浮物，表明病症在胸腹以上，即心肺的病症；中层漂浮物，表明病症在上腹部；下层漂浮物，表明病症在下腹及盆腔部位。

6）尿的浮皮：尿液冷却后表面有一层薄腊膜，称浮皮。浮皮薄者为寒病，厚者为热病；静止的尿液，浮皮无故分裂成片状则是痞瘤病之症。有一种比较厚的浮皮，一般是灰白色，用小棍子挑出，放在指甲上，浮皮不破，放在火上烧烤，味如炙肉烧焦，是由于食用过多肉食油脂，为正常浮皮，不需治疗。

7）静置尿液的转变：当尿液的以上各项内容已经检查完毕，即将尿液静置，以观察其冷却后的变化。①转变所需时间。蒸气尚未散失，尿液即开始转变者为热症，尿液冷却后才转变者为寒症。②转变情况。如静置后尿液变浓，是热性病的表现，如果变稀薄而较清亮者，是寒性病的表现。一般的寒性病，多从容器边缘较浅的地方开始发生变化，热性病则是自容器下部向上逐渐发生变化，表明是新患的热性病，若是慢性久热症，则尿液的变化由四周浅薄处逐渐向中央较深厚部位转化。凡尿液中的漂浮物在尿液尚无变化之前即开始变化的，表明是寒热夹杂病症。③转变后的尿色。一般来说，尿液转变后其颜色很少发生变化。

尿诊的临床意义主要在于判定疾病的寒热属性，有一定的规律可循。当尿液排出温热之时，其色红或黄，质较浓稠，气味熏人，蒸气大而历时久，不易散失，泡沫小而色黄，且迅速消失，浮皮较厚，沉渣在尿液中翻腾；在温度未消蒸气未散之前，尿液即行转变，及至转变后，尿色较深呈紫色，尿液质地转浓。具有以上尿象者均为热症。当尿液温热时呈白色或青色，质地较为稀薄，蒸气及气味较小，泡沫大而消失迟缓，浮皮及沉渣均较稀薄；转变缓慢，待尿液冷却后才行转变，转变后之尿液色青而质地稀薄。具有以上尿象者均为寒症。但病象错综复杂，所以还应该特别注意对一些疾病状态的尿液做进一步的鉴别诊断，以防误诊。如凡尿色为红色者，应鉴别其为何脏器生病或属何种热症。如色红而兼混浊，且尿中漂浮物位于尿液之下部，则为肾脏病症；尿色红而兼绿，且尿液清澈透明，漂浮物停于中部，是为脾脏之病症；如果尿色偏黑红，或者为淡红色，漂浮物均匀分布，此为肝脏疾病之征象。还有一些其他情况需加注意，如尿色虽为红色之热症，但却未见泡沫，则为热邪内陷之症；青色或白色而无泡沫者，为久寒之症；隐热症之尿，其尿液变化常在蒸气消失之后，静置较长时间才发生。此外，尚需鉴别假寒真热和假热真寒之尿象。凡尿虽呈青白色之寒症征象，但其漂浮物却甚多且厚，实为热症，即假寒真热之症；相反，如尿色呈深黄，状似热症，但尿中却无漂浮物，气味也小，实为寒症，即假热真寒之症。

2. 脉诊

脉诊也是藏医学诊断中最具特色的方法之一。藏医学的脉诊内容与汉族中医脉诊有明显的相似之处，但也存在一定的差异，藏医学脉诊具有较多的特色。

藏医脉诊要求患者在脉诊前一天禁食酒肉等难消化或性寒凉的饮食，保持良好的起居、饮食和情绪，脉诊时患者不要讲话，不要突然闭气，以免影响脉搏。

（1）藏医学诊脉的部位和手法

藏医学诊脉的部位与中医相似，但略有差异。藏医学诊脉有冲、甘、恰之分，用示、中、无名三个指头分别按诊冲、甘、恰三部，藏医诊脉部位较中医略偏向肘窝部，位于腕关节向桡骨头隆起处取一寸之处为冲（藏医以大姆指末节的长度为一寸），依次放示指为冲，中指为甘，无名指为洽。藏医按脉有轻、中、重之分，指候冲脉处应轻按，候甘脉处应中按，候恰脉处则需重按。藏医学认为，脉象可以反映人体脏腑的状态。就性别而言，藏医诊男性之脉以其左手之脉为准，用医生右手三指诊切，女性患者则用右手就诊，医生以左手三指切脉，同时再诊另一只手的脉作为参考。

（2）脉象

藏医学认为，健康无病者之脉象特征一般是一呼一吸脉搏五次，如此跳动在百次之内，无大小、沉浮、急缓、间歇、张弛等差异，脉搏跳动频率和强弱均匀规律，谓之平脉，反之则为病脉。有时，正常成年人在特定时间内的脉搏跳动可能有一定的差异，这与患者居住的地区及当地气候有关。另外，小儿和老年人的脉搏跳动也略有不同，由于小儿的生理功能处于生长和完善期，脉跳速度快于成年人；老年人的生理功能处于减退和衰老期，脉跳速度慢于成年人。因此，需要根据不同的人群进行鉴别。根据人体生理情况，人体正常脉象分为阴脉、阳脉、中性脉三种。阳脉的脉势粗壮而搏动缓慢，阴脉的脉象细而搏动迅速，中性脉流长而光滑，柔和而不疾骤。在诊脉之初，医生必须首先辨明患者脉象正常时是属阳、属阴或是中性。一般来说，女子多为阴脉，男子多为阳脉，中性脉则男女性均可见到。所以必须详加考察，先辨清平脉，才能分清病脉。一呼一吸脉搏超过五次者为热症，少于五次者为寒症；无病的平脉在指下搏动犹如念珠样为串珠状，病脉搏动呈现停滞或无规律。此外，藏医学认为，在不同的季节季候中，人体生理情况发生一定的改变，脉搏也相应发生了微弱的变化，从而形成了季节脉象的特征，依据四季脉象特征将人体正常脉象分为春季脉象、夏季脉象、秋季脉象和冬季脉象四种。春季脉象主要特征为脉象细而硬，脉搏以肝和胆脉为主；夏季脉象主要特征为脉象粗而长，脉搏以心脏和小肠脉为主；秋季脉象主要特征为脉象糙而短，脉搏以肺和大肠脉为主；冬季脉象主要特征为脉象柔软而慢，脉搏以肾和膀胱脉为主。

患病时脉象出现异常，有浮、沉、洪、细、大、小、滑、涩、满、实、空、迟数、长、短、缓紧、弱、粗、硬、柔、促、扁、间歇、慢等二十多种，其中脉象洪、浮、极、滑、紧、实等为热症之象，脉象细、沉、弱、迟、微、虚等为寒症之象。热症脉象的共同特征为快（脉搏搏动大于一吸五至）、硬（稍用力压及脉搏时仍有搏动）、强（脉搏搏动的力量大）、浅（直接可触及脉搏搏动）、紧（触及似拉直箭弦）；寒症脉象共同特征为慢（脉搏搏动小于一吸五至）、弱（脉搏搏动的力量小）、深（需要深压方可触及脉搏）、松（触及似松弛箭弦）、消（稍用力压及脉搏时，脉搏消失）。不同的脉象反映不同的病症，一些疾病的脉象表征列简表说明如下（表1-8）。

表1-8　藏医学一些疾病的脉象表征

名称	脉象	名称	脉象
隆病	一般为浮脉，粗大加空虚的脉，稍用力压及则会消失似空，偶可出现间歇脉	赤巴病	细而紧，似拉直的箭弦
培根病	沉而弱，脉搏含混不清	血液病	滑利和高突，脉搏强而隆起
黄水病	涩而略带颤抖	麻风病	涩，有时也稍有颤抖
虫病	扁平，如受挤压则向两侧搏动	扩散伤热症	细紧而发硬
骚热病	粗，浮且实，有时可有滑象	瘟热病	细且数
疠热病	扁平，时强时弱，有时细，有时空	肉中毒	细数，沉而扁平
急性疼痛	短而促，如旗帜在劲风中飘扬	未成熟热	细数，如风飘动
中毒	细数，脉硬而速，但有时粗，强弱不一	增盛热	洪大而紧
空虚热	空虚而急	陈旧热	细而紧
隐性热	沉而紧	浊热	沉细而数
疮疡发热	粗壮，数而实	痞瘤肿块	弱而不明显
消化不良	新病时脉大而实，久则沉细乏力	水肿病	脉沉细，重按脉紧
外伤病	脉象复杂，组织中有异物的，一侧脉象不显	脓疡	细数而发颤

如果是两种以上的并发症则脉象更为复杂，可以出现复合脉，也可以出现其他脉象。当脉象出现某些异常现象时，则疾病主凶，预后不良。如体质强壮的人突发疾病时脉象反而细弱，久病之人脉象反呈浮洪，寒症出现热病脉象等异常脉象与疾病性质完全相反的情形时，多是不吉之象；脉来数至，骤然停止，片刻又恢复搏动，且有规律性地停顿，则为死兆。

3. 问诊

藏医学问诊是通过询问患者患病的病因和病情等，来了解疾病发生和发展的一种诊断方法。藏医学问诊的内容比较广泛，主要包括起病缓急、起病原因、气候环境因素、职业、家庭情况和饮食起居等方面的内容。

起病缓急：突然起病者大多是急症，如感冒大多突起恶寒、发热、头痛等。

起病原因：有的病症患者自己可以明确指出原因或诱因。如由于暴饮暴食而发生胃痛、呕吐、腹泻等；由于受凉而引起的发热、鼻塞、咳嗽等。也有一些病症患者自己不能明确说出原因，如疠病杂症、痄腮、炭疽等，都没有明显的发病原因。

气候环境因素：如环境的寒冷、燥热、潮湿以及受风等因素对病情均有影响，住所的通风情况、室内温度及潮湿等情况都应该询问清楚。

职业和家庭情况：患者从事的工作与疾病种类有一定关系，如在畜牧区工作者易患脓疱炭疽，强体力劳动者易患扩散伤热等。

饮食起居：藏医学认为，饮食不节能导致很多疾病，不仅胃肠病是饮食失常直接引起的，很多病症包括瘟病、气息不安等，都与饮食不节有关。

总之，藏医学问诊的内容涉及面很广，有时询问内容还包括发病以后病情的变化和已经接受过的治疗情况等，作为正确判断病情的参考。

4. 望诊

藏医学望诊是通过视觉来观察患者全身或局部表现的诊断方法，分为一般望诊和局部望诊。一般望诊包括望形体、表情、面色等，局部望诊包括望五官、尿液、痰液、血液、呕吐物等，是对患者的五官、舌、尿液等进行更为细致和深入的观察。在病理状态下，人体的生理情况发生转变，人体内部疾病的病变症状直接表现在外部形体、五官、舌和尿液等方面，人体五官与内脏有着密切关联，如眼—肝、鼻—肺、耳—肾、舌—心、唇—脾等。通过望诊可以对患者的整体情况作出基本判断。

望面部，通过观察患者面部颜色及形变等情况来诊断病情。如面部泛白并双眼水肿为肺部培根之症；面部呈肉红色，发根部充汗带汗渍味，手不能提物，身不能平衡为心脏黄水之症；额头布有黑斑为胆症；孕妇面部布有黑斑、全脸黑斑泛青色为心脏及命脉重症；双颊下部布有黑斑为心脏培根病之症；面嘴部水肿并布满黑斑为脾脏病症；面部色红，气短，面部布满黑斑为脾脏过热之症等。

望眼睛，通过观察患者的眼睛来诊断疾病。如眼白上半部有血滴为肺炎、肺脓之症状；眼白下半部布有血滴为肝充血之症状；眼白左右边缘布有细微裂纹为肝、胆肿大之症状；眼神发呆为重病之症状；双眼昂视为由心脏引起的四肢僵冷之症状；眼白如奶为白培根病之症状；眼白青紫为白培根木布之症状；眼白白里透绿为黄培根之症状；双眼大小不一为头骨疾病之症状；眼珠偏上为临死之症状；眼球突出为临死之症状等。

望鼻部，通过观察鼻部变化情况来诊断疾病。如鼻尖布有黑斑为胃病之症状；鼻孔内长有白色小痘疹为肺部培根木布之症状；背部酸痛鼻出血并逐渐变为脓血，鼻尖泛红流涕多为肺部黄水之症状；鼻翼干燥萎缩为肺部过热之症状；鼻孔阻塞流涕多为体内培根之症状等。

望舌苔，通过观察舌苔变化情况来诊断疾病。无病的舌苔红而软湿，隆病舌苔红而干涩，赤巴病舌苔淡黄而厚腻，培根病舌苔色白而扁薄，舌面无光泽而软湿。隆病和发烧，舌苔均现干而黑，舌苔红而干涩为单纯隆病，热散的舌苔厚腻而舌面无光泽；培根木布病、肝病的舌苔青色而带有裂纹；舌尖左右边缘呈黑色为两肾疾病之症状，舌尖黑为心脏热度过高之症状；舌根右边出现两个痘疹是心脏病症状；舌苔泛白者有心脏不适之感，舌苔纵裂似发酵者为重度心脏病之症状等。

望口唇，通过观察患者上下唇的变化来诊断病情。如下唇下翻为胃病之症状，双唇深裂为胃内热度过高之症状，双唇裂而湿润为胃部白培根之症状，鼻尖软扒而下唇收翻为胃部隆病之症状，下唇紧绷泛白为脾脏疾病之症状，双唇干燥并长有小痘疹为肝内出血和赤巴病之症状，双唇软落嘴里吐出蓝水为寒性肝病之症状等。

5. 试验诊断法

试验诊断法也是藏医学比较独特的一种诊断方法，当对某一疾病诊断有怀疑时，可先用药物进行试探，观察反应，进行分析。如对隆病有怀疑，可用踝骨汤（用牛羊踝骨熬制而成）进行试探；对赤巴病有怀疑，用藏茵陈汤试探；对培根病有怀疑，可用三味光明盐汤试探；对急性腹症、发炎、疔疮有怀疑，可用五味鲲鹏丸进行试探；对血分失调病、气痛有怀疑，可用木香四味汤进行试探；对中毒症有怀疑，可用收敛药物进行试探；等等。通过应用少量药物进行试探，对一些疑点进行对比分析，哪些药味生效就用哪种药物主治。试验诊断法的应用比较小心，不能随便试用，对于急症不宜应用该方法。

二、治疗方法

藏医学将预防和治疗疾病的各种方法归为四个大类，分别为饮食调理、起居调节、药物治疗和手术外治四方面，依据具体疾病情况对症加以施治，简称"四施"。《四部医典》之总则本第五章中记述，"医治疾病的善方有饮食、起居、药物、外治共四种"。其后序本第二十六章中记述，"调养治法虽然有一千零二种，然而概括起来，只有饮食、起居、药物、外治等四种"。对于轻微疾病，首先从起居和饮食方面加以调理以控制疾病的迁延，再施以药物和外治等治疗方法；对于较严重的疾病，从外治、药物、饮食、起居四方面依次加以治疗；在疾病潜伏期，及时治疗并预防蔓延；在疾病发病期，还要防止其他疾病的发生；在疾病缓和期，通过饮食、起居进行调理和控制等。

藏医学认为第一治疗是饮食，《四部医典》之论述本"食物章"中详细记载了各类饮食的味觉和作用，包括食物的谷物、肉类、油脂、熟食、烹调等方面，饮料的奶、水、酒等。藏医认为，合理的饮食会使人健康长寿，如果在饮食方面发生低、超、反等情况，便会生病，甚至生命受到危害。故需要重视和区分饮食的益害性，强调调节饮食非常重要。第二治疗是起居，藏医学将起居分为日常起居行为、季节性起居行为和临时性行为三个方面，重视和强调合理的起居行为对健康和疾病的影响。第三治疗是药物，《四部医典》之论述本"药物功效"中细致深入地论述了911种药物，秘诀本记载了2826种药物配方及各种疾病情况，藏医学药物治疗的内容丰富，理论和实践论述不可胜数。第四治疗是外治疗法。藏医学外治疗法种类丰富、理论奇特、效用广泛，其中，尤以放血疗法、艾灸疗法、穿刺疗法、催吐疗法、烙熨疗法和藏药浴等疗法独具特色。下面择其特色仅简介几类特色外治疗法。

1. 放血疗法

放血疗法是一种藏医学特色外治疗法，藏名为"达日卡"或"达日嘎"，"达日"是刺破之意，"卡"是指将脉道用刀具刺破放出坏血，其刺破之刀口为"卡"。《四部医典》中设立专章，对放血疗法的工具、部位、过程和效用等方面详加论述，被推为藏医学各种外治疗法之首。放血疗法是在身体体表一定部位的脉道，用形状和功能各异的针刀器具将血管切开或穿破放血，借以将病血及其同行的疫气引出体外，达到治疗的目的。藏医学认为，人体的血和赤巴等物质由于内外因素引起紊乱失去平衡而发生扩散伤热、波动热、炎肿、疮疡、痛风、黄水病等多种疾病，这些病变使体内精微运化功能衰弱，血液不能正常生化而转变为病血，造成脉管障碍、肌肤等组织炎肿、充血、瘀血及溃烂等。放血疗法通过割刺有关脉道和痛点，将病血及其同行之疫气排除体外，起到下泻病血、通活脉络、祛瘀生新等作用，从而达到治疗疾病的目的。放血疗法必须严格掌握适应症、放血时间、放血部位、操作过程和放血量，是一种非常系统而严格的外治疗法。藏医学放血疗法多适用于热性疾病，如扩散伤热、瘟病、疖疮、疮疡、丹毒、黄水、麻风、骚热等热症，或由于血、胆所转化而生的疾病。有一些疾病则不宜应用放血疗法，如正精耗竭、灰色水肿、胃火衰败等虚寒性疾病，虚热症及毒尚未消除的中毒症，疫热症，小儿、老人、孕妇、产后等体质虚弱者，均禁忌放血治疗。

（1）放血疗法使用的器械

藏医学放血疗法使用的器械多种，包括管翎针、斧形刀、弯头月状刀、镰形刀、靠背刀、膛口刀等，长约六指，所用金属材料坚固，经精工锤炼制成，刀刃锋利，"锐度向上吹刃截断毛"。《四部医典》中记述，"讲到刺肉排血砭针部，形如鸟雀翎管长六指，用于肉隙血脉单穿刺。钝背锐尖放血宫颈口，形如斧刀骨上脉口针，状如弯刀可将肿部刮，八指镰形划除舌肿部，如刺膛形割除头部疮"。详细描述了切开皮肉放血之用的针刀器具，形如麻雀的羽毛，长约六指，用于割刺肌肉间隙的血脉，刀尖极锐的靠背刀用于在脏器和微穴道部位放血，斧形手术刀具用于在靠近骨上的脉道处放血，弯状刀具用于在肿胀部位刮擦，长约八指的镰状刀具用于舌部的划割，膛口刀用于切除头部疮疡。

（2）放血时机和过程

根据病种和病程的不同，可分别选择病程的早期、中期和后期这三个不同时段进行放血治疗。凡是热性病早期，应在热症初起、热势亢盛的时期及时放血；其他在疾病早期放血施疗的情况还有，体腔出血危及五腑，流血过多而不止；鼻、口和子宫出血不止；血降于体腔，外物击打引起的创伤发炎扩散和上腹腔坏血下落渗入脏器；血压增加，血紊乱；热病发病急骤，不循常规发展，也来不及服用促使疾病成熟或正常血与病血分离的药物，需要立即应用放血疗法等。在病程中期施以放血疗法的情况，恶寒消失，出现急剧刺痛、血脉亢盛，或出现沉重、麻木、胀满的感觉，或在正常血与病血分离后，再应用放血疗法加以治疗。在病程后期施以放血疗法的情况，凡血病和胆病散布，病血散布于脉道，或因饮食不当引发热症致使余热未消遗留疾病复发，散布于脉道，先服用促使疾病成熟和将病血分离的汤药，将正常血与病血分离之后，再应用放血疗法加以治疗。放血施治的时机要适当，早了会诱发隆型疾病，热疾随之扩散，晚了会使疾病扩散至血脉而不易根除，热势过大则五脏和脉道会腐烂化脓。

放血过程分为鼓脉、进刀、察血、掌握出血量等步骤。所谓鼓脉，是设法使血流旺盛，如可在放血前三天先内服一些分解药如三果汤（由诃子、毛诃子、余甘子组成），目的是将病血和正血分开。放血前应温暖躯体，待血流旺畅时，用扁形细绳捆扎放血以上部位，缚扎部位视放血穴位而定。缚扎时皮肤不能发皱，要均匀地缚扎。如果不缚扎就刺不准，扭挫了针也刺不出血。缚扎后的脉道须用手指揉搓，刺时用手指将脉道按定，稍微向下用力按捺，使脉位不易移动。一般在缚扎处三指以下刺破放血。所谓进刀，是指在缚扎部位之下部三横指处进刀放血，进刀法有侧穿法、直划法、顶剖法、横断法、复切法、斜切法、点刺法等几种。一般进刀放血部位要避开要害部位。放血时须准确掌握脉位和次序，否则会造成将下部之血引向上部，或将上部之血迫降于下部等弊病。所谓察血，是指辨察正常血和病血。凡是刺破血脉后刀口出血压力大，浓度稀而色黄，气味浓，血质疏虚，血液表面呈花白色如马鸡之背，血中有白色泡沫、黏液、脓及胆汁者为病血或坏血，病血放出后可止痛、除病，病血放尽后出现的鲜红色血液为正常血。隆型疾病的血色紫而流粗，泡沫呈现红色；赤巴型疾病的血色黄而稀，有臭味；培根型疾病的血色红而发白、浓滑；血色朱红犹如茜草汁者是正常血，不可再放。放血血量要根据病情和患者的情况而定。一般病血流尽，正血出现，即应停止，勿放血过多，以免损伤正气。血多、血机紊乱引起的疼痛、体腔积血等情况可酌情放出少量正常血。一般放血后需进行适当的善后调理。

（3）放血部位及应用

《四部医典》中记载放血部位72个，分别位于头部及颈部、上肢部位、下肢部位及各细小部位。本节简述藏医对一些病症应用放血疗法的施治情况。

一般来说，上半身疾病多在细顶脉与露顶脉针刺放血施治。下半身疾病多在踝脉与胫尾针刺放血施治。身体中部疾病多在腑脉与短角脉针刺放血。胸部疾病多在露顶脉与六首穴针刺放血。心肺疾病在小端脉与肺总脉针刺放血。心热症多在腑脉、舌脉与颈脉等处针刺放血。肺热症在六头脉、露顶脉、挠上穴等处针刺放血。胃热症在六会穴针刺放血。胆热症在正长脉、细脉、金枪脉针刺放血。肾热症在脏尾、阳物两侧针刺放血。肌热症在肺肝脉针刺放血。热性肝病在短角、露顶脉针刺放血。热性脾病在笼头脉与无名指背侧脉道针刺放血。热性骨病在肾脉针刺放血。乳房与肝疾多在腑脉和短翅脉针刺放血。肠道疾病在踝脉针刺放血。皮肤热与黄水症在肝胆脉针刺放血。坠肾脏者，在腔尾穴针刺放血。剧痛者，在短角、肺脉针刺放血。食欲缺乏者，在胆脉针刺放血，也可视病情在邻近脉道针刺放血施治。

针对具体病症的情况，目赤、角膜溃疡在眼脉针刺放血。鼻腔疾病取鼻尖针刺放血。耳病在耳脉针刺放血。牙齿疾病、眼病、鼻腔疾病等，均在后髻脉穴针刺放血。牙齿疾病在齿脉、小端穴、臂脉针刺放血。培根型与赤巴型头痛、饮酒后头痛、前额刺痛、囟会沉重、眼睛不张者，需避开囟会穴在金枪脉与银枪脉针刺放血。颈项强直，在阴穴放血。心热剧渴者，在舌脉针刺放血。心热肺咳呼吸不畅、瘖哑等，在喉部中间的颈脉针刺放血。脑寄生虫、体腔出血危及五脏、紊乱症蔓延、肺病扩散、牙齿疾病、肿痞、瘰疬等，在小端穴针刺放血。上半身刺痛、肺热、头痛等，在臂脉针刺放血。肺、心、膈膜、胸、背交互疼痛，气短等，在六首穴与露顶穴针刺放血。心、肺、膈膜、胸前后疼痛，在腑脉穴针刺放血。心肺血亢者，在心、肺之总脉针刺放血。目黄、身体无力沉重、食欲缺乏等，在胆脉、纯遒二细脉针刺放血。肝、脾、膈膜患扩散症与紊乱症、刺痛、热性痞块等，在短角脉针刺放血。瘖哑、肺疾久咳，在露顶脉针刺放血。上身、胃、肝、膈膜及两肋疼痛等，在肝、肺之总脉针刺放血。血病、赤巴病须在肝、胆之总脉针刺放血。胃与肝的血病在背脉、六会穴针刺放血。肠道和腹部外伤、睾丸肿胀、痔疮、子宫疾病、下身沉重等，在髋脉针刺放血。后背强直、颈部后仰、腰背疼痛、月经淋漓等，在胭脉针刺放血。伤及脾、疾病扩散、黄水病、皮肤病、胆病、水肿等，在笼头穴针刺放血。肾病扩散、伤及腰部、两腿拖曳、行动不便、小腿疼痛、髋关节疼痛、内脏脓疡、崩漏等，在胫尾穴针刺放血。下身外伤引起崩漏、脏腑绞痛、小便闭塞等，在踝脉针刺放血。小肠出血、头部疾病坠入心脏、长期不愈之心脏病等，在小肠俞针刺放血。足心与足背肿胀、黄水病等，在颜面、马镫脉针刺放血。一般热症病情严重者，在颈端脉由上向下针刺放血。病势小者，在细脉由下向上针刺放血。病势严重者，可在细脉多次针刺放血，在颈端脉、髋脉针刺放血效果较好。放血疗法施治的部位选择很重要，放血的部位次序混乱，会使下身的血液上行，致使体质虚弱，上身的血液下行，导致胃火衰败。

放血疗法施治后可用手指揉搓伤口，冷石罨敷，妥善包扎，注意活动，放出病血后禁忌饮酒。

2. 穿刺疗法

藏医学穿刺疗法是用金属制成的针、刀等锐利器械，刺入人体的一定穴位和部位，排除体内积液、脓血、痞块、异物及病邪的一种治疗方法，也称为金针穿刺疗法。《四部医典》中专书一章，对金针穿刺疗法从器械、穴位、方法、效果等方面详尽论述。14世纪，北派及南派历代藏医名家均对穿刺疗法有详尽叙述。藏医学认为，穿刺疗法能抑制隆势，增强胃火，破痞瘤，助消化，化解培根和隆聚集，消肿，排除黄水、脓血、腹腔积液等，达到治病目的。藏医学穿刺疗法可用于治疗多种疾病，凡是隆病、培根寒性消化不良、痞块、水肿、肌肉肿胀麻木、血病、黄水病、关节积水，以及药物医治无效的其他疾病等，都可用穿刺疗法施治。老年人、幼儿、肝脾痞块、腑有余热、血胆引起的一切热性疾病和病危者等，皆禁忌穿刺施治。

（1）穿刺疗法使用的器械

藏医学穿刺疗法所用器械多种，包括青稞头针、蛙头刀、弯刀、矛头针、尖锋杆子、扁嘴杆子、空心蛙头杆子、戴胜鸟嘴杆子、笔尖针和荞麦头铜针等，诸器械头身皆细，尾部略粗，细而坚硬，全长六指。

一般青稞头针，用于医治心、肺、关节、肾脏等疾病，蛙头刀用于医治肝、脾、大小肠的疾病，弯刀用于医治四肢的疾病，矛头针用于挑除四肢脓液，一卡长的尖锋杆子用于医治胃病，扁嘴杆子用于头部穿刺，空心蛙头杆子用于穿刺心脏积水，戴胜鸟嘴杆子用于穿刺胸部的脓窍而出引脓液，笔尖针用于穿刺水肿和排气，荞麦头铜针用于剔除眼翳。

（2）穿刺部位

藏医学穿刺疗法施用部位主要依据心、肺、肾、胃、脊椎、四肢等脏腑和部位进行分区。

心俞穴二十三部。从乳房向上量一寸为心脏上部心与心包之穴，主治心风病。由乳房背部量一寸是心包疯癫穴，主治隆和黄水侵入心包；向下量一寸是心尖穴，穿刺心脏积水。胸外量一寸至心脏的侧边，是黄水、培根和隆萦绕的部位，由此在黑白际量一寸，是心肺穴，主治隆型寒症。第七节脊椎的三穴，主治同上。第六节脊椎心包络三穴，左侧是飞檐穴，中间是除病穴，从乌鸦眼穴向后量一寸是肋部上下的大分位和小分位穴，再加天突穴等，主治心、肺、肝与胸部瘀气，心脏变异，胸部胀满，呼吸短促等。

肺俞穴二十二部，肩胛骨区与肺骨区有三个穴位，腋下肋部有六个症窍、三个中分穴位，肺区有六个症窍，肋部左右有四个穴位，子肺区有八个症穴。肺背部的穴位和第四节脊椎与第五节脊椎的三穴，是隆、培根病入侵的穴位。第八脊椎是膈膜穴，穿刺主治吐酸水、肝胃寒症。肝、脾有八俞穴，从乳房向下量二寸是膈膜际，其下是肋部三个间隙，右边第一间隙是肝胃之间的症穴，中间是脾尖症穴，最后是脾下症穴，左边是脾症穴，中间主治肝病，下面治脾瘤，右面治脾肿。背部第九节脊椎与第十一节脊椎的三穴，是隆、培根寒穴。

肾俞穴二十一部。脊椎第十四节及左右各量一寸是肾黑脉窍，由此再量一寸是肾种穴，再由此量一寸是肾脂俞，从椎尾至黑色大肌量一指是髋骨眼，从肾种穴下量十六指处再向四周量一寸，其间共五穴，大腿外侧是黄水穴，诸穴位主治肾寒性隆病。肾彩脂穴与肾种穴部位，容易患肾痞块。疾病与穴位对应时，可穿刺施治。

胃俞穴九部。由心窝向下量一寸，从此点再向左右各一寸处的三角点是胃脘俞，由此向下量一寸处的三角点是胃症俞，由此向下量一寸处的三角点是随火穴，胃左右各二寸是禁针穴。胃部穴位主治胃痞瘤等。肝扩大时胃禁忌穿刺。

脊椎第十三节、第十五节是子宫俞穴，因寒性痞块不易受孕时，在此施治有益。肚脐左右各一寸处是大肠俞穴，寒性培根与隆侵入大肠时，在此窍施治有益。由此左右各量一寸是大肠症穴，再加第十六脊椎穴，共为大肠五穴。脐下一寸处的三穴是小肠上窍，由此向下量一寸处的三穴是小肠下窍，再加脊椎第十七节穴，共为小肠七穴。小腹下部从髋骨眼量一寸处为下躯之分俞穴，连同脊椎第十八节穴，对睾丸肿胀、寒性尿频、尿闭等有效。四肢和十二个大关节积黄水，因关节筋络间也有穴道，施治时触及骨者，须小心施治。

（3）穿刺的分类

穿刺疗法分寒性穿刺与热性穿刺两类。热性穿刺又有三种情况：将刀针加热后进行穿刺，主治瘰疬、炭疽、痧粟化脓症；火灸后穿刺，可辨清排脓穴位后再进行穿刺；刀针加热穿刺后再火灸，主治瘰疬、炭疽、陈旧疮症、痞块等。穿刺法与火灸法合用时，一般火灸一次即可穿刺，然后再火灸施治。寒性穿刺也有三种情况：刀针直接穿刺，主治水肿、气喘、眼翳；冷穿刺后火灸，主治化脓症、关节积水；冷穿刺后，热水浸渍石子罨熨，主治肌肉麻木、热性肿胀、头部积水、热性痞块、余热积于心脉等。

（4）穿刺施治的方法

穿刺的具体方法有直刺、横旋、上刺、下刺、转动、十字形、外翻、阳转不伤阴、阴转不伤阳九种。直刺用于头部、脊椎、下身穴位等部位；横旋是指针尖刺入后左右旋转，可穿透皮肤和肌肉而不触及脏腑，用于肝、脾、肾等部位；下刺是指刺穿皮肤后，针尖直刺下方，用于腭、心肺穴、胃脘窍等部位；上刺是指刺穿皮肤后，针刀尖向上方直刺，用于等火穴、小库（脓包、胸腔空虚间）处，以探找脓点。转动是指刺穿皮肤后，针刀尖向上下左右四方转动刺入，用于胃部中间的痞瘤穴和寻找脓点。外翻是指针尖向外翻，用于胃下穴、犏牛眼穴等前、后身可以穿透的部位。阳转不伤阴法，用于胸腹部位，不伤及五脏六腑。阴转不伤阳法，用于易发凶险部位的病症，如拔除眼翳等，心包积水、肝痞块、肾痞块，凡是脏腑器官外皮隔膜内脓水充斥成包，可用此法。

（5）穿刺的辅助治疗

穿刺疗法术后，擦净黄水、血渍及脓液，严格消毒。若施治失误，热病热刺，在两三天内患者就有反应使疾病加重。寒病寒刺会立即出现反应，诱发零星隆症，须立即用抑制隆的药物外敷、熏疗施治，进食骨汤、红糖酒，按摩风窍。水痞块穿刺扩散，致使腑器肿胀，以四味或八味石榴散等热性药物施治。一般结合冷熨施治，若危及五脏六腑的要害时，按创伤施治。

3. 艾灸疗法

艾灸疗法历史悠久，是藏医最常用的外治法之一，是将艾绒根据病症和病情的需要，制备成为大小各异的艾炷，直接或间接置于穴位上施灸治疗，用来防治疾病的一种外治方法。《四部医典》第四部二十一章专门介绍火灸法。藏医学艾灸疗法应用广泛，藏医多将艾绒随身携带，大部分病症都可施以灸疗，主要用于治疗一些寒性病，如消化不良、胃火衰败、浮肿、水肿、寒性胆病、痞块病、黄水症、瘰疬、炭疽、神经错乱、健忘症、脉病等，凡是隆、培根所转化的一切寒性疾病，均适用灸法治疗，其中对治疗黄水病和脉病疗效尤佳。在热病的后期，也可运用火灸施治。凡热性胆病、血病、五官疾病、男女生育脉道病等，均禁忌艾灸施治。《四部医典》中论述灸疗法适应症，"可施火灸疗法之病症，食积火衰浮肿水肿痞，胆寒头部四肢之黄水，痰核炭疽以及虚热症，疯癫健忘一切脉疾类，发热之后一般火灸除。总之风痰所转诸寒症，脉病黄水火灸堪称奇"。藏医学认为，凡用其他方法不能治疗的疾病，灸法一般可收效，即谓之"药之不及，必须灸之"。

藏医制作灸的材料主要是艾叶。一般在秋天择吉日采集艾叶，待干后，将其打碎，再揉其成团。艾绒团的大小看所灸的部位不同而异。一般做成下宽上尖的圆锥体，便于点燃。如果灸治四肢大关节部位，则艾炷大如拇指；用于灸治头部及四肢者，则艾炷小如小指节；如用于躯体一般穴位或瘰疬痞块者，则艾炷做成羊粪大小。此外，还可做成豌豆大小、诃子般大小，用于儿童。也有做成艾绒条者。

藏医学灸疗取穴分为两类。一类是依据患者自诉症状部位定穴，也称为阿是穴，阿是穴穴位按之疼痛而且舒适，按后肌肉恢复原状，疾病在何处即在何处施灸。另一类是医生根据脏腑经络选穴。医生选定穴位主要有背部穴位、前身诸穴、头部诸穴、四肢诸穴等，简表列举一些常用穴位如下（表1-9）。

表1-9 藏医学艾灸疗法的取穴部位及其功能主治

部位		主治
背部穴位	第一椎为隆穴	主治疯癫、痴呆、颤抖等疾病，左右旁开各一寸，连同本穴三处进行灸治，对老年患者有良效
	第二椎为赤巴穴	用于治疗寒型赤巴病、瘿瘤、上肢沉重等病症
	第三椎为培根穴	用于治疗肺、心、头部病症，如鼻塞不通、口干舌燥等
	第四椎为母肺穴，第五椎为子肺穴	用于治疗目中流泪和风痰入肺等病症。灸四椎三口，治食不知味、肺病胸痛、陈旧热病及高热昏迷等病症；灸五椎三口，治肺病咯血、瘟病、背部刺痛及恶心呕吐等病症
	第六椎为心包穴，第七椎为心窍	主治疯癫、心搏、昏厥、培根与隆合并症
	第八椎为膈膜穴，第九椎为肝窍	主治噫气、呕吐、肝区和膈膜疼痛、受寒疼痛、肝脏痞块、培根与隆犯肝等病症
	第十椎是胆穴	主治消化不良、目黄、胆痞瘤、呕吐胆汁、经常头痛、胃火衰败等病症
	第十一椎为脾穴	主治脾胃发胀作鸣、躯体沉重、多寐嗜眠等病症
	第十二椎为胃穴	用于胃火衰微、剑突痰、铁垢痰、胃痞瘤、紫痰症、腰背肌强硬、目眶疼痛、枕骨窝部作痛及久泻等病症
	第十三椎为精府穴	主治遗精滑精、子宫崩漏、子宫痞瘤、心神不安以及寒风增盛、大小肠胀、大便干燥、不能俯卧或仰卧等病症
	第十四椎为肾穴	主治腰酸背痛、寒性遗精、大便洞泄等病症
	第十五椎为脏腑总穴	凡脐以下的病症，包括妇女不孕、风寒腰痛等病症，都可以灸治
	第十六椎为大肠穴	主治大小肠作鸣、腹中痞瘤、矢气频作、男女尿道口灼痛、小便不利以及痔瘘等病症
	第十七椎为小肠穴	主治小肠痞瘤、寒风所致的泄泻、泡沫状便等小肠病症
	第十八椎为膀胱穴	主治膀胱结石、尿频、尿闭及腰膝发冷、小便失禁或灼热及妇女产后腹痛、闭经等病症
	第十九椎为精穴	主治遗精滑精、下肢软弱乏力、气短喘促、便血等病症
	第二十椎为下泄隆门穴	主治矢气不通、大便闭结或下泻黏液等病症

续表

部位		主治
前身诸穴	颈下窝天突穴	本穴为命脉与心脏之合穴，主治心绞痛、呃逆、咽喉阻塞等病症
	两乳正中黑白际为膻中穴	主治心神不安、怔忡、抑郁等病症
	剑突下一寸为剑突穴，剑突穴下一寸及左右各一寸三口为痞穴，痞穴之下一寸及左右各一寸三口为等火穴	剑突穴主治剑突痞瘤，痞穴主治胃火衰微，等火穴主治风寒增盛
	脐之左右各一寸为大肠穴，再向左右各一寸为盲肠穴	主治大肠痞瘤、腹胀肠鸣、重症泄泻等病症
	脐下一寸左右各一寸三口为小肠上穴，再下一寸之三口为小肠下穴	主治风寒入于小肠及寒性泄泻等病症
	小肠下穴之下一寸三口为膀胱穴	主治寒性小便不利或小便失禁等病症
	神阙穴	主治不孕症及月经过多、子宫风、子宫肿胀等病症
	天突下二寸半许为渡鸦眼穴	渡鸦眼三口穴主治血热病，尤其对呼吸短促者有效
	中肺穴，位于渡鸦眼下一寸，中肺三口穴	主治口中有脓腥味、发热、咳嗽吐痰、肺动欲出等病症
	中肺向下一寸处为小肺穴	主治一切寒热肺病
	剑突尖端三口穴	主治胸胁疼痛胀满、食物不化、多痰涕、感冒后囟门部沉重等病症
	剑突尖向上一寸及其左右一寸半处三口穴	主治因痰病所致之嘈杂吐酸、食不知味、嗳气、胸胁作胀如有气体充满之感等病症
头部诸穴	后囟、百会、囟门合称三门穴	主治由隆引起的头晕、昏厥
	枕骨左右两处头发盘旋处	主治疯狂、多语、突然昏倒
	下额前稍处承浆穴	主治隆型疫疠、呆滞不语
	囟门向后直下，后发际向上四横指处	主治脑病、健忘、头晕等病症
	后发际向上七横指处	主治鼻孔阻塞及鼻涕频多之病症
	印堂	主治目黄、全身黄疸、鼻衄
	前额与头发之分界处正中	主治眼朦胧症及瘟病所致之癫狂症
四肢诸穴	外踝骨向上四指处的筋脉之间	主治生殖器疾病和喉症、不语症
	手腕四指处的韧筋之间	主治瘟疫引起的多哭症
	内踝对直上方的韧筋间	主治阳痿、遗精
	大拇趾生毛穴	主治颈项强直、睾丸肿胀、疯癫、痴呆
	跟腱正中	主治眼干涩、昏厥
	无名指左右指尖	主治口唇疾病
	无名指尖	主治牙部疾患

藏医学艾灸疗法的具体施治方法依据不同病情所需火力大小可分为煮法、烧法、烤法、拟法四种。①煮法，以艾炷在选定之穴位上连灸二十壮，适用于慢性顽症，如瘰疬、痞块、痛疖等。②烧法，如上法灸十五壮，适用于心风病、黄水病等。③烤法，如前法灸五至七壮，适用于隆病、虫症、大小便秘闭不通者。④拟法，艾炷用白豌豆大者一枚灸，惊痛时即可移去，一般多用于儿童。艾绒点燃后，务须均匀燃烧，不要摆弄艾灰。如果中途熄灭时，用针头杆子将艾灰除去，一个艾绒燃烧三分之二后，再燃另一支，保持热力不断，艾灸部位底部周围产生小泡而无疼痛。前灸后痛、后灸前痛，欲呕吐者，说明灸透。艾灸后，要用手指揉穴位，让患者活动一下。当晚禁忌饮水，饮水会熄灭胃火。进食后，不能艾灸施治。艾灸疗法用于产后、泻后、脉断复续以后，以及体质虚弱患者，灸之不可过度，否则将引起重大弊害。

4. 催吐疗法

催吐疗法是服用催吐药方，使宿食或毒物随呕吐排出的一种治疗方法。《四部医典》中专章记述此疗法。藏医学认为，由丁培根、赤巴、隆等失调，能化培根（主磨碎腐熟食物）不能发挥其功能，能消赤巴（主分解精华与糟粕）与伴火隆（供给胃热能，促使血液生化成熟）不能在人体正常运行、产生不消化症。由此，胃中培根激增，胃涎阻塞隆行脉道，胃中积垢。糟粕与精华不能分离，糟粕流入精华之脉道，蓄积于肝脏，形成潴聚、滴漏、溃散，从而引发各种内科疾病，故不消化为内科疾病的病源。催吐疗法借助药物作用，呕吐排出体内宿食等物，则不消化症自然去之，能化培根、能消赤巴、伴火隆功能恢复，清浊分离，生化自然，疾患除也。

藏医学认为，凡是消化不良、腹痞块症、污物粘贴于胃、中毒症、脏腑绞痛、血或痰充斥于胃、头痛、食欲缺乏，特别是呕吐痰涎等疾病，都可以使用催吐疗法。凡是体质虚弱、小便不利、患眼翳、虫病、痔疮、肉毒症、年老或小儿等，皆不可使用催吐疗法。若误服毒物，如时间已久，则毒物已不在胃中，不可再催吐。

藏医学催吐疗法包括配方、服法、洗胃、催吐量、辅助治疗五部分。①催吐药配方有主药方与加味药方两种。主药方之配方以卵叶橐吾、刺参、大戟三种为主药，春季发芽时采集药物，与水菖蒲、光明盐、荜茇配方，煎汤剂药性温和，丸剂药性猛烈。以主药方中加入配药得到加味药方，常用的有：主药加干姜配方，治消化不良；加婆罗子，治隆型疾病；加丝瓜子，治赤巴疾病；加小叶铁线莲，治痞块症；加川乌，治中毒症；加白花棘豆，治胸部化脓症；加甘草，主治肺病。此外，其他疾病如必须用吐法者，可酌加该疾病相应的治疗药物。②服法，一般黎明时服药，服后漱口，端坐勿语，穿暖勿受凉。如果开始感到恶心，要稍加抑制忍耐然后吐出。如果感到头昏、膝部发抖,应观察吐出物内容。③洗胃,将催吐药配方煎汤令服,用翎毛等探搔喉头催吐。催吐程度取决于洗胃的需要。④催吐量,根据体质与疾病情况决定催吐量。一般催吐次数为四次、六次或八次;呕吐物颜色分别为痰色、胆色和水色三种。⑤辅助治疗,有时因呕吐剧烈或药力过大,引起呕吐不止、胆汁逸出、吐出大量胃黏液、肺出血等不良反应时,须采取相应措施进行处理。

5. 药浴疗法

药浴疗法是指人体全身或局部浸泡于藏药液中,在水的热能和药物的药力作用下,人体的毛孔舒张,经络疏通,使药物通过皮肤毛孔透皮渗透,吸收进体内,迅速直达病所,以祛风散寒,化瘀活络,达到预防和治疗疾病目的的一种疗法。《四部医典》中专章记述此疗法,其应用广泛延用至今,经久不衰。

藏医学认为,凡是四肢强直、瘰病、疔疮、新旧疮伤、肿胀、驼背、骨内黄水病、一切隆型疾病等,都可以用药浴法施治。凡是瘟疫、紊乱症、浮肿、食欲缺乏、眼病、面部疾病、手脚心和脚趾等疼痛、睾丸疾病、心脏疾病、腹部疾病等,都不能用药浴疗法施治。

藏医学认为,药浴疗法的作用是能治疗外散于肌肉、内伏于骨髓之伤热、毒热及陈热等各种热病,并对各种疖痈、肢体强直或拘急、以及背弓腰曲、肌肉干瘦等陈旧宿疾,能得到根除而获良效,兼有治疗、预防、康复等多种效用。药浴以五种天然温泉为最优,在不能获得天然温泉的情况下,可用五味甘露汤进行浸浴。五味甘露中所谓"阴、阳、水、土、草"五种甘露即是取自五种不同生态下的植物药,其中常用的为圆柏叶、黄花杜鹃叶各一份,水柏枝、麻黄、丛生亚菊各二份,以上五味为主药,每份之量以 500 克以上为佳。将上列药物入锅,加满清水煎煮,烧至半锅时,取出清汁,药渣锅中再加满清水,重复煎煮,待烧至三分之二时,再次取出药汁,复加满清水煎煮,待干去十分之七,剩余三分时,用筛滤去药渣,将三次药汁合并,即可应用。

药浴以 1~3 周为一疗程,每天入浴。浴疗时先将药液加热至适当温度,入水浸浴,稍凉时频加热的药液补充,调节水温始终保持温凉适度。如患部在头部等处,可用药液进行浇淋浴疗。在药浴过程中,每天需再添煮少量的五味甘露汤,以补充药力。除上述药液洗浴外,还可视病情酌加其他药物,以加强药效。如黄水盛者,宜以白香、草决明、黄葵子、朱砂、安息香、文冠木各 7.5 克,共研细末,加入药液中。上部血盛而致头晕,出现胆热者,宜以白檀香、紫檀香、硫磺各 9 克,共研细末,加入药液中。还有一种蒸气药浴疗法,将上述药液放入浴盆,盆中置小木凳,上盖棉布,患者坐凳上,或不用小凳而直接坐盆中也可。

6. 烙熨疗法

烙熨疗法是藏医学中颇具特色的外治疗法之一，有着完整的理论依据和严格的治疗原则，积累了丰富的实践经验。藏医认为烙铁熨疗法有其独特的功能，能软化包块、消除栓塞、行气止痛、助消化食物、分解胃肠中的食团、吸收瘤痞、愈合伤口、祛腐生新、消肿收湿、促进五脏六腑功能协调正常和大脑保持思维敏捷，具有其他疗法难以达到的效果。

藏医认为，三大因素中的隆和培根两大因素归属寒性疾病，寒性病症不仅可以用热药治疗，而且可用加热的器械治疗。其中烙熨疗法具有独特的疗效，适用于隆、培根所致的风、痰、湿等诸多寒证和经脉疾患，尤其适用于食积、消化功能下降、浮肿、水肿、瘤痞、头及身体四肢的黄水症、瘰疬、疔毒、疯癫、健忘和一切经脉病等。

烙熨疗法的禁忌症与禁忌部位如下：由赤巴引起的寒热症、黄疸、脑炎、肝炎、肺炎等疾病高峰期以及由细菌感染所致的疾病禁烙熨治疗。妇女孕后在腹部禁烙，新生儿和儿童脏腑功能不完善，禁烙。老弱体虚患者不宜多次烙熨治疗。饱饮饱食后胃及六腑体表部位禁烙。禁忌在颜面五官之上、生殖器表面烙治。

（1）烙熨器械

烙铁是藏医烙熨疗法所用的特殊医疗器械，可由黄金、白银、铁、铜、青铜等材料铸造而成，又称砭针、熨针等。藏医认为，器械属性不同疗效也有所区别，金烙用于治疗经断、经硬、经裂等经脉病，银烙治疗效果相似于金烙，铜烙常用于治疗外伤引起的长期肿胀不消症，铁烙用于治疗瘤痞类疾病。由于最常用的材料是铁，故而统称为"烙铁"。

烙铁分为头、体、尾三部分。尾部（手柄）是医生在熨治时手持部位，长 10～15 厘米，此部有独特的装饰，一般雕有龙、虎、狮子等猛兽头像。体部是器械中最长的一段，长 35~40 厘米，出自猛兽头像的口腔，此段为柱形，如细棍，直径 0.5～1 厘米。头部是最短部分，与体垂直相连，长 1~3 厘米，直径与体部相同，顶端是接触患者体表的部位，表面光滑平整。烙垫是与烙铁相应的配用器械。烙垫头部一般有梅花图案，花心带孔，体与尾跟烙铁相同，用来垫在患者体表的治疗部位，使烙铁头部从烙垫的梅花孔中穿过，起稳定烙治部位的作用。

（2）烙铁熨疗部位

烙熨施疗的部位主要分为医生所寻部位和疾病所示部位两类。

医生所寻部位：医生根据患者疾病轻重程度，寻找适当的烙熨治疗部位。依据藏医的治疗原则，在患者的头、身体四肢和体表各有相应的治疗部位，其烙治部位是按前后正中线而分布，在躯干、头部分布较多。躯干的后背从第一椎突（相当于西医第七颈椎棘突）到十二椎，每一椎突都是不同疾病的相应治疗部位，每椎突顶和左、右旁开各一寸三处也是相应的烙熨治疗部位，其治疗效果相同。位于躯干的熨烙部位列简表说明如下（表1-10）。

表1-10　藏医学烙熨疗法躯干部位及其主治

躯干烙熨部位	主治
第一椎属隆病	治疯、狂、癫、呕及隆疾所属的寒症
第二椎属赤巴病	治赤巴病引起的一切虚热
第三椎属培根病	治寒、湿症和心肺疾病，聚集于头部的培根性疾病
四、五椎属肺	治肺的各种寒症
六、七椎属心	治培根、隆相合而致的寒症和疯、癫、记忆减退等
八椎属膈、九椎属肝	治呃逆、呕吐、肝被隆、培根所侵而致的疾患
十椎属胆	治胆结石、胆汁阻塞、消化功能减退
十一椎属脾	治腹胀、腹泄、肠鸣、脾胃功能下降
十二椎属脾	治食积不消、运化阻滞、食瘤、长期腹泻
十三椎属卵巢（女）、睾丸（男）	治遗精、月经不调、宫瘤、精神不振、隆或培根过盛而致的病症
十四椎属肾	治肾寒、肾虚、腰肌劳损、腰酸背痛
十五椎属五脏六腑总部位	治一切寒症，但左右旁开一寸处有肾，禁烙
十六椎属大肠	治肠瘤、肠寒、泄泻、痢疾
十八椎属膀胱	治尿频、尿急、尿痛、尿路结石
十九椎属性腺	治遗精、阳萎，腰肌劳损
二十椎属气性隆	治便滞、便闭

此外，烙熨部位在躯干前面从颈到生殖器均有分布。胸骨上凹（中医天突穴）处治积、黄水、打嗝不止、咽喉肿痛等。心中（男性、未婚女性两乳头连线与腹正中线交点）处治精神病、身抖、情绪低落等。剑突下凹（剑突下一寸）处治胃瘤、消化功能下降、吐酸水、胃痛、胃炎、胃寒等。此下一寸处治腹胀、腹泻、胀气、闷满等。肚脐左右一寸处治大肠瘤、肠鸣、下腹痛、泄泻等。下一寸处治肠寒、腹痛、痢疾、腹泻等。再下一寸处治尿痛、尿频、尿失禁等。前发际向后四横指、后发际向前四横指、头顶发旋窝三处，分别治疯癫、瘫、神志不清等。哑而无语，烙外踝上四横指处。颈直、肿、疯、哑，烙脚大趾关节横纹。痰迷心窍，烙腕横纹上四指处。

疾病所示部位：人体三大因素失去平衡而使五脏六腑患病时，在其体表相应的部位有明显的压痛点，医生用手指轻按时，患者有疼痛减轻或较舒适的感觉，说明此处是烙熨治疗部位之一（相似于艾灸疗法所选之阿是穴）。在四肢如需烙熨治疗，除了取痛点部位处之外，也可在其他部位治疗，但严禁在筋腱、经脉（较大的动脉和静脉）上烙治。

（3）烙铁熨治方法

将烙铁放在碳火中或明火中加温待用。让患者保持心情平静放松，暴露熨治部位皮肤，医生在患者体表找出最佳烙熨部位，并作上明显记号。在烙治部位上用烙垫垫好，在烙垫的梅花孔中露出需要烙治的部位，将烧红的烙铁轻吹一下，使烙铁有所降温，然后立即用烙铁头轻轻在梅花孔中露出的部位上点熨一下，取开烙铁、烙垫，相继在下一个部位垫好再烙。烙熨完成后，医生用消毒后的手指，轻按烙熨部位缓解灼痛。

根据疾病的轻重程度和患者的体质、年龄，藏医烙治可分四种不同程度的治法，分别是煮、烧、烤、暖（藏语意译）四种。①在瘫、哑、结核与肿瘤等患者身上选定20个以上部位烙治，称为煮。②由培根引起的痰、湿、黄水疮、风、寒心病等，在患者体表选定15个以上部位烙治，称为烧。③由隆引起的疾患、虫疾、经脉病等，在患者体表选定5~7个部位治疗，称为烤。④体弱患者在其体表取1~2个部位烙治，称为暖。

烙熨治疗后患者在24小时内不饮或少饮水，以免影响疗效。在3~7天内禁暴饮暴食。治疗后伤口出现水疱者，可用生理盐水洗净，保持伤口干燥。禁用生水洗或汗浸，以防感染。烙治后一个月内禁用放血疗法。

第三节　藏药学概述

一、藏药的味、性、效

藏药是指在藏医药学理论指导下，为治疗疾病所采集、加工、炮制、配伍和应用的药物都称为藏药。藏药在药物来源、味、性、效、用法等方面均有其独特性。《月王药诊》中首先提出了药物五源和六味、八性、十七效的概念，《四部医典》中又进一步加以阐述，形成了相对完整的藏药药性理论体系。藏医认为，药物具有六味（和三化味）、八性、十七效，药物的生长、味、性、效与五源（水、土、火、风、空）有密切关系。

藏医学认为，万物之生机来于五源，《四部医典》中记载，药物的生长亦来于五源，其中，土为药物生长之本源（依靠和根本），水为药物生长之液源，火为药物生长之热源，风为药物生长之动力，空为药物生长之空间。这些论述阐明了药物生长与自然环境的辩证关系，即生态环境对植物生长的特殊性，药物的生长情况基本相同，但由于药物生长与自然条件、生态环境因素相互作用、相互制约，也就是各自依赖五源的成分强弱不同产生了药味。藏医学认为，土与水结合生出甘味，火与土结合生出酸味，水与火结合生出咸味，水与风结合生出苦味，火与风结合生出辛味、土与风结合生出涩味。五源缺乏，特别是缺了空，药物即无生机。

1. 六味

藏医学将药味归类为六类，分别为甘味、酸味、咸味、辛味、涩味和混合型药味，称之为药物六味，六味各有其相应的功效。

甘味药物如甘草、葡萄、红花、滑石、腊肠果、玉竹、黄精、川芎、蔗糖、蜂蜜、肉类、酥油等，凡药物之味与上述甘甜之味相同者，都属于甘味药。甘味药物补益身体所需，能增长元气和体力，对老人小孩有补益作用，治疗消瘦、气管炎、肺病等有良效，还能使身体肌肉丰满，愈合疮伤，焕发容颜，使五官灵敏，延年益寿，治疗中毒症、隆病、赤巴病等都有效用。但是甘味药物运用过量时，则会诱发培根病、肥胖症、消化能力下降、遗尿症、甲状腺肿大等病症。

酸味药物如石榴、沙棘果、木瓜、余甘子、柏子、五味子、乳酪、酪浆、酒曲等，凡药物之味与上述酸味相同者，都属于酸味药。酸味药物能生胃火，增长消化能力，能使油脂糜烂稀释，还能顺气。但是用量过多，则会产生血液病、赤巴病，使肌肉松弛、视物昏花、头晕、水肿、膨胀等，发生丹毒、疥癣、皮疹等病症。

咸味药物如光明盐、硇砂、角盐、黑盐、藏红盐、白秋石、火硝、皮硝、灰盐、芒硝、土碱等，凡药物之味与上述咸味相同者，都属于咸味药物。咸味药物能使身体坚实，有疏通作用，能治闭塞梗阻症，用以罨烫时能产生胃火，有健胃作用。但是应用过量时，则会导致头发脱落、头发变白，面部皱纹增多，体力减退，也能诱发麻风、丹毒、血液病、赤巴病等许多病症。

辛味药物如胡椒、干姜、荜茇、鲜姜、阿魏、溪畔银莲花、毛茛、天南星、葱、蒜等，凡药物之味与上述辛味相同者，均属辛味药物。辛味药物能医治血病、赤巴病、脂肪增多症，可祛腐生肌、愈合伤口，使皮肤滋润光泽。若服用过量，则产生胃液瘀积、便秘、腹胀、消瘦等病症。

涩味药物如檀香、诃子、毛诃子、毛瓣绿绒蒿、红景天、西河柳等，凡药物之味与上述涩味相同者，均属于涩味药物。涩味药物能开胃、驱虫、止渴、解毒，有收敛作用，能使心智敏锐，也能医治麻风、晕眩、瘟疫、赤巴病、乳房炎症、声音嘶哑等病症。服用过量时，则会诱发体力减弱、隆病、培根病等病症。

混合型药味的药物如冰片、亚大黄等。

藏医学认为，具有甘、酸、咸、辛之味的药物能医治隆病，具有苦、甘、涩之味的药物能医治赤巴病，具有辛、酸、咸之味的药物能医治培根病。甘味药物能医治隆病和赤巴病，但是除了陈青稞、干燥地方产的肉以外，一般能诱发培根病。酸味药物能医治培根病，诱发赤巴病，但是余甘子能医治血病、赤巴病和热症。咸味药物能医治隆病、培根病，但除了黑盐、光明盐以外，服用过量时，也能引起赤巴病，特别过量时，会诱发培根病。苦味药物能医治赤巴病，引起培根病和隆病，但是大托叶云实、宽筋藤都能医治培根病和隆病。辛味药物能医治隆病和培根病，但是除了大蒜和荜茇外，也能引起赤巴病，特别用量过大时，由于其性轻而粗，能诱发隆病。涩味药物能医治赤巴病，但是除了诃子、毛诃子外，一般对培根病和隆病有害。

三化味是指药物消化后药味变化的情况。药物服后与胃火相遇，这时培根和赤巴被隆依次消化，甘味和咸味被消化后变为甘味，酸味处于中间属性，消化后仍为酸味，苦、辛、涩味消化后成为苦味。消化后的每一种药味，能医治两种疾病。

2. 八性

藏医学将药物性质归为八类，称之为药物八性，分别为寒、热、轻、重、润、糙、钝、锐八性。藏医学认为，重、钝两者能医治隆病和赤巴病，轻、糙、热、锐四者能医治培根病，重、润、寒、钝四者能诱发培根病。藏医学还将药物之性归为寒、热两大类，也把疾病性质归并为寒性与热性两大类。隆病和培根病属寒性，赤巴病和血病属热性，黄水病和虫病为寒热并存之病症。

藏医治病时综合考虑药物八性与疾病性质，辨病定性对症治之。藏医学认为，药物的性质是和疾病的属性对应而治的，寒与热、轻与重、锐与钝、润与糙是相互对立又相互制约的对治原则，即热性病以寒性药物治之，寒性病以热性药物治之，寒热并存之病则寒热药兼用。如隆病的病因是性轻、性糙的药物或饮食所致，当选择性重、性润的药物或食物对症治之；赤巴病的病因是性热、性锐的药物或食物所致，当选用性寒、性钝的药物或食物对症治之。若所用药物或饮食的性质与疾病性质一致，不但不能治愈，反而会导致疾病恶化。

3. 十七效

藏医学将药物治疗疾病产生的功效归为十七大类，称之为十七效，分别为：寒与热、温与凉、干与稀、润与糙、轻与重、稳与动、钝与锐、柔与燥及软。药物的功效是以寒热为主导，在应用时遵循药性与病性互为对治的原则，热的效能医治寒性病，寒的效能医治热性病，其他效能依次对治，药物的十七种效能医治疾病的各种特性。

藏医学认为，药物的功效是源于药味产生的，如药味甘、苦、涩者属于寒性效能，咸、涩、甘者属于润性效能，苦、涩、甘者属于钝性效能，酸、苦、辛者属于轻和糙的效能，辛、酸、咸者属于热和锐的效能。同时，药味又是由土、水、火、风、空五源决定的，五源也决定了药物的十七种功效。土性药其效重、稳、钝、柔、润、干，其作用是能使身体坚实，有强筋骨，增生体力，滋补强壮之效，主要能医治隆病。水性药其效稀、凉、重、润、柔、软，其作用是能滋润身体，具有使饮食营养、血、肉、脂肪、骨、骨髓、精血七大物质聚和，增生肌肉之效，能医治赤巴病。火性药其效辛、锐、干、糙、轻、润、动，其作用是能生火热，具有促进七大基质成熟，助消化，促吸收，增生体热，荣润肤色等作用，可医治培根病。风性药物其效轻、动、寒、糙、燥、干，其作用是使身体坚实，精气通行，具有强筋骨，通经活络，增生体温，收敛疮疡，促进七大基质运行的作用，能医治培根、赤巴病。空性药物统帅其他四源所生的药物，其功效是通遍全身，舒胸宽腹，遍及肢体，主要治疗综合性疾病。

药物的味、性、效是针对单味药来讲的，藏药的临床应用常常是复方配伍应用，甚少使用单味药。藏药复方应用时，要把药味起作用的药物加在一起，把功效起作用的药物加在一起，消化后变化作用的药物加在一起，全面考虑。

药物味、性、效的复方配伍原则主要有：①对治原则。组方之前要对疾病诊断确切，明辨疾病的性质和导致疾病的病因（包括主因和诱因），弄清疾病属性和药性之间的关系。用药时必须根据疾病属性决定用药的味、性、效来组方。味是主导，性、效是对治关系，即因果关系。病有其性，药亦有其性，同性治之（即寒性病用寒性药）必遭其祸，对性治之（寒性病用热性药治之）则得其愈。因此，在藏医药学理论中异性对治是首要原则，如寒性病用热性药治之，热性病用寒性药治之，同理温与凉、润与糙、钝与锐、稳与动、轻与重等效能均互为对治。性与效既指疾病属性也指药物属性，二者不可割裂理解。②配伍原则。藏医组方特别考究君、臣、吏、民的配伍，君药是方中主药，臣药是方中主药之臂，君药、臣药是为方中主导。吏药和民药则是根据主导药的味、性、效进行相应配伍。

4. 其他药性理论

《晶珠本草》中还记载了将药物性能分为药源性能和本质性能。

药源性能是指药有味、性、化味、化性之别。《晶珠本草》记载："药味相同而化味、性能不同；性相同而功效不相同。"要认清五源生六味、三化味、八性、十七效。

尽管药物种类繁多，只要掌握味、性、效与五源之源生关联加以辨析，用药时就不至于混淆不清。

本质性能是指将药物性能分为生地性、同味性、气味性、对治性、同类性、色形性、缘生性、祈愿性八性。

生地性：藏医药学典籍中记载："雪山药有日月之力。"藏医认为，药效之精在于药性之力，非常重要。药物由于生长环境不同具有不同的精华或威力，从而产生不同的功效。如：生长在雪山、高山的阴凉之处的药物，具有月亮之力，甚寒凉，生于该地的凉药是药生适地，质佳，为上品；生于该地的热药是生不适地，则效力很差。生于山坡之阳和山沟温暖地方的药物，具有太阳之力，甚温暖，生于该地的热药是药生适地，质佳，为上品；生于该地的凉药是生不适地，则效力很差。

同味性：所谓同味性是指药物的本质性能要与药味相应。

气味性：如冰片、白檀、阿魏、藏红花、麝香等精华类药物，气味浓烈时，表明药性确切可入药，气味散后虽有味却再无药效。

对治性：是指藏医学应用各类药物对应治疗相应的疾病，藏医学用药讲究调伏增效、适当配制，即各类药物适配对治。根对治骨骼病，枝对治脉络病，茎对治肌肉病，叶对治六腑病，叶液对治骨髓病，芽对治骨血精液病，花对治眼病，果实对治内脏病，尖对治头部病，外皮即树干下部之皮对治皮肤病，韧皮对治筋病，树脂对治四肢病等。其他如孔雀肉、胆和翎能解毒，猪鼻能治疔疮、炭疽，水獭肉脂能治鱼刺卡喉，水绵和水生动物胆治火伤，豹骨、龙骨治狗咬伤，麝香解蛇毒等。

同类性：藏医学认为，各种类别的动物药与人体脏腑器官具有一定的同类性质，可治疗相应器官的病症。如额骨治头痛，蛇眼治眼疾，狼舌治舌肿，虎牙和豹牙治牙疼，绵羊甲状腺治活动瘿瘤，野牛心、鹦鹉心和野兔心等治心绞痛，狐狸肺、燕肺和羔羊肺等治肺病，各种动物胆治胆病，羔羊肾治肾脏病，猞猁肠和獾猪肠治肠绞痛等。

色形性：包括同形性和同色性。同形性如马脑石治脑病，"四肖夏"（指广枣、刀豆、藜豆和木盍藤子）分别治心、肝、肾、脾病。同色性如紫檀、紫草、硇砂、锦鸡儿、苏木等红色药物治血病，小蘖等黄色药物利胆等。

缘生性：如野兔脑治赤痢，头破的三角骨治头破等。

祈愿性：如马蔺能解毒，烈香杜鹃和佛手参是滋补良药等。

二、藏药的分类

藏药分类自成系统，方法并未统一，也与其他传统药学体系不同，实际应用中包括多种分类方法，如传统分类方法、依据药物性效分类、自然分类法、依据药物功效及其临床应用分类等。无论是依据藏药味、性、效分类，依据藏医药经典著作中的传统分类，依据自然分类法的药用部位（根、茎、叶、花、果实、种子、全草、心、肝、肉、血、骨等）分类，还是依据药名条目笔画排列分类，都存在一些重复，而且有许多问题难以圆满解决。下面仅简介几种常用药物分类方法。

（1）传统藏药分类

传统藏医药学多沿用《四部医典》和《晶珠本草》等经典中的药物分类体系，只是繁简不一，各有不同。《四部医典》中将藏药分为珍宝类、土类、石类、树类、精华类、湿生草类、旱生草类、动物类等8类。各类药物又分成小类。如树类药物分根、茎、干、枝、髓、皮、树脂、叶、花、果等10类；动物药分为角、骨、肉、肝、胆、脂、脑、皮、爪、毛、粪、尿、昆虫、卵蛋等13类。《晶珠本草》中将藏药分为13类，即珍宝类、石类、土类、汁液精华类、树类、敦布（湿生草）类、俄（旱生草）类、盐碱类、动物类、作物类、水类、火类、膏汁类等。

（2）依据药物的来源和性质综合分类

藏医学一般依据药物的来源和性质不同，并沿用《四部医典》中的药物分类体系，将药物分为八大类别，分别为珍宝药类、石药类、土药类、木药类、精华药类、湿生草药类、旱生草药类和动物药类。

珍宝药是藏药的一大特色，珍宝类药物包括57种，165味，分不熔性和可熔性两类。不熔性珍宝有金刚石、玉石、蓝宝石、吠琉璃、映红、曲亮、曲强奈喇、铜墨、刀拉、翡翠、蛇宝、如意石、水晶、珊瑚、司亮、花斑璃、红玛瑙、琥珀、珍珠等42种，104味；可熔性珍宝类药物有金（黄金、赤金）、银、水银、红铜、铁、铁锈、霹雳铁、铁陨石、青铜、黄铜、锡、铅、锌等15种，61味。藏医学常将珍宝类药物炮制加工后用于治疗疑难重症的处方中。藏医学常用珍宝类药物及其功效列简表如下（表1-11）。

表1-11　常用珍宝类药物及其功效

药物	功效	药物	功效
黄金	延年益寿，使人身体坚实，能解珍宝毒	珍珠和珍珠母	能解毒，治脑漏
白银	能使黄水、脓血干枯	松耳石	能解毒，清肝热
铜	能使脓血干枯，清肝热，清肺热	青金石	能解毒，治麻风病
铁	能解肝中毒，治眼病，医浮肿	海螺	能干枯脓液，清骨热
珊瑚	能清肝热，清脉热，解毒热	红玛瑙	治癫痫，辟邪

石药类药物主要来源于多种矿物药，常用药物品种及其功效列简表如下（表1-12）。

表1-12　常用石药类药物及其功效

药物	功效	药物	功效
雄黄、雌黄	医治脂肪疣，祛腐生肌	炉甘石	清肝热
寒水石	止腹泻，医治培根病	菊石	清骨热
金石和银石	干黄水	石燕	祛腐生肌
密陀僧、玄精石	滋补骨髓，生骨色	水银	能治骨折
自然铜	养脑，医治黄水病	锡矿石	生新肌
猪头石	医治黄水疮，治骨损伤	硇砂	保护脉管与骨脂
滑石	峻泻脉病，对尿道结石也有疗效	石脑	养护大脑，祛腐生肌
石灰	医治胃部培根凝结病	阴性石	医治男性尿道结石
银珠	医眼病，治骨折，治黄水病	花蕊石	治疗疮疡，生肌收口
红色高岭土	愈合骨折，医治脂肪疣，祛腐生肌		
磁石	能拔出体内所中的箭镞，能医治脑病、骨病、脉管疾病		

藏医学常用土药类药物主要来源于矿物药，分为天然和炮制两类，常用药物及其功效列简表如下（表1-13）。

表1-13　常用土药类药物及其功效

药物	功效	药物	功效
石蕊	医治肾脏疾病及尿闭病	火硝	化结石，医治痞块
胆矾	医治痈疽，治疗痞块，消除眼中云翳	咸矾、黄矾	祛腐生肌，医治痞块
黄丹	清脉热，滋养五脏，治疗疮伤，干枯脓血，治疗烫伤	岩精	医治一切热症，清胃热，清肝热，清肾热
芒硝	增加胃热，治疗痞块	禹粮土	清脉热，愈脏伤，干脓血

藏药中木药类药物种类多，依据木药类药物的来源部位又分为根、梢、干、枝、树脂、皮、茎、叶、花、果十类，常用药物分别在精华药类、湿生草药类、旱生草药类中介绍。

藏药中精华药类药物来源广泛，包括草类、木类和动物类来源，精华药类药物的共同特点是具有强烈的气味，是一类具有明确的气味性本质性能的药物。常用精华药类药物及其功效列简表如下（表1-14）。

表 1-14 常用精华药类药物及其功效

药物	功效	药物	功效
红花	医治肝病，收敛脉口	白檀香	清肺热，清心热
肉豆蔻	除隆病，治疗心脏病	紫檀香	清血热
小豆蔻	医治肾脏病，治疗一切寒病	沉香	清心热
丁香	医治命脉病，寒性隆病	草果	医治脾病、胃病和寒病
冰片	解热，对长期发热不退的痼疾有效	熊胆	祛腐生肌，收敛脉管
竹黄	医治各种肺病，治疗疮伤引起的发热	麝香	解毒，治虫病、肝热、肾病
牛黄	治瘟疫，解毒，清肝热，治腑热	毛瓣绿绒蒿	治肺热，清肝热

湿生草药类常用药物及其功效列简表如下（表 1-15）。其中诃子为最常用藏药，在《晶珠本草》中诃子被称为"藏药之王"。藏医学认为，诃子具备藏药全部六味、八性、三化味和十七效，有滋养身体、开胃温、助消化等功效，能医治隆、赤巴和培根诱发的多种疾病。其品质分为尊胜、无畏、甘露、增盛和干瘦五种。在使用时根据不同的疾病，分别使用诃子的果尖、外层果肉、中层果肉、果尾、外皮等，并配合其他相应功效的药物达到理想的疗效。

表 1-15 常用湿生草药类药物及其功效

药物	功效	药物	功效
诃子	治培根病、赤巴病和黄水病，治隆、赤巴和培根诱发的多种疾病	藏木瓜	医治培根病，清热
小米辣	生胃热，治水肿、痔疮及虫病，除麻风	荜茇	医治所有寒性疾病
余甘子	治培根病、赤巴病、血病	生等	治血病，干黄水
水菖蒲	治消化不良，开胃温，治喉蛾、疔疮	白胡椒	医治寒性培根病
獐牙菜	治赤巴的各种热病、肝胆病	小蘖	敛毒，医治黄水病
榜嘎	治瘟病，清热解毒，清胆热	安息香	治邪魔病，治疗疮，消炎
水麻	医治热性隆病，治瘟疫	丝瓜瓤	将赤巴向上引吐
止泻木	医治赤巴病，清热退烧	软枣	医治热性培根病
干姜	治培根病及隆病，活血	乳香	下泻和干黄水
芫荽	医治胃部培根引起的热症	哇夏嘎	治所有的血热病
沙棘	补肺，活血，医治培根病	甘草	医治肺病和脉病
阿魏	驱虫，医治寒性疾病、心风病	酸藤果	驱虫，开胃温
桂皮	治胃病、肝病、寒性隆病	钩藤	清热解毒

续表

药物	功效	药物	功效
波棱瓜	清六腑之热，医治赤巴病	腊肠果	治肝病，缓泻
姜黄	解毒，愈合骨折，消炎	娑罗子	催吐
石榴子	治一切胃病，生胃热，治疗寒性培根病	可瓜子	驱虫
广木香	治隆病、血病、肺病、喉蛾、鼻息肉等	香旱芹	清肺热
生姜	开胃热、助消化、治培根病及隆病	山莨菪	清热解毒
穆坪马兜铃	治肺热、肝热、腑热	蛇床子、草决明	治寒性胃病
麝香黄蜀葵	治皮肤病，治疗黄水病	大托叶云实	开胃温
宽筋藤、悬钩木	治热性隆病	斯拉那保	治寒性肝病
木棉花瓣、花丝	清肺热，清肝热，清心热	巴豆、蓖麻油膏	峻泻
红乌头、黄乌头	解肉毒，解药物中毒	葫芦、五味子	治腹泻症
圆穗蓼、头花蓼	治培根病、隆病、寒性黄水病	芒果核、蒲桃	治肾脏疾病

旱生草药类常用药物及其功效列简表如下（表1-16）。

表1-16　常用旱生草药类药物及其功效

药物	功效	药物	功效
翼首草	治瘟病，解毒，医治久热症	囊距翠雀	治邪魔、瘟疫
虎耳草、花锚	医治赤巴热病、肝胆病	甘青青蓝	清胃热、肝热
矮紫堇	止血，治溃疡、多血症、脉热病	乌奴龙胆	解毒，治热泻
棱砂贝母	医治头部骨折，解热毒	绢毛菊	医治头部外伤，解热毒
肉质猫眼草	峻泻四种赤巴病	大叶三七	敛毒，消炎，杀虫
瓦韦	治疮伤，干枯脓液，保护骨脂	益母草子	去眼中的云翳
粤氏马先蒿	敛毒，特别是解肉毒	对耳草	催吐培根病
独一味	保护骨髓，医治黄水症	高山龙胆	医治喉炎，解热毒
蔷薇花	医治赤巴，抑制隆病	钩腺大戟	峻泻赤巴病
翻白草	医治疮伤，消炎，解毒	接骨木	收敛伤口，解热毒

续表

药物	功效	药物	功效
旋复花	医治头部创伤，干黄水	天南星	杀虫，除骨刺
黄秦艽	愈合疮伤，接脉，治肠绞痛	蔓麦瓶草	治月经疾病
菟丝草	清肺热、肝热、脉热，解热毒	藏黄连	利水，清瘟热
杉叶藻	清肺热、肝热、脉热	马蔺子	治腹绞痛，杀虫
花苜蓿	医治疮伤，治疗肺病	萝蒂	治胸外伤及眼病
艾叶	止血，消除四肢肿胀	耧斗菜	坠死胎，去弹镞
亚大黄	医治黄水病，治肾性水肿	橐吾	催吐，治赤巴病
苍耳苗	治瘟疫，解毒，清肾热	青蒿	治喉炎，治肺病
膜边獐牙菜	治瘟疫，治肝病	当归	清心热，解毒
草莓苗	化脓，医治黄水病	角茴香	治瘟病，解热毒
葫芦巴苗	治肺脓肿，止腹泻	蒜芥	解肉毒，治紊乱症
白花棘豆	治肾型水肿，消浮肿	金莲花	治疮伤，治脉管疾病
冬苋菜	治尿闭症，止渴，止泻	贝母	治急性胃病，治感冒
贯众及柳树	解药物毒、肉毒	密花角蒿	治耳病，消腹胀
锦鸡儿根	治肌肉发热、脉热	卷丝苣苔	解毒，止热泻
黄花杜鹃	治培根病的寒热往来症	淫羊藿	治肛门梗阻
忍冬果	治心热、妇科疾病	薤蒄	清肺热、肾热
萼果香薷	祛腐生肌，医治毒虫咬伤	酸模	治伤口发热
藏麻黄	止血，清肝热	高山葶苈	治伤口发热
木紫菀	治瘟疫，解毒，清肺热	猪殃殃	治胆病，治眼黄症
大黄	解热毒，清腑热，峻泻培根	黑穗粉菌	增胃热
小大黄	消炎，使疮伤结痂	兰石草	补肺，治肺脓疡
独活	治黄水病，治腰部寒性病	叉分蓼	治肠道和六腑的热症
蒺藜	治淋浊症、痛风、肾脏疾病	荠菜	止各种呕吐
大戟、泽漆	峻泻一切寒热疾病	佛手参	强身体，补精液
草木樨、甘松	治久热，解热毒	白芷	治黄水病
玉竹、黄精	益寿延年，医治黄水病	瑞香狼毒	治疥疮，消炎
槟榔叶、茜草	治肺热、肾热、扩散热症	鹅不食	治赤巴病
独行菜	干枯胸部黄水病，治头部骨折，保护骨脂	茴香	清除隆引起的热病，解毒，治眼病
刺毛绿绒蒿	医治骨折，增生骨脂	砂生槐	催吐胆汁

续表

药物	功效	药物	功效
长筒马先蒿	收敛作用	岩白菜	愈合创伤
溪畔银莲花	祛腐肉，增胃热，治黄水病	刺柏	治虫病
喜马拉雅紫茉莉	治下半身寒性病，治黄水病	茵陈蒿	解肺热
平车前、大车前	止腹泻	藏川芎	解毒

动物类药物分为角、骨、肉、血、胆、脂肪、脑、皮、爪、毛、尿、粪便、全身等类别，常用药物及其功效列简表如下（表1-17）。

表1-17　常用动物类药物及其功效

类别	药物	功效	药物	功效
角类药	犀角、狍角、鹿角	干枯胸腹脓血和黄水	野牦牛角	增胃温，治痞块
	羚羊角、黄牛角	止腹泻	羚羊角	治瘟疫病
	鹿角、绵羊角	催产		
骨类药	龙骨	祛腐肉，愈合伤口	虎骨	补骨脂
	贝壳	止血，干枯脓液	头盖骨	治肠道疾病
	黄牛的髌骨	治尿闭症	猪骨	治溃疡病
	奇蹄动物的骨骼	干枯黄水	绵羊骨	治隆病
	蜗牛壳	治虫病、肾性水肿	刺猬骨	止血
	雷电击毙的动物骨骼	医治肠病	猴骨	催产
肉类药	蛇肉	活血化瘀，治眼病	马鸡肉	止呕吐
	鹫肉	增热，治甲状腺肿大	麻雀肉	消化青稞糌粑
	孔雀肉	治赤巴病，解毒	石龙子肉	增生精液
	黄鸭肉	治小腿抽筋和疔疮	蜥蜴肉	治腰、肾寒性病
脏腑类药	各种动物心、肺、肝、脾、肾等脏器，都相应地医治脏器病			
	狼胃	增胃火，助消化	狼舌	治舌肿胀
	猪舌	治骨刺	驴舌	止腹泻
	狗舌	愈合各种疮伤	狗的睾丸	下胎盘
	狐狸及燕子的肺	治肺穿孔	公羊睾丸	补阳

类别	药物	功效	药物	功效
血类药	鹿血	治虫病，治子宫出血	山羊血	医治梅毒、天花
	野牦牛血、羚羊血	止腹泻	猪血	解毒，收敛溃疡
	鸡冠血	滋补肌肉，保护骨脂	胎血	堵脉口，生新肌
	驴血	治风湿、关节间积黄水		
脂肪类药	鹿的脂肪	解毒，治虫病	蛇的脂肪	去箭镞
	猪的脂肪	敛毒，医治皮肤黄水病		
脑类药	山羊脑	医治筋络损伤	鹿脑	止腹泻
	羊脑	治头晕、脑震荡	野兔脑	治肠绞痛
皮类药	蛇蜕	治白癜风、牛皮癣	老鼠皮	排脓
	犀牛皮和黄牛皮	医治天花		
爪类药	鳄鱼爪	清骨热	马蹄	治痞块
	驴蹄	医治闭尿症		
毛类药	孔雀翎	解毒，治肺脓肿	水鸥翎	医治尿闭症
	猫头鹰的翎毛	医治肾性水肿	青羊毛	解毒
	种山羊阴囊毛	治疗疮、炭疽病	鼯鼠毛	医治子宫疾病
粪便类药	鹫粪	增热，医治痞块、肿胀	野兔粪	峻泻肾性水肿
	野猪粪	治消化不良，清热消炎，治瘟病、胆囊痞块等	狗粪、狼粪及雪鸡粪	消痞肿
	马粪	医治虫病、赤巴病、隆病、呕吐	鸟粪及老鼠粪	排脓
	人中黄	治胆囊痞块，解毒，消炎	鸽子粪	使肿块化脓
全身类药	斑蝥	峻泻脉病	螃蟹	医治尿闭症
	沙蜥蜴	治虫病，解毒	粉蝶蛹	医治血液外溢
	水老鼠、山雀	解毒	螺狮	医治脑漏
	蜣螂	医治急性肠胃炎		

（3）依据药物功效及其临床应用分类

治疗热性病的药物有冰片、牛黄、竹黄、白檀香、红花、毛瓣绿绒蒿等。

治疗赤巴病的药物有藏茵陈、波棱瓜子、止泻木、唐古特乌头、风毛菊、小檗、秦艽花、钩腺大戟等。

治疗隆病的药物有红硇砂、阿魏、野葱、干姜、山柰等。

治疗隆病和热性培根合并症的药物有宽筋藤、悬钩木、沉香、广木香、安息香等。

治疗热性培根病的药物有余甘子、藏木香、沙棘果膏、绿绒蒿、芜荽、石榴子等。

治疗寒性培根病的药物有紫硇砂、光明盐、大托叶云实、黄花杜鹃、溪畔银莲花、黑胡椒、小米辣、豆蔻、铁线莲等。

治疗血病的药物有锦鸡儿茎与根、藏洪连、鸭嘴花枝条木、矮紫堇、翼首草、红檀香、降香、茜草、紫草茸、余甘子等。

治疗瘟病时疫的药物有大株红景天、膜边獐牙菜、角茴香、翠雀花、波棱瓜子等。

治疗食物中毒的药物有麝香、乌头（含黄、白、红三种）、山莨菪、矮莨菪、秦艽和龙胆的花、小蘗皮、茶藨子皮与果实、翼首草、乌奴龙胆、藏川芎、藏贯众、柽柳等。

治疗肺病的药物有牛尾蒿、葡萄、大籽蒿、沙棘果、竹黄、红景天等。

治疗虫病的药物有紫草、莨菪子、天仙子、阿魏、麝香、酸藤果、结血蒿等。

治疗黄水病的药物有草决明、瑞香皮、麝香黄葵子、小蘗皮、圆柏枝、麻黄等。

三、藏药资源

藏药种类众多，目前有资料显示藏药品种有 2436 种，主要包括植物药类 2172 种，动物药类 214 种和矿物药类 50 种。国家中医药管理局组织编写的《中华本草·藏药卷》中收载了藏医学临床常用的疗效确切的藏药 396 种，其中植物药 309 种、动物药 48 种、矿物药 39 种。

藏药资源包括主要分布于青藏高原的藏药资源和进口藏药资源两部分。其中进口藏药资源主要为从印度、尼泊尔等地进口的藏药，如诃子（阿肉拉）、毛诃子（帕肉拉）、余甘子（觉肉拉）、芒果核（阿哲）、大托叶云实（江木哲）、止泻木（豆冒娘）、腊肠果（东嘎）、广酸枣（宁肖厦）、乌墨蒲桃（沙哲）、酸藤果（齐当嘎）等 40 余种，经近年来药物资源调查发现，这些原来需要进口的药物在我国云南、广东、海南、广西等地亦有分布或引种。主要分布于青藏高原的藏药资源主要包括植物药 2085 种，动物药 159 种和矿物药约 50 余种。下面仅简介主要分布于青藏高原的植物类藏药资源概况。

青藏高原地域辽阔，位于北纬 28°~36°，东经 75°~103°，北起昆仑山南至喜玛拉雅山，西自喀喇昆仑山，东抵横断山脉，幅员辽阔，地势高亢，平均海拔 4000 多米，高原地势复杂，有世界著名的巨大山脉，源远流长的江河，众多的湖泊和大面积的冰川，兼有高山、高原、湖盆和谷地等各种地貌类型，具有复杂而独特的自然条件和丰富的动植物资源。据多年来调查采集的标本和搜集的资料统计，作为藏药应用的植物计有 191 科 682 属 2085 种，还有动物药 57 科 111 属 159 种，矿物药约 50 余种。主要分布于藏区的植物药资源占常用藏药一半以上。

1. 藏药资源与青藏高原植被类型及分布的关系

藏药植物药种类繁多，各有其相应的生态环境，每类药用植物都归属于一定的植被类型。青藏高原植被类型主要有森林植被、灌丛植被、高寒草甸植被、高山垫状植被和高山流石滩稀疏植被等类型，集中在海拔 3800 米以上的植被类型，主要为高寒草甸、高山垫状和高山流石滩稀疏植被三种类型，这些类型中的建群种、伴生种绝大部分作为藏药应用。

森林植被主要为寒温性针叶林，分布于高原东部和东南部的横断山区，主要有圆柏林和云杉林等。圆柏林类型主要包括大果圆柏、方枝柏、曲枝圆柏、祁连圆柏、塔柏和垂枝圆柏等，这些建群优势种的带叶嫩枝和果实多入藏药应用。

灌丛植被主要有常绿阔叶灌丛、落叶阔叶灌丛和常绿针叶灌丛三类，主要分布在高原东北部，本类型中的伴生种绝大部分都是藏医常用药物。灌丛林的伴生种植物主要有高山绣线菊、鬼箭锦鸡儿、烈香杜鹃、狭叶鲜卑花等。草本层药用植物有全缘叶绿绒蒿、五脉绿绒蒿、甘青虎耳草、红景天、禾叶风毛菊、圆穗蓼等。

高寒草甸植被具有面积大、垂直分布高的特点，在高原东南部其下限为针叶林和高寒灌丛林，上限为高山垫状植被，垂直分布高度在 4200~4800 米；在念青唐古拉山以北至昆仑山以南呈连续的大面积分布，海拔在 3600~5300 米，植物形态特征主要表现在植株矮小，呈半球形、坐垫状或匍匐状，植株根系发达且与地面呈水平状展开。本类型主要建群种是嵩草，其伴生种有匙叶银莲花、达乌里龙胆、高山唐松草、全缘叶绿绒蒿、独一味、甘松、马先蒿、山莨菪、马尿泡、棘豆、风毛菊等，除建群种外大部分作为藏药应用。

高山垫状植被分布介于高寒草甸和高山流石滩植被之间。低温干旱环境下，植物体矮小，植株呈垫状、匍匐状或莲座状。垫状植被既是高山严酷的水热条件、辐射和强风等对植物生长抑制的结果，同时又反映了植物经历高寒严酷生态环境长期自然选择演化的适应性。垫状植被分布地区的年平均温度在 0℃ 左右，最暖的 7 月均温在 4~5℃，夜间仍低于 0℃，昼夜温差可达 20℃，年降水量在 250~500 毫米，水热条件低温干旱。常见垫状植被有垫状蚤缀、苔状蚤缀、垫状点地梅等十种。如苔状蚤缀主要分布于喜马拉雅北坡、念青唐古拉山、冈底斯山、昆仑山、藏北高原和青南高原，海拔 4600 米以上，主要伴生种有垫状点地梅、鼠曲雪兔子、马先蒿、绿绒蒿、短穗兔耳草、矮垂头菊、虎耳草、红景天等，本类型植被中不仅藏药种类多，而且藏医所用珍贵药物大部分都分布在这个海拔范围。

高山流石滩稀疏植被分布在高山垫状植被之上、永久冰雪带之下，广布于喜马拉雅山、横断山、冈底斯山、念青唐古拉山、巴颜喀拉山、喀喇昆仑山、祁连山等，具有显著的垂直地带性特征。其分布高度取决于各山峰的冰川和雪线的高低，自北而南逐渐抬升，祁连山在3800米以上，巴颜喀拉山在4700米以上，冈底斯山则在5800米以上。高山流石滩是由于强烈的寒冻与物理风化作用，岩石不断崩裂，岩块与碎石沿着陡峭山坡缓慢滑动所形成，在碎石间隙聚积了细质砂粒，为高山植物的生长发育创造了可能的条件。只有那些与严酷冰雪和强劲疾风作顽强斗争的植物才能获得生存而定居下来。这种植被种类虽然不多，但却是征服高山的先锋植物，这类植物几乎全部是藏药。本类型植被无明显建群种，常见种有红景天、沙生风毛菊、矮风毛菊、紫苞风毛菊、水母雪莲花、三指雪莲、大雪兔、毛头雪兔、歧穗大黄、穗花大黄、箭药兔耳草、矮垂头菊、总状绿绒蒿、多刺绿绒蒿、披针叶绿绒蒿、垫状点地梅等。

这些藏药植物生境独特，生存于高海拔、强日照、大温差、高寒缺氧的高原地理环境，促进其体内特有的抵抗恶劣气候条件的次生代谢产物的生长，其生理特征表现在抗寒、抗旱性强，繁殖方式特殊，光合作用强，有效积累高。在抗寒、抗旱方面，在高原寒酷和低热量环境下，植物在长期生态环境适应过程中，细胞内果胶物质、糖类、半纤维素和原生质含量高，使植株具备耐酷寒冰冻的特性，在冰霜冷冻或积雪覆被时，植物冰冻僵硬而萎蔫脆硬，当阳光照射解冻后，即能恢复活力，具有很强的抗寒和抗旱特性。在繁殖方式方面，由于高原夏季时间短（仅为2~3个月），大部分植物依靠无性繁殖方式繁衍，如分蘖（嵩草属）、根茎、匍匐茎（蚤缀属）、块茎、珠茎（珠芽蓼）等繁殖方式较低海拔地区占明显优势，有的植物甚至在积雪覆被冬眠之时就形成了花蕾，一待雪化即绽苞开放（如点地梅属），在短促的季节里完成其生活周期。在有效物质积累方面，植物光合作用旺盛，在高原强烈日照和剧烈辐射条件下，紫外线和蓝紫光线强烈，日温差大，空气清澄含氧稀薄，水汽低且尘埃少，利于光线照射通过，植物在体内各种酶的作用下光合作用旺盛，有利于体内各类次生代谢产物的生长，这些正是藏药临床应用有效治疗各类疾病的物质基础。

2. 藏药分布植物区系特点

植物类藏药涉及繁杂的植物种类，仅以种子植物593属来看，在分布上有一些鲜明的特征。其中青藏高原特有的有4属，为马尿泡属、藏豆属、羽叶点地梅属和小果滨藜属；主产于青藏高原的有15属，如绿绒蒿属、垂头菊属、绢毛菊属、棱子芹属、刺参属和大黄属等；世界广布属有43属，如龙胆属、毛茛属、铁线莲属、鬼针草属、银莲花属和鼠李属等；热带分布的有 78 属，如胡椒属、五加属、花椒属和卫矛属等；北温带分布的有 122 属，如马先蒿属、唐松草属、乌头属、风毛菊属、杜鹃花属、忍冬属、云杉属和冷杉属等；东亚分布的有 72 属，如高山芹属、木兰属、猕猴桃属和木瓜属等；南北温带间断分布的有 35 属，如瑞香属、麻黄属、女娄菜属等；中国-喜马拉雅分布的有 60 属，如甘松属、侧柏属、黄花木属等；中亚分布的有 7 属，如大麻属、假耧斗菜属、独行菜属等；旧大陆温带分布的有 52 属，如橐吾属、水柏枝属、荆芥属等；中亚-喜马拉雅分布的有 16 属，如黄花属、绣线菊属、念球芥属等；地中海-中亚、西亚分布的有 40 属，如骆驼蓬属、雀儿豆属、角茴香属等。此外，还有单种属或寡型属 35 属，特有属 86 种。

依据藏药植物区系成分特征可以看出北温带和东亚区系与青藏高原药用植物关系密切，其他各区次之，有一些为青藏高原特有或喜马拉雅-横断山系特有，其中包括数百种珍贵药材，如冬虫夏草、红景天、高原灵芝、雪莲、西藏延龄草、胡黄莲等，除部分藏药药用植物资源外，大多数植物资源基本上未得到合理开发利用。

3. 藏药中的一名多物或同名异物情况

藏药中存在普遍的一名多物或同名异物情况。如"丝哇"一名泛指来源于紫堇属（Corydalis）的多种植物药，以花的颜色冠以形容词，即有当日丝哇、贾大丝哇、玉周丝哇、格周丝哇、桑格丝哇、扎桑丝哇、申打丝哇等名称，包括五十余种植物。又如"哇夏嘎""蒂达"等，一种药名并非指一种植物或一种药物，其基源多种且易混淆，以"哇夏嘎"药名应用的植物药来源于鸭嘴花、紫堇属的十几种植物，以"蒂达"药名应用的植物药来源于獐牙菜属、花锚属、扁蕾属和喉毛花属的二十几种植物等。

四、藏药应用

1. 藏药的采集

藏医用药非常重视药物的采收、加工与炮制。《四部医典》记载，藏药的采集加工应做到"适地采集，适时采集，干燥拣选，分清陈旧，炮制去毒，调伏增效，适当配制"等工序。藏药生长在雪山、高山等具有日月光华之力的地方，要采集色艳味鲜，没有被虫蛀咬，没有被火烧焦，没有被大自然损伤，没有被阳光、阴影、水等所蚀害，适时稳固生长，根大而深的药物。关于采集时节，藏医认为，花蕾、茎枝在旺盛时采，根、种子在秋季挖，叶子在夏季采，花在初夏采，果实在秋天收，树皮在冬春秋采集，树脂在春秋采集。

2. 药物的炮制

藏医学认为，采集后的药物通过炮制不但能消除或降低毒性，而且可适当改变某些药物的性能，借以提高药物的疗效。藏药炮制主要的方法有三类：火制法、水制法和水火合制法。

火制法包括煅、烫、炒、炙和熬五种方法。一些常用火制法举例如下。煅法，将海螺直接置于火上煅烧；将大蒜放入罐中，口封好，放在明火上间接煅烧。烫法，将羚羊角砍成细条，埋入沙中并烧火加热，待药角产生微黄并变软时取出备用。炒法，将自然碱直接放入铁锅中拌炒；将刀豆放入铁锅中加细砂拌炒。炙法，将热炼过的寒水石加等量的藏北方块自然盐拌炒后，再倒入青稞酒加盖盖好闷泡过夜后，取出晒干备用。熬法，将甘草等植物药切碎，放入锅中煎熬，提取三次药汁后，再过滤药液放回锅中，不时搅拌，熬至药液黏性为止。

水制法包括洗、淘、泡三法。洗，洗净药物去除所含的杂质。淘，将药物放入清水中反复淘洗，待药沉淀后，倒去上面浮水，取下面的沉药备用；将种子类药物放入清水中反复淘洗，将水面上浮起的杂质除去后，跟水一起流下来，再将沉淀下来的石子倒掉，药物再清洗后晒干备用。泡，将铁等矿物药泡于诃子一起，泡拌一定时间待其溶化后，晒干备用。

水火合制法包括淬、煮、蒸三法。淬法，将寒水石块放在高温中烧灼，然后立即放入牛奶中淬火后完全溶化为白色药泥，晒干后备用。煮法，将马钱子去毛后放入牛奶中煮，洗净晒干备用。蒸法，将不用去毒处理的肉类药物蒸熟后凉干备用。

佐太（也称为佐塔、佐台、佐苔等，国外翻译为 Tsothal、Zogta、Tsothay、Tsothel等）是藏语"仁青欧曲佐珠钦木"的简称，也叫"甘露精王"，在藏医药学中的应用从 13 世纪后期开始，是藏药中最为贵重的药物。佐太的意思是煅烧成灰，是藏医通过对水银进行特殊炮制加工而得到的具有奇特疗效的贵重药品。藏药佐太中除了水银之外还含有八珍、八铁和数百种原辅料，加工时必须将其经过千百次煅烧炮制成灰，以保留药效，去除毒副作用，藏医把这种特殊的传统炮制技术工艺和用这种工艺制成的药物称之为佐太。佐太是藏医制备七十味珍珠丸、仁青常觉、七十味珊瑚丸、仁青芒觉、坐珠达西、佐塔德子玛、七十味松石丸等名贵藏药的主要原料，该类药品对消化系统及心脑血管系统等多种疾病具有很好的疗效，也用来配合普通药物增加其疗效，对骨质、骨髓、关节、皮肤等多种顽症有很好的治疗作用，具有延年益寿、补血活血等功能。佐太的炮制技术难度大，其制备需要 40 天左右，包括多道工序，将水银与八珍（包括金、银、红铜、黄铜、铁、铅、锡等）、八铁（包括自然铜、金矿石、银矿石、磁石、矾石、石黄、雄黄、赤云母等）最终加工成粉末状制剂。传统藏医药学中以佐太为代表的重金属矿物药炮制方法及其制剂具有鲜明的民族特色，有丰厚的文化内涵、广泛的应用基础和厚重的历史沉淀。以珍贵矿物药为主要成分的藏药方剂配伍及其传统的炮制工艺蕴含了藏民族特有的价值观念、思维方式、想象力以及文化知识，在藏医药学的传承发展中形成了特有的认知思想、诊疗方法和用药技术，具有完整性、传统性以及广泛传播的鲜明特征。拉萨北派藏医水银洗炼法和藏药仁青常觉配伍技艺成功申请成为我国首批国家级非物质文化遗产和世界非物质文化遗产。

3. 藏药方剂与剂型

藏药治病多采用数药配伍合为方剂，很少使用单方单药。许多藏药方剂配药都在25种以上，如"然纳桑培"多达70味。药物方剂的名称大都是主药加方药总味数合成。"然纳桑培"中"然纳"是珍珠，"桑培"是七十之意，译成汉语即"珍珠七十"。藏药方剂是在藏医学理论指导下，经过辨证审因、论性择药，依据疾病的病因病理和属性，选择适宜味、性、效的药物，按照君、臣、吏、民的组方原则，酌定药物品种、用量、用法，进行妥善配伍而成的藏药复方，既是藏药药物配伍应用的较高形式，也是藏医用药的主要形式。藏医学方剂配伍有不同于其他传统医学的独特配伍规律与方法，分别依据药味配伍、药性配伍和药效配伍。历代藏医药学家对方剂理论及其应用进行了深入的研究，形成了规模庞大的藏药方剂体系，据资料，现存与藏药方剂有关古籍医著多达几百部，记录有名和无名方剂万余首，其中，收载大量方剂的医著有《千万舍利子》《藏医秘诀汇集》等几十部，《四部医典》中收载藏药方剂2258首。药物通过配伍成方应用，能增效、减毒、扩大治疗范围，适应复杂病情及预防药物中毒，达到针对整体调节治疗的目的。

藏药常用剂型有散剂、丸剂、膏剂、汤剂、浸膏剂、药油剂、药酒剂、煅制剂等多种类型。

散剂指多种药混合制成的粉末状制剂。根据医疗用途不同，又分为内服散、外敷散、煮散和汤散。常用散剂举例如下：①藏红花七味散：红花、牛黄、竹黄、肉豆蔻、榼藤子、沉香、藏木香。凉开水冲服。治心热症等。②冰片九味散：冰片、檀香、竹黄、红花、熊胆、藏茵陈、大株红景天、藏黄连、紫草茸。以白糖水冲服。治经脉传导性热症、紊乱热症、胸痛、痰液带红黄色或烟汁色等病症。③诃子十味散：诃子、小豆蔻、藏茵陈、岩精、山矾叶、白刀豆、茜草、侧柏叶、紫草茸、红花。主治外伤引起的肾病，尿闭，腰痛不能伸直，肾腑热症等病症。④寒水石十二味散：寒水石、石榴子、小豆蔻、诃子、荜茇、秦皮、肉豆蔻、余甘子、木香、芫荽子、光明盐、干姜。主治溃疡、培根型消化不良等病症。

丸剂指药物细粉加适量的黏合剂制成的圆粒状剂型。由于使用的黏合剂种类不同，有水丸、糊泛丸、浸膏丸、酥油丸、药油丸等种类。常用丸剂举例如下：①大自在丸：大托叶云实、蒲桃、竹黄、红花、小豆蔻、肉豆蔻、诃子、蛇床子、荜茇、山柰、毛瓣绿绒蒿、茜草、小米辣、葫芦、没食子、五味子、石榴子各等量，以红糖炼丸。主治培根与隆激增引起的胸热、腹寒、腹泻等。②硇砂十六味丸：硇砂、光明盐、黑盐、藏红盐、角盐、灰盐、皮硝、芒硝、白秋石、荜茇、胡椒、生姜、诃子、毛诃子、余甘子各等量，用红糖熔化炼丸。主治胃痞瘤、痞块、子宫痞瘤、血痞瘤等。

膏剂指药物细粉加上不同的黏合剂配制成糊状，服用时以温开水化服，或制成软膏，以不黏手为度，服用时搓成小丸吞服。常用膏剂如：①藏茵陈六味膏：藏茵陈、波棱瓜子、青木香、川乌、荜茇、马兜铃，以蜂蜜配制。主治赤巴型肺病、酒醉、呕吐胆汁、头痛等。②诃子十味膏：诃子、紫草茸、藏紫草、茜草、竹黄、红花、小豆蔻、芦狄、甘草、大株红景天，以白糖、鲜酥油配制。主治肺脓肿、肺空洞、痰液黏稠腐臭、咳喘等。③硇砂十二味膏：硇砂、麝香、螃蟹、垫状卷柏、山柰、荜茇、胡椒、妇女结石、科苋菜子、芒果核、蒲桃、大托叶云实，以红糖、酥油配制。主治肾脏疾病、尿闭症等。

浸膏剂指药材用适宜的溶剂浸出有效物质，蒸去部分或全部溶剂，浓缩至规定的标准，每1克浸膏相当于生药2～5克。可单味服用，亦可和其他药配制，也可作为丸剂或膏剂的配伍黏合剂。如独一味膏、黄精膏、沙棘果浸膏、翼首草浸膏、矮紫堇浸膏等。

药油剂是以酥油、植物油、动物油经炼制后再加入其他药物细粉制备成丸形或膏状制剂。

参考文献

［1］蔡景峰. 中国藏医学［M］. 北京：科学出版社，1995

［2］土旦次仁等. 中国医学百科全书·藏医学［M］. 上海：上海科学技术出版社，1999

［3］宇妥·元丹贡布（原著）. 四部医典（汉文版）［M］. 北京：科学出版社，1987

［4］宇妥·元丹贡布（原著）. 图解四部医典［M］. 太原：山西师范大学出版社，2006

［5］毛继祖. 藏医基础理论［M］. 兰州：甘肃民族出版社，1999

［6］帝玛尔·丹增彭措（原著），毛继祖等译. 晶珠本草［M］. 上海：上海科学技术出版社，2012

［7］奇玲等. 少数民族传统医药大系［M］. 赤峰：内蒙古科学技术出版社，2000

［8］马世林等. 月王药诊［M］. 上海：上海科学技术出版社，2012

［9］王智霖．基础藏医史［M］．北京：中国中医药出版社，2013

［10］青海省藏医药研究院．藏医药学精要评述［M］．北京：民族出版社，2015

［11］尼玛次仁．藏医药学概论［M］．北京：民族出版社，2010

［12］洛嘎仁波切．神奇的藏医尿诊［M］．北京：中医古籍出版社，2006

［13］冯岭．藏医药古籍整理［J］．辽宁医药大学学报，2009，11（10）：7-8

［14］岗·更登西热．藏医药史概论［J］．中国民族医药杂志，2006，12（3）：65-67

［15］丁玲辉．藏医基础理论概述［J］．中国民族医药杂志，1996，2（4）：3-4

［16］多杰．藏医五源学说概述［J］．中国民族医药杂志，1998，4（1）：3-4

［17］星全章．藏医三因学说及其应用［J］．青海民族研究，1999，10（4）：27-29

［18］洛桑多吉．系统完整的藏医药学理论［J］．中国民族医药杂志，2000，6（6）：3-5

［19］吕剑涛等．藏医药理论及用药特点［J］．中华中医药学刊，2008，26（1）：170-171

［20］久仙加．藏医理论基础三因学说概论［J］．中国民族医药杂志，2010，16（2）：4-5

［21］泽翁拥忠．浅析藏医三因学说［J］．中国民族民间医药，2012，21（10）：6-7

［22］强巴赤列．藏医的基本理论［J］．新西藏，2013，（5）：61-62

［23］姚晓武等．藏医尿诊理论体系研究纵览［J］．中国民族民间医药，2013，22（10）：1-2

［24］南知周本．藏医火灸疗法简述［J］．中国民族医药杂志，2014，20（8）：15-15

［25］久仙加．浅谈藏医放血疗法［J］．甘肃中医，2010，23（10）：14-15

［26］佳哇．藏医放血疗法［M］．西宁：青海民族出版社，2012

［27］毛韶玲．藏医外治疗法［M］．兰州：甘肃民族出版社，2001

［28］才旦多杰．独具特色的传统藏医外治疗法—五味甘露药浴［J］．中国民族民间医药，2011，20（19）：5-5

［29］俄仓巴等．浅谈藏药理论的药味［J］．中国民族民间医药，1999，8（1）：9-10

［30］王学勇等．藏药药性理论探析［J］．中国中药杂志，2014，39（7）：1199-1202

［31］切羊让忠等．藏药学基础理论体系中藏药药性理论的研究展望［J］．中国民族医药杂志，2014，20（4）：27-28

［32］吴征镒．西藏植物志（1~5册）［M］．北京：科学出版社，1983-1987

［33］西藏自治区卫生局等．西藏常用中草药［M］．拉萨：西藏人民出版社，1971

［34］洛桑却佩（李多美译）．藏医药选编［M］．西宁：青海人民出版社，1982

［35］刑振国等．青藏药用矿物［M］．西宁：青海人民出版社，1985

［36］国家中医药管理局．中华本草（藏药卷）［M］．上海：上海科技出版社，2002

［37］俞佳等．藏医药经典著作《晶珠本草》的学术特色探析［J］．世界科学技术-中医药现代化，2014，16（1）：112-115

［38］格桑邓珠．藏药资源开发利用的现状与前景［J］．中国科技纵横，2012，（2）：254-255

［39］曹雨虹等．藏药资源概况及品种整理［J］．世界科学技术-中医药现代化，2012，14（1）：

1184-1188

[40] 李隆云等．藏药资源的开发与利用 [J]．中国中药杂志，2001，26（12）：808-810

[41] 张辉暄等．藏药的命名与分类法 [J]．中国藏学，1988，1（2）：147-149

[42] 毛韶玲．藏药与方剂 [M]．兰州：甘肃民族出版社，2001

[43] 华锐·索南才让．常见藏药方剂大全 [M]．兰州：甘肃民族出版社，2013

[44] 杨本扎西．常用藏药制剂炮制方法 [M]．西宁：青海民族出版社，2012

[45] 杨宏权等．浅谈藏药的炮制与剂型 [J]．西部中医药，2012，25（5）：45-46

[46] 多杰等．浅谈藏药"佐太"的作用机理与炮制流程 [J]．中国民族医药杂志，2013，19（7）：11-12

[47] 刘德和等．藏药的用药特点 [J]．中国民族民间医药，2002，11（5）：266-268

[48] 完玛加．藏药常用剂型及其特点简述 [A]．全国藏医药学术交流与适宜技术培训会 [A]，2012

[49] 增太加．藏药制剂工艺原理（藏文版）[M]．北京：民族出版社，2009

[50] 多杰才让等．浅谈藏药剂型改革与藏药的发展 [J]．中国民族民间医药，2014，23（4）：3-3

第三章　蒙古族医药学

概　述

　　蒙古族医药学是以生活在中国北方草原和森林地区的蒙古族人民长期积累的传统医疗实践经验为基础，吸收藏医学、中医学以及印度医学部分知识，逐步发展和形成的具有独特理论体系和应用特点的传统医药学。蒙古族医药学是蒙古民族的文化遗产之一，是我国传统医药学的重要组成部分。

　　蒙古族医药学具有显著的地域风格和民族特色，主要表现在创伤和骨折治疗、外治疗法、饮食疗法等方面。蒙古族是以游牧生活方式为主的民族，在生活和劳动中，跌伤、骨折等意外创伤时有发生，逐步发展和积累了适应生存环境和生产生活方式的独特的骨伤诊疗方法，一些特色治疗方法如热罨敷法、烧灼疗法、震脑疗法等也是早期蒙古族医药学的重要内容。蒙古族由于主要食用羊、牛、马等的肉和乳食品，所以对这些动物产品的医疗作用有较多的了解，酸马奶疗法、酪酥治疗法等饮食治疗在蒙古族医药学中占有一定的地位。千百年来，蒙古族医药学一直享誉民间，为蒙古族人民的健康繁衍做出了积极的贡献。

　　蒙古族传统医药学的发展与蒙古民族的社会兴盛、政治、经济及科学文化的发展有着直接的关系，文史资料一般认为，蒙古族作为民族共同体在 12 世纪末正式形成，蒙古族医药学的发展大致可分为以下几个阶段。

1. 萌芽时期（远古至公元 3 世纪）

　　古代蒙古先民常年在辽阔的草原上过着逐水草而游牧狩猎的生活，在与自然界的广泛接触之中，逐渐发现了能够医治疾病的药用动物、植物和矿物，并将之反复应用于各种疾病的治疗，创造和积累了许多适合北方地区自然环境、生活生产方式特点的医疗方法和技术。如灸疗法的应用，通过早期汉族医学及藏医学著作中的记载，可追溯最早为蒙古族先民的医疗方法。在两千多年前的《黄帝内经》之异法方宜论中，在论及同一种疾病，因患者居住生活的环境不同，治疗方法亦不尽相同时记述，"北方者，天地所闭藏之域也，其地高陵居，风寒冰冽，其民乐野处而乳食，脏寒生满病，其治宜灸焫。故灸焫者，亦从北方来"。其时，中国北方地区正处于匈奴兴盛时期，此论说虽未明确指出艾灸治疗的发明者，但说明其发明者生活在中国北方寒冷的高原地区，惯饮牛羊乳汁，显然是包括蒙古先民在内的中国北方草原的游牧者。在藏医学经典《四部医典》中，将"小茴香拌油加热后用毛毡包扎"的一种传统热灸疗法称之为"蒙古灸"，并且在著作中，元丹贡布多次称颂蒙古医生在外治疗法、老年保健、医学基础理论等领域的贡献。又如酸马奶疗法，是蒙医饮食疗法中传播最广、声名最著的一项治疗及保健疗法。据《蒙古秘史》记载，酸马奶早在远古图腾时代，就已经成为蒙古先民日常生活必需的饮品。还记载，在成吉思汗远征时，酸马奶成功地救治过许多因战伤失血、疲劳过度而休克，甚至濒临死亡的将士。

2. 形成积累时期（公元 4 世纪初至 14 世纪）

从公元 4 世纪至 14 世纪这一漫长时期的蒙古社会，完成了从原始部族向奴隶社会的过渡，并且逐步形成了强大的军事封建统治，在这一时期，蒙古族医药学在医疗经验、治疗方法和药物应用等方面均取得了丰富的经验。蒙古族医药学在不断积累经验的同时，开始了医药学理论的探索与思考。蒙医饮食疗法在这一时期得到了较为系统的总结和发展，元代宫廷饮膳太医、蒙古族营养学家忽思慧所撰的《饮膳正要》是中国古代一部饮食卫生与营养学专著，记载了大量的以蒙古饮食为主的饮食疗法内容。如《饮膳正要》中论及酸马奶时记载，"马乳，性冷，味甘，止渴，治热"，认为酸马奶性轻而温，味道甘中有酸，微涩。具有增强胃火、帮助消化、调理体质、柔软皮肤、活血化瘀、改善睡眠、解毒、补血等功能。蒙医饮食疗法不仅提出了饮食治疗原则，而且将其拓展和贯穿于疾病的预防、诊断、治疗和康复的各个阶段，成为我国少数民族传统医药宝库中的一朵奇葩。在此时期，蒙医骨科和外伤治疗等也飞速发展且医技独秀，发展了多种行之有效的治疗方法，如蒙医正骨术，看似方法简单，但临床治疗效果却好得惊人。其他治疗方法还有震脑疗法、按摩疗法、罨敷疗法等。这一时期的蒙医饮食疗法、骨科和外伤治疗等医疗经验的丰富积累，为其后蒙古族医药学理论与实践体系的形成与完善奠定了坚实的基础。

3. 发展成熟时期（公元 15 世纪至 20 世纪初）

经过蒙元时期国家空前大统一，蒙古社会进入了新的历史发展阶段，随着各民族经济文化的广泛交流，蒙古地区与中原和西藏地区以及与阿拉伯、印度和欧洲等国家和地区的频繁交往，使医药科学的联系与交流逐渐增多，蒙古族医药学受到藏医、回医和中医等医药学的影响，围绕如何对待和处理外来医学与本民族医学之间的关系等学术问题，展开了充分的学术争鸣，促进了蒙古族医药学理论体系的充分发展，并逐步走向成熟，在这一时期蒙古族医药学发展的标志表现为：构建并完善了独具鲜明民族特色与地域特色的传统医药学理论体系，涌现出大批蒙医药学经典著作和医药学家。

16世纪，藏医经典著作《四部医典》传入蒙古地区，对蒙医药学的发展起到推动作用，使蒙医药学理论体系得到进一步升华。在蒙医药学的发展中，受到藏医药学对其的影响较大，分析其原因主要如下：一是蒙古、西藏在地理自然条件方面具有一定的相似性；二是蒙古族与藏族同属游牧民族，具有生产生活方式的一致性；三是蒙古、藏民族大都信奉佛教，具有宗教信仰的一致性。17世纪末，佛教巨著《丹珠尔经》被译为蒙古文，也对蒙医药学的发展产生了影响。蒙医药学在积累医疗实践经验的基础上，不断吸纳和提升藏、回、汉等民族传统医学中的精华，结合蒙古地区和民族的特点，创造性地加以改造和发展，至18世纪初，逐渐形成了以寒热理论为主导的蒙古族医药学理论体系，包括以五元学说和寒热学说为基础，以三根、七素、三秽学说为核心，涵盖脏象学及六因辨证学等主要内容。自18世纪至19世纪初出现了许多精通蒙古、藏、汉等多种文字的蒙古族医药学家及一批医学著作，如伊希巴拉珠尔、占布拉道尔吉、敏如尔古布拉、伊希丹金旺吉拉和罗布桑苏勒和木等，他们均对蒙古族医药学理论体系的创建和完善，以及蒙古族医药学的发展做出了巨大贡献。

伊希巴拉珠尔（1704～1788）一生著作丰厚，其著作中对完善蒙医理论体系产生重要影响的有《甘露之泉》《白露医法从新》《甘露点滴》《甘露汇集》和《认药白晶鉴》等，在这些著作中他将藏医学理论与蒙古人的体质、生活习俗、居住地区的地理和气候条件等具体实际结合在一起，进行创造性的理论研究，不仅丰富了蒙医临床实践经验，而且完善了蒙医学理论体系的内容，他将传统蒙医学寒热理论与《四部医典》中关于寒热病理论的阐述进行有机结合，发展成为蒙医学病性辨证的总纲，同时，也阐述了将六基症作为病因鉴别诊断的核心及其临床表现，使六基症学说从理论到实践都获得了比较系统的发展。占布拉道尔吉（1792～1855）是19世纪著名的蒙古族药学家，他编著的《蒙药正典》共收载蒙医临床常用药物879种，按矿物、植物和动物等类别分为8部24类，其中植物药约占62%，动物药约占17%，矿物药约占21%，附插图576幅，对每种药物的产地、形态、性味、功能、入药部分、采集加工、炮制方法、主治、用法等都阐述详尽，并且每一味药物都标写了蒙古、藏、满、汉四种文字的药名，具有很高的文献参考价值。该书还附有外科术疗器具图解，以及放血穴位、针灸穴位、人体各部分划分图解说明等。敏如尔古布拉（1789~1838）编撰了蒙医学方剂巨著《方海》，是一部比较系统完整的蒙医方剂学经典著作，收载方剂近200种，分为76章，对所载方剂进行了详尽的论述和评点，同时对相关疾病的病因、病机、分类和治法等也做了简要论述。

在此时期，蒙古族医学独特的传统疗法也得到了进一步提高，蒙古族创伤骨科医学更是发展到一个全新的阶段，在做接骨手术时，已使用低温麻醉技术。其他如针刺疗法、灸疗法、放血疗法、浸浴疗法、色布斯疗法、震荡疗法、按摩疗法、盐沙疗法、油疗法、拔罐疗法、巴日胡疗法、挂药疗法、熏蒸疗法等蒙古族民间传统疗法广为流传和应用，其治疗方法在实践中得到了不断升华和完善。

4. 繁荣时期（新中国成立后至今）

新中国成立后，党和政府对蒙古族医药学的继承和发展给予了高度的重视，在内蒙古广大牧区及部分农区，普遍建立了蒙医医院，使蒙古族医药在医疗保健上发挥了重要作用，在防治常见病、多发病、地方病及疑难病方面都取得了很大成就。1958年建立自治区中蒙医院，到1990年，内蒙古24个牧业旗县都建立了蒙医医院或门诊部。

在蒙古族医药学文献整理方面，组织人员收集了散在的蒙医药学古籍550余部，对古籍进行翻译和整理，重新编撰出版，尤其是近三十年来，整理出版了多部蒙医药学专著，如《蒙医金匮》《蒙药正典》《珊瑚宝鉴》《金光注释集》《蒙医简史》《蒙医志略》《蒙药材标准》《蒙医传统验方》《蒙医疗术》《蒙古族正骨学》《蒙古族治疗骨伤的创新》《医宗要旨》《晶珠本草》等，以及一套完整的蒙医药学高等学校教材。在蒙医药学高等教育方面，20世纪50年代后期，在内蒙古医学院设立蒙医专业，1994年内蒙古医学院开始招收蒙医学硕士研究生。1979年成立了民族医学院，1987年改为内蒙古蒙医学院，1995年开始招收蒙医骨伤科专业，2000年内蒙古蒙医学院更名为内蒙古民族大学蒙医学院，招收蒙医学和蒙药学本科专业，培养了大批蒙医药人才，使蒙医药学的发展后继有人。内蒙古自治区部分盟市先后成立了一批蒙医药科研机构，在蒙医药理论、药物、临床等方面的研究都取得了显著成就。近年来，对全区各地的蒙药资源进行了普查，开展了采、种、用的活动，并加强了科学研究工作。同时建立了规模较大的现代化蒙药制药厂，1986年成立内蒙古自治区蒙药制药厂，目前转制发展为内蒙古蒙药股份有限公司，传统蒙医药学走上了现代化发展之路。

第一节　蒙医学基础理论

蒙医学理论体系是以朴素的唯物论和整体观为指导，以阴阳学说和五元学说为基础，以三根、七素、三秽为核心，来说明人体的组织结构、生理功能、病理变化、疾病的诊断和治疗等主要内容，蒙医学把人体看作是一个对立统一的有机整体，从宏观角度来阐述人体生命运动的基本规律。

一、阴阳学说和五元学说

蒙医学认为，人体是统一的有机整体，人体各个部分之间都密切联系，阴阳学说和五元学说等古代唯物哲学思想在蒙医学生理、病理和临床治疗等各方面都是其所遵循的认识和观念基础。

1. 阴阳学说

阴阳是我国古代用以解释自然界一切事物相互对立而又统一的朴素的唯物论和自发的辩证法思想。据蒙古古代史料及许多文学艺术著作记载，古代蒙古人称苍穹为"父天"，称地球为"母地"，这是蒙古民族早期形成的阴阳观念。蒙医药学理论及其医疗方法是在对自然界有了这种认识的基础上发展起来的。在《四部医典》《饮膳正要》等书中记载，古代蒙古族善于用热性疗法治疗寒症，如蒙古灸，用寒性疗法治疗热症，如冷敷法和酸马奶疗法等。

蒙医学认为，世界是物质性的整体，世界本身是阴阳对立统一的结果，宇宙间的任何事物都包含着阴阳相互对立的两个方面。如白昼和黑夜，晴天与阴天，热与冷，动与静。一般来说，凡是活动的、上升的、明显的、进行的、无形的、轻清的、功能亢进的或属于功能方面的都属于阳；凡是静止的、下降的、隐晦的、退行性的、有形的、重浊的、功能衰退的或属于物质方面的都属于阴。从事物的运动变化来看，当事物处于沉静状态时便属阴，处于躁动状态时便属阳。由此可见，阴阳既可代表两个属性相互对立的事物，也可代表同一事物内部存在的两个相互对立的方面。事物的阴阳属性并不是绝对不变的，而是相对的，是根据一定的条件来决定的。蒙医学将这种阴阳观念及阴阳变化的相互关系运用来说明人体的组织结构、生理功能、病理变化以及疾病的性质和发展，并以此作为疾病诊断、治疗原则和治疗方法等的依据之一。

2. 五元学说

据文献记载，五元（土、水、火、气、空）学说于 14 世纪初经西藏传播到蒙古地区。在蒙医学理论中，对构成人体的三根、七素和生理、病理、诊断、治疗原则、四施（药物、外治、饮食、起居）等的解释，都以五元学说为理论指导。五元学说把事物按照不同的性质、作用与形态，分别归属于土、水、火、气、空五元素。土元的性质为硬、强、重，以气味为主，具备味、色、感、声等性能，为一切物质的本基，对物质有重、稳的功能；水元性质为湿、润，以味为主，具备感、声等性能，对物质有滋养、湿润的功能；火元性质为热，以色为主，具备感、声等性能，对物质有成熟、溶解、烧灼的功能；气元性质为轻、动，以感为主，具有感、声两种性能，对物质有轻、动、发的功能；空元性质是空、虚，只有声一种性能，为物质的存在、增长、运动的空间，具有间隔的功能。

二、三根学说

蒙医学将赫依、协日和巴达干称为三根，蒙医学认为，人体三根是维持人体生命活动和生理功能的三种能量和基本物质，对七素的生理活动起着能源供给和支配作用，三根在人体内是以对立统一的规律共存的，也是人体矛盾的主要方面。

1. 赫依

蒙医学认为，赫依为中性，五元属气，正常情况下主要发挥动力和支配人体各项生理活动的功能，对协日和巴达干起着调节作用。

赫依有轻、糙、凉、细、硬、动六种秉性，以轻、糙的秉性为主。赫依的六种秉性及表现可见：人的活动轻快、神志不定等是轻扬秉性的表现；皮肤舌苔粗糙、心情烦躁、病情急骤等是糙秉性的表现；睡眠不实、记忆力不牢、心神不定、爱活动等是动的秉性特征；喜晒太阳或烤火、喜热饮食等是凉的秉性特征；无孔不入是细微的秉性特征；皮肤较硬、肿块坚硬、不易化脓，一般泻药不能下泻等是硬的秉性特征。

赫依主要依居髋，居心脏与身体的下部和大肠。以依存脉（主脉）为基地，普行于全身，但主要行于心脏、大肠、骨骼、耳、皮肤。赫依的功能是主呼吸、血液循环、肢体活动及机能反射、五官感觉、大小便排泄、分解食物、输送饮食精华与糟粕，是维持人体生理活动的动力。根据赫依的普行性、所在部位及其功能的不同，可分为司命赫依、上行赫依、普行赫依、调火赫依和下清赫依五种。五种赫依的所在部位、普行性和功能列简表说明如下（表 3-1）。

表 3-1　五种赫依及其所在部位和功能

名称	所在部位	运行部位	主要功能
司命赫依	中央脉和头顶部	运行于咽喉及胸腔内	为一切赫依的基础，维持人体正常生理活动，主吞咽、呼吸、清晰智慧五官感觉和安定情绪
上行赫依	胸腔	经喉运行舌、鼻	主言语、力量，维持精力的充沛
普行赫依	心脏	普行于全身	主心脏，调节血脉的收缩舒张、四肢及肌肉活动、孔窍的启闭，输送精华，体液调节
调火赫依	胃	运行于消化道	调节火温平衡，加强胃肠蠕动，促进营养消化吸收
下清赫依	肛门	运行于大肠、直肠、精府、三舍及膀胱等器官，大腿内侧	主大小便的排泄，调节分娩，调节精液、月经排泄等生殖器官的功能

2. 协日

蒙医学认为，协日为阳性，属火，是生命活动的热能，其正常的生理功能主要是维持人体的火温。

协日具备热、锐、轻、臭、泻、湿、腻七种秉性，以热、锐的秉性为主。协日的七种秉性及表现可见：口渴、消化快、身体耐寒是热的秉性特征；智慧敏锐、脾气傲慢是锐的秉性特征；皮肤腻润是腻的秉性特征；热易上攻和性情易激动是轻的秉性特征；排泄物有特殊气味是臭的秉性特征；胃肠柔弱易泻是泻的秉性特征；多汗、易泄是湿的秉性特征。其中热、锐、腻是协日的本质性秉性，而轻、臭、泻、湿是协日的功能性秉性。

协日主要依居身体的中部，由心至脐和肝胆。协日的功能是作为热能消化食物、增加食欲、生化七素、调节体温、焕发精神、敏锐智慧，是维持人体正常生理活动的热能。根据协日的所在部位及其功能的不同，可分为消化协日、变色协日、能成协日、能视协日和明色协日五种。五种协日的所在部位和功能列简表说明如下（表3-2）。

表 3-2　五种协日及其所在部位和功能

名称	所在部位	主要功能
消化协日	胃与肠之间	主要负责产生热量，使食物分解成精微与糟粕
变色协日	肝、胆	使精微等的色素转变，形成血液、胆汁、肉、骨、二便等的各种颜色

名称	所在部位	主要功能
能成协日	心脏	支配意识，主意志，壮胆量，生谋略，长骄傲，滋欲望
能视协日	眼目	主视觉，明辨外界的一切色相
明色协日	皮肤	使皮肤的色泽鲜明而润泽

3. 巴达干

蒙医学认为，巴达干为阴性，属土和水，其正常的生理功能主要是起着调节水分并与协日保持相对平衡的作用。

巴达干有重、寒、腻、钝、柔、固、黏七种秉性，以重、寒的秉性为主。巴达干的七种秉性及表现可见：体重大，身体、语言、思维活动缓慢，嗜睡等是重、钝的秉性特征；身体火温弱是寒的秉性特征；身体较肥胖、皮肤白嫩是腻的秉性特征；皮肤柔软、性格老实稳重是柔的秉性特征；沉着端庄、思维明确是固的秉性特征；黏指黏液，巴达干是一种黏液性物质。

巴达干依居身体上部，居心脏以上部位及胃。巴达干的功能是调节身体和语言、使思维活动稳重、消化食物、运输体液、调节水分、滋养元气、增加耐性、加强关节等。根据巴达干的所在部位和功能，可分为主靠巴达干、腐熟巴达干、司味巴达干、供养巴达干和连接巴达干五种。五种巴达干的所在部位和功能列简表说明如下（表3-3）。

表3-3　五种巴达干及其所在部位和功能

名称	所在部位	主要功能
主靠巴达干	胸部	为五种巴达干的基础，发挥着协调的作用，担负着提供和调节水分的功能
腐熟巴达干	胃部	有磨碎食物，以利于分解、吸收的功能
司味巴达干	舌	主司味觉
供养巴达干	脑	主司五官感觉，使人产生喜、怒、哀、乐和对外接触刺激的反应，使人产生满意和知足感
连接巴达干	各关节	主关节功能活动，使各部关节相互有机连接，并能自由伸屈运动

三根在人体内是以对立统一的规律共存的，其中，协日和巴达干两者为相互对立的两面，互相制约、相对平衡。

协日的七种秉性中的腻（温性）、热、锐、轻与巴达干的七种秉性中的腻（寒性）、寒、钝、重相对立，即协日与巴达干以相互对立的特性相互依赖而存在，双方以其相互对立作为各自存在的基础。协日为阳，代表热性，维持着生命活动的热能；巴达干为阴，代表寒性，在人体的生命活动中起着运输体液、调节水分的功能。赫依作为调节的因素，起着重要的调节作用，在三根的各种秉性特征中，赫依之轻、动与巴达干重、固相对立，赫依之凉与巴达干之寒相统一，赫依之糙、凉与协日之腻、热相对立，赫依之轻又与协日之轻相统一。所以，赫依与协日、巴达干两者都有互相对立、互相统一的关系。在正常情况下，赫依对协日、巴达干起着不使其太过或不及的调节作用，而在病变情况下赫依却起着煽动和扰乱的作用，所以在治疗中必须先注意镇赫依的原则。三根在人体内相互依赖、相互促进、相辅相成共同完成着人体的生理功能和生命活动。

三、人体生理

蒙医学认为，人体是由三根和七素（也称七元）构成，是进行复杂的生命活动的矛盾统一体。三根是人体构成和生命活动的动力，七素是物质基础，组成人体各个组织和器官。三根和七素互为条件而存在，七素滋生三根，三根支配七素进行着复杂的生命活动。

1. 七素三秽

蒙医学将构成人体基本物质的食物精微、血液、肌肉、脂肪、骨骼、骨髓、精液和时刻不断生化的精华称为七素，也称为七元；将大便、小便和汗液等排泄物称为三秽。七素是依靠三根而存在的，七素与三秽的生化是人体进行新陈代谢的过程，蒙医学也称其为清浊分泌。从基础七素清浊分泌而生化出的津液称为正津，正津时刻在滋养着基础元气和补充三根，不断地进行着精华的吸收、糟粕的排泄运动。基础七素是构成人体各个器官的基本物质，正津又是反转使七素时刻生化的滋养液。

蒙医学认为，人体七素生化主要依靠消化三温（调火赫依、消化协日、腐熟巴达干）的作用进行，即食物经过消化道时，在胃腑腐熟巴达干的作用下腐熟，消化协日的作用下融化，调火赫依的作用下分化产生食物精微。元气生化过程总在饮食消化过程的基础上不断继续，而且在消化三温（主火温）的作用下进行高层次的、细微的、复杂的清浊分泌并且依次补充基础元气。食物精微清浊分泌，清通过输清管到肝脏，在变色协日的作用下成熟为血液；浊补充胃内的腐熟巴达干。血液在肝内清浊分泌，浊为胆汁，进入胆囊，再分泌为清浊，清成为黄水，浊进入肠道助消化，最后成为粪便之色素与尿之沉淀物；血液之清滋生肌肉的同时经心脏、血管在普行赫依的作用下营养全身。肌肉清浊分泌，清为脂肪，浊为眼眵、耳聍、鼻涕和唾液。脂肪之清滋养骨骼，浊为汗液和润滑物。骨之清为骨髓，浊为牙齿、指甲和毛发。骨髓之清为精液，浊为润肤之油腻物。精液蓄于三舍，其清则为身体之精华，即正津。这就是人体生理代谢过程。

蒙医学认为，食物精微是滋生其他元素的基础。精微滋生血液，血液输送清于全身，排泄浊于体外，是生命之支柱。肌肉是脏腑、软组织的主要构成物，并且在普行赫依的支配下完成身体的活动。脂肪保护着体内脏腑，并且能使皮肤润软和具有弹性。骨骼是身体之构架，使身体成形。骨髓储藏营养，滋养体力。精液能使精神焕发，又是生殖之本。正津存在于心脏，遍布于全身，起到充实精神、气魄、延年益寿的作用。人体所产生的浊也是不可缺少的。食物之浊补充腐熟巴达干，胆汁是消化协日的物质根源，眵、聍、涕对眼、耳、鼻有着保护作用，唾液有助消化作用，汗对皮肤起着保护、滋润等作用。人体七素的生化过程相互之间有着密切的关联，都正常进行则身体健康，任何一个环节出现问题则发生疾病。

蒙医学认为，人体的生命过程是一个综合的复杂活动过程，内部消化系统，外部言听视行，都不是孤立进行的，都是在三根七素的影响和支配下，人体脏腑之间、脏腑与体表之间的生命活动彼此协调，相互制约，才能维持人体内外环境的相对平衡，如某一部分发生病变，就会影响到其他部分以致整体，引起平衡失调，功能障碍，出现一系列病症。所以在诊断和治疗疾病过程中，不能只看表面现象，而要辨证地进行全身的综合分析才能得出正确的诊断。同时，蒙医学认为，人和自然界也是相互对立统一的，人体通过感受器官和外界自然环境保持着密切联系，自然环境的变化必然对人体产生一定的影响。在正常情况下，通过人体内部三根的调节，使人体与自然环境的变化相适应。若三根与七素之间的平衡失调，相互为害，或由于某种外因，人体内外环境的相对平衡状态受到破坏，就会发生疾病。

2. 脉道和脏腑

蒙医学认为，构成人体的还包括脉道、脏腑、五官和腺体等，其形态结构、生理机能等方面与现代医学的认识基本相似，下面仅介绍其不同之处。

（1）脉道

蒙医学将人体脉道主要分为黑脉和白脉两类。黑脉为全身血液运行之脉道，又称血脉。黑脉归阳，五元属空。心脏及黑脉之跳动运行，均受普行赫依之支配。白脉包括脑、脊髓及全身白脉，白脉归阴，五元属水，故又称水脉。

（2）五脏

蒙医学认为，人体五脏包括心、肺、肝、脾和肾。

心为五脏之首，位于胸中巴达干之区。心是普行赫依和能成协日的宿位，也是病变赫依的循行之道，热疾易隐伏于心。五元中空元之精华依存于心，浊聚于小肠，所以两者在生理功能上有前者管辖后者的隶属关系。心开窍于舌。

肺位于胸中巴达干之区，是病变巴达干的循径。气元之精华依存于肺，浊聚于大肠，两者有管辖隶属之关系。肺开窍于鼻。

肝位于协日区，是变色协日的宿位，也是病变协日的循径。火元之精华依存于肝，浊聚于胆，两者有管辖隶属之关系。肝开窍于眼。

脾位于协日区，是病变巴达干的循径。土元之精华依存于脾，浊聚于胃，两者有管辖隶属之关系。脾开窍于唇。

肾位于赫依区，是病变巴达干的循径，热疾易隐伏于肾。水元之精华依存于肾，浊聚于膀胱，两者有管辖隶属之关系。肾开窍于耳。

（3）六腑

蒙医学认为，人体六腑包括胃、小肠、大肠、胆、膀胱和三舍。

胃处协日区，是巴达干的宿位，也是病变巴达干的循径，消化三温位于胃，胃属消化道的未消化段，热疾易隐伏于胃。小肠处协日区，也是病变协日之循径，为消化吸收段。大肠处赫依区，病变赫依之循径，为已消化段。胆处协日区，病变协日之循径，是消化协日和火温的物质基础。膀胱处赫依区，病变巴达干之循径；三舍处赫依区，是生殖系统的统称。

3. 体质个性

蒙医学以人体三根七素理论为指导，依据人体外部形态、个性习惯等的特征和差异，将体质分为三种基本型和四种聚合型，共七种不同体质特征。三种基本型分别为赫依型体质、协日型体质和巴达干型体质，四种聚合型分别为赫依–协日合并型体质、巴达干–协日合并型体质、巴达干–赫依合并型体质和三根聚合型体质。蒙医学认为，体质特征是人体生来就具备的生理特性，人体三根多寡差异的原因与父母体质特征遗传、胚胎发育过程等因素的影响有关。体质强弱决定对外因的反应，人体具体体体质条件决定着发病类型。人之体质特征先天既已形成，可终身保持，但随着年龄增长会出现一些变化。蒙医学将人一生分为儿童、青壮年和老年三个阶段，儿童阶段显示巴达干特性优势，青壮年阶段显示协日特性优势，老年阶段显示赫依特性优势。蒙医依据体质辨证，以体质趋向性作为选择和确定治疗方案的重要依据，将体质辨证应用于指导预防保健和选择性防治等方面。

蒙医学认为，人之体质个性的差异而致使其情志、体型、举止等方面也各不同。

赫依型体质个性者矮小干瘦、稍驼背、肤色发青、不耐寒、对泻性饮食及药物有耐性、睡眠不实、善言爱争吵、好歌舞、行动灵活、善于比试竞赛，嗜甘、酸、咸味及热性食物等；协日型体质个性者体格中等、肤色毛发呈浅黄色、聪明而骄傲、耐寒多汗、消化功能好、易泻、行动敏捷、反应迅速，嗜甘、苦、涩味及原性饮食；巴达干型体质个性者身体魁梧、体型端直、胸脯宽阔、肌肉丰满、皮肤白色、嗜睡耐饥渴、性情温和、外柔内刚，嗜辛、酸、涩味及粗糙饮食。表现以赫依与协日并列为主的体质个性特征者为赫依-协日型体质，其他类型略不尽述。

四、疾病的分类

蒙医学对疾病有多种分类方法，依据病因不同，将疾病分为赫依病、协日病、巴达干病、血病、黄水病和虫病六种，概括称为六基症；依据病变部位分类，分为皮肤病、肌肉病、脉道病、骨骼病、脏器病、腑器病和五官病等；依据疾病类型分为单纯症、合并症和聚合症；依据疾病性质分为热性病（主要由协日引起）和寒性病（主要由巴达干和赫依引起）。下面简要介绍蒙医六基症的主要内容。

1. 赫依病

蒙医学认为，人体赫依失去相对平衡，发生太过、不及或搏乱等变化而损害身体称为赫依病。赫依具有煽动寒热的双重性质，有轻、糙、滑等秉性，发生病变时亦表现以上特性。赫依病一般多见于年老、体弱及赫依体质的人，一旦发生病变，无论寒症还是热症，均使病情加剧和复杂化。

引起赫依病的外因有以下几种：①过食苦、辛味，性轻、糙、凉的饮食，营养不良；②长期失眠，多语，欲望过度；③受风、受凉过度；④过度惊恐、悲伤、精神受刺激或下泻、催吐、放血等疗法应用不当。以上四类因素均可使赫依功能紊乱，引起盈症。反之，温性油腻厚重的饮食过度，身体活动过少，时季过度温热，补养过量等可压抑赫依，使其减少，引起亏症。

赫依病的形式分太过、不及、搏乱三种形式。太过表现为消瘦、皮肤青、喜暖、身颤、腹胀、便秘、多语、头晕、体力衰弱、睡眠不佳、感觉迟钝等赫依秉性增多的症状；不及表现为乏力、少语、身感不适、反应迟钝等赫依秉性减少的症状；搏乱则表现出赫依秉性紊乱的症状。

赫依病变部位可遍及全身表里上下，主要累及肾、髋、心脏、大肠、骨、关节、皮肤、耳等部位。

2. 协日病

蒙医学认为，人体协日失去相对平衡，出现太过、不及或搏乱等变化而导致的病变称为协日病。协日属火，有热、锐利等秉性，故协日病发病较急，病变过程快，易流行，高热、刺痛等症状较严重。多见于青壮年及协日体质个性者。

引起协日病的外因有：①过食辛、咸、酸味，热性、油腻的食物；②过度劳累、长期日晒、焦急等锐性活动过度；③时季气候异常变热；④跌伤、热病传染、温热施治过量等。以上原因皆可诱发协日盈症病变。反之，清、冷、淡的饮食，长期处于荫凉寒冷的环境，清凉施治过量等可使协日减少，引起亏症。

协日病的形式有太过、不及和搏乱三种。太过表现为发热、口渴、黄染、下泻等症状；不及表现为体温低下、身体发冷、皮肤发青等症状；搏乱表现为协日紊乱的各种症状。协日病变虽循于全身，但主要累及肝、胆、小肠、血、汗、眼、皮肤等部位。

3. 巴达干病

蒙医学认为，人体巴达干失去相对平衡，出现太过、不及或搏乱等变化而导致的病变称为巴达干病。巴达干属水、土，有重、冷等秉性，故巴达干病发病慢，变化少，病程长，痊愈慢，疼痛钝、弱。多见于儿童及巴达干体质个性者。

巴达干病的内因在于人体本身体质个性。外因有：生冷、油腻、不易消化的饮食过量，受冷、潮湿、长期不活动，时季寒冷，清凉施治过度等。以上外因诱发巴达干盈症病变。与此相反，热锐、轻性的饮食，过热的环境，活动过度，热性施治过度等则压抑巴达干，引起亏症。

巴达干病的形式有太过、不及和搏乱三种。巴达干太过表现为身体发凉，食物不消，身体沉重、倦怠，关节松软，唾液、鼻涕增多等症状；不及表现为头晕、心悸等症状；搏乱表现为巴达干七种秉性互相干扰紊乱的症状。巴达干病的循径为头、舌、胃、肾、膀胱、肺、饮食精微、肌肉、脂肪、精液、大小便等。

4. 血病

蒙医学认为，人体血发生太过、亏虚或搏乱等变化而引发血病。血病类似于协日病，热锐性，起病急，发展快，变化多，多见于壮年及血协日体质个性者。

血病有太过、亏损和搏乱三种形式。血太过表现为面目发红、头痛、发热，口腔牙龈溃烂、鼻出血、咳血、便血、尿血、疮疡等症状；亏损表现为身体衰弱、头晕、耳鸣、眼花、心悸、气急、口唇发白、月经失调等症状；搏乱则出现血热增多的各种症状表现。血病主要累及肝、血脉、眼、鼻、头等部位。

5. 黄水病

蒙医学认为，人体黄水发生太过、不及、搏乱等变化，损害身体引发黄水病。黄水病与协日、血合并则为热性病变，与巴达干、赫依合并则为寒性病变。因此，引起血与协日热的因素即可引起热性黄水病，引起巴达干与赫依病变的因素可引起寒性黄水病。

黄水病的形式有增多、耗损和搏乱三种形式。黄水增多是由于消化功能不佳，血液清浊分泌不良，血之浊反流入精微之道，使元气混浊而黄水增多，表现为全身生疮、皮肤瘙痒、肌肉肿胀、毛发脱落、关节肿痛、皮下囊肿等症状；黄水亏损是由于大出血、长期营养不良等因素使黄水产生减少所致，表现为全身干瘦、乏力、皮肤无弹性等症状；黄水搏乱主要表现出增多的症状。黄水病虽然累及全身，但主要累及皮肤、肌肉之间的组织、腹腔和关节腔等部位。

6. 虫病

蒙医学将由致病虫引起的疾病称为虫病。致病虫主要分为寄生虫和黏虫（相当于病原性微生物），虫病合并巴达干、赫依为寒性病变，合并协日、血为热性病变。黏虫主要合并血、协日引起瘟疫症、皮肤病等热症，具有传染性。寄生虫主要为肠道寄生虫引发多种寄生虫病。

五、寒热理论

蒙医学寒热理论认为，疾病种类虽多，从性质来看总体分为寒性病症和热性病症两大类型。寒症是以巴达干、赫依亢盛为主症的寒性病变。寒性病的发生均以巴达干病变为主，并由赫依兼杂为病的各种变化，寒症从本质上可分为不消化、结痞、肿胀和陈旧四种。热症是以血、协日亢盛为病的热性病变，热性病的发生均以血病变为主，并有协日兼杂为病的各种变化，热症从本质上可分为伤热、瘟热、骚热和毒热四种。

传统蒙医学虽然早已认识了病症有寒热之不同，但一直未形成系统的理论，16世纪传入蒙古地区的《四部医典》中也有寒病与热病的记载，其中对热症论述详细，但对寒症未专加以论述。蒙医药学家伊希巴拉珠尔在多年的临床实践中，系统深入地总结了蒙古地区寒性病症多发的特点及发病规律，结合传统蒙医对寒性病症的治疗方法和经验，将传统蒙医学对寒热病的认识与《四部医典》中有关寒热病的理论有机地结合，深化寒症和热症的研究，在其著作《甘露四部》中将寒症与热症列为疾病十要症之首位，专章论述了"沉土（五元之土）般的寒症""强敌对抗般的寒热相抗症""野牛回击般的寒热相互倒变"等寒热相搏、寒热转化等寒症和热症疾病特点和规律，发展和形成了系统的寒热理论，18世纪以后寒热辨证成为蒙医学疾病性质的辨证总纲。

第二节　传统诊疗方法

蒙医学在长期的医疗实践过程中逐步形成并积累了丰富的疾病诊断和治疗知识与经验，尤其在外治疗法方面，积累了独特的传统医疗经验，其中对骨伤科的诊断和治疗等内容独具特色。

一、诊断方法

诊断是蒙医学的重要组成部分，包括诊察和分析两方面内容，主要是通过望诊、问诊、切诊、尿诊、闻诊、触诊等诊断方法对疾病进行诊断，在疾病诊断时一般多诊合参，综合观察和检查患者的全面情况，以掌握诊断所必须的依据，然后对所获得的资料进行全面的分析归纳，进一步了解疾病的一般规律和特殊变化，辨别出主与次、实与虚、确实与疑似，并结合寒热理论及六基症加以分析总结，对疾病作出正确的判断。

1. 望诊

望诊是指医生观察患者外部精神状态、色泽、形体、姿态以及局部情况的异常变化以推断疾病情况的诊察方法。

（1）望色

望面部的色泽与气色。蒙医认为，面部的颜色和光泽是脏腑气血的外容，人体发生疾病，面部的色泽会相应改变，可根据不同的面部色泽表现，测知脏腑功能的盛衰和疾病的部位及发展变化。正常人面部色泽微黄、荣润、鲜明而有光泽，如色泽暗晦、苍白、枯槁、面色青黑等均为不健康色泽。蒙医学认为，面色赤多为热症，面色白多为寒症，颜面发绀、颊部粗糙多为赫依病和心脏疾病。小儿有热症时两颊潮红、口唇发白、面色暗晦、精神衰极、言语低微不清，病情转入危重阶段突然转为两颧红晕如妆，精神转佳者为死亡预兆。由于居住环境、季节、气候职业以及种族的不同而造成的面色改变，都不属于病色，诊察时应注意辨别。

（2）望形体

望患者体质强弱、胖瘦及发育状况，正常人脏腑功能活动有力，则身体强健，反之，则身体有所病变。蒙医还通过对患者的动静异常表现观察，可测知疾病的部位。

（3）望五花

蒙医学将舌、目、鼻、耳、口唇称为五花，蒙医学认为五官与内在经脉脏腑之间有着密切的关系。心之花为舌，肝之花为目，肺之花为鼻，肾之花为耳，脾之花为口唇。五花不但是三根之所舍和运行之道，而且与黑脉、白脉及五脏紧密相连。通过观察五官的异常变化，可反映出脏腑功能的盛衰。

望舌，包括望舌形、舌色和舌苔。正常人舌象为舌体柔润，活动自如，颜色淡红，舌面有薄而分布均匀的白苔，反之为异常舌象。如赫依病症之舌象多为舌质鲜红，干而粗糙，舌体短缩而强硬，出现言语不清、颤抖等；协日病症之舌象多为舌体呈淡白色，苔厚而黏腻，色鲜红起刺等；巴达干病症之舌象多为舌体肥厚柔软湿润，舌质失去本体色泽，苔灰白色，或舌根部粗糙、中部黏腻、尖部柔软等症状。

望目，目为肝之花，眼目的异常改变可反映脏腑尤其是肝的病变。如赫依病多出现目多泪、赤肿、眼发干、眨眼、目红暗浊等症状。

望鼻，包括望鼻形和鼻内分泌物。鼻塞、流清涕、嗅觉失灵等多为赫依病；鼻孔干燥发痒、发疹则多为巴达干病。

望耳，耳部肉厚而润泽，是肾精充实的表现，多属正常。耳部青色，耳内刺痛作鸣等多为赫依病；耳内红肿发热、刺痛、流黄水或脓汁则为协日病。

望口唇，主要观察口唇的色泽、干润、外形和感觉。正常口唇为淡红色、柔软、感觉良好。口唇歪斜多为赫依病，干枯燥裂多为协日病或热症，湿润多为巴达干病或寒症，热邪扩散于脾则口唇发黑。

（4）其他

除了以上内容之外，蒙医学望诊还包括望牙齿、望咽喉、望皮肤、望头发和指甲等。

望牙齿，蒙医学认为，通过对牙齿与齿龈的观察，可以了解三根七素之活动，以及脏腑功能的变化。如赫依病出现牙齿酸痛动加重、下颌部血脉搏动、咬牙等症状；牙齿干燥如枯骨则多为黄水病；齿龈发紧腐烂易出血多为巴达干病。

望咽喉，咽喉为肺胃通路，心、肝、脾、肾等诸脏腑亦均通络于咽喉，通过对咽喉的观察，可以了解各脏腑的情况。

望皮肤，皮肤是人体之表，卫外的屏障，很多疾病都在皮肤上发生某些异常改变。望皮肤重点观察色泽和形态方面的变化。面目及全身皮肤呈现黄色，多因协日病或黄疸病所引起；皮肤失去光泽而粗糙、发痒、发疹、搔之流黄水者多为黄水病；身体某部皮下出现硬结，按则活动多为脑虫病等。

望头发和指甲，头发盛长色黑为正常。由于各种疾病可使头发发生变白、发黄、稀疏或脱发等变化。指甲为骨之糟粕，所以与体内三根七素和脏腑活动功能有直接关系，如有异常变化说明内脏生病变。如赫依功能减低或胃、肺有病变，则指甲失去光泽而发白变厚；协日病散布于全身则指甲多出现黑线等。

2. 问诊

问诊是指医生对患者或家属，通过正面或侧面的查询，以了解病情的诊察方法。主要包括询问患者的生活环境与生活习惯、既往病史、家族病史、平素体质、疾病的发生发展及演变过程、治疗经过等内容。

（1）问一般情况

包括患者的姓名、年龄、性别、职业、籍贯、现住址、生活习惯等。

（2）问现病史

主要询问疾病的发生时间、病因、主症、发病的缓急、病情的轻重和发展经过及诊疗过程等。

（3）结合时令即三期、四季、六时进行问诊

按疾病的蓄积、发作、平息规律和白昼与夜间病情的变化进行询问。如赫依病多为春季蓄积、夏季发作、秋季平息，早晚、饥腹时病情加重；协日病多在夏季蓄积、秋季发作、冬季平息，昼间、午夜及食物消化时病情加重；巴达干病冬季蓄积、春季发作、夏季平息，午前、黄昏时分和饱食后加重。

（4）问饮食起居情况

询问是否常用易使三根失调之饮食和住处的湿热、干冷等情况。对突发病则询问是否有过极度恐惧、受惊或情绪过于激动等情况。

3. 切诊

切诊是指医生用示、中、无名指指腹触按患者腕部脉搏，通过对脉象的辨别，以了解疾病的诊察方法，也称为脉诊。所谓脉象，是指脉搏所表现的深浅、动势的和缓、波动的幅度、充盈度和搏动规律等。蒙医学认为，脏腑有病或血之盛衰以及三根七素盈损而失去平衡状态，则必然导致赫依、血运行之变化，引起脉象的改变。通过切脉即可测知疾病的变化。

蒙医学认为，人体在正常情况下有雄脉、雌脉、中性脉三种脉象，也称为正脉。一般来说，男子多为雄脉，女子多为雌脉，但个别也有女子雄脉而男性具有雌脉者。正常人的脉率，医生每一呼吸约为五至。诊脉时间约为一百至，在此一百至中，脉象不浮不沉、不迟不数、从容和缓、节律整齐，为正常的脉象，也称为平脉，即属健康无病之脉象。反之则为病脉。脉象搏动次数超过五至为热症，不足五至为寒症。由于人的体质、

性别和年龄的不同所致生理现象之差异有异于上述规律者，不属于病脉。如妊娠脉多呈高突而滑利，同时两侧尺部脉象不同；又如胖人脉多沉，瘦人脉多浮，老年人脉多濡弱，青壮年脉多大而有力，小儿脉数多；血协日体质者脉多紧，巴达干赫依体质者脉多弱；男性脉多粗弦，女性脉多细弱；体力劳动者脉多实数，脑力劳动者脉多迟弱；激怒时脉多紧数，惧怕时脉多沉弱等情况，在诊断时必需结合平时的脉象情况进行全面、详细的考虑。

（1）诊脉准备

脉诊是复杂而细致的诊察技术，需有事前的准备。凡属油腻难消、热性或过于寒性食物，蒙医学理论上认为均能扰乱脉象，因此在诊脉前晚应停止进食这类性质的饮食。也需禁忌剧烈运动、多语、心劳、房事等。

（2）诊脉时间

一般脉诊时间选为朝阳初露，卧床未动，饮食未进，体内温度尚未散失，外界寒气尚未窜入，体内赫依、血平稳之际诊脉。

（3）诊脉部位

蒙医诊脉的部位是在腕后第一横纹向下一寸（以拇指末节之长度为一寸），即桡骨茎突略偏后方动脉上，医生所按三指一般从腕后第一横纹开始向肢体近端排列，依次为示指、中指、无名指。其示指部位为寸，中指部位为关，无名指部位为尺。按脉三指间距不宜过宽过狭，各指间保持一粒小麦之缝隙为标准。脉诊时要把握好各部位的按脉轻重度，诊寸脉须轻按，着于皮肤即可，关脉较重，要着于肌肉，尺脉重按，着于骨为度。要注意患者诊脉时的姿势，即诊脉位，患者取坐位或仰卧位，前臂平升，掌心向上，腕部最好用脉枕垫起，其位置与心脏同高。

蒙医诊脉三部与脏腑关系密切，以男性为例，医者以右手三指诊脉，患者以左手初诊，示指（寸部）的上角属阳为心，下角属阴为小肠；中指（关部）的上角属阳为脾，下角属阴为胃；无名指（尺部）的上角属阳为左肾，下角属阴为精府（女性为卵巢）。病者右手就诊，医生以左手诊脉，示指上角属阳为肺，下角为大肠；中指的上角为肝脉，下角为胆脉；无名指上角为右肾，下角为膀胱。女性寸部的诊脉法，与男子相反，即女子以右手寸脉诊心和小肠，左手寸脉诊肺和大肠。

另外，诊脉时还应注意四季、五行与脉象及脏腑的关系。春三月为阳气初升、草木萌生季节，在脏为肝木脉和胆脉旺盛而运行之时，故脉搏细而搏动；夏三月为气候炎热、雨淋季节，在脏为心火脉与小肠脉旺盛而运行之时，故脉搏粗壮而脉势悠长；秋三月为阳气乍衰、谷物成熟季节，在脏为肺金脉和大肠脉旺盛而运行之时，故脉搏短促而搏动粗暴；冬三月为大气寒冷、水土冰冻季节，在脏为肾水脉、膀胱脉与精府脉旺盛而运行之时，故脉搏柔和而迟缓。蒙医诊脉取法近似于中医，但诊脉部位与分配所属脏腑有区别。

（4）病脉的诊察与分析

蒙医学依据疾病性质与种类将脉象分为总脉与分脉，通过对患者的具体脉象进行诊察并综合分析进行诊断。

总脉是指依据疾病的本质进行分类的脉象。总脉可分为寒、热两大类，共有十二种。其中热症脉象、寒症脉象各六种。热症六脉象即实、滑、紧、数、洪与弦。①实脉浮沉皆大，无虚而幅强，多见于增盛热、骚热症。②滑脉如珠之应指，指下有流利圆滑的感觉，多见于血热症。③紧脉脉未绷急，强按不止，如牵绳转索，多见于协日热症和心热症。④数脉来去快速，多见于瘟热、扩张热和毒热症。⑤洪脉洪大有力，脉道宽阔，多见于赫依、血相搏和包如热症。⑥弦脉硬而端直，按之不移，见于伤热症。寒症六脉象即微、弱、虚、迟、沉与芤。①微脉极细而不显，若有若无，多见于寒痞症。②弱脉极软而沉细，多见于浮肿症。③虚脉三部举止无力，多见于寒性黄水症、灰巴达干症。④迟脉脉来迟慢，一息不足四至，多见于寒症，迟而有力为实寒，迟而无力为虚寒。⑤沉脉轻取不应，重按始得，多见于寒性水肿与水臌。⑥芤脉浮大而软，按之中空，多见于单纯性各种赫依症。寒热症十二种脉象有相对峙的关系，如实与微、紧与弱、滑与虚、数与迟、洪与沉、弦与芤等，一方为另一方的对立面。疾病的发生、发展和变化是复杂的，在脉象上的反应也必然是多方面的，在临床上单一脉象少见，在一个患者身上见到的脉象多为两种或两种以上复杂之象。热症六种脉象中两种相兼者多见，3~4种相兼者为大热，5~6种相兼则为极热症。寒症六种脉象之相兼出现大概亦如此。另外，寒热症脉也有阶梯型搏动之象，这是寒热脉象在顺逆发展过程中所表现的搏动。临床表现错综复杂，宜结合具体病症加以辨别。

分脉是指以病种分类的脉象。疾病的本质归纳为寒、热两大类，具体又可细分为单一症、合并症聚合症、寒症、热症等脉象。

单一症脉象分为七种：①赫依病脉象，脉管似充盈气体，粗大而空虚，有时出现间歇。②协日病脉象为细、紧而数。③巴达干病脉象为沉弱而缓。④血症脉象搏动高突而滑利。⑤黄水病脉象为震颤而有血行艰难之感。⑥虫病脉犹如被扭曲作扁平状向两侧跳动。⑦黑黄水病脉颤而不显。

合并症脉象分为三种：①赫依、协日合并症脉象虚而数。②巴达干、协日合并症脉象沉而紧。③巴达干、赫依合并症脉象虚而缓。

聚合症脉象只有一种，其搏动粗壮满实而关部则微。

寒症脉象分为五种：①痞症脉象微而虚。②不消化病初期脉象搏动粗大而弦，陈旧则细而无力。③水肿病脉象细、沉而底部弦。④寒性呕吐症脉象浮而虚。⑤寒性泄泻症脉象沉而虚。

热症脉象分为二十余种，即一般热症脉象数洪紧；未成熟热症脉象细数；增盛热脉粗弦而紧数，按之愈强；空虚热脉象花而浮数，按之呈空虚状；隐伏热脉象低弦而紧；陈旧热脉象细而紧；浊热脉象沉细而数；伤热脉象细紧而弦；骚热脉象粗突而弦数；疫热脉象细而数；黏热脉象指下有扭动之感，时强时弱，时虚时芤；白喉症脉象弦而底部紧，并有颤感；炭疽脉象浮而低；急刺痛脉象短促；伤热脉象粗、弦而数；头部肌肉受伤者寸脉洪大；头骨受伤者关脉紧；脑内受伤者尺脉数而作颤；小儿肺热刺痛脉象紧而极微；小儿肺热阻症脉象为弦；妇血症脉象弦浮，连连急速而动；中毒症脉象细数而无力；实发症脉象弦、弱、缓、细不定。

（5）脉象鉴别

诊脉时，脉象繁多易误诊，临床上必须注意鉴别，主要包括两个方面：①鉴别正常脉与病脉相异的脉象。雄脉坚粗与热症的实洪相鉴别，雌脉细数与热症紧数相鉴别，孕妇的突滑脉与血症的弦滑脉相鉴别，中性脉的流长濡而柔和与寒症的缓弱虚相鉴别。其鉴别的主要特点为正常脉虽粗但搏动柔和，而热症脉象洪而搏动显紧；正常脉象坚而有力并柔软，热症脉象实而有力并紧硬；正常脉象搏动柔和脉道细，热症脉象紧，不论相兼任何脉象均滑；正常脉象数与热症脉象数相近，但搏动幅度和力量有所不同。正常脉象流长而柔和，搏动幅度长而脉道粗大，寒症脉象缓弱，搏动迟缓而力量微弱；孕妇脉象突滑，搏动滑利而两侧尺脉不同；血症脉象滑弦，搏力强大而突起。在正常脉象中出现并行脉、不全脉、停顿、作颤而涩或移位脉象，临床上易与死脉相混，仅凭脉象则难以确诊，应对疾病进行综合性的辨证，以确定诊断。②注意易误诊之脉象。血脉与赫依脉，均为空囊浮于水面状，难辨，细致诊察，血病脉上浮而紧，能经得起按压，赫依病脉象上浮而空虚，不耐按压，两者据此不同加以辨别。增盛热脉象与空虚热脉象，如从脉搏快数方面诊察易混淆，增盛热脉洪紧有力，能经受按压，而空虚热脉呈空虚状，两者区别即在此。巴达干病与陈旧性血症脉象均深沉易混淆，细致诊察，巴达干病脉弱而无力，陈旧性血症脉按压有力，微呈粗状，两者需加以甄别。

4. 按诊、闻诊、嗅诊和尿诊

（1）按诊

按诊是指医生用手直接触摸按压患者身体表面据此诊察疾病的方法，通常包括按肌表、按胸腹、按手足、按穴位等。

按肌表主要是辨别肌表的寒热、润燥、肿胀、疼痛等。如赫依病肌表凉、粗糙、发青、坚硬；协日病肌表热、油腻、湿润，肌表颜色发黄或发红；巴达干病肌表凉、柔软、湿润、水肿等，皮肤发白。在临床诊察外科疾病用按诊时，如疮疡按之肿硬不热多为赫依症，不易化脓；患处灼热重按则痛，易于化脓，多为协日症。

按胸腹主要了解痛与不痛、软与硬，有无痞块积聚和脏腑的位置、水肿等情况。

按手足主要了解手足的寒热。患者手足俱冷，多为虚寒症；手足俱热，多为热症、协日亢盛症；手心热，多为内伤，或伤于饮食；两足皆凉，多为寒症。

按穴位是通过对穴位的压痛反应，以验证疾病所属脏腑的诊察方法。从头顶（相当于百会）、黑白际（相当于膻中）、鸦眼、脊椎第一节到骶骨之间，分布着许多穴位，大都有所从属（如脏腑与三根等），各穴位与其所属脏腑之间的关系密切。某脏腑的病症，往往在其所属穴位上有相应反应，如有压痛点，或压之有块感、结节、条索状物等。蒙医学通过诊按穴位来了解脏腑的疾病有一定的诊断意义。

（2）闻诊

闻诊是指医生通过听觉辨析患者的语言、呼吸、咳嗽、呃逆、嗳气以及呻吟等声音的变化，以诊察疾病的诊断方法。蒙医认为，发声主要依赖赫依的活动，经过肺、气管、喉、舌、齿、唇、鼻等器官的作用，正常人发声自然，音调清晰和畅。由于内因或外缘引起脏腑和发声器官产生病变时，都会导致声音的异常变化而反映出来，可借此声音的异常变化以判断内在的病变。如发声重浊，声高而粗多属热症；发声轻低，声微细弱多属寒症；声哑或失音多为伤风感冒、肺疾和黏热之气侵于咽喉所致；情志抑郁胸腔满闷而叹息，多为赫依病所致。呼吸气粗属热症，呼吸气微属寒症；咳声重浊属热症，咳声低微属寒症；呃声高亢、短而有力者，属热症，呃声低沉，气弱无力者，属寒症。

（3）嗅诊

嗅诊是指医生通过嗅觉辨析患者的口气、呼吸、痰气以及其他排泄物等在气味上的变化，以推断病情的诊断方法。如患者所居病室有某种腐臭气味，多见于黏热性疾病，有血或鱼腥味多为曾有失血。患者身体有特殊的汗臭味，多见于瘟热症；汗有酸味，见于布鲁氏菌病；如患者汗腺分泌亢盛，脚汗过多，则有狐臭味。患者口气臭秽多为胃热症或口腔不洁所致；口中发出芳香气味，多为糖尿病之症。热症患者的痰涕、二便等排泄物气味的共同特点是气味都腐臭，如大便酸臭者为肠有滞积、不消化之症，小便气臭熏人者为热盛症，小便混浊多为膀胱有热。吐物有腐臭味者多为血协日症，气味带腥臭者多属寒症，如大便溏泄、腥臭者为肠寒症，白带清稀味微腥者属寒症，血腥味者为巴达干赫依症。小便有甜气味，多为糖尿病。

（4）尿诊

蒙医学应用尿诊以判断疾病的寒热属性、发病部位和病势轻重，作为辨证施治的依据。蒙医学尿诊是将患者的尿液，分别在热时、温时和冷却后三个阶段，对其尿色、气味、蒸气、漂浮物、絮状物和沉淀物等进行观察。

尿诊前的准备。验尿首先应排除影响验尿结果的一切因素。在尿诊前晚，禁止食用奶酪、酸奶、酒类和热重性不易消化之食物，按照日常所需量饮服开水，清心，禁房事，避免身心疲劳，保证足够的睡眠。采验清晨尿，弃去排尿的前后部分取中间的部分。贮尿容器须用白色瓷皿或白玻璃器皿。验尿时间以清晨阳光初露之时为宜。

尿液的诊察。正常尿为淡黄色，质地稀薄而清澈，有碱性气味，蒸气不大不小，蒸发时间长短适度，表面浮皮形状大小均匀，蒸气散尽后，尿液从容器四周成圆圈状逐渐向中心转变收缩。

尿诊须分别从三个阶段进行诊察，即热时、温时、冷时三个阶段。尿热时，立即对尿液的颜色、蒸气、气味、泡沫四个方面进行观察。尿液温时，气味已消失，主要对尿渣及浮皮进行观察。尿液冷时，对尿液的转变时间、转变情形以及转变后的色素三个方面进行观察。若尿液如沼泽之水，清而稀薄，色青，蒸气小而蒸发快，有铁锈或蜂蜜气味，泡沫色青而大，尿渣如马羊绒毛散布于水中，挑取而无物的为赫依病尿象；协日病尿色如珊瑚刺汁，蒸气蒸发时间长，有油或肉类燎糊味，泡沫色黄而细小，迅速消失，尿渣如絮撒于水中，中部多而四周少，且遮掩器底；巴达干病尿色乳白，蒸气小而蒸发时间短，有变质腐败食物气味，泡沫如唾液入水状，长时间不易消失，尿渣如白毛；泡沫红赤为血病；泡沫如虹色多为中毒病尿象。

根据尿渣在尿中所在的层次可推断病变的部位。尿渣若在尿液之上层者，多为心以上的疾病，如心、肺疾病等；若在尿液之下层者，为脐以下的疾病，如肾、大小肠、膀胱、生殖器疾病等；若在尿液之中层，为心至脐部之间的疾病，如肝、膈肌、胆囊、脾疾病等。尿渣状如腐败变质象乳酪，色白而成块状，遍布于尿液浮层者，为赫依扰乱了正精寒热症。根据尿液的浓稠与稀薄，可判断疾病的寒热，尿液浓者为热症，稀者为寒症。根据病象变化，可常见到异常尿象，复杂多变，难以分辨，容易误诊。蒙医学尿诊临床常见易误诊病尿有九种，易误诊尿色有三种。如空虚热、血热、肾热、肝热与脾热等病尿均红色，易误诊；包如巴达干病和黄水病尿均稠而色紫，易误诊；隐热症、巴达干赫依合病尿均呈青色，易误诊。临床上严格按照诊察尿的三个阶段去分析可加以辨别。

蒙医学认为，对疾病的诊断须在综合应用以上诊察方法的基础上，多诊合参以探求病因病机，判定发病部位，将各种诊断信息认真加以分析，对病情作出总的和具体的诊断。

二、治疗原则与方法

蒙医学认为，疾病是在各种致病因素的影响下，人体三根出现偏盛或偏衰、失去相对平衡的情况下产生的，只有保持三根互相协调，才能维持人体正常的生理功能，身体方能健康无病。因此，治疗一切疾病的过程，实际上就是调整赫依、协日和巴达干三者，使之趋于平衡的过程。

蒙医学治疗强调"治未病""求本""扶正祛邪""调理三根"和"因人、因时、因地"制宜等治疗原则，针对疾病本质辨证施治。蒙医学"四施"治疗方法包括药物疗法、饮食疗法、起居疗法和外治疗法（如火灸疗法、穿刺疗法、正骨疗法、震脑疗法、罨敷疗法等）。蒙医学认为，对不同的疾病，治疗不能千篇一律，须遵循不同的治疗原则而采用具体治疗方法。在临床治疗过程中，需要注意正确区分不同的体质特征（包括赫依型、协日型、巴达干型及聚合型），仔细辨别疾病的诱发因素（包括饮食、起居、时令和突发因素等），认真分析病因病机（包括赫依、协日、巴达干、血、黄水、虫六因）和疾病性质（概括为寒、热两类），在此基础上，根据具体病种的不同特点，分清主次，分别采用相应的治疗原则和治疗方法。

1. 针对具体病症正确施治

蒙医学治疗根据疾病的本质、部位、变化特点及病势之强弱进行治疗。具体疾病的种类及其变化多样，从病因上可概括为赫依、协日、巴达干、血、黄水、虫六因，疾病的本质可归纳为寒性与热性，疾病的种类繁多而复杂，可归纳为单一型、合并型和聚合型三种，发病部位区分为身心二者。蒙医学治疗是以针对病变的主要原因予以施治为前提，针对具体病症而采用相应的治疗原则与治疗方法。下面简要述及单一型疾病、合并症、聚合症、热症、寒症、脏腑病和疑难症等类别病症的主要治疗原则与方法。

（1）单一型疾病的治疗

蒙医学认为，人体的构成是极为完整的对立统一体，任何一个器官或局部结构都是人体不可分割的组成部分，某一部分的功能发生失常或紊乱时，不可避免地会影响三根七素的正常生理活动。从这一观点来看，在人身上不可能发生单一型疾病。然而，在任何疾病发展过程的不同阶段，某一类型病症可能占据明显优势而以单一型疾病症状表现出来，则称单一型疾病，如增盛热症；有时也以某一病症的发生部位及其名称称为单一型疾病，如胃巴达干病等。同时，治疗任何一种单一型疾病，都应注意赫依偏盛而诱发其他疾病的可能性。

　　赫依病为由赫依偏盛而引起的诸病症，其共同症状为呵欠、伸腰、恶寒战栗、腰髓关节酸痛、游走性刺痛、空呕、五官功能减弱、消瘦、皮肤发黑、活动时周身疼痛等，多在空腹、受风寒侵袭、黎明或下午14~18时发作。治疗原则以抑制赫依为原则，补益正精，镇赫依，活气血，并根据疾病的具体类型随症施治。饮食宜油腻而富有营养，以补正精；住处宜幽静而温暖，使病者心情愉快。宜施以土元成分为主的重、腻性而甘、酸、咸味之药物，如阿魏三味汤、沉香四味汤等，兼施灸疗、按摩等外治疗法，辅助进食骨汤、陈红糖、大蒜等加以治疗。

　　协日病属热症，诸病总的症状为口苦、胃灼热、头痛、发热、局部固定性刺痛或作痛、颜面及全身皮肤微黄、腹部膨大、吐泻胆汁、脊椎第二节等处协日主穴有压痛，在中午、午夜时出现病痛加剧现象。治疗原则以清协日之热为原则，一般在饮食、起居和药物等方面施以凉性疗法，宜先调胃火扶正精，清协日和血热之邪，并用攻泻剂及放血疗法等随症施治。饮食宜轻而凉性，以调胃火，住室宜凉爽，使安静休养。宜施以水元成分为主的凉、钝性而甘、苦、涩味之药物，如六雄汤、苦参六味汤、柿子六味散、查干榜十三味散、槟榔四味散、胡连十六味散等攻泻剂。为了清除热邪余毒，可用清协日缓泻剂，饮大黄地丁汤送服，或用藜格丹十三味散，饮大黄三味汤送服。外治可针对病情，取金柱脉、银柱脉及肝胆合脉微量放血，并辅以冷罨疗法等加以治疗。

　　巴达干病属寒症，一切寒症之根源为巴达干。巴达干增盛所致诸病总的症状为食欲缺乏、消化不良、恶心或呕吐、胃胀闷、嗳气频作、味觉不敏、身感沉重、情志懈怠、神志迷糊、常有寒冷之感，食后或阴天潮湿时易发作，脊椎第三节及胃穴等巴达干主穴有压痛，尤以昼夜两者之初（早晨及6~10时和夜晚18~22时）发作较多。治疗原则以温热为宜，消除巴达干为原则，并随症施治。饮食宜粗糙而热性之品，如胡椒、蜂蜜等，居室宜温忌寒，参加适当的体育活动和轻微劳动。药物宜以火元成分为主、性锐、涩、轻而辛、酸涩之药物，一般用光明盐三味汤、光明盐四味汤、紫硇砂五味汤等药剂酌情服用，散剂可用甘草十四味散、青龙二十六味散等。外治施疗以扶振胃火，清除巴达干为原则，依据病情，可在脊椎第三节、第十二节、胃前三穴等巴达干总穴施以针刺、艾灸或热敷，并可适当辅用催吐剂和施以灸疗、火针等外治疗法。

　　血症的治疗以除血邪及热势为原则。饮食宜稀而凉性之品，居室宜适度潮湿阴凉。宜施以水元成分为主的，凉、钝性而甘、涩味之药物，并兼施放血疗法加以治疗。

　　黄水病的治疗以调理内火及干燥黄水为原则。饮食宜干燥而温和之品，居室宜温暖。宜施以气元成分为主的，轻、热、锐性而酸、辛味之药物，并辅以五味甘露汤或天然温泉沐浴疗法等加以治疗。

　　虫病及黏虫病的治疗以杀虫灭黏为原则。饮食宜凉、轻性而温和、粗糙之品，居室宜凉爽而寂静，严格防止虫病传播。药用麝香、黑云香等杀虫灭黏药物加以治疗。

（2）合并症的治疗

合并症是指一种病症发病的同时并发其他病症，合并症可有两种不同的病症并发于同一部位，或发生于两个不同的部位，或原发病未愈而转化为其他疾病等变化。一般情况下，原发病叫主病，后发病叫合并症或继发症。

合并症与继发症虽有多种，但可归纳为以下三种：①两者并存合并症。指两种病症存在于一个部位，如原发病为心激荡，继发黄水性心热病，治疗此病时，应注意发病部位的特点，在抑制赫依性心脏的前提下，视病情轻重可采取分上下午轮流分别治疗，即日夜之末（傍晚、黎明）及日夜之初（初更、早晨）施以驱寒之热性药，中午及夜半施以清热之凉性药的原则。如两种不同的疾病发生于两个部位时，亦根据病情采取上述原则。②转化合并症有两种类型，主病未愈而转化为其他病，或主病愈后转化为其他病。当治疗这类合并症时，首先分析其转化的原因，采取对症治疗的原则。如对协日病的治疗，若过多地使用苦、辛味饮食及药物治疗，则易使协日平息而转化成巴达干性或赫依性疾病，或者同时转化为两者，故其治疗时首先治其合并症，则主病之余邪自然消失。③相搏合并。指主病之外表症状热而本质属寒，或者主病本质虽变而外表症状不变，或主病外表症状虽变而本质不变等出现假象的合并症。当治疗此类合并症时，首先对主病的本质和其外表症状进行分析，同时观察其饮食及对药物的反应是否适应，以明确主病的本质，一般采取以针对主病本质进行治疗为原则。然而，若主病之外表症状虽变而本质尚未变，则在治疗主病的前提下，结合具体病情施以适当的对症治疗，或按治疗隐伏热之原则治之。

此外，当治疗合并症时还需注意以下情况，对赫依与协日合并、赫依与血合并应注意其扩散，对巴达干与协日合并、巴达干与热邪合并应注意其隐伏，对血与黄水合并应注意黏虫之侵袭，对巴达干与黄水合并应注意肾衰竭，对血与协日合并的一切热症应注意其越过热顶，对巴达干与赫依合并的一切寒症应注意其寒彻根底。

（3）聚合症的治疗

同时发生的三种以上疾病称为聚合症。治疗此类病症要采取保护胃火、调理三根的原则，并按疾病的本质、发病部位及病势之强弱等情况进行治疗。调理三根的总引导为：诃子与五灵脂为全能上药；按摩与经常性的温和导泻为调理法中最佳；白米、新鲜植物油、酸马奶和开水为滋养全身之饮食中的上品；心情快活地闲游为起居中最应提倡者。从疾病的本质上进行调理时，在治主病的主药之上分别添加或作引服用如下药剂：赫依盛者用肉豆蔻、苦参和滋养三骨汤；协日盛者用地丁、木鳖子及白糖水；巴达干盛者用土木香、荜拨及盐水；血盛者用巴沙嘎、胡黄连及橘汁水；黄水盛者用白云香、决明子、苘麻子及蜂蜜水；黏盛者用麝香、黑云香及白开水。依据发病部位之特点调理三根，在治主病的主药之上分别添加或作引服用如下药剂：对心脏用广枣、肉豆蔻；肺用甘草、石膏；肝用红花、五灵脂；主脉用丁香、紫檀；肾用豆蔻、刀豆；脾用果草、黎豆；胃用石榴、毕芨；大肠用叉分蓼、紫硇砂；小肠用地稍瓜、木通；胆用牛黄、查干榜嘎；膀胱用蒺藜、姜黄；精府用手参、黄柏。从病势之强弱进行调理时，如聚合之几种病的病势均等则在保护胃火的前提下，采取医治两者并存合并症的交替治疗法或异病同治的原则和方法，如几种病病势不均等则以医治合并症总则加以治疗。

（4）热症的治疗

起因于协日和血的疾病均属热症范畴，医治此类疾病，要以抑制协日、清血及降热为原则，同时应结合热之来源、变化和发病部位以及三根等的具体情况进行随症治疗。

结合热病之来源与变化进行治疗：①结合热病的来源进行治疗。震伤性热，采取清血、疗伤和降血热的治疗方法；骚热，采取调理骚扰，清除血、协日热的治疗方法；瘟热，首先促使成熟，待热象出现时施以清热疗法并使之发汗，后期应防止赫依骚动；中毒性热，初期先用催吐剂或导泻剂予以解毒，次用调理三根之治疗方法；陈旧热，采取先收敛扩散之热邪，次施以调理三根之治疗方法。②结合热病之变化进行治疗。未成熟热，首先促使其成熟，然后治之；增盛热，以凉性药物及饮食压制之，并防止赫依骚动；空虚热，先抑制赫依并注意不遗余邪，彻底根治；隐伏热，首先排除其假象，使之本质症状出现后进行祛热治疗；陈热，采取清除深渗之宿疾的治疗方法；浊热，用调理胃火、干燥黄水的治疗方法。

结合三根特性进行治疗：治疗协日热时，首先压抑偏盛之协日，随后进行降热治疗；血热，先行清血，次作降热；赫依热，首先压抑偏盛之赫依，使热势缓缓降之；巴达干热，调理胃火，干燥黄水，随后进行降热治疗；黏热，首先杀黏，随后作降热治疗。

结合热病发生部位进行治疗：脏热，用凉性药物配合放血疗法治之；腑热，用凉性药物配合剂治之；肌肤热，用黄水病药物配合发汗疗法治之；关节及骨骼热，用赫依性热病药物配合温熨、温浴及泥疗等外治法治之；脑脊髓及白脉热用巴达干性热病、赫依性热病药物及痹病药物配合剂治之；黑脉热，用血热症药物配合放血疗法治之。

此外，在热症治疗时还应注意，当治疗瘟疫时，注意预防，其转化成未成熟热及空虚热；治疗伤热和骚热时，注意预防其转化成增盛热；治疗中毒热及包如热时，注意预防其转变为陈热；治疗巴达干、协日热时，注意预防其隐伏。此外，凡治热病时，要紧紧抓住热病之融冻际进行治疗，同时也需注意热病不根治而陈旧则易出现里热表寒的寒症假象。

（5）寒症的治疗

凡由巴达干及赫依失常而引起的疾病均属寒症范畴。医治此类疾病，要以增强胃火、清除巴达干、抑制亢盛之赫依为原则，同时具体结合寒症之来源及变化、发生部位以及三根等的具体情况分别加以治疗。

结合寒症之来源及变化进行治疗：对不消化病，在其初期糟粕尚未消化之际，节制饮食，使胃火强盛，力求根治；当精华未消之初，在调理胃火的前提下，采取以促使成熟和收敛为主的治则，随后勿用催吐剂而用泻剂治之，但要注意，无论采用何种疗法，如病者发生呕吐或泻泄时，不能用药止吐或止泻。精华不消症如已陈旧，消化功能发生障碍而转化为结聚性痼疾，则采取融解、干燥、破坏和攻泻疗法；如形成渗漏性痼疾则采取疏通脉道、止漏疗法；如形成扩散性痼疾则采取先行收敛、后作随症治疗的方法；如形成固定性痼疾则注意血的变化，作随症治疗。

结合三根特性进行治疗：合并赫依之寒症，采取益胃火、抑赫依、驱逐寒邪之疗法；合并协日或血的寒症，按治合并症总则治之；合并黄水之寒症，在调理胃火前提下，采用干黄水驱寒邪的疗法；合并虫及黏的寒症，先以有效药物杀虫灭黏，随后进行理火驱寒治疗。

结合寒症发生部位进行治疗：腑器寒症，用热性药物佐以灸烘、火针、冤疗（色布苏疗法）等外治法治之；脏器寒症，用温性药物配合按摩疗法治之；肌肤寒症，用治寒症黄水病的药物配合温泉沐浴等外治法治之；关节及骨髓寒症，在理火制赫依前提下，用寒症黄水病药物配合甘露汤或酸乳清沐浴治之；脑脊髓及白脉寒症，在利赫依运行并驱寒的前提下，用治痹病药物和脉泻药物并配合按摩疗法治之。

总之，治疗寒症，在病之初期力求根治，注意不遗余邪。如已转化为陈旧性寒症，则应保护火，而后逐步根治之，同时应注意寒症陈旧时易出现表热里寒的热症假象。

（6）脏腑病的治疗

五脏属阴，当医治五脏所患之一切疾病时，总的方面要注意血和协日之热。医治心和主脉之病时，注意赫依和血；医治肺疾时，注意巴达干和血；医治肝病时，注意血和协日之热；医治脾病时，注意巴达干和血；医治肾病时，注意巴达干和黄水。总之，对五脏之所有疾病进行治疗时，要着重医治心和热症。

六腑属阳，当医治六腑所患之一切疾病时，总的方面应注意巴达干。医治胃病时，注意巴达干异常；医治胆和小肠病时，注意协日之热；医治大肠病时，注意赫依之症；医膀胱病时，注意巴达干热；医治精府病时，注意聚合症；医治子宫病时，注意赫依和血。此亦根据六腑之特点的治疗原则。总之，对六腑之所有疾病进行治疗时，要着重医治胃和寒症。

（7）疑难症的治疗

对任何一种疾病，如不能及时做出确切诊断的疑难症，可采取探测诊治的原则。对疑似病症的探测，主要包括疑似重症、疑似一般疾病和外治试探三类。

疑似重症的治疗：如疑似脏腑要害部位的疾病时，先以要害部位的疾病治之；如疑似传染性疾病时，先以治传染病之法治之；难以鉴别寒热症时，先以热症治之；疑似黏虫性疾病时，先以黏虫病治之；难以鉴别急性或慢性疾病时，先以急症治之；难以鉴别重症或轻病时，先以重症治之；疑似致命之九种病之一时，先以致命病治之；疑似突发之五种急症时，先以突发病治之。在上述治疗的过程中，应随病症发展做进一步细致的检查和分析，以求确诊。

疑似一般疾病的治疗：采取先用少量药物进行试探治疗的原则和方法。疑似由赫依引起的疾病，可用三骨滋养汤进行试探；疑似由协日引起的疾病，以地丁单味汤进行试探；疑似由巴达干引起的疾病，以光明盐四味汤进行试探；疑似由血引起的疾病，以巴沙嘎单味汤进行试探；疑似由黄水引起的疾病，以白云香、苘麻子、决明子等量汤进行试探；疑似胃、大肠之黏性疾病，以五鹏散进行试探；疑似赫依性刺痛或血性刺痛病，以查干汤（即土木香四味汤）或黑云香单味汤进行试探；疑似中毒性疾病，以十三味收敛散进行试探。如上所述，用少量药剂进行试探时，如确实系该病则必然奏效，否则效果不显或出现病情加重的征象。

外治试探治疗：对一些病症施行外治之前，亦需先行试探，以确定相应的外治疗法适应与否。如欲施灸疗及火针疗法，先用热油试探之；欲施五味甘露汤浴法，先以热水浴试探之；欲用泻剂治疗，先以大黄三味汤试探之；欲施放血疗法，先以空心针穿刺试探。对上述各种外治试探法，如适应则奏效，否则疗效不显或病情加重。

（8）症状近似疾病的治疗

有些疾病其外在症状表现多有相似，四施所起之治疗效果亦相似，可视病情变化将此类相似疾病之治法相互结合应用。常见症状相似疾病如：①赫依性激荡、主脉赫依病和心激荡三种疾病的临床症状多有类似之处；②赫依性达日干和肾达日干之临床症状多有相似；③血性扩散协日病和小肠包如病的临床症状多有相似；④黄疸、胆热症和胆结石的临床症状多有类似之处；⑤不消化症、胸口巴达干与火衰巴达干的临床症状多有相似；⑥痛风、痹病和巴木病三种病的临床症状多有相似；⑦肠刺痛与热性下痢的临床症状多有类似之处；⑧赫依性白脉病、赫依性搐搦、赫依性麻木和赫依性萨病四种病的临床症状颇有类似之处。

2. 针对患者的体质特性、年龄、生活习惯和时令等正确施治

蒙医在治疗疾病过程中，在针对各类具体病症的病因、性质详加诊析的基础上，同时综合考虑患者的体质、年龄、时令等诸多因素，有针对性地采用具体的治疗方法。

（1）结合患者体质和年龄进行治疗

当医治赫依型体质者的疾病时，应防止病邪扩散并注意心、主脉和大肠之病以及赫依亢盛；当医治协日型体质者的疾病时，应防止转化为热症，并注意肝、胆病和小肠病以及协日亢盛；当医治巴达干型体质者的疾病时，应防止热邪隐伏，并注意胃、脾、肾、膀胱之病以及巴达干、黄水亢盛；当医治聚合型体质者的疾病时，应注意寒热相搏和精府之病的发生。

对体力强的青壮年患者，治疗时可采取加大药力，迅速压服病势；对体力中等的少年患者，则宜投以缓和之药物；对体力弱的幼儿及老年患者，则适当调配药力，着重益补其正精，采取柔和的治疗原则和方法。

当医治婴幼儿的疾病时，应注意巴达干增盛和脾、胃、肺、肾、膀胱等的情况；当医治青壮年人的疾病时，应注意血和协日增盛以及肝、胆、小肠等的情况；当医治老年人的疾病时，应注意赫依增盛，胃功能衰败而精华不消，注意胃、心、主脉、肾以及黑脉与白脉的情况。

（2）结合患者生活习惯进行治疗

对习惯于饮食辛、涩、苦味，轻性而粗糙食物，长期从事于消耗体力的工作，言语过多，思虑过度，生活于风大环境中的患者，应注意赫依亢盛和易引起痹病及心、主脉之病。对习惯于饮食辛、酸、咸味及锐、热性食物，长期生活于干热环境中，从事重体力劳动的患者，无论其所患何病，都要注意血、协日亢盛和小肠、肝胆等易于起病。对习惯于饮食苦、甘、涩味及重、凉性而油腻食物，长期生活于潮湿环境中，身心过于安宁的患者，无论其所患何病，要注意巴达干及黄水亢盛和脾、胃、肾和膀胱易于起病。

（3）与时令结合进行治疗

立春以后，当治疗任何疾病时，要注意血液增盛而影响肝胆功能；立夏以后，当治疗任何疾病时，要注意赫依亢盛而影响心、主脉、小肠功能；立秋以后，当治疗任何疾病时，要注意协日增盛而影响肺、大肠功能。立冬以后，当治疗任何疾病时，要注意巴达干亢盛而影响肾、膀胱功能。此外，在寒冷季节，巴达干与黄水易于亢盛，此时宜治脾、胃之病与黄水病；在温热季节，血、协日、赫依易于亢盛，此时宜治心、小肠病及黏虫症。

（4）针对病势进行治疗及纠正药力过大或过小的谬误

①对病势强的病症进行治疗。治疗病势强的病症如同"与仇敌在谷遭遇"一样，将四施（药物、外治、饮食、起居四项治疗措施）之力集中以对，以求迅速将其压制。如合并巴达干、赫依而病势甚强的寒症，如不及时予以有效的治疗而延误，则会致使寒邪深伏于内，可危及生命。因此，对此类病症，在其发病之初，应慎重地加大"四火"之力予以治疗。又如增盛热或无暇成熟之热等病势强盛的热症，若延误治疗时机，则易使热势灼烈而越过极限，亦可危及生命。对此类病症，应慎重地加大"四水"之力予以治疗。②对病势较弱的病症进行治疗。如治疗感冒之类的病势较弱的病症，所投之药力过大则极易导致该病本质上的变化，可危及生命。在发病初期，首先着重在起居方面注意护理，在饮食方面进行调理，其次应用药物治疗，最后施以外治。犹如攀登台阶，视病情变化，采取缓峻相结合的治疗原则和方法，不宜在发病之初投之过大的药力。

药力过大或过小的谬误多见于复诊患者，如前次所投之药力过大，则原病虽已平息，但往往会转化为其他病症。遇此情况，应按"贬低特权者"方法治之。如之前治疗所投之药力过小则易使病邪遗留转化为宿疾，此时应加大药力，祛除病邪，以求根治，或根据具体病情，按"救护衰弱者"的方法治之。还需注意有时会出现因药力与病势均等而致使原病未愈引起他病，此时应按"转化合并症"的方法治之。

三、治疗方法

蒙医学治疗疾病的方法包括四施（饮食、起居、药物、外治）疗法，其中一些特色传统治疗方法具有悠久的历史和鲜明的特点，如饮食疗法中的酸马奶疗法，外治疗法中的灸疗法、罨敷疗法等，以及对于骨科创伤疗效显著的正骨疗法等。这些蒙医学特色传统疗法是与蒙古民族生活生产方式相适应的独特的治疗技术，不仅具有独立的治疗体系，并且可与药物治疗等医疗方法相结合发挥综合治疗作用。蒙医学传统疗法的适应性很强，在临床各科得到广泛应用，既可应用于各类常见疾病的治疗，而且对一些重症、急症、疑难症也有其疗效独到之处。

1. 酸马奶疗法

酸马奶疗法是蒙古族的一种特色传统饮食疗法，是蒙医学"四施"中饮食疗法的典型代表，在蒙医学中占有重要的地位。酸马奶也称马奶酒，蒙医学认为酸马奶不仅是一种营养饮品，而且具有清热、清协日、止渴、滋养肺等功能，具有强身健体和治疗各种疾病的功效，用于治疗脏腑热、营养不良、肺结核、口腔溃疡等，对伤后休克、胸闷、心前区疼痛等尤为有效，蒙古族民间称这种独特的疗法为酸马奶疗法。蒙古族人民在游牧生活中创造了这种将马奶发酵后酿造的美味饮品，并将其发展成为蒙医饮食疗法中声名最显著、传扬最广远的一种治疗方法。

蒙古族自酵自饮酸马奶历史久远，早在匈奴时期就创造了这一极具民族特色的饮品，并逐渐发现其医疗价值，将其纳入蒙医学体系，应用于疾病的预防、治疗和康复各阶段，发展了极具民族特色的酸马奶疗法。《黑鞑事略》中对酸马奶有简洁的记述："马之初乳，日则叫其驹食之，夜则聚以涕，贮以革囊，倾洞数，味微酸，始可饮，谓之马奶子。"其大意是将白天马驹未吃尽的马乳收集起来，储存在皮革制成的囊筒中，经过多次搅动或驮在马背上任其自然颠簸，有了酸味以后即可得到酸马奶。酸马奶经过进一步加工得到马奶酒。七百余年前成书的《蒙古秘史》中就有酸马奶的记载，如记载元代以前给受伤大出血昏厥的人喝酸马奶加以救治，成吉思汗十代祖先索端察尔"每日必至，索求酸马奶喝"等。14世纪，著名的元代宫廷饮膳太医、蒙古族营养学家忽思慧编著的《饮膳正要》中对酸马奶的性、味、功能等都有详细记载：其性轻而温，味甜、酸、涩，具有增强胃火，助消化，调理体质，促进精华与糟粕的分解，柔软皮肤，活血化瘀，改善睡眠，解毒，补血等功效。《蒙医药选编》中记载："策格（酸马奶）能养肺，祛关节赫依病"，"策格味酸涩，性轻，能升发胃火，除湿化瘀，健脾开胃，治痔疮、小便艰涩及诸般肿胀"。蒙古族人民在长期应用酸马奶治疗疾病的临床实践中获得了丰富的治疗经验。现代研究表明酸马奶对高血压、瘫痪、冠心病、肺结核、慢性胃炎、十二指肠溃疡、胃神经官能症、肠结核、细菌性痢疾、糖尿病等疾病都具有显著的疗效。

2. 正骨疗法

正骨疗法是以蒙医学理论为指导，运用手法整复为主并辅以蒙药治疗，对各类骨折与关节脱位、软组织损伤等一系列病症进行治疗的方法，是蒙医学历代正骨医学家们长期积累形成的具有鲜明民族特色的治疗方法，并逐步发展为蒙医学骨伤科医疗的重要内容，在传统医学中占有十分重要的地位。

"正骨"一词蒙语称之为"巴里雅"，是历代蒙医学家对人体生理解剖知识和创伤治疗的经验中逐渐发展起来的。蒙古民族特有的生产生活方式，使人们长期积累了丰富的对动物和人的生理解剖结构知识，长期放牧、狩猎等活动中发生的外伤事故，决定了其客观上要求人们不断摸索克服这些外伤的方法，逐渐发明创造了一些独特的创伤治疗方法，这些诊治技术和经验在民间广泛应用，形成一些以家族为主的骨伤治疗世家，世代相传，逐渐形成了适合蒙古民族生活习俗和生产方式的、具有鲜明特色的多种骨科创伤诊治方法。

蒙医学正骨疗法以人体三根协调为基础，重视人体生理功能的内在平衡，注意维护人体骨骼的完整性，最大限度地发挥和促进组织器官的自愈能力。蒙医正骨疗法在不增加伤情、不妨碍肢体活动的前提下治疗骨折和脱臼等损伤，固定骨折或脱臼后，在不影响固定的基础上进行合理的功能锻炼，应用的方法和器械简单，但临床治疗效果明显。蒙医学正骨疗法的治疗原则为，以辨证施治为基础，施行局部与整体并重、内损与外伤兼顾、固定与活动相结合的治疗。蒙医学认为，骨骼是人体的支架，骨折或脱臼后，支架作用丧失，活动功能也丧失，故在治疗上不仅要整复骨折或脱臼，恢复骨骼的完整性和支架作用，还要调整机体的病理变化，内损与外伤兼治，不可认为已结合断骨、使脱臼复位即可，正确处理局部与整体的关系，尽早进行功能锻炼，使之恢复健康。蒙医学正骨疗法分为整复、固定、护理和功能锻炼等步骤。治疗中对各个环节均需重视，否则某一环节处理不当就会影响骨伤愈合，甚至会导致关节丧失功能或骨折不愈合症。

整复是指蒙医运用各种手法技术使移位的骨折端或脱臼端准确地复位，治疗骨折或脱臼等必须首先复位，使断骨接合或关节复位，恢复人体骨骼为支架、关节为枢纽、肌肉筋腱为动力的状态。及时准确地复位给固定创造条件，使损伤迅速愈合，功能顺利恢复。若整复不当，可能会残留遗患或畸形，因此整复准确与否至关重要。因骨折或创伤类型不同，整复手法不尽相同，蒙医多采取灵活多样的手法整复创伤端。早期复位较为理想，损伤数小时内最宜整复，若延迟至损伤后 1~2 天或更久，则可能影响愈合效果。手法整复时，对诊断不清的疼痛患者、年老体弱者与孕妇、患有严重内科病症者需慎重施术，对骨质疏松、骨结核、肌腱完全断离者等禁用手法复位。

固定是强化骨伤整复效果的重要步骤和手段，是骨伤愈合的基础。蒙医学依据人体运动学原理，从机体生理功能出发，利用器械的应力效应和肌肉收缩时产生的内在动力，使骨折部位固定，促进其愈合，恢复功能。常应用多种形式和材质的固定矫形器械和支架，如凸面青铜镜或银杯、圆形银馒、蛇蛋花宝石、夹板、压垫、缚带、沙袋、绷带等。因人体各部位的骨折类型及骨骼、关节形状有别，活动范围不同，骨折、脱位的性质不同，移位方向和损伤的轻重各异，因此蒙医对骨伤部位固定的方法也各有区别。

功能锻炼对提高关节的活动能力，加速肢体的功能恢复，促进气血运行，增强患者体质，防止肌肉萎缩和关节僵硬等并发症，矫正残余移位，加速骨折愈合，起着举足轻重的重要作用。蒙医学依据骨折治疗的不同阶段，采用自主活动功能锻炼（包括局部功能锻炼和全身功能锻炼）和被动活动功能锻炼（包括按摩疗法和活动关节疗法等）多种方法，对创伤骨与关节进行功能恢复治疗，取得骨伤愈合与功能复原的双重效应。

3. 蒙医五疗术

蒙医五疗术是对蒙医学多种外治疗法的统称。蒙古民族在长期的劳动生产实践中创造出与社会、经济、习俗以及地区自然特点相适应的独特的外治疗法，并将这些治疗技术运用于医疗实践中，不断地整理和提高其理论和技术方法。传统蒙医五疗术主要包括蒙医灸疗法、放血疗法、罨敷疗法、浸浴疗法和涂擦推拿疗法五种外治方法，同时也将其他一些蒙古族民间疗法作为五疗术的补充疗法，包括针刺疗法（包括温针、火针、干针、温灸针等）、震疗法、盐疗法、沙疗法等外治疗法。在这些外治疗法中，火灸、放血、针刺疗法等属于峻疗法，罨敷、涂擦和浸浴疗法等属于软疗法。

（1）灸疗法

灸疗法是以蒙医学寒热理论为指导，用灸草炷或灸草条在体表一定的穴位上烧灼、熏熨的一种外治疗法，通过在人体表的固定穴位或不定穴位上的灼热或温热刺激而达到调节气血、防治疾病、增强体质和保健的目的。《黄帝内经》之异法方宜论中记载："北方者，天地所闭藏之域也，其地高陵居，风寒冰冽，其民乐野处而乳食，脏寒生满病，其治宜灸焫。故灸焫者，亦从北方来。"说明了灸疗法的源头及当时灸疗法的作用，蒙医灸疗法是古代生活在北方的游牧民族，在与疾病的抗争中积累的实践经验，是蒙医传统五疗术的重要内容之一。18世纪，伊希巴拉珠尔在其所著的《甘露之泉》中专章阐述了灸疗法，对灸疗操作、适应症、禁忌症、灸疗穴位等方面做了较详细的论述。《甘露汇集》中也专章论述了灸疗法的丰富内容。藏医经典《四部医典》中也明确记载了蒙古灸疗法的内容。

蒙医灸疗法是顺应北方地区的地理、气候、生活环境和民族习俗等特点而创造发展的外治疗法，蒙医学认为，灸疗能够封闭脉道之要隘，使病邪不致流窜于脉道，可止疼痛，镇治扩散之赫依，促进消食，破痞瘤，除去疖痈及老疮腐肉，消肿，引燥黄水，守护脏腑之门，补温，清明神智，可用于多种临床常见病症的治疗，对于赫依偏盛的风症、巴达干偏盛的寒症、协日偏盛的湿症等疗效尤为显著，对某些疑难病症的防治也有一定的应用价值。蒙医学认为，灸疗法适用于一切巴达干及赫依引起的寒症、脉管病及黄水病，凡属消化不良、胃温衰退、浮肿和水肿、痞瘤病、寒性协日病、头面及大关节黄水病、疖痈、炭疽、虚热、疯狂、健忘症、新旧癣疮及疖肿、妇女气血郁、搏症、赫依引起的骶椎变形、黄水扩散至肌层骨骼而浮肿、一切脉疾、热病后期的转寒等都适宜灸疗法施治。凡属热性协日症、血症、各孔窍（九窍）及男女标脉等病症均禁忌灸疗。

灸疗取穴的部位分为不定和固定两类。不定部位是指依据患者自诉症状的部位，施术者用拇指按压时，患者略感舒适并出现压痕或脉形闪动和脉管高隆之处（即阿是穴），此类部位可有无数个；固定部位是指蒙医经总结长期医疗经验，依据五脏六腑与疾病联系而选择某些固定施用灸疗的穴位，此类常用固定穴位约七十余口，主要有赫依穴、协日穴、巴达干穴、命脉穴、顶会穴、卤门穴、心穴、母肺穴、子肺穴、膈穴、肝穴、胆穴、脾穴、精府穴、肾穴、大肠穴、小肠穴、膀胱穴、剑突穴等。

蒙医学一般依据疾病性质将灸疗的程度设为四个层次，①灸深。一次灸 20 壮以上，适用于疖痈、痞瘤等病症。②灸烧。一次灸 15 壮左右，适用于巴达干病、黄水病和心赫依病等病症。③灸烤。一次灸 5～7 壮，适用于赫依病、虫病、脉管病、尿闭、水肿等病症。④灸微。用豌豆大小蓟绒只灸一壮，适用于儿童及体弱患者。灸疗之后需加以注意调理饮食起居，灸毕可活动数步，当晚不得饮凉水，忌过冷或过热环境条件与食物，不可入浴。

蒙医灸疗法所用灸材和灸器丰富，灸材主要应用广泛生长于蒙古各地的白山蓟草经加工精制成白山蓟绒，在长期的临床实践中还发明了多种灸法，根据灸材和方法的不同，灸疗法可归纳为火灸法、油灸法、金属灸法和药物灸法四类。①火灸法，主要是借助火的灼热刺激达到疗治疾病的目的。主要包括白山蓟灸、木心灸、火炬灸、艾灸等几种。白山蓟灸：将秋季采集的白山蓟放阴凉处阴干后，置于木板上用木棒捣成棉絮状，再经碱水和砖茶水湿透晾干为白山蓟绒。视灸疗需要，制成大小不等规格的圆锥形绒炷。此法最为常用。木心灸：取干枯榆树中的软心，代替白山蓟绒作为施灸的材料。火炬灸：也称火把灸，用细小棍一头缠以棉花制成大小不等的火炬形棍（大者如拇指，小者如小指或更小），将棉花头蘸上少许油点燃后，以火苗迅速按灸病灶施灸，此法适用于灸治炭疽或乳腺癌等病症。艾灸：用艾条代替白山蓟绒作为灸材。②油灸法，主要有茴香油灸和苏海灸两种。茴香油灸：将小茴香研细末与黄油拌匀，涂于干净的羊毛毡子上加温后敷灸穴位或局部，或将一小块干净的羊毛毡子浸泡入黄油中煎煮后取出置于施灸的部位进行敷灸。主要适用于灸治赫依偏盛型（近似风寒）病或年迈体弱患者。苏海灸是用柽柳条作为灸具的一种灸法，将柽柳长条加工制成粉笔状的细棍（一头略粗一头略细，两头平，长 10～20 厘米），将其一头放入植物油里煎热，在施灸穴位上垫敷 3～7 层疏薄黄纸，用煎热的柽柳条进行灸疗，一般灸 3～7 壮。此法主要适用于灸治消化不良、胃脘胀满、食道癌等病症。③金属灸法，用金属制成的灸器进行灸疗的方法。金属灸器由灸器头和灸器座两个部分构成，主要有金灸器和铜灸器等。金灸器是金制灸器或在灸器头上镀一层金而成。先将灸器头加热，把灸器座圆孔对准穴位施灸处，再以加热的金灸器灸之。该法适用于灸治毒性肿物、痞块、陈旧性疮疡等病症。铜灸器是应用铜类金属制成灸器，加温后温灸局部病灶。适用于灸治唇炎、癣症、金钱癣、口角炎等病症。④药物灸法，利用某些药物对局部或穴位施以刺激或使其起泡，以达到灸疗目的的方法。常用药物灸法主要有斑蝥灸、蒜泥灸和铁线莲灸等。斑蝥灸是将斑蝥全虫浸泡于食醋中，取醋液涂于局部。适用于治疗癣等皮肤病。蒜泥灸是将独头蒜切成一分许薄片，用针穿出若干小孔，作施灸垫；或将蒜捣成泥状，涂于穴位或局部使其发泡。适用于治疗赫依盛型（近似风寒）痞瘤等病症。铁线莲灸是将夏季采集新鲜铁线莲捣成泥状，涂于局部，对某些黄水型瘙痒等皮肤病有效。药物灸所用材料均具有不同程度的刺激性，须慎用。

（2）放血疗法

放血疗法是指在人体体表选择一定的部位，将浅部脉道（静脉）切开或穿破进行放血，借以引出病血至体外，达到治疗和预防疾病的目的。蒙医学认为，放血疗法是对血症治疗的最佳方法。

蒙医放血疗法适用于由血、协日引起的热性疾病，如伤热扩散、疫热、疖肿、疮疡、痛风、索日亚（结核病）、震伤热、丹毒、黄水病和麻风等热症。巴达干与赫依引起的寒症，若与血和协日合并时，亦可采用放血疗法施治。凡属体精衰竭、孕妇及产后、年老年幼、浮肿、痼症、胃温衰弱等巴达干、赫依性寒症都应禁忌使用放血疗法。

蒙医放血疗法应用的专用放血器具称为"哈努尔"，为不锈钢制作，刀刃锐利，大多长约六横指。蒙医依据不同的放血部位选择不同头形的放血器具，一般头部、骨表面等浅表血管用斧刃形放血刀，软组织表面的血管用血管放血刀，颈部脉管或舌静脉用新月状放血刀，肌间血管用翎羽状放血刀等。

放血疗法分术前处理和正式放血两个步骤。术前处理一般服用三果汤3~7天，进行引熟和分离病血与正血，将病血引入表脉。蒙医学临床实践中，强调准确掌握放血时机，若放血过早则生赫依，使病热播散全身，若放血过迟则使病血窜散脉道，病邪难以清除。依据疾病的不同情况，结合病程选择三个时机进行放血治疗。①病程初期放血。在疾病发病开始即行放血治疗，如逆血侵犯脏器、鼻衄、吐血或子宫出血不止、盛热或搏热起病急骤者，必须掌握时机，在疾病初期即行放血治疗。②病程中期放血。在病程中期，俟恶寒、刺痛过后或病情稳定，血脉亢盛明显时，即疾病成熟时方可放血治疗。③病程末期放血。病血与正血未分时，先服用分离汤药，将病血分离并引入表脉，再行放血治疗。

蒙医放血脉部位近百个，其中常用的有40~50个，如卤门脉，适用于卤门沉重、眼眶疼痛难忍、巴达干及协日引起的头痛、头钝痛和眼睑不张等病症；颞脉，适用于眩晕、谵妄谵语、双腿无力不能行走、头痛剧烈、虫疾和头颅搏动性痛或跳痛等病症；颈脉，适用于脑虫病、逆血侵脏、炽热、搏热、肺劳伤、血热亢盛侵牙、肿疡、疖肿等病症；肺关脉，适用于声音嘶哑、顽固性咳嗽、肺热、胸闷、气短、血性刺痛等病症；总脉，适用于肺以及横膈前后夹痛、脏腑病症，尤其胃、肝、肠和结肠等消化系统器官病变；胃角脉，适用于胃热、搏热、上吐下泻、黄水病等病症；肝脉，适用于肝瘀血、肝血溢于胃、肝源性眼疾、肝肿大、肠热刺痛、胃腔作痛、肝巴达干宝日病、神志不清、面腮肿痛、胸胁刺痛等病症；巴达干脉，适用于口涩、无欲、躯沉体重、胃肠疾病、吐酸水、肚脐两侧刺痛等病症；肾脉，适用于肾震伤或损伤、下身沉重、腰腿酸痛、胫骨肌肉酸痛如裂、髓部刺痛、肾结核、子宫出血等病症；六合脉，适用于胃及肝血亢盛、手腕部疾患等病症；黄水脉，适用于躯体沉重、嗜睡、巴达干与血陷于胃、热性黄水病及各种皮肤病；腕脉，适用于胸刺痛、咯血、浓痰、胸闷气短、声音嘶哑、气短等病症；足大脉，适用于大小肠劳神、睾丸肿大、下身沉重、痔疮、子宫病等病症；踝脉，适用于下肢外伤、胃肠瘀症、大小便不利、子宫出血等病症。

（3）罨敷疗法

罨敷疗法是以蒙医学寒热理论为指导，应用某种热的或冷的物体，或有关药物，罨敷于身体表面的病患局部或穴位，通过施加热的或冷的刺激以达到治病目的的一种外治疗法。罨敷疗法适用于巴达干病、赫依病、不消化病、瘀症、黄水病、血寒凝结等寒症，以及热刺痛等病症。禁忌症包括水肿、瘟疫病、重症黄疸、毒热、热性水肿、肥胖症、痘疹、癣等，进食后不宜立即罨敷。罨敷疗法有改善五官功能、止痛消肿、促进气血运行、健壮身体等作用。依据使用的物品和适用的疾病性质分为热敷法和冷敷法两类。用于热敷的材料有砖块、瓦片、热沙包、热水袋、油毡等，也可把石头、大麦面、盐等加热后用于热罨，用于冷敷的材料有冷水、冰、涧底黑泥、石块等。

热敷法的适应症和用法主要有：不消化病及瘀症，将青盐炒热，装入布袋，在腹部热敷。受伤瘀血者，用热石罨敷。肝血瘀结，取旧墙上的松土炒热，布包热敷。小腹、腰、骶等处疼痛，挖取一尺以下之土烘热，以酒润湿敷于患部。肾寒疼痛及小便不利，将干酒糟烘热，布包热敷。对兼有包如之瘀症、毒物或恶血侵于胃者，取卷丝苦苣苔、酸模叶、枇杷叶浸泡于水中煮热后，布包热敷，能消胃中之毒与恶血。不消化病及寒性痞块，取鸽粪烘热，布包热敷。寒症发作，可用热砖热瓦热敷。虫瘀症，取独活根叶，烘热外敷。蛲虫病，取铁杆蒿、马粪烘热外敷。寒性脱肛，先用温热之酒或牛乳洗脱出之肛，再用热砖或陶热敷。赫依性刺痛，用油毡片热敷患部，再取加热之水中石置于油毡上热敷。腰肾寒症，用猞猁毛或狼毛敷于患部。胃、大肠、小肠寒症，手掌涂油按摩揉搓。关节黄水病，用酒浸石加温后热敷，或用酒和羊粪加温罨敷，或用干酒糟、旧墙上松土烘热外敷。寒性闭尿，用油渣及鸽粪加温热敷。

冷敷法的适应症和用法主要有：由伤热及骚热引起的刺痛等症，在局部喷激冷水或将星水（即星夜时所取之水）盛装于塑料袋中进行冷敷，或把冰块或冷水装入塑料袋中冷敷。瘟热、骚热之热邪扩散和陈热等病症，以冷水拍击。眼外伤肿胀者，将冷水装入塑料袋冷敷肿胀局部。针对各类不同的病症，可与不同的药物配伍冷敷法施治，如由肉类中毒引起的喉闭发热者，药用查干榜嘎与冷水配伍，装入塑料袋冷敷。肠刺痛，药用查干榜嘎、枇杷叶与冷水配伍，在腹部冷敷。血症、协日病、热性疹症等，用水底冷石冷敷。由血、协日引起的热性刺痛，用水底冷石或冷铁冷敷，或用沙参与乳酪配伍冷敷。痛风病患部灼热者，用苦参与牛乳酪调和冷敷。

（4）浸浴疗法

浸浴疗法是利用水和药物的作用通过对人体部位浸浴以达到防病治病目的的一种外治疗法。浸浴疗法起源于人们最基本的洗浴习惯，逐渐和药物外治疗法相结合，经过千百年临床实践而发展为药浴疗法的分支。

蒙医学认为，通过浸浴可以先逐祛体内热邪和病气于黄水中，再使黄水自毛孔中排出，从而改善赫依和血的运行，还具有增强胃火和调节五官功能，使人皮肤柔润、容光焕发。浸浴疗法的适应症包括伤热、毒热余邪深伏或扩散、疖痈、旧疮疡、结核、脉病、四肢强直或痉挛、弓腰驼背、肌肉萎缩、肌肉及骨骼黄水积贮等。蒙医学认为，浸浴疗法治疗寒性黄水病疗效较佳，将全身或局部肢体浸泡于药水中，通过毛孔使药物直接到达病患之处，调节全身赫依、协日和巴达干的正常运行功能，之后卧热炕发汗，使滞留于肌肤关节的邪气随汗水祛出体外。蒙医浸浴疗法包括水浴、缚浴、瑟必素疗法和骨浴等，其中，水浴法又可分为天然温泉浴和五味甘露浴，缚浴法又可分为清热缚浴和祛寒缚浴等。

天然温泉浸浴疗法是蒙古族最早应用的一种浸浴疗法。蒙古族生活栖息之地多有温泉，蒙医学利用天然温泉浸浴治病具有悠久的历史。《饮膳正要》中有关于元代宫廷用"玉泉水""京华水"浸浴和治病的记述。蒙医学认为温泉浸浴疗法对许多疾病，特别是皮肤病、关节强直和外伤等，都有显著的疗效。在蒙医学经典著作中提及的分布于内蒙古草原地区的可供浸浴治病的温泉（或矿泉）多达数十处，大部分分布在大兴安岭至集宁二连沿线以及集宁、丰镇、大青山至乌拉山山前一带。蒙医学依据泉水中所含矿物元素及其治病作用，将其分为五类：石灰与寒水石混合泉，主治严重热病；石灰与硫磺混合泉，主治寒性黄水症（其性偏凉，赫依病患禁用）；石灰与五灵脂混合泉，性平，主治合并症与聚合症；石灰与寒水石、硫磺混合泉，主治寒性疾病；石灰、硫黄、雄黄与五灵脂混合泉，主治一切热性黄水病。蒙医学认为，在进行天然温泉浸浴时，还需调理饮食起居与之相互配合，并注意休息。

蒙医五味甘露汤浴应用五味药物，圆柏叶、黄花杜鹃叶、水柏枝、麻黄和丛生亚菊（青蒿），作为药浴的主要配方，每份至少用 500 克，将药物配制加工后煎煮三次，将三次药汁合并，将药水倒入浴盆中浸浴。水浴温度一般在 40℃左右。视患者实际情况，可进行全身浸浴，也可只对患病部位局部浸浴，时间一般为 10~15 分钟，药浴 7~21 天为 1 个疗程。

缚浴疗法是指将药物或装有药物的布袋罨敷或包扎在病患部位发挥治疗作用的一种外治方法。缚浴疗法可分为清热缚浴和祛寒缚浴两类。清热缚浴法将各种谷物磨粉并加入麻油或陈年植物油进行调和为糊状趁热包缚，或将五味甘露药碾碎后煎煮成糊状物，缚于患部，或采集龙胆花（用乳酪调和）或各种鲜花（无毒的鲜花）煎煮后缚浴；祛寒缚浴法主要应用具有祛寒功效药物、干酒糟、各种动物粪便或酒煎动物骨头等进行缚浴。

瑟必素疗法是用新杀的绵羊、山羊或牛等反刍动物的瘤胃进行热罨的一种民间治疗方法，又名瘤胃热罨法或脏疗法。蒙医学认为，该疗法有增强胃火、养脾血、滋肾阳等功效，主治寒性赫依症、白脉病及黄水病、肢体强直或拘挛等病症。骨浴法是将驴、羊等动物的骨头熬煎成汤进行浸浴的一种外治疗法。驴骨浴，是由驴的全骨（包括头、蹄）熬制而成，驴骨浴可治疗妇女赫依病、头晕病、肌肉萎缩、全身皮肤粗糙或发黑、体衰、关节酸痛、骨痹病等。瑟必素疗法和骨浴法现已越来越少应用。

（5）涂擦推拿疗法

涂擦推拿疗法是依据病情在体表或某些部位涂擦药物或油后，用一定手法沿经脉运行进行推拿，以治疗疾病的一种外治方法。蒙医学认为，涂擦推倒疗法适用于各类赫依症，可用于皮肤粗糙、精血不足、体力虚弱、思虑过度、劳累过度、失眠等病症的治疗。凡属食物不消化、不思饮食、大腿强直、珍宝药中毒、水肿、巴达干宝日病等均忌用本治疗方法。涂擦推拿疗法常用材料为油、脂类和各类辅料。油类常用绵羊油、黄油、植物油和酥油等；脂类常用马、驴、羊、狗等动物脂类；辅料包括酸奶、盐、酒糟和蛇皮等。

（6）针刺疗法

针刺疗法是指应用特制的银针（或金针）对体表的一定穴位进行针刺，或针刺后给予加热、减热等刺激，促进机体增强自身调理能力，以治疗疾病的外治方法。针刺疗法常用于对疾病进行适宜外治而疗效较差时，用针刺疗法补充其不足，达到增强治疗效果的目的。蒙医针刺疗法使用的针器多为银针，长 4~10 厘米不等，直径约 1 毫米，依据针刺部位选择不同程度和粗细的针具。蒙医认为，针刺能抑制赫依、增强胃温、促进消化、破痞散积消聚、排脓治麻、干涸黄水、引水消肿。适用于赫依及巴达干寒症、食物不消、痞瘤病、水肿、病邪聚集于肌肉而发麻或肿胀、血症及黄水症、脓包、关节黄水症（关节腔积液）等久治不愈疾病。凡属肝及脾痞瘤所渗之热性水肿、热性痞症增裂、心脏等脏腑中伏有热邪或震劳伤等病症，禁用针刺疗法，对血、协日所致热性病症，尤其要害部位的病变，以及年迈或年幼患者，禁忌使用针刺疗法。

（7）拔罐疗法

拔罐疗法是拔罐与放血相结合的外治疗法。拔罐疗法的步骤为：先固定某一部位进行拔罐，取罐后在隆起部位用三棱针或皮肤针浅刺几下，再行拔罐，吸出恶血与黄水，达到改善气血运行，治疗疾病的目的。拔罐的部位多选择肌肉丰满、富有弹性、没有毛发和骨骼凹凸的部位进行。蒙医学认为，在肺大叶穴或肺小叶穴处用此法施治，对气管炎、哮喘病有显著疗效，在第一胸椎或胸椎棘突与肩胛骨内上缘之间进行拔罐疗法，对血脉黄水病引起的肩背拘急、颈项强痛、肘臂麻木等都有显著疗效。

（8）震疗术

震疗术是蒙古族民间广为流传的、具有悠久历史的一种专治脑震荡的外治疗法。蒙医学认为，脑震荡属头部内伤范畴，分脑气震荡和脑髓震荡两类。震疗术是以具有朴素辩证观点的"以震治震，震静结合，先震后静"思想为指导，根据具体的震荡部位及病情轻重，选用不同程度、不同方式的各种震疗术进行震治。

此外，其他蒙医学传统外治疗法还有盐疗法、沙疗法、泻下法、鼻药疗法、导泻疗法、脉泻疗法等。

第三节 蒙药学概述

一、蒙药的味、力、性、能

历代蒙医药学家在蒙医学阴阳、五元、寒热等理论的基础上发展了药物味、力、性、能的基本理论，形成了具有特色的蒙药学理论体系，用以指导药物的采集、加工、炮制、配方以及临床应用。蒙医学以药物的"六味""二基""八性""十七能"来概括药味、药力、药性和药能各个方面的内容，阐释蒙医学药物治疗的原理和应用，形成较为系统的蒙药学基本理论。

1. 六味

蒙医学认为，药物六味来于五元，万物发育生长与五元都有密切的关系，五元中的土、水、火、气四种元素（除空之外）在药物形成过程中经过复杂的演变作用形成其药味，分别为甘、苦、咸、辛、酸、涩六种药味，称为药物基本六味。甘味，在五元中以土、水含量为主，其他元素为辅；苦味，在五元中以水、气含量为主，其他元素为辅；咸味，在五元中以水、火含量为主，其他元素为辅；辛味，在五元中以火、气含量为主，其他元素为辅；酸味，在五元中以火、土含量为主，其他元素为辅；涩味，在五元中以土、气含量为主，其他元素为辅。蒙医认为，药物的药味既有单一药味，也有复合存在的复合药味。复合药味是指有两种或两种以上的药味结合而产生的"中性味"，以及由于药味的转化、相互作用而结合形成的苦中苦、甘中甘等复杂的"复合味"，尽管变化复杂，但仍可归纳于药味的范畴。

蒙医学认为，药味不同的药物具有不同的能效。各种药味对赫依、协日和巴达干的相生相克有总的趋势和规律，可据此遣方用药，调节体内失去平衡的三根重新恢复到正常状态。其总体规律为：甘、酸、辛、咸四味可以克制赫依，甘、苦、涩三味可以克制协日，酸、辛、咸三味可以克制巴达干；苦、涩二味可以促进和生成赫依，酸、辛、咸三味可以促进和生成协日，甘、苦、涩三味可以促进和生成巴达干。药味的总体能效可以使医生从宏观角度认识和把握药味在治疗中的应用，在总体规律基础上，药物基本六味还各有其具体能效。①甘味，能清热解毒、调和气血、滋养强身、补髓益精、接骨疗伤、改善视听等，多用甘味药物治疗气血亏损、虚劳内伤等病症。但过用甘味则会导致体躯肥胖、津液增多、消化不力、体湿生痞等。甘味物质如肉、脂、油、蜜、糖等。②苦味，能消热降火、解毒、镇静，具有燥湿消肿、利喉止呕等作用，多用苦味药物治疗血热性热病、中毒、协日病、头痛眩晕、恶心呕吐、咽喉肿痛、烦躁不安、瘟疫、乳痈、瘰疬等病症。过用苦味药物则损气血、伤脾胃，可导致巴达干、赫依性病。苦味药物如黄连、胡连、黄柏、黄芩、青蒿、连翘、秦艽、栀子等。③咸味，能使身体坚实，具有疏通解痉、治闭塞梗阻、调阳开胃等作用，多用咸味药物治疗手足抽搐、腹胀便秘、消化不力、肿瘤等病症。过用咸味药物则可导致脱发、发白、面部皱纹增多、体力减弱、烦渴、咳嗽等，尤其血热性疾病，更需注意控制咸味物质的摄入。咸味物质如盐、硇砂、光明盐、芒硝、火硝等。④辛味，能健胃开郁、通经开窍、燥湿止泻、祛除赫依、消散风寒、消食、疗创等，多用辛味药物治疗胃火衰弱、消化不良、食欲缺乏、脾胃不和、呃逆呕吐、脘腹胀满、浮肿腹腔积液、风寒湿痹、腰腿疼痛、疮疡瘰疬等病症。过用辛味药物则可出现烦渴、昏沉、精液损耗、腰背疼痛，甚至导致血、协日性热疾，用至极量可出现眩晕、痉挛抽搐等。辛味药物有干姜、大蒜、阿魏、胡椒等。⑤酸味，能调和胃火、开胃消食，多用酸味药物治疗胃火衰弱、消化不良、食欲缺乏、胸闷腹胀等病症。过用酸味药物则导致肌肉松弛、头晕眼花、烦渴水肿等，甚至出现血热、协日病、疫热、疥癣、皮疹等。酸味物质如酸酪、石榴、山楂、乌梅等。⑥涩味，能收敛疮疡、燥湿、消脂、止泻，具有清血热、降火等作用，多用涩味药物治疗疮疡、泄泻、肿毒、血热性温病等病症。过用酸味药物则可引起巴达干病、赫依病、腹胀便秘、津燥窍闭等，尤其不利于心脏病患者。涩味药物如诃子、川楝子、草河车、柽柳、橡子等。

2. 药力、药性与药能——二基、八性、十七能

蒙医学将药物的性质区分为药力、药性与药能，并将其内容概括为二基、八性和十七能，与药物六味一起共同构成较为系统的蒙药药性理论。

蒙医学认为，药物品种虽然繁多，其药力不外乎寒、热两性，即阴性和阳性两大基本类型。阳性药物多生于热处或向阳处，获得了充足的阳光，阳性药物药力充沛，才有完备的热性药力，有升阳、消食、祛风寒、除痰湿等作用，应用过量则引起头晕、头痛、发热、烦渴等症状。阴性药物多生于寒处或阴凉处，获得充足的月辉，阴性药物药力充沛，才有完备的寒性药力，有镇静安神、健身泽肤、祛瘀、降火等作用，应用过量则引起胃阳衰弱、抽搐等症状。在寒热二基药力基础上，又依据药物寒热二力的程度差异，又有中间型、复合型等类型，可进一步区分为寒中寒、热中热、寒、热、温、凉等区别。依据不同病症的寒热性质及程度，其一般治疗准则为：治疗寒性疾患应用温热药，治疗热性疾患应用寒凉药。

药物的八性和十七能是指药物的秉性和能效，蒙医学通过长期用药实践，将药物秉性总结为重、脂、寒、钝、轻、涩、热、锐八种，认为药物具有柔、重、温、腻、固、寒、钝、凉、和、稀、燥、淡、热、轻、锐、涩、动十七种能效。药物八性之中，重、脂二性克制赫依，寒、钝二性克制协日，轻、涩、热、锐四性克制巴达干；轻、涩、寒三性生赫依，热、锐、脂三性生协日，重、脂、寒、钝四性生巴达干。蒙医学认为，药物的十七种能效可以对抗和治疗赫依、协日和巴达干三弊的二十种特性及致病因子所致的各种疾病，赫依六性包括涩、轻、凉、微、坚、动，协日七性包括腻、锐、热、轻、臭、泻、湿，巴达干七性包括腻、寒、重、钝、软、固、黏，此三弊的二十种特性所导致的疾病，均可通过药物的十七种能效加以克制和医治。蒙医学用药的基本原则是利用药物的性能调节机体内部的赫依、协日和巴达干，使其趋于平衡，在临床实践中运用药物的六味、八性和十七能以克制疾病的基本性质。

二、蒙药资源

1. 蒙药来源与分类

蒙药取材广泛，种类繁多，主要来自于自然界的植物、动物和矿物，且以植物药

为主。我国蒙药资源丰富，其中大部分集中分布于内蒙古地区，以具有蒙古高原特点的地产药材为蒙药的主体，还有一部分药物主产于其他省区，另有少部分为进口药物。

内蒙古地区总面积达 118 万多平方公里，地跨亚洲东部与中部的湿润、半湿润、半干旱、干旱地区，包括蒙古高原的一大部分，松辽平原西部、冀北山地和黄土高原的北部边缘，东部邻接东北的森林区域草原区，西部邻接甘肃河西和新疆的荒漠地区，还包含河套灌区，其地理条件复杂多样，再加上气候、地形、地质、土壤等多种因素的影响，蕴育了植物、动物和矿物的多样性和独特性，形成了种类丰富的蒙药材资源。蒙药大宗药材主要分布于广大的蒙古草原和荒漠地带，蒙药资源最丰富的地区主要为东部山地，特别是大兴安岭燕北山地。据调查和有关资料显示，内蒙古地区蕴藏量较大的植物药主要有麻黄、甘草、沙棘、蒙古黄芪、苦豆子、香青兰、蒙古山萝卜花、文冠木、冷蒿、草乌、黄精、锁阳、玉竹、旋覆花、缬草、远志、肉苁蓉等，动物药如斑蝥、草原沙蜥、鸢、旱獭等，矿物药如禹粮土、麦饭石、青金石等。

蒙药品种的分类多沿用传统的分类方法，如按药物的来源与属性分类、按功效分类和按药味分类。

《中国医学百科全书·蒙医分卷》共收录蒙药 442 种，按药物效用分为 17 大类。《内蒙古药材标准》共收载 322 种蒙药，按药用部位分为 8 大类，其中植物药 222 种，动物药 40 种，矿物药 42 种，其他类 17 种，植物药占总数的 69%。据有关文献统计，目前蒙药品种已达 2200 余种，较为常用的 1342 种，其中蒙医常用药有 447 种，蒙医专用 262 种，本区自产药材占 30%，以清协日药、祛巴达干药、抑赫依药、清热药、祛黄水药物为主，还有理血药、驱虫药、促使热疾成型的药物、杀黏药、利尿逐水益肾药、破痞去滞药、止咳化痰药、泻下药、止泻药、滋补强壮药、治疗创伤药和类外药物等 17 类。药物类别及常用药物简介如下表（表3-4）。

表3-4　蒙药的分类及其常用药物

	类别	常用药物
1	清协日药	扁蕾、当药、花锚、椭圆叶花锚、查干榜嘎、金腰草、锁阳、肉苁蓉、苣荬菜、连翘、伞梗虎耳草、木鳖子
2	祛巴达干药	射干、菖蒲、川木香、黑胡椒、山奈、木香、高良姜、干姜、荜茇、芡实、蛇床子、满山红、石榴、寒水石、光明盐
3	抑赫依药	丁香、沉香、降香、大蒜、小茴香、肉豆蔻、阿魏、草果、莱菔子、益智、肉桂、胡桃仁、野牛心、兔心、紫硇砂
4	利尿逐水益肾药	蜀葵花、长毛风毛菊、野豌豆、牛蒡子、卷柏、点地梅、白茅根、花椒、蒺藜、刀豆、蒲桃、侧柏叶、水苦荬、大托叶云实、海金沙

续表

	类别	常用药物
5	祛黄水药	文冠木、黄柏、决明子、白云香、川楝子、三颗针、党参、松节、火麻仁、犀角、鹿角、袍角、硫黄
6	清热药	广枣、蒙古山萝卜花、香青兰、麻黄、山豆根、马前蒿、胡黄连、冰片、樟脑、甘松、白花龙胆草、葶苈子、檀香、绿绒蒿、桑葚、水柏枝、棱子芹、小叶锦鸡儿、炉甘石、珊瑚
7	理血药	白蒿、艾叶、鸡冠花、红花、紫草茸、栀子、丹参、茜草、豌豆花、紫檀香、苏木、益母草、当归、枸杞子、耧斗菜、马勃、地锦草、鹿茸、鼹鼠肉、乌梢蛇、白花蛇、朴硝
8	驱虫药	蔓荆子、大风子、天仙子、曼陀罗子、荆芥、香薷、天南星、信筒子
9	促使热疾成型药	土木香、接骨木、藜、苦参、块根糙苏
10	杀黏药	草乌头、关白附、漏芦花、商陆、东莨菪、旋复花、藁本、独活、黄连、大青叶、紫菀花、多叶棘豆、细辛
11	破痞去滞药	铁线莲、毛茛、梅花草、鼠曲草、胆矾、皂矾、芒硝
12	止咳化痰药	贝母、沙参、桔梗、拳参、火绒草、天竹黄、甘草、青蒿、沙棘、角蒿、葫芦巴、莲座蓟、巨胜子、石灰花、羚羊角、狐狸肺
13	泻下药	大黄、狼毒、酸模、猪牙皂、京大戟、蓖麻子、巴豆、藜芦
14	止泻药	珠牙蓼、葫芦、木瓜、崔雀花、报春花、车前子、五味子、茯苓
15	滋补强壮药	黄精、玉竹、天冬、拳参、天花粉、人参、水獭肉、蛤蚧、海龙
16	治疗创伤药	姜黄、接骨木、双花千里光、金莲花、石韦、独一味、血竭、通经草、绢毛菊、奢草、蓝刺头、猪殃殃、点地梅、黄芪、石燕、獾油、狼舌、海螵蛸、禹粮土、自然铜、密陀僧、赭石、钟石、白矾、赤石脂、白石脂、雄黄、雌黄、黄丹、硼砂、银朱、阳起石
17	类外药物	诃子、朱砂、石决明、磁石

2. 蒙药专用品种、蒙中药交叉品种和蒙藏药交叉品种

依据药物来源和应用习惯的特点与差异，可将常用蒙药品种区分为蒙药专用品种、蒙藏药交叉品种和蒙中药交叉品种几个类别。

（1）蒙药专用品种

蒙药专用品种是指一些仅为蒙医习惯使用的药物，一般在中医药或藏医药体系中不使用的品种。如：广枣，蒙医用于治疗心悸、心绞痛等心脏病；蓝盆花用于清肺热和治疗肝热病；沙棘，蒙医用于止咳去痰，活血化瘀；文冠木，蒙医用于清热燥湿，治疗风湿、痹症等。其他品种还有蒙古山萝卜、金莲花、紫筒草、苦豆子、肾叶橐吾、肋柱花、绥草等，这些品种均为具有蒙古高原地区特点的地产药材，这类药物在蒙药中占有相当的比例，这些药物中医和藏医一般不使用。

（2）蒙藏药交叉品种

随着《四部医典》传入蒙古地区，藏医药学对蒙医药学的发展起了一定的促进作用，同时部分藏药亦被蒙医收用，此类药物在蒙医学和藏医学中均有应用的品种，习称蒙藏药交叉品种。如船形乌头、唐古特乌头、金腰草、乌奴龙胆、胡黄连、白花龙胆、毛瓣绿绒蒿、囊距翠雀花、喜马拉雅紫茉莉、烈香杜鹃、红景天、伞梗虎耳草、卷丝苦苣、波棱瓜子、余甘子、雪莲花、翼首草等，这些药物主要生长在青藏高原，为藏医习用药材，随藏医学入传蒙古地区，蒙医学也沿用这些药物。以诃子为例，诃子来源于使君子科植物诃子 Terminalia chebula Retz. 的果核，主产于我国云南西部和西南部，在蒙医学和藏医学体系中，均将诃子视为众药之王，广泛应用。认为"诃子具咸外五味"（《认药白晶鉴》），"为治诸病之上品"（《蒙医药选编》），具有解毒、调中、补益等作用，主治三邪诸症、血症、黄水症。在《蒙医传统验方》316 方中，含有诃子的药方占一半多，可见诃子是蒙药中的最常用品种。

（3）蒙中药交叉品种

蒙中药交叉应用普遍，很多药材是蒙医学和中医学通用的品种，这些品种蒙医学临床应用，在中医学临床中也使用，习惯称之为蒙中药交叉品种。有些药材虽然中医学和蒙医学都用，但由于各自理论体系不同，实践经验有别，故对药物的认识和用法有所差异。如肉豆蔻，蒙医用其主治心脏病、神经衰弱等，中医则煨后用于暖脾胃、涩肠下气。有些蒙药与中药虽然来源于同种植物，但是取用部位不尽相同。如达乌里龙胆，蒙药用其花作小秦艽花用，中药则用其根作秦艽用；石榴，蒙药用其果实或种子，中药则用果皮；草乌，中药仅用其块根，蒙药不但用其块根，也药用草乌芽和草乌花。

蒙药品种从总体上除有着上述特点之外，还具有一定的地域特点，与地理和资源条件相适应。如广枣、三七、木香、山柰、姜黄、马钱子、胡椒、益智仁、肉桂、沉香等生长在长江以南地域，具有热带、暖温带特点的药材在蒙药中占有一定的比例，蒙医习称其为南药，在常用蒙药中有 100 余种。人参、北沙参、苦参、甘草、草乌、百合、沙棘、多叶棘豆、狼毒、肉苁蓉等药材生长在长江以北，蒙医习称其为北药，在常用蒙药中有 200 余种。

三、蒙药应用

1. 蒙药炮制

蒙医学重视对药材的炮制，发展和形成了独特的炮制方法和工艺，积累了丰富的经验。蒙药炮制的目的是降低药物峻烈之性或毒性，改变药物性质和功能，以符合治疗疾病的需求，便于配制和储存，或除去非药用成分便于应用等。蒙药炮制方法多样，工艺繁简不一，常用的有修制、浸渍、水飞、煅、炒、烘、煨、炼、熔、蒸、煮、淬等方法，可简单区分为净制法、液体炮制法、火热炮制法和水火共制法等。

净制法一般为前处理过程，包括挑选、筛选、漂、刷、簸、刮和搓碾等多种工艺。液体炮制法是指利用水、酒、奶、食醋或尿等各种液体辅料，对药材进行炮制处理，常用方法包括润、泡、水飞等工艺。火热炮制法是蒙药炮制中应用最多的一类方法，包括炒（清炒和加辅料炒）、烘、煅（明煅和焖煅）、煨和燎等工艺。水火共制法包括煮、蒸和煅淬等工艺。

2. 蒙药剂型

蒙药传统配方和验方的应用形式大多数以汤剂、散剂、丸剂、膏剂、酒剂、油剂、灰剂、搅合剂、金石剂等 10 余种传统剂型为主。

汤剂，将一种或多种药物按照指定处方研为粗粉，煎汤后去渣取汤汁服用，或用煮沸的开水沏汤服用。汤剂应用很广，适用于一般疾病或急性病，其特点较丸剂、片剂、散剂等吸收快，易发挥疗效。如四味土木香汤（土木香 15 克，苦参 10 克，珍珠杆 10 克，山柰 6 克），治疗伤风感冒、热病等有显著疗效。

散剂，将药物按处方配剂，研为细粉，混匀，寒凉药加适量白糖，温热药加适量红糖，混匀而成，温开水或调引送服。散剂中药物吸收虽较汤剂慢，但疗效持久，适合于治疗已成型之病和聚合型疾病，且配制方便，药性稳定，便于携带。蒙药散剂有内服与外用两种。在临床使用时，根据病情，可与汤、丸等各种成药相互配伍，酌情应用。

丸剂，将处方中各味药物分别加工炮制，按处方配合，共研细粉，混匀，以蜜、水或面糊、药汁等赋形制成的丸状剂型。一般为黄豆或绿豆大小的颗粒，外用朱砂或银朱、百草霜等研细粉末挂衣，晾干，用温开水或调引送服。丸剂吸收缓慢，药效持久，体积小，服用、携带和储存方便。一般应用于治疗慢性病或虚弱性疾病。某些药性峻猛的药品和刺激性较强的药品，也可制备成丸剂服用，因其吸收较慢，可减轻毒性和副作用。不宜久煎的一些贵重药和芳香性药物，如麝香、牛黄、白云香、黑云香等，宜作丸剂用。

酒剂，以酒为溶剂，浸取药材中的有效成分，所得的澄明浸出液供内服或外用，一般多用白酒或黄酒为溶剂。此剂多用于体虚补养、风湿疼痛及跌打扭伤和一些慢性病的辅助治疗。常用酒剂如马奶酒、手掌参酒、菱角酒、苁蓉酒及各种骨酒等。

膏剂，将药物用水煎煮后，过滤去渣取汁，将药液浓缩至规定比重制备得到的黏稠状半流体制剂，有的膏剂制备过程加适量蜜、糖或其他药物。依据用途可分为内服膏剂与外用膏剂两类，其中内服膏剂又分为流浸膏、浸膏和煎膏剂（膏滋）三种，外用膏剂分为硬膏剂和软膏剂两种。

灰剂，以金属、矿物及动物性药物为主，将药物煅烧成灰供内服或外用的剂型。蒙医认为，寒疾经久不愈则以灰剂治疗为上。本剂分为急、中、缓三种配剂，需结合赫依、协日、巴达干的主症配制，根据病情具体选用。

搅合剂，将药物按处方调配，碾研成细粉，混合均匀，逐步加入适量炼蜜、奶油、红糖、冰糖等，反复搅合而成的稠膏状制剂密闭于瓷器内储藏备用。此剂依据配方所用药物的味性和能效分为温热、寒凉两大类型。一般用于老年人，重病久卧、身体虚弱者，对妇女病及脉道、关节、皮肤等慢性病疗效颇佳。

油剂，将精选的药材加工处理后，按处方调配、浸泡及煎煮，取药液加鲜牛乳或黄油再煎煮浓缩至半流体状，可加入蜂蜜、药末、蔗糖、白糖等搅合均匀，浓缩至无水分，呈现油光泽泽、红黑透明或黄黑透明时，即成油剂，密闭于瓷器内储藏备用。一般用于体虚者和慢性疾病，有滋补润养作用。

金石剂，也称珍宝剂，以珍宝类药物，如金、银、珍珠、玛瑙、玉石、珊瑚、松石等，或金属矿物类药物，如红铜、白锡、铁、寒水石、月石、金精石、银精石、水银、硫黄、黄丹等药品为主药，适量配合植物药和动物药而制成的化合剂。其特点是药性较强具毒性，用药量小，药效持久，吸收较慢。本剂一般不轻易应用，经多次服用其他药物治疗无效的顽性恶疾和疮疡痈疽等，可考虑用本剂治疗，病症一除宜立即停药。

3. 择时给药（用药十则）

蒙医学用药以整体观为核心，以自然与人相应等唯物思想为指导，进行辨证施治。蒙医学临床用药非常注重择时给药，依据赫依、协日、巴达干等病症的发生发展规律，主症与并症兼顾，不同时间给予相应的治疗药物，由于病情不同，患者每日早、午、晚用药往往不同。蒙医学根据疾病本性、患病部位及病症发展规律，结合饮食等因素形成了传统服药法十则。①早晨空腹服用，治疗重型寒性巴达干病及虫病，可依据患者体质空腹用药，服药后不宜马上用餐。②饭前服用，治疗下行赫依病及应用滋补强壮药，一般在餐前服用药物。③食间服用，治疗调火赫依病症，在餐中服药。④饭后服用，治疗普行赫依病，于早晚餐后服用药物。⑤药膳交替服用，治疗司命赫依病，先少量进餐，再用药与进食。⑥两餐间服用，治疗上行赫依病，一般在一餐之后食物消化后用药。⑦不定时反复服用，治疗中毒、哮喘病、渴病及应用催吐药，不论饭食与否，应数次用药频繁用药。⑧掺食服用，治疗恶心之症，将药食混合后服用。⑨夹食服用，治疗食欲缺乏或呃逆症，进餐前服药一半开导，中间饮食，食后服用另外一半药物，以助消化与吸收。⑩睡前服用，治疗眼病、祛痰及应用镇静药等，需在临睡前服用。蒙医学认为，不顾疾病生息发展规律，一概食消后服用药物，难以对症投药发挥药效，在治疗时应依据病因病情、轻重缓急等灵活掌握用药时间和方法。

4. 蒙药方剂

蒙药方剂是根据治病需求，遵循蒙药药性和配方理论，由多味药物配伍组成的相对稳定的成方。通过组方可以加强药效，调和药物毒性，减少不良反应，达到安全治病的目的。配方时，依据药味、药物秉性和能效、药味转化，与病症寒热、轻重、部位和变化，以及患者年龄、性别、体质等相结合进行配伍，蒙药方剂调配所遵循的配方规则主要包括依照药味配方、依照药物能效配方和依照药味转化原理配方等，综合利用药物的六味、二基、八性和十七能的特性去克制病症的基本性质，调节机体内部的赫依、协日和巴达干，使其趋于平衡，从而治疗疾病。

传统蒙药方剂由君药、臣药、佐药和使药组成。其中君药是针对主症和主要病因，在方中起主导作用的药物；臣药是针对次要病症和次要病因，或在方中协同君药、增强疗效的药物；佐药医治兼症或随症；使药的作用是调和诸药。这与中医方剂的药方组成是颇为类似的。如以胃巴达干病配方为例，一般以石榴子为君药，治疗巴达干寒症，以肉桂为臣药，增进胃温、促进消食。在有草乌的方剂中，以诃子为使药，起到解毒、调和等作用。在祛寒风方中，以白豆蔻为使药，将药力引向肾脏。

蒙药方剂中一般要求君药、臣药各一味，佐药两味，使药三味用于治疗轻症；君药、臣药各一味，佐药三味，使药五味用于治疗中等病；治疗重病的药方则要求君、臣药各两味，佐药五味，使药九味。在长期的医疗实践中，一些传统的蒙药方剂的组成味数及重量比例都发生了变化，主要根据病情而定。蒙药成方多达几千种，见于各类蒙医药学文献及出版物。下面简要列举治疗六基症的几个代表药方。①治疗赫依症方。八味清心沉香散：沉香10克，广枣、天竺黄、北沙参、红花、檀香各4克，紫檀、肉豆蔻各2克。制法：以上八味研碎成细粉，过筛混匀。功用：平喘，止咳，镇痛。用于赫依与血相搏所致气喘、气管炎、吐泡沫痰、胸部刺痛、心悸等病症。②治疗协日症方。清热大黑散：黑冰片7克，土木香5克，地格达、土黄连、麝香、诃子、余甘子（或栀子）、毛诃子（或川楝子）、牛黄、天竺黄、红花各2克。制法：以上十一味，除麝香、牛黄外，其余九味粉碎成细粉，过筛；另将麝香、牛黄研细，与上述细粉配研，混匀。功用：清协日热。用于治疗热协日病、目肤发黄、瘟疫、瘟疫陷胃、口渴烦躁、消化不良等。③治疗巴达干症方。四味光明盐汤：光明盐、诃子、荜茇、干姜等份。制法：以上四味粉碎成粗粉，过筛，煎汤服用。功用：温胃，消食，解毒。用于治疗消化不良、药物或食物中毒。④治疗血症方。三果汤：栀子 2 份，诃子、川楝子各 1 份。制法：以上三味粉碎成粗粉，过筛，煎汤服用。功用：清热，解毒，凉血，澄血之浊清。用于治疗新旧血热、瘟热、目赤、眩晕头痛、病血与精血相挽等。⑤治疗黄水症方。四味文冠木汤：文冠木 5 克，毛诃子（或川楝子）3 克，诃子、余甘子（或栀子）各 1 克。制法：以上四味研碎成粗粉，过筛，煎汤服用。功用：清热，燥黄水。用于治疗热性黄水病、水肿、各种关节炎、湿热性皮肤等病症。⑥消黏驱虫方。六味荆芥散：玉竹（或羌活）、益母草各 3 克，信筒子、薔草各 2 克，荆芥、盖孜各 1 克。制法：以上六味研碎成细粉，混匀。功用：杀虫，止痛。用于治疗阴道滴虫病。

参考文献

[1] 胡斯力等. 蒙医志略［M］. 呼和浩特：远方出版社，2007

[2] 白清云等. 中国医学百科全书. 蒙医学（汉文版）［M］. 上海：上海科学技术出版社，1986

[3] 琪格其图. 现代蒙医学（汉文版）［M］. 沈阳：辽宁民族出版社，2002

[4] 奇玲等. 少数民族传统医药大系［M］. 赤峰：内蒙古科学技术出版，2000

[5] 陈士奎等. 中国传统医药概览［M］. 北京：中国中医药出版社，1997

[6] 苏诺. 菩提树下的藏医学和蒙古医学［M］. 北京：民族出版社，2001

[7] 忽思慧（原著）. 饮膳正要［M］. 北京：人民卫生出版社，1986

[8] 占布拉道尔吉（原著）. 蒙药正典［M］. 呼和浩特：内蒙古人民出版社，2006

[9] 崔东祥等. 浅谈三根学说在蒙医学中的重要意义［J］. 中国民族医药杂志，1995，1（2）：6-6

[10] 苏日雅等. 分析蒙医理论体系的整体观念［J］. 中国民族医药杂志，2003，9（2）：2-2

[11] 都格尔. 蒙医理论的系统自然观［J］. 中国民族医药杂志，2007，13（9）：4-5

[12] 苏日雅. 蒙医伊希巴拉珠尔及《甘露四部》［J］. 中华医史杂志，2004，34（2）：97-98

[13] 刘玉书. 对蒙医学阴阳五行学说运用的探讨［J］. 中国民族医药杂志，1995，1（1）：17-18

[14] 乌云斯日古楞. 试论心身医学与蒙医整体观念［J］. 中国民族医药杂志，2014，20（8）：60-63

[15] 刘静芝. 浅谈蒙医脉诊的临床应用［J］. 中国民间疗法，2013，21（11）：66-67

[16] 包晓华. 蒙医脉诊舌诊尿诊学［M］. 沈阳：辽宁民族出版社，2011

[17] 旺钦扎布. 蒙古族正骨学［M］. 沈阳：辽宁民族出版社，2005

[18] 金丹等. 蒙医整骨喷酒捋扶法治疗桡骨远端骨折［J］. 中外健康文摘，2014，11（26）：273-274

［19］朝鲁等 . 蒙医药结合针刺放血疗法治疗血管性头痛［J］. 中国民族医药杂志，2006，12（6）：18-18

［20］青龙 . 蒙医火针、针灸、推拿配合蒙药治疗腰椎间盘突出症的疗效观察［J］. 中国民族民间医药，2012，21（12）：2-2

［21］哈斯高娃 . 蒙医涂摩疗法研究进展［J］. 云南中医学院学报，2013，36（3）：99-100

［22］才旦卓玛 . 蒙医特色疗法震脑术治疗脑震荡［J］. 中国民族医药杂志，2014，20（10）：29-31

［23］乌力吉图 . 试论蒙医药的药性与"药能""药力"的区分［J］. 中国民族医药杂志，2003，9（1）：25-25

［24］包海明 . 关于蒙药理论、特点及发展前景［J］. 北方药学，2012，9（3）：63-63

［25］关永仙等 . 浅谈常用苦味蒙药的药性理论［J］. 北方药学，2014，11（12）：130-131

［26］佟海英等 . 中药与蒙药药性理论的比较研究［J］. 中国中药杂志，2008，33（5）：606-608

［27］吴玉小等 . 蒙药药性研究初探［J］. 中国民族民间医药，2013，22（10）：4-4

［28］松林 . 蒙药本草研究概述［J］. 世界科学技术-中医药现代化，2008，10（1）：145-149

［29］巴特尔等 . 蒙药独特传统炮制技术简述［J］. 内蒙古民族大学学报，2010，16（2）：92-92

［30］梁斯琴等 . 论蒙药传统剂型［J］. 中国民族医药杂志，2012，18（3）：31-31

第四章　维吾尔族医药学

概　述

　　维吾尔族医药学是生活在中亚腹地的古代西域先民和后来移居西域的维吾尔族先民在长期的游牧和农耕生产生活实践中，在与各种疾病作斗争的过程中所形成的医药知识的积累和总结，经过与东西方传统医药学的广泛交流与荟萃，汲取东西方不同地区和民族传统医药文化之精华，也受到伊斯兰教文化的影响，逐渐形成了较为完整并独具特色的传统医学理论体系和丰富的临床实践。维吾尔族医药学博采众长又风格鲜明，是中华民族传统医学宝库的重要组成部分，是我国珍贵的民族文化遗产。

　　公元前 5 世纪以前，维吾尔族先民就游牧生活于中国北方和西北贝加尔湖以南、额尔齐斯河和巴尔喀什湖之间、天山南北及塔里木河流域，在独特的地理环境、生存条件和认知形态的基础上，早已懂得利用一些自然条件和产物来治疗简单的病症和防御疾病，如用黏土、蒜汁和香草涂于肢体来预防虫咬；用温泉浴、披兽皮和灼热的细沙埋身体来解除关节疼痛；用放血减轻沙漠干热性头痛；割破耳后静脉医治骑马性关节疼痛等。在采取油疗、烧疗、羊毛疗、沙疗、兽皮疗等治疗方法的同时，还曾采取过宰生祭祀、巫师占卜、念咒驱邪、点香熏烤、挂护身符、祈求神灵等朴素的精神疗法。这些都是早期丝绸之路开通之前中亚腹地农耕和游牧民族主要的医疗活动。从丰富的汉文史料以及考古发掘中可以管窥古代维吾尔医药学的丰富内容，迄今为止，在天山南北的圣山、绿洲河岸、古城遗址和无数原始古墓群，发掘了几千年以前与先民生存活动相关的珍贵文物，还发现了与医疗活动相关的药剂和药物标本。从出土的骸骨等实物中可知，早期生活在天山南北的古代维吾尔族祖先已有较高水平的外科技术和接骨方法，一些头颅骨的钻孔表明其技术是相当先进的。

　　公元前 4 世纪，维吾尔族先民将朴素的唯物观引入医学领域。古代维吾尔人认为，整个自然界以致整个宇宙的基础是由火、空气、水、土四要素的矛盾和组合而构成，自然界中火、空气、水、土和万物的生长和盛衰有着相互依赖、相互作用的密切关系，人及所有生命的起源、疾病的形成，都与自然界中的火、空气、水、土的相互作用分不开，用这些朴素的认识来解释生命和疾病的理论，形成了早期的维吾尔医药学理论基础，这一唯物的自然观和四要素学说后来也成为阿拉伯医药学和中亚地区传统医药学的理论基础。

古代维吾尔族祖先了解许多药物的治疗作用，应用强药（毒药）是用药水平的较高阶段。《黄帝内经》之异法方宜论记载："西方者，金玉之域，沙石之处，天地之所收引也。其民陵居而多风，水土刚强，其民不衣而褐荐，其民华食而脂，故邪不能伤其形体，其病生于内，其治宜毒药，故毒药者，亦从西方来。"《隋书》之经籍志医方类有书256部，其中5~6部是西域名医所著，如《西域名医所集要方四卷》等，可惜早已失佚。隋唐时代，古代维吾尔医药学曾经兴盛一时远传各地。维吾尔族名医希拉汗应邀聘入西藏，翻译了大量维吾尔医药著作，如《医学宝鉴》《伤寒解义》等，对当时藏医药学的丰富和发展产生了很大的影响。维吾尔著名科学家、哲学家、医学家法拉比编著了有关医学的著作有十几部，如《论人体学》《论神经学》《器官功能》《论自然物的热、寒、湿、干性》等，他以四大物质学说论证了自然界和人体生理、病理的变化关系，其医学理论和内容对于推动维医药学的发展产生了重要作用，也对其后《大医典》的撰写及阿拉伯医学和中亚医学的发展产生了巨大影响。

10世纪，新疆处于喀拉汉王朝时期，维吾尔族人民开始信奉伊斯兰教，设立了包括医学专科在内的综合性科学院校，有《注大医典》《中国菝葜》等医药专著问世。当时的《突厥语大词典》中记载了临床各科疾病、疗法及处方用药等内容，如"对夜尿症，用骆驼肉和大麦混合做饭，食用就愈"，"若牙疼，硼砂、麝香混合放在牙上"等上百种疗法及药名。长诗《福乐智慧》不仅颂叙了喀拉汗王朝时期的政治、经济、文化繁荣发展的面貌，也用医学思想阐述了人的生、老、病、死与自然界四要素（火、气、水、土）及人体气质、体液（胆液质、血液质、黏液质、黑胆质）的平衡有着密切的关系，同时还介绍了治疗总则和20多种药物剂型的名称等内容。

12世纪初，维吾尔医学家和田尼的著作《治疗精华》和《法医》问世，其手抄本一直流传至今。蒙元时期，在大都和上都均设回回药物院，后扩建为广惠司，产生了许多维吾尔医名家名著。14世纪，和田著名的维吾尔族药学家艾塔尔编写了维药专著《依合提亚拉提·拜地依》（自愿赠送给皇后拜地依的药书，也称为拜地依药书），该书分为上下两册，上册为草药学，下册为方剂学（方剂内容占1/3），书中记载了1500

余种维吾尔药的形态、收集、储藏、炮制、药性、功能主治、用法用量、副作用、矫正药、代用药等内容，有多种手抄本流传至今，是一部有较高价值的维吾尔药物学专著。明清时期，维吾尔医药学知识在汉族中医药著作中也有很多反映，如《本草纲目》中记载了阿魏、茜草、胡麻、胡桃、胡葱、茴香、荜茇、腽肭脐、返魂香、驼、醍醐等一百多种药物，均为西域产地或习用维吾尔药。17世纪至19世纪相继问世多部维吾尔医药学著作，如《医学之目的》《舒心药方》《医疗经验精华》《益用医源》《奇效秘方》《医学大全》《治疗方法》《如意疗法》等。维吾尔医专著《阿克萨依》于1899年在印度勒克瑙城正式出版，该书内容包括维吾尔医基础理论、各科疾病及其治疗、药物及方剂等，是一部在国内外享有很高声誉的维吾尔医药名著，作为印度首都德里的伊斯兰医学院正式教材用到1929年。近代新疆地区也有一些维吾尔医药学家为维吾尔医学的传承和发展做出了贡献，如维吾尔医学家太吉力编著的《太吉力验方》于1899年在喀什出版，1924年喀什著名维吾尔药学家塔孜胡尼编写了《草药之园》和《开发草药》，其中记载了1500多种草药的形状、产地、栽培、采收加工、炮制、储藏、性味、主治功能、配伍、用法用量、副作用、矫正药、代用药等内容。

新中国成立以来，新疆地区整理出版的维吾尔医学古籍已有三十余部，如《阿克萨拉依》（白色宫殿）、《依合提亚热提·拜迪依》（拜地依药书）、《姆帕日库路普》（如意治疗法）、《身心之康复》《哈拉孜穆沙赫》等；在工具书方面，近年来整理出版的有《中国医学百科全书·维吾尔医分卷》《中华本草·维吾尔药卷》等。

第一节　维吾尔医学基础理论

维吾尔医学理论体系内容丰富独具特色，其内容主要包括四大物质学说、气质学说、体液学说、器官学说、力学说、素质学说、形与神学说、健康学说、疾病学说等，解释人体的结构与生理功能、人体与自然界的辩证关系以及疾病的诊断与治疗原理。

一、四大物质学说

四大物质学说是维吾尔医学的基本理论之一，维吾尔医称为"艾尔康"学说。"艾尔康"是指自然界的火（太阳）、气（空气，风）、水、土四种基本物质，又称四大物质、四大要素、四大元素等。

四大物质学说是古代维吾尔人朴素唯物观、自发辩证思想与医学实践相结合的产物，即古代维吾尔人在长期的生活实践中，通过对自然界各种事物和现象的观察和体验，认识到自然界的火、气、水、土四大基本物质，世界上万物的生、长、盛、衰均受四大物质的影响和作用，从而形成了四大物质学说，并将这一朴素的唯物自然观和哲学理论拓展应用于医学领域。

1. 四大物质的基本概念

火，指太阳，也指一般的火，位在高处，量比水轻，以升为特点。能发热量，在一年四季、一日昼夜中调节天地寒热、湿干程度；能给万物热量，使其分解、成长、成熟，甚至能熔化和改变坚硬物质；能制约水、土之寒，有使万物成长、成色的作用。火的性质为又干又热。

气，指一般空气，位在空间，量比火轻，量为最轻，以动为特点。能缓和太阳过多热量对水和地面的影响，填补空间，无孔不入；能营养万物，促进物质代谢，在万物生存和生长过程中起着重要的作用。其位在火之下，浮在水之上，性质为又湿又热。

水，指一般的水，位于土之上，量比气重，以流为特点。在所有生物的生命活动中，能运输和溶解其所需要的营养物质，防止营养物质在过多热量的影响下出现不良的分解性腐败；并且通过各种渠道能流通、排出万物在物质代谢中产生的各种废物。其位在气之下、土之上，性质为又湿又寒。

土，指一般的土，位于最低，量比其他物质绝对沉重，以静为特点。常受到太阳的热化和干化作用，也常受到水的溶解和结合作用；在能保持万物形状的同时，也能调节水对它们的过湿和火对它们的过热作用，能为生命保存它们所需要的各种营养物质，还对有些物质有分解和加工的作用。性质为又干又寒。

2. 四大物质学说的基本内容

古代维吾尔医学家将事物属性以四大物质归类，并将其属性用于医学领域，把人体的气质、体液、内脏、器官、组织、生理、病理现象等，按照其形态、特点、作用、性质分别归属为火、气、水、土，借以阐述说明人体生理、病理复杂关系和人体与外界环境之间的相互作用，从而进行辨证论治，达到防治疾病的目的。这种用四大物质归纳事物的方法，基本上已经不局限于火、气、水、土四种物质本身，而是按其特点、作用和性质等，抽象地概括出事物的属性。

这种事物属性的归纳方法，在维吾尔医学古籍中有详细记载，列简表如下（表4-1）。

表 4-1　维吾尔医学对事物属性的认识

自然界											
星星	星座	星期	月日	年肖	季节	气候	方位	重量	味	色	四大物质
土星	白羊座	一	自3月22日 至6月22日	猴	春	干	东	较轻	辛	黄	火
太阳	金牛座			龙							
太阳	双子座	五		鼠							
	巨蟹座	五	自6月22日 自9月22日	马	夏	热	北	轻	甘	红	气
金星	狮子座			虎							
金星	室女座	日		狗							
	天秤座	二	自9月22日 至12月22日	兔	秋	湿	西	重	苦	白	水
木星	天蝎座			羊							
月亮	人马座	六		猪							
	摩羯座	四	自12月22日 至3月22日	鸡	冬	寒	南	较重	酸	黑	土
火星	宝瓶座	三		牛							
水星	双鱼座			蛇							

人体										
气质	体液	体液定位	人种	思维活动	情志	声音	形体	支配器官	被支配器官	脉象
干热	胆液质	胆	黄	感觉	怒	呼	腺体	心	大肠、小肠	细数紧
湿热	血液质	肝	棕	回忆	喜	笑	肉	肝	脊髓、骨髓	宽松
湿寒	黏液质	肺	白	判断	静	呻	脂肪		膀胱	宽迟松
干寒	黑胆质	脾	黑	思考	悲	哭	筋骨 皮毛	脑	神经	细迟紧

3. 四大物质学说在医学中的应用

四大物质学说是维吾尔医学的基本理论之一，用于解释人体的生理和病理复杂关系，以及疾病的诊断和治疗，维吾尔医学将这一学说贯穿于医疗活动全过程，包括生理、病理、诊断和治疗各个方面。

生理方面：四大物质学说以四大物质全生、全克、半生、半克规律来解释气质、体液之间的相互资生、相互制约的关系。由于每个四大物质的属性由两个不同性质混合而成，故它们之间存在全生、全克和半生、半克的关系。如：干热与干热是全生，干热与湿寒是全克，干热与湿热虽然是热生热，但是干克湿，故又克、又生，即半生、半克关系等。如：黏液质（水）与黏液质（水）相生，是全生关系；黏液质（水）之湿寒制约胆液质（火）的干热，是全克关系；黏液质（水）的湿制约黑胆质（土）的干,是半克关系;黏液质(水)的湿资生黑胆质(土)的寒,是半生关系;胆液质(火)的干生黑胆质(土)的干,是半生关系;胆液质(火)的热克黑胆质(土)的寒,是半克关系等。

病理方面:维吾尔医学认为,人体是一个有机的整体,当某一种体液失调时(偏盛或偏衰)会影响其他体液而发生疾病,其变化规律可以用四大物质的生克乘侮关系来解释。如胆液质失调,可影响黏液质的正常功能等。

诊断方面:维吾尔医通过七诊所得资料,并根据四大物质的生克乘侮规律来诊断疾病,如见面赤目黄、形体消瘦、肌肉坚硬、烦躁易怒、动作迅猛、少寐、小便赤黄、舌质红、苔黄或少、脉数等,可判断为胆液质(干热)偏盛,火患为病;见面目苍白、形体肥胖、肌肉松弛、性情沉静、动作迟缓、嗜睡、小便清长、舌苔白、脉迟等,可判断为黏液质(湿寒)偏盛,水患为病等。

治疗方面:维吾尔医学的治疗方法绝大多数是根据四大物质的生克乘侮规律确立治疗原则的,如壮水制火法等。但四大物质生克理论也有一定的局限性,维吾尔医诊治疾病也从四体液之间的内在联系和相互影响以及具体病性出发,进行辨证立法施治。

二、气质学说

气质学说是维吾尔医学基本理论之一,是说明气质由来、划分类型及其应用的学说,维吾尔医学称为"密杂吉"学说。气质,是指火、气、水、土四大物质最小分段属性的相互影响下产生的新的属性。所谓的某一种气质,由某一种四大物质的属性偏盛所决定。气质不但指人的生理、心理等的特征属性,而且也指世上万物(植物、动物和矿物)的特点属性。维吾尔医学认为,气质分为寒、热、湿、干四大单纯类,干热、湿热、湿寒、干寒四大复杂类,根据其偏盛或偏衰分为正常和异常两种类型。

对人体来讲,以正常气质来说明人的生理状态,以异常气质来说明病理变化。气质失调是维吾尔医学的辨证大纲。

1. 正常气质

维吾尔医学认为,人体不同气质具有不同的特征,正常气质分为八种,即平和的热性、寒性、湿性、干性、干热性、湿热性、湿寒性和干寒性。维吾尔医学正常人体气质分类及其特征列简表如下(表4-21)。

表4-2 维吾尔医学正常人体气质分类及其特征

气质类型	生理状态和特征
干性气质	性情急躁而脆弱
湿性气质	性情快乐而稳定
热性气质	动作迅猛而灵利
寒性气质	动作沉重而粗躁
干热性气质	面黑偏红、目黄、舌干、口苦、多渴、体热、身瘦、喜待凉出、喜欢冷食、脉强带数、舌质偏红、苔薄而黄、小便微赤偏黄；性情急躁、易怒、动作迅猛、思维敏捷、感情强烈、克己力较低、少寐
湿热性气质	面色红润、目红、口甜、肌肉发达、脂肪层较厚、体壮、身体热量略高、脉大有力带数、小便微红、舌质较红、苔厚微黄；性情快乐、动作灵利、思维能力较强、感情丰富、克己力较好、睡眠较好
湿寒性气质	面色较白、嘴唇较厚、目白、口淡、口不渴、体凉、身胖、肌肉松软、脉细沉迟、小便清长、舌质淡边有齿印、苔厚白润；性情稳定、动作沉重、无忧无虑、思维迟钝、感情淡漠、克己力较强、嗜睡、不爱活动、喜热处、喜热食
干寒性气质	面色较暗、目清、舌微干、口淡苦、体凉、身瘦、喜待湿处、喜欢湿性食物、脉浮迟、小便白少、舌质暗红、苔薄白；性情脆弱、忧郁、空想胆小、动作粗躁、感情激动、智谋超群、善于反面性思维、想象力往往远离实际、少寐、不愿与人交往

2. 异常气质

异常气质分为八种，即非平和的热性、寒性、湿性、干性、干热性、湿热性、湿寒性和干寒性（表4-3）。

表4-3 维吾尔医学异常人体气质分类及其特征

气质类型	生理状态和特征
异常热性气质	热性比湿、干、寒性偏盛的状态
异常湿性气质	湿性比热、干、寒性偏盛的状态
异常寒性气质	寒性比热、湿、干性偏盛的状态
异常干性气质	干性比热、湿、寒性偏盛的状态
异常干热性气质	干性和热性比湿性和寒性处于偏盛的状态
异常湿热性气质	湿性和热性比干性和寒性处于偏盛的状态
异常湿寒性气质	湿性和寒性比干性和热性处于偏盛的状态
异常干寒性气质	干性和寒性比湿性和热性处于偏盛的状态

三、体液学说

体液学说是维吾尔医学基本理论之一，是说明人体四种体液的由来、种类及其应用的学说，维吾尔医学称为"合力提"学说。体液是指在自然界火、气、水、土四大物质和人体气质的影响下，以各种营养物质为原料，通过肝脏的正常功能产生的四种体液，即胆液质、血液质、黏液质和黑胆质。维吾尔医学据此将人从外在特征和内在状况，直至神经和精神特征分为四类体液状态进行解释。维吾尔医学认为，四大体液在人体的整个生命活动中，不断地消耗和补充，持续代谢、更新和循环，保持一定比例的平衡状态，从而维持身体的正常机能。四种体液在各自的数量和质量上保持一定的平衡，表明人体处于正常的生理状态，反之平衡状态一旦被破坏，就会导致疾病。体液分为正常体液和异常体液两大类。

1. 正常体液

正常体液是指保持人体的自然正常状态及功能，对人体生命活动给予活力，并与该人气质相应的体液。正常人体体液根据其位置或分布、色、味、属性及功能等分为正常胆液质、正常血液质、正常黏液质和正常黑胆质四种。

正常胆液质，位于胆囊，色黄味苦，性烈，性属干热，具有热身、分解脂肪、帮助消化、增强肠道蠕动、促进排出粪便以及解毒防毒的功能。其渗入血液的部分，以本身的热和烈性促进血液中同行的其他三种体液的活动，并将其推送到全身的各个细小部位，从而保持人体精力和体力的旺盛。其的属性和作用与"火"相似，故被认为是"火"在人体的象征物。

正常血液质，位于肝脏，色红，味微甜，性属湿热，依靠心脏的推动，通过血管循环于全身，具有营养全身、补充消耗、通过肺及肾进行新陈代谢的功能。其以本身的热，温热全身，以本身的湿，调节全身的湿度和热度，从而对保持全身正常和有秩序的活动起到重要作用。其属性和作用与"空气"相似，故被认为是"气"在人体的象征物。

正常黏液质，位于全身，色白，味淡，性属湿寒，除了具有以其本身的湿及其中的营养物质，在其作用范围内营养全身，以本身的寒防止过多的胆液质破坏其他体液正常功能的作用之外，还能湿润和柔软全身，当人体营养不足或大量失血和脱水时，渗入血液中起补充作用。故维吾尔医学认为，它是未成熟，而必要时能变成血液的体液。其还有将与自己同行的其他体液输送到细小部位以营养全身，并将产生的废物借本身的流动排出体外的作用。其属性和作用与"水"相似，故被认为是"水"在人体的象征物。

正常黑胆质，位于脾脏，色黑，味酸，性属干寒，具有保持人体各个器官的形状和质量，控制血液质及制约胆液质热性和黏液质湿性的偏盛，防止体液失调，储存营养物质，为干寒性器官及部位提供相应营养物质的作用。还参与思维、感觉和记忆活动，并以本身的刺激和兴奋作用增强感觉器官的功能，以提高人体的敏感性。由于其对脾胃功能有一定的影响，故被认为也有增强胃肠吸收力的作用。其属性和作用与"土"相似，故被认为是"土"在人体的象征物。

2. 异常体液

异常体液是指超出肝脏产生的正常状态，并且在数量和质量上有了变化，对人体无益或有害的体液。根据其变化的程度、所起的反作用及产生的症状、导致的疾病类型，将其分为异常胆液质、异常血液质、异常黏液质和异常黑胆质四种，各类异常体液的性质等内容略不尽述。

四、器官学说

器官学说是维吾尔医学基本理论之一，是人体器官定义、种类和功能的学说，维吾尔医学称为"艾扎"学说。维吾尔医学把人体内的脑、心、肝、肺、脾、肾、胆、胃、食道、十二指肠、小肠、大肠、膀胱、子宫、血脉、管道、腺体、皮下脂肪、内脏脂肪、骨骼、脊髓、肌肉、筋膜、软骨、韧带、腱膜、腹膜、胸膜等，体外的皮肤、毛发、指甲、眼、耳、口、牙、舌、前阴、睾丸、后阴等都统称为器官。维吾尔医学解剖学与现代医学解剖对器官的定义基本相同，但是对各器官的生理功能的论述有所不同，主要区别在于维吾尔医认为各器官均有与其功能相应的特有气质。维吾尔医学根据器官各自的气质、功能和作用，将其分为支配器官和被支配器官两大类。

1. 支配器官

维吾尔医学认为支配器官是指脑、心、肝三个主要器官。它们不但是保存人体三大力（即生命力、精神力和自然力）的部位，而且是这三大力的始发点。它们在保持人的生存、繁殖及管理智力、体力活动中，不但起重要的作用，而且指挥被支配器官，并且通过它们的间接作用，在总体上调整、充实和控制全身的一切生命活动，从而维持全身的整体性。

维吾尔医学认为，脑是产生思维、感觉和运动（即精神力）的中心，脑皮层支配主脑、长脑、间脑和后脑。心产生生命力，是生命力的中心和起源点，心支配肺和血脉来完成本身的作用。肝是自然力的中心，肝产生四种体液，并通过心脏将它们输送到全身完成各自的作用。

2. 被支配器官

被支配器官是指在支配器官的指挥下，对其他有关器官产生一定的影响，并且通过它们的作用继续完成本身功能的器官。被支配器官根据其分布的位置和性质，按照本身所起作用的主次又分为主要被支配器官和次要被支配器官两类。

主要被支配器官是指不但受支配器官的支配，而且本身也能支配其他有关器官，才能完成本身作用的器官。包括肺、脾、胃、胆、肠、肾、膀胱、子宫、眼、耳、睾丸等。如：肺，既受脑和心的支配，又支配血脉；脾，既受肝的支配，又支配肝门静脉；胆囊，既受肝的支配，又支配肠；胃，既受肝的支配，又支配食道；肾，既受脑的支配，又支配膀胱和尿道等。

次要被支配器官是指不能支配其他器官，只能作为被支配器官受到指挥的器官。它们虽然从生命力得到营养完成自己的作用，但是在本质和质量上不能成为独立的器官。它们是连接人体各个结构、维持其形状、为生命的各种活动起间接性服务作用的有机整体，包括骨骼、软骨、脊髓、肌肉、筋膜、韧带、腱膜、血脉、管道、脂肪、皮肤、毛发、指甲等。

3. 器官的气质

器官的气质是维吾尔医学气质学说与器官学说相结合产生的一种独特观念。维吾尔医学认为，各器官均有特定且与本身功能相符的气质，了解其气质，掌握其变化，对指导各类器官相应病症的立法治则具有重要的意义。维吾尔医学将各器官的气质概括为干热、湿热、湿寒、干寒和平和五类气质。属于干热气质的器官有胆囊；属于湿热气质的器官包括肝、心、肺、肌肉、食道、十二指肠和小肠；属于湿寒气质的器官包括脂肪、胃、脑、肾、脊髓和最小单位（细胞）；属于干寒气质的器官包括脾、骨骼、毛发、指甲、筋肌、软骨、韧带、膜、大肠和膀胱；属于平和气质的器官包括手指、手掌、手背和皮肤。维吾尔医学认为，各个器官都有各自相应的气质。①心，心的原有气质为干热，但由于它在两肺叶之间，并且血液不断通过心脏流动，故其气质变为湿热。②肝和肌肉，肝依靠心脏输送的血液所供养，肌肉也与血液直接接触，故肝和肌肉的气质也为湿热。③食道、十二指肠和小肠，食道位于两肺之间及心的右侧，胆液质流入十二指肠，故其气质均为湿热。④肺，原气质为湿寒，但因经常活动，且位于心脏两侧，既不偏干又不偏寒，故其气质为湿热。⑤胃，原气质为湿热，但由于受到胃液及黑胆质寒的影响而倾向于湿寒。⑥脑、脊髓、脂膜及组织液、骨关节间液、肾及其周围脂肪，这些器官组织的气质均为湿寒。⑦大肠和膀胱，其功能是暂时储存及排泻废物，并且远离热性气质的器官，故其气质倾向于干寒。⑧脾、骨骼、筋肌、软骨、韧带、腱膜、头发及指甲，其气质均为干寒。⑨皮肤，其气质虽然被认为与个人的气质相同，但由于内外环境的影响，倾向于平和。⑩手，在所有器官中，手的气质为平和，尤其是食指指端的气质最为平和，其他手指及手掌、手背的气质则较为平和。

五、力学说

力学说是维吾尔医学基本理论之一，是说明人体各种力的定义、种类及其作用的学说，维医称为"库外提"学说。维吾尔医认为，力是维持和推动人体智力和体力的主要因素，根据力的产生、存在及其作用，分为生命力、精神力和自然力三大类。

1. 生命力

生命力是指推动心脏搏动的力，其源于心脏，为心脏的正常功能服务，并通过心脏的活动产生和完成大、小血液循环，对维持人体正常生存起重要作用。

2. 精神力

精神力是指产生和指挥一切智力和动力的力，其源于大脑，是推动一切精神力量的中心，分为感觉力和动力两类。

感觉力是指能感受体内外各种知觉和影响的力，其分为体外感觉力和体内感觉力两种。

体外感觉力是指感受各种形、声、色、气、味、硬、软、触、压、冷、热、湿、干等的力，可分为视觉力、听觉力、嗅觉力、味觉力和触觉力五种。外界各种事物的颜色、形状、气味、声音及冷热、干湿、软硬等均通过体外五种感觉器官（眼、耳、鼻、舌和皮肤）的感觉力传送至脑的前部，并在那里得到反映。体外感觉器官虽然能感觉出事物的物质一面，但对其内容和活动却不能做出判断，只能依靠体内感觉力来完成。

体内感觉力是指将体外五种感觉力所感受的各种信息进行加工处理的力，可分为共觉力、想象力、思考力、相像力和记忆力五种。①共觉力是指将体外感觉力所感受的各种信息共同反映在其中心的力，它的中心在大脑的前部。②想象力是指储存事物和现象的形状和图像的力，被共觉力所反映的事物和现象一旦在外界消失，它的形状和图像即由想象力来储存，它的中心在大脑前部的后面。③思考力是指大脑高级神经活动的思维能力，是智慧和控制理智的中心，它对想象力储存的各种信息进行进一步分解或组合，加以总结或做出结论，故又称其为判断力，它的中心在大脑的前部与后脑之间。④相像力是指辨别各种事物和现象的内容和性质的力，即辨别利弊、好坏、爱恨、黑白、大小、高低等，并对其做出反应的力，是一种自发而奥秘的力。⑤记忆力是指储存事物和现象内容的力，它的中心在后脑。

动力是指使人在做或不做某件事时起推动作用的力，分为激发力和工作力两种。激发力与想象力的区别是，想象力想做某一件事，但如果没有激发力，就不会有向往，故激发力也称向往力。有向往就产生意志力，即立意做这件事。向往力也分欲往力和反抗力两种。人们认为可以做某件事时，欲往力就增强，不可以做时，就产生反抗力不做这件事。但意志力仍须要思考力的判断及批准，得到批准，工作力才能开始工作，完成这件事。

3. 自然力

自然力是指为人的生存，即活力和体力，提供营养物质的力，它的中心在肝脏。自然力从胚胎时期开始营养人体全身，为人体的成长和成熟奠定基础。当自然力不足时，会引起精神力和生命力的异常，破坏支配器官或被支配器官的功能，使四体液失去平衡，产生某一器官的虚弱，甚至导致全身营养不足型疾病。它分为营养力、生长力、产生力和成形力四种。

营养力是指营养全身的力，依靠吸收力、撮住力、消化力和排泄力的协助来完成本身的作用。①吸收力是指为了使营养物质到达身体某个部位，起吮吸作用的力。②撮住力是指到达某个部位的营养物，产生化合，即与机体结合发挥作用期间，撮住这些营养物质的力。③消化力是指在消化器官中被研碎、溶解及过滤的营养物，使之相互混合和渗透作用的力。④排泄力是指将营养物质在体内最小单位（细胞）完成本身作用后产生的废物，通过各种渠道排出体外的力。

生长力是指从人的生命开始，对各个器官相应的长短、宽窄、大小等发展起特殊作用的力。

产生力是指产生精子和卵子，并且它们结合后，会产生相应气质和形状的力。

成形力是指除了四大物质在人体的象征物影响下产生的胚胎专有气质外，还能形成和完善代表各自原有性质和形状的力。

六、素质学说

素质学说是维吾尔医学基本理论之一，是说明人体对异常变化的防御、抵抗和再生能力的定义及其作用的学说，维吾尔医学称为"太比艾提"学说。"太比艾提"汉文直译为自然，指人体防御能力。

维吾尔医学认为，"太比艾提"能支配人体一切生命之力和各种活动的正常运转，能识别人体抵抗力的"神秘点"，如出现异常现象和状态，能动员这些"神秘点"及时进行纠正，防止各种疾病的发生。

维吾尔医学认为，人体是不断运动和发生各种正常和异常变化的机体，好比是为人的智力和体力生产力量的"工厂"，机体的各个部位生产不同的活动和产品。正常地完成这些活动，机体需要合适的原料。如果机体某一部位原料供应不足时，该部位就会出现问题，导致机体出现异常或疾病。如果人体的"太比艾提"处于正常或较强状态，会自然发挥自己的作用，及时纠正问题。

七、形与神学说

形与神学说是维吾尔医学基本理论之一，是说明形与神的定义及其作用的学说，维吾尔医学称为"艾非阿勒"和"艾尔瓦"学说。

1. 形

"艾非阿勒"汉译为形，相当于现代医学的"个体差异"，是指人的年龄（老小）、体形（胖瘦）、性别（男女）等差异与健康和疾病的关系。维吾尔医学根据这种差异的特点，把人对各种疾病的倾向性分为以下几种：小儿易患传染性和感染性疾病，如麻疹、百日咳、天花、肝炎、肺炎和肠炎等；中老年人和体形较胖者易患气管炎、支气管炎、关节炎、瘫痪、心脏病、动脉硬化、高血压和脑溢血等；体形较瘦、个子较高者易患肺结核、胃炎、胃及十二指肠溃疡、胃及肾下垂等；男人易患糖尿病、前列腺炎、阳痿、早泄、滑精等；女人易患癫痫、癔病、神经衰弱、过敏性疾病及子宫下垂、宫颈癌、带下等妇女疾病。

2. 神

"艾尔瓦"汉译相当于"神"，是指按照人体各部位的特点和需要，按质、按量地输送四种体液，及支配各器官功能的专有而特殊的力。维吾尔医学"艾尔瓦"（神）不同于哲学中的"神""神灵""生命"等词义。人食用各种营养物质后，虽然肝脏在自然力的支配下，按质、按量地形成为胆液质、血液质、黏液质和黑胆质四种体液，并且在脑的精神力、心的生命力支配下，输送到全身，但是按照人体各部位的特点和要求输送到人体各部位，需要依靠每种体液专有的一种力，即"艾尔瓦"，来完成。

"艾尔瓦"不仅存在于每一种体液本身，而且存在于各支配器官（脑、心、肝）和被支配器官（肺、胃、脾、胆、肾、肠、膀胱、子宫、睾丸、血脉、腺体、脂肪、骨、肌、膜、筋、皮、毛、指甲、眼、耳、牙、舌、前阴、后阴等）中。例如："艾尔瓦"通过从脑延伸的神经传布到全身，在神经和筋腱上引起一种生物电样的反应，从而控制全身，产生人体的各种运动，支配心脏功能，激发心脏的活力，从而控制全身的血液循环，支配肝脏的功能，使它向全身散发热量和力量等。

八、健康学说

健康学说是维吾尔医学基本理论之一，是说明健康的定义、保健必备的条件及其在健康、长寿中所起作用的学说，维吾尔医学称为"赛艾提"学说。

维吾尔医学认为，人类是世界上最文明的生命物，在生存的同时也为健康长寿而奋斗。人们通过摄取按质、按量的食物，过着有规律的生活，保持舒畅的心情等，达到长寿的目的。维吾尔医学将与人类在生活中必不可少的、而且对健康和疾病有直接主要影响的各种条件归纳为几个方面，在维吾尔医学古籍中称其为保健所必需的条件，包括空气（新鲜空气）、饮食（按质、按量的饮食）、起居（适当的睡与醒、合理的动与静、正常的积与泄）、安宁（保持良好的精神状态）、卫生（保持身体及环境的清洁卫生、避免不良的习惯）、适当的工作和休息、适当的性生活、妇幼保健、老年保健等。

新鲜空气直接关乎人的生存，人如果离开了空气就不能生存，空气的新鲜和洁净对生命尤为必要，因此，需要经常保持环境空气新鲜，防止空气污染。

饮食与人的健康和疾病有直接的关系。古代维吾尔医学已认识到"病从口入"的道理，强调要重视食物和饮水的卫生。人的物质代谢是不断进行的，如果不能正常地摄取营养，则人体物质代谢所消耗的营养便得不到补充。为了保证需要的营养运送到身体各部以维持身体健康，需要注意饮食的质量、数量、洁净及饮食时间。

动与静是保持健康所必需的条件之一。经常从事体力劳动和体育活动的人，身体器官得到锻炼，肌肉和筋骨强健敏捷，精神振作，可避免懒惰、软弱、肥胖、四肢无力、嗜睡等毛病，使人心、脑、肝等内脏的功能，血液循环，体内物质代谢等均能保持良好状态，食欲较好，入睡较快，精神健旺，体力充沛。不从事体力劳动和体育活动的人则身体软弱松散，内脏功能不佳，面色枯黄，懒散无神，易患瘫痪、风湿热、痔疮、高血压、肥胖、水肿及贫血等疾病。合理的动与静也是很有必要的，在进行活动之后，应注意适当的休息，尤其是从事较强的体力劳动或脑力劳动以后，应当注意休息从疲劳中得以恢复体力和精力。

合理的睡与醒可保持人体正常的起居作息规律，适当的睡眠对人的脑力和体力活动是有益的。人睡眠时，除了心脏和肺以外，其他器官得到休息，心脏和肺的负荷也有所减轻，疲劳会消除，体力会更新，物质代谢会得到改善。古代维吾尔医学认为，睡眠时间一昼夜6小时为佳，婴儿一般要睡16~18小时，青年人睡7~8小时，老年人睡5~7小时皆为正常睡眠，睡多睡少一般取决于习惯。如果睡与醒的时间不正常则会引起各种疾病或加重病情。

正常的积与泄对于维持人体健康非常重要。人体一方面从外界吸收营养物质、空气、水和其他物质，另一方面也要排出废物，这对人体的正常功能和活动是十分重要的，维吾尔医学古籍中称之为物质交换。正常的吸收和排泄对身体健康有益，如果吸收多于排出会导致疾病，而排出多于吸收也是有害健康的。

安宁的精神状态与人的身心健康直接相关，忧愁、悲伤、恼怒、恐惧、高兴、爱恋等精神状态以及精神刺激与人体健康有很大关系。长期焦虑担心、忧愁不安或精神受到打击等会使食欲减退、身体消瘦，甚至引起神经衰弱等。同样，过度的高兴有时也可能引起不良情况的发生。所以，应当尽量避免焦虑，不感情用事，保持耐心和稳重，用冷静的态度处理事情，有利于保持健康。

清洁和卫生是维医强调的保持健康的首要条件，包括个人卫生、衣着卫生、住所卫生、环境卫生和饮食卫生等几个方面。孩子一出生就洗净，经常洗澡、理发、剪指甲、清除阴毛、割包皮、漱鼻孔等都曾定为卫生法则。

避免不良习惯也是保持健康的重要条件。要避免饮酒、吸烟，禁止吸毒以及服用其他麻醉品、催眠剂、兴奋剂等，要避免淫乱、虚假的感情、庸俗的欲念等。一些不良习惯对人的智力、体力以及道德、健康等都有极坏的影响。维吾尔医学提倡采取各种措施来避免这些不良习惯。维吾尔医学认为，过分地追求性生活是有害的，房事过多会使人早衰。

维吾尔医重视老年健康保健，维吾尔医学认为，人的自然寿命不低于120岁，除因意外死亡外，活不到120岁者多因病夭亡。维吾尔医学认为，消灭了疾病之灾，人都可享寿百岁以上。年龄超过60岁以上者可以称作老人。人进入老年时期，体力、智力开始退化，因此要经常检查老年人的气质、血液、消化系统和呼吸系统的情况，心脏和肾脏的功能等情况。

九、疾病学说

疾病学说是维吾尔医学基本理论之一，是说明疾病种类、发病原因和症状、疾病程度（病级）、疾病发展过程（病期）、疾病高峰时期（病危）及疾病预后的学说，维吾尔医学称为"买热孜"学说。

1. 疾病种类

维吾尔医学根据其独特的医学理论体系及对疾病的认识，依据疾病的发病原因、症状、病期及病危发生的时期等，将一切疾病分为三大类型，即气质失调型疾病、形状改变型疾病和结构损伤型疾病，并以此为据确立治法治则及护理方法。

（1）气质失调型疾病

气质失调型疾病是指在体液性或非体液性各种体内外因素的影响下，人体正常气质发生异常变化或人体气质失去平衡，而产生的各种疾病。又可分为非体液型气质失调疾病和体液型气质失调疾病两大类。

非体液型气质失调疾病是指由于非体液性体外因素（即自然界的热、湿、寒、干、干热、湿热、湿寒、干寒）过多过盛的影响下，人体正常气质发生异常变化而导致的各种疾病，维吾尔医学将其分为八种类型，列简表如下（表4-4）。

表4-4 维吾尔医学对非体液型气质失调疾病的分类

疾病类型	成因和种类
非体液型 热性气质失调疾病	由于人体主要受自然界热性（气候炎热等）因素过多的影响，人体正常气质发生异常变化而导致的各种疾病。如中暑、热性感冒、发热、热性头痛、鼻血、四肢灼痛、咳嗽等
非体液型 湿性气质失调疾病	由于人体主要受自然界湿性（雨水、冰水等）因素过多的影响，人体正常气质发生异常变化而导致的各种疾病。如全身松软、四肢无力、不思入睡、入睡难醒、反应迟钝等
非体液型 寒性气质失调疾病	由于人体主要受自然界寒性（气候寒冷等）因素过多的影响，人体正常气质发生异常变化而导致的各种疾病。如寒性感冒、寒性头痛、胃痛、腹痛、咳嗽及某器官的寒性痉挛等
非体液型 干性气质失调疾病	由于人体主要受自然界干性（气候干燥等）因素过多的影响，人体正常气质发生异常变化而导致的各种疾病。如口干、唇裂、咽喉失润、皮肤干燥、眼角发痒、某种器官的干性痉挛等
非体液型 干热性气质失调疾病	人体由于受到自然界干热性（气候干热等）因素过多的影响，人体正常气质发生异常变化而导致的各种疾病。如继续性发热、消瘦性伤寒、发热口干、面目发红等
非体液型 湿热性气质失调疾病	人体由于受到自然界湿热性（湿性和热性等）因素过多的影响，人体正常气质发生异常变化而导致的各种疾病。如湿热性感冒、湿热性呼吸困难、湿热性（暂时性）高血压等

疾病类型	成因和种类
非体液型 湿寒性气质失调疾病	人体由于受到自然界湿寒性（气候湿寒、山水、春秋雨水等）因素过多的影响，人体正常气质发生异常变化而导致的各种疾病。如暂时性关节疼痛及关节炎、全身酸痛、肌肉松弛等
非体液型 干寒性气质失调疾病	人体由于受到自然界干寒性（气候干寒、冬季风寒等）因素过多的影响，人体正常气质发生异常变化而导致的各种疾病。如暂时风寒性关节炎、肌肉抽紧、老年性消瘦等

体液型气质失调疾病是指由于四种体液（胆液质、血液质、黏液质及黑胆质）的异常变化（某二种体液属性的一面或某一种体液属性的两面偏盛），人体正常气质发生异常状态而导致的各种疾病，维吾尔医学将其分为八种类型，列简表如下（表4-5）。

表4-5 维吾尔医学对体液型气质失调疾病的分类

疾病类型	成因和种类
体液型 热性气质失调疾病	由于胆液质或血液质的热性一面偏盛或过高，人体正常气质发生异常变化而导致的各种疾病。如各种急性炎症、血液腐败性伤寒、急性发热等
体液型 湿性气质失调疾病	由于血液质或黏液质的湿性一面偏盛或过高，人体正常气质发生异常变化而导致的各种疾病。如水肿、湿疹等
体液型 寒性气质失调疾病	由于黏液质或黑胆质的寒性一面偏盛或过高，人体正常气质发生异常变化而导致的各种疾病。如瘫痪、肌肉松弛、麻痹等
体液型 干性气质失调疾病	由于黑胆质或胆液质的干性一面偏盛或过高，人体正常气质发生异常变化而导致的各种疾病。如癌症、麻风等
胆液质性 气质失调疾病	由于胆液质（性属为干热）在数量或质量上出现偏盛或过高，使人体正常气质发生异常变化（失调）而导致的各种疾病。如急性发热，全身或人体某一器官出现发红、发热或灼热、发黄、发痒等症状的各种疾病（多为急性疾病）
血液质性 气质失调疾病	由于血液质（性属为湿热）在数量或质量上出现异常状态（偏盛或过高），使人体正常气质发生异常变化（失调）从而导致的各种疾病。如持续性热，各种急慢性炎症（肺炎、脑膜炎、高血压）等
黏液质性 气质失调疾病	由于黏液质（性属为湿寒）在数量或质量上出现偏盛或过高状态，使人体正常气质发生异常变化（失调）而导致的各种疾病。如全身或人体某一器官以发凉、发湿、发白、发肿为症状的疾病（多为慢性疾病）
黑胆质性 气质失调疾病	由于黑胆质（性属为干寒）在数量或质量上出现异常状态（偏盛或过高），使人体正常气质发生异常变化（失调）而导致的各种疾病。如神经衰弱、精神病、神经病、忧郁症等

（2）形状改变型疾病

形状改变型疾病是指人体某一器官（部位）形状发生变化而导致的疾病。这类疾病多为虽然在形状上发生了变化，但其结构是完整的，依据器官形状变化的特点又可分为下列四种。①先天性形状改变型疾病，如出生时头、手、脚等过大、过小、歪斜、残缺、兔唇等。②管道形状改变型疾病，即人体某些管道的后天性扩张或狭窄，如大小血管、食道、胃及肠、胆道、尿道、肛门等管状形器官的过度扩张、过度狭窄或硬化，或松弛不能收缩，或粘连不能通畅等。③数量和容量性形状改变型疾病，即全身或某一器官过胖、过瘦或生长异物，如痞块、息肉、痔疮、结石、寄生虫等。④移位性形状改变型疾病，包括人体某一器官（部位）的粘连，如眼黏膜粘连、舌粘连、肠粘连等；某一器官的分离或下垂，如眼皮外翻、脱肛、胃下垂、子宫下垂、阴囊下垂等；某一器官的移位或脱节等，如关节脱位、手、脚、头等部位颤抖或局僵等。

（3）结构损伤型疾病

结构损伤型疾病是指人体某一器官结构发生损坏性变化的疾病，也称之为完整形受损性疾病。此类疾病一般多指体表器官或体内器官（内脏）的分解、完整性受损、腐烂、异常增多或增生等。其多由各种内、外因素的不良影响而产生，外因如擦伤、跌打损伤、烫伤、冻伤、骨折、骨裂以及皮肤剥落、变硬、变粗、干裂等；内因如四种体液（胆液质、血液质、黏液质、黑胆质）的异常变化、毒化、腐化及其潴留在身体某一组织或血管中，导致各种炎肿、创伤、恶性肿瘤、痔（漏）疾等。

2. 病因

病因是指破坏人体健康状态而导致疾病的原因。维吾尔医学将一切疾病的发病原因分为内因和外因。内因可归纳为内八因，包括昔日因（过去性病因）、直发性病因、年龄性病因、性别性病因、体质性病因、遗传性病因、体液性病因和非体液性病因；外因包括气候、自然环境、饮食、个人卫生、不良习惯、外伤和侵入体内的一切有害物等多种。其中疾病内因中的体液性病因和非体液性内在病因具有维吾尔医学理论特色。如体液性病因，是指直接与体液平衡有关的病因，即以人体的胆液质、血液质、黏液质及黑胆质四种体液平衡失调为主的病因，如胆液质偏盛或偏低性病因、血液质偏盛或偏低性病因、黏液质偏盛或偏低性病因、黑胆质偏盛或偏低性病因。

3. 症状

症状是指病因在人体产生的疾病反应。维吾尔医学将一切疾病的症状分为十类，除了全身性症状、局部性症状、体外性症状、体内性症状、并发性症状、先兆性症状、专有性症状、鉴别性症状之外，还有气质型症状和体液性症状。后二者各又分为八种，共十六种，本节略不尽述。

4. 病级

维吾尔医学所指病级是指对一切疾病的发生程度加以分级和说明其定义的方法。维吾尔医学认为，疾病是在体内外各种不良因素的影响下，人体全身或某一器官（部位）的功能、形状、结构等，由正常状态转为异常状态或变为反常状态，这种异常或反常状态发生的过程有程度的差别，疾病所发生的程度又称之为病级。维吾尔医学依据病级程度不同可分为三级，即变级、损级和丧级。第一级为变级，是指身体或某一器官（部位）的正常状态发生初变程度。第二级为损级，是指身体或某一器官（部位）的正常状态发生损坏程度。第三级为丧级，是指身体或某一器官（部位）的正常形状和功能发生丧失程度。如以眼睛为例，视力有所下降为变级，视力只有原有的一半为损级，视力完全丧失为丧级。维吾尔医学认为，对病级应有足够的重视，明确病级对确立适当的治则和治法等均有重要意义。

5. 病期

病期是维吾尔医学对一切疾病的发展过程加以分析和说明的方法。维吾尔医学将疾病的病期分为四期，即疾病潜伏期、疾病初期、疾病加重期和疾病高峰期。疾病潜伏期是指虽然致病因素已在人体产生，但其特征还未完全暴露或主要症状还没有明显出现的时期。如：肺结核病潜伏期，虽然人体已被致病物质所感染，并且患者稍有咳嗽和发热等，但还未显示结核病的临床特征的时期。疾病初期是指疾病的初发时期或疾病的急发时期。疾病加重期是指疾病时时或日日加重的时期，或是某些疾病发生病危的时期。疾病高峰期是指疾病发展的极段，病情好转，患者康复、痊愈，或病情恶化，患者死亡的时期，又称疾病结束期。维吾尔医学认为，对病期应要足够重视，明确病期对治疗效果及疾病预后有重要的意义。

6. 病危学说

病危，维吾尔医学称其为"波核浪"，是指疾病发展的最高阶段、高峰时期或高潮时刻。"波核浪"学说是维吾尔医学理论中独有特色的内容之一。维吾尔医学病危学说说明病危的种类、发生病危的日期、病危的特征、病危的先兆特征、各种病危对疗效和预后的影响等内容。

维吾尔医学一般将疾病的发展阶段大体分为发病期、发展期、危象期和恢复期四个阶段。发病期是指疾病发生的初期，即气质失调期，该期除有气质失调的证候外，还有病变部位器官的非特殊性先兆证候。发展期是指疾病发展的高峰期，该期各病种的特殊症状和体征比较明显，是患者体内的疾病因素与人体素质之间相互抗争的关键阶段，如果在本期人体能战胜疾病，病情就会好转而进入恢复期，反之则病情会进一步恶化而进入危象期。维吾尔医学对疾病危象的认识方面有较丰富的内容。

（1）疾病危象的类型

维吾尔医学将疾病危象分为良性危象和恶性危象两种类型。

良性危象是指人体"太比艾提"（人体防御能力）与疾病斗争的过程，人体防御能力战胜疾病，将导致疾病的因素或物质（包括异常体液）完全消除或排除体外，使病情好转，患者得以康复或痊愈，此种称为良性危象。又可分为病因缓慢消失的危象和病因快速消失的危象。病因缓慢消失的危象是指疾病过程中，虽然人体防御能力战胜了疾病，但将导致疾病的物质不是一次排出体外，而是缓慢地、一点点地排出体外的情况；病因快速消失的危象是指人体防御能力可将导致疾病的因素一次就排出体外的情况。

恶性危象是指疾病过程中，疾病战胜人体防御能力，使疾病恶化，导致患者死亡的情况。可出现四种形式：①初起虽然人体防御能力显示战胜疾病的假象，但人体防御能力慢慢地、一点点地减弱，最终疾病战胜人体防御能力，使患者死亡；②疾病过程中，虽然疾病的症状不太明显，但疾病最终战胜人体防御能力；③虽然人体防御能力较强，在一定的时期内与疾病的斗争保持一定的平衡，但由于致病物质（异常体液）不能成熟，影响支配器官（脑、肝、心）的功能，使病情恶化或导致疾病治之不愈；④由于疾病治之不愈，使致病物质转移到正常器官中，也称之为转移型恶性病危。

（2）疾病危象的表现

疾病危象的病因病种各有不同，但各种疾病危象的表现则有共同之处。维吾尔医学临床常将其分为危象先兆表现和危象期表现两种。前者指疾病原有表现（病情）加重的同时出现头痛、头晕、颞部胀感、耳鸣、听力减退、视力模糊、四肢酸痛、神志开始异常、脉搏和呼吸紊乱等。后者指危象先兆表现进一步恶化，又出现衄血、呕血、便血、腹泻、出冷汗、尿量减少或无尿、四肢发冷、呼吸和脉搏进一步紊乱和减弱、瞳孔散大、神志模糊等。

（3）疾病危象的出现时间和发展

病危日是指疾病过程中，疾病危象发生或出现的日期，它对疾病的治疗和预后有重要意义。维吾尔医学认为，疾病危象出现得越早、越急和发展期越短，一般预后不良。维吾尔医学将疾病危象时间分为四种，即完全性病危日、不完全性病危日、病危之间日和非病危性病危日。①完全性病危日发生在疾病的第4天、7天、14天、20天、21天、24天、27天、31天、34天、37天和40天；②不完全性病危日发生在疾病的第8天、10天、12天、15天、16天和18天；③病危之间日，是指不发生疾病的日或发生良性病危和恶性病危之间的日，发生在疾病的第 3 天、5 天、9 天、11 天、13 天和 19 天，这些天不一定发生病危；④非病危性病危日发生在疾病的第 22 天、23 天、25 天、26 天、28 天、29 天、30 天、32 天、36 天、38 天和 39 天。

维吾尔医学依据疾病危象的长短和临床表现分为四种。①疾病表面好转，但因抵抗力逐渐衰退而导致死亡，此危象期较长；②病情不很严重但突然恶化导致死亡，此危象期很短；③人体抵抗力与疾病因素之间抗争虽然不分上下，但因体内的体液来不及成熟而影响支配器官脑、心、肝等的功能而导致生命垂危，故其危象期也较长；④患病的某一个脏器的功能逐渐衰退的同时，致病物质转移到其他脏器而使病情突然恶化。

疾病预后，维吾尔医学将疾病的预后分为良性预后和恶性预后两类。前者分为 8 种，后者分为 15 种，本节略不尽述。维吾尔医学在长期同疾病斗争中积累了丰富的经验，形成了独特的认识和阐释疾病的学说和理沦，并依据其理论对疾病进行诊断和治疗。

第二节　传统诊疗方法

维吾尔医学在诊断和治疗方面形成了独特的理论体系和丰富内容，主要包括诊断（"塔西合斯"）学说和治疗（"依拉吉"）学说等内容，此外，还有一些传统医疗技法也广为应用，如埋沙疗法、白癜风的治疗、接骨治疗和放血疗法等。

一、诊断方法

诊断学说是说明对疾病进行诊断及其所应用方法的学说，主要包括望诊、听诊、问诊、脉诊、尿诊、痰诊和大便之观察等内容，称为七诊，维吾尔医学也称为"塔西合斯"学说。

1. 望诊

维吾尔医学望诊主要包括望形体、望口舌、望神态、望颜色和望呼吸等。

望形体，凡发育强壮、肌肉盈实、面红润泽、声音有力者皆为强壮；凡身体干瘦、肌肤粗糙、面色黄白、胸膛窄小、发声低微者则为根基空虚。某些清瘦肌弛肤薄之人，多为干性；头圆颈粗腹大肢短之人多属湿性。

望口舌，舌色赤红多为热盛，舌干燥多为胆液质盛，苔白浊为脾脏衰弱，黄苔多为热性，灰褐苔而干者体液减少，灰褐苔而湿者多为湿盛。

望神态，精神萎靡、目光晦暗、言语模糊预示病症严重，嗜睡为凉性湿性之象，少睡为干性热性之象，敏感烦躁多热，冷淡多湿。

望颜色，面红多热，面青多瘀血，面黄易怒，多为胆液质之象，面黑多为心肺肝肾衰竭。

望呼吸，头部受伤或体内废气排泄受阻则气息急促；呼吸道发炎、声带萎缩、鼻咽息肉堵塞则呼吸深而慢；肺气肿、哮喘则呼吸无力；急而轻喘且有痛感为胸膜炎或胸膈肌炎之症；呼吸深沉疑为尿毒症或糖尿病；呼吸呈长时沉静无声状，多因呼吸中枢受损。

2. 听诊

听诊是指用耳来探听人体内发出的声音，多用于听心音、呼吸音等。患者声音之高低强弱、咳嗽之轻重清浊、嗳气腹鸣之时间等均可提示病变情况。

3. 问诊

问诊是指医者与患者通过简明扼要的问答和谈话了解病因、症状、病史等情况。

4. 脉诊

维吾尔医学诊脉方法与汉族中医学有所不同，即医生的四个手指在患者两手腕的桡动脉处轻轻按压，获得脉搏搏动的节律、强弱等变化，通过诊察脉搏的变化（包括脉搏动止、幅度、强弱、至数等）判断疾病情况。脉搏动止即搏动中忽然停止，幅度即脉搏波动变化规律，强弱即脉搏有力无力，至数即一呼一吸脉搏搏动次数。依据脉象的长短、软硬、快慢、粗细、大小、有无规律等分为 10 个类型，每个类型又分为 3 种（正、反两种状态和中庸平和状态），共计 30 种脉象。其中常见脉象如鼠尾弱脉、鼠尾强脉、锯齿脉、洪脉、虫蠕脉、蚁走脉、双峰脉、双起脉、震脉和促脉等。切脉时一般以二十至为宜，多者可诊至四十至。

维吾尔医学认为，脉搏与年龄、气质、性别、胖瘦、季节、工作种类、生活条件、精神状态等因素的关系也不容忽视。

5. 尿诊

维吾尔医学尿诊主要通过观察尿液的颜色、泡沫、沉淀及气味来诊断疾病。维吾尔医学认为，尿诊与脉诊同样重要。

尿液的颜色可概括为白、赤、黄、褐和绿色几类，每类又可依据具体情况分为几种。如白色尿液，白色为过量食用新鲜水果蔬菜；尿白而无沉淀，为胆液质引发疾病，大脑受热，胆液质滑入肠内，发生炎症或溃疡；尿呈黏性糊样白色，为黏液质亢盛，为麻痹前兆，若厚沫浮于尿上，预示病情险恶。尿呈赤色而稀，为疾病拖延晚期之象；尿呈赤色而无沉淀，预示干性亢热；尿赤而有白色沉淀，身体健康；沉淀呈赤色，预示后果良好；赤有黄沫或有云状黄色沉淀，预后险恶。尿黄呈麦秸色，预示热性中和；呈枸橼黄色，预示热性微盛；黄而稠有絮状沉淀，预示热盛；尿赤黄，预示热极盛；呈火焰色，预示凶险。尿呈褐色，五日不变，预后不良；有沉淀且有褐色泡沫，预示大脑发炎或临近死亡。尿呈绿色，为患黑胆质和黏液质疾病，也是麻风病之征象；小儿尿绿，预示生命垂危。

尿液泡沫情况有多少与颜色之分。尿中出沫，预示质液生新；多黏性预示内有瘀气；沫黄褐色，为黄疸征象；沫乳白色，预示肺部有病；呈大泡状，预示精神病。

尿质可见稀、稠和沉淀等情况。稀尿的原因多是由于消化不良、血脉瘀塞，黑胆质气质转化为干性气质，机体本能热减弱，体液不得腐熟，机体消耗水液机能衰弱，水液不经改造原样排泄所造成。稠尿是由质液已腐熟所决定，稠尿见于麻痹疾病，预示病已达掫点；稠尿伴有胃痛身痒，为黄疸初起之象。尿量大而有色，为热性之象；热病尿少，预示病程拖长；泄尿呈点滴状或失禁，预示大脑有病；发生沉淀，预示质液亢盛。

尿中沉淀可分12种。黏性沉淀预示非常态沉淀已腐熟，气质属凉性；浊样沉淀多见于心脏脓肿或膀胱脓肿；扁状沉淀多见于膀胱有溃疡；麦状沉淀预示膀胱内有水疱病变，有臭味则已化脓；豆状沉淀预示肝肾损伤；肉色沉淀始因同豆状沉淀；脂状沉淀预示机体网状脂肪消融，为暴发性胆液浸蚀所致；毫状沉淀预示肾脏疾患；沙状沉淀系肾、膀胱结砂结石，赤色在肾，白色在膀胱；血状沉淀预示肝脏衰弱；麦团状沉淀预示胃衰弱；灰状沉淀多为黏液所致。此外，沉淀呈褐色，预示病情恶化；色天蓝属凉；呈橄榄色为痨病之征象；色赤属热，为血液亢盛和生新之质液少；赤色沉淀悬于尿中，预示炎症化脓。

尿的气味有令人作呕气味，为高热损坏体液，出现废液。孕妇至四五个月后，尿色赤，摇动成沉淀而下落，预示胎儿健康；若混浊沉淀多，但不下落，则预示胎儿不健康。

6. 大便之观察

大便量少应考虑或为胆道阻塞使肠内胆液不足，或胃肠机能衰弱使物质滞留结肠回肠，胃肠机能偏弱可多食用富营养并少纤维的食物；大便量多也预示消化机能不良。便稀多由肝功能衰弱、肠系膜血脉衰弱引起；便色深预示胆液质亢盛；便血多因直肠溃疡或痔疮肛裂所致；便色黑多见于胃及前段肠道出血，混有黑胆质大便也色黑，预示胆液已腐熟，疾病将愈。大便酸臭预示气质趋于凉性；大便奇臭预示体内有大量腐污和微生物。

7. 痰诊

痰色白为质液生，色黄是混有胆液之象，若同时体温高则预示肺内有浊臭，痰浊绿为质液被烧灼，痰色褐亦如是，色赤为血液亢盛或呼吸道破裂。

二、治疗方法

治疗学说是说明治疗疾病时的治疗原则和治疗方法，及其相关定义、种类、作用和应用的学说。维吾尔医学也称为"依拉吉"学说。

1. 治疗原则

治疗原则是治疗疾病时必须遵循的基本原则，是维吾尔医学在医疗实践中积累和总结的指导疾病治疗的规律，是通过七诊合参对疾病进行全面分析，综合判断，针对不同的病情而确定的各种相应的治疗准则。治疗原则对具体立法处方用药具有普遍的指导意义。维吾尔医学有关治疗原则的内容十分丰富，其基本原则包括调整气质、表根缓急、助防祛邪、七因定则、及治防变等内容。

（1）调整气质

维吾尔医学认为，疾病的发生从根本上说是气质的相对平衡受到破坏，因而发生热、湿、寒、干、干热、湿热、湿寒、干寒和体液（数量和质量上）的异常变化所致。所以，调整气质，使体液恢复正常，是临床治疗的根本原则，又可分为调整非体液型气质失调和调整体液型气质失调两大治疗原则。①调整非体液型气质失调包括寒法、干法、热法、湿法等治则。寒化是适用于调整非体液型热性气质失调的治则；干化是适用于调整非体液型湿性气质失调的原则；热化是适用于调整非体液型寒性气质失调的治则；湿化是适用于调整非体液型干性气质失调的治则。②调整体液型气质失调包括致病体液成熟法、致病体液排泄法和失调体液平衡法等。成熟法包括成熟致病胆液质、成熟致病黏液质和成熟致病黑胆质三类原则；排泄法包括排泄致病胆液质、排泄致病血液质、排泄致病黏液质和排泄致病黑胆质四类原则；失调体液平衡法包括湿寒法、干寒法、干热法和湿热法等。具体内容见本节"治疗方法"部分。

（2）表根缓急

表根是用以概括和说明在一定范围内，疾病的相对两个方面及其内在联系的概念，"根"是相对于"表"而言的。一般来说，"根"代表疾病过程中占主导地位和起主导作用的方面；而"表"则是疾病中，由"根"相应产生的，或属次要地位的方面。但在某些特殊情况下，表也可以转化为主要方面。从疾病本身来说，病因是根，症状是表；从人体"太比艾提"（防御能力）和病邪双方来说，体液型气质失调是根，非体液型气质失调是表；从疾病发生的先后来说，原发病（旧病）为根，继发病（新病）为表。在治疗时应辨析"表""根"，分析其主次慢急，并运用急则治表、慢则治根，或表根兼治的原则来指导临床治疗。

在一般情况下，慢则治根，适用于病势缓和的疾病及某些慢性病，此类疾病以体液型气质失调引起者为多。表症不急，治疗当采用治根的办法，即研究或找出病质、主因、主症进行治疗，除根则表症自愈，或先治其根，后治其表，均属慢则治根的原则范畴。这是维吾尔医学辨证论治中的一般原则。治根，是根本的治法，但在某些情况下，表病甚急，如不先治表症则影响根病的治疗，甚至危及生命，这种情况下就应采取急则治表的原则，先治表症，后治根病。

除了慢则治根、急则治表之外，还应充分考虑到急症先治，慢症后治，两者结合起来，对提高疗效、缩短病程确有实际意义。病有表根慢急，故治有先后，若表根并重，则应表根兼顾，表根同治，但仍应分清主次。在临床实践中，表根并治、慢急兼顾的情况也较多。

（3）助防祛邪

维吾尔医学认为，"防"是指人体"太比艾提"对疾病的防御和抵抗能力，"邪"是病邪，主要是指各种致病因素及其病理损害，防与邪是对立统一的两个方面。疾病的发生和发展，在一定意义上，可以说是由防、邪双方的力量强弱而决定的。邪胜则病进，防胜则病退。故治病的根本目的是改变防邪双方的力量对比，使邪去防复，向有利于疾病痊愈的方向转化。助防祛邪原则包括以下三种情况。

助防，是指使用扶助防御能力的药物或采用其他疗法，并配合恰当的营养性食物和治疗性食物及功能锻炼等措施，提高人体的抗病能力和自我修复能力，以达到祛除病邪、恢复健康的目的。适用于以防御能力较弱为主的、防御能力较病邪为弱的病症。根据人体的具体情况，调整气质，运用补法助防，包括补三大力（即补生命力、补精神力、补自然力）和补支配器官（即补脑、补心、补肝等）等。

祛邪，是指使用攻逐病邪的药物，或运用埋沙、温泉浴、日光浴、手法治疗等疗法，祛除病邪，以达到邪去防复的目的。适用于病邪较强、防御能力不太弱、以病邪较强为主要矛盾的病症。根据病邪强度的不同情况，可应用发汗、攻下、涌吐、利尿、鼻内舌下流液、寒化、干化、热化、湿化及放血、拔罐、放水蛭等治疗方法。

助防祛邪并用，是指对防御能力已弱、病邪较强疾病的治则。此时，单纯攻邪则更伤防御能力，单纯助防则又恐留邪，故需助防与祛邪同时兼施。根据具体病情，或以祛邪为主，助防御能力为辅；或以助防御能力为主，祛病邪为辅；或先助防御能力，后祛病邪；或先祛病邪，然后助防御能力，灵活运用。

（4）七因定则

七因定则是维吾尔医学整体观在治疗上的体现，七因是指因时、因地、因人及因病种、病级、病期、病危等，也就是根据季节、地区、体质、年龄、性别以及疾病的种类、原因、等级、分期、危象期等的不同，而制定相应的治疗原则和方法。因为疾病的发生和发展是由多种内外因素共同决定的，故在治疗疾病时应考虑各方面的多种因素，区别对待，针对具体的人和病情制定适宜的治则，确立相应的治法。

因时定则是指根据不同季节气候的特点来考虑治疗措施和用药原则。维吾尔医学认为，一年四季的气质各有不同，如对新疆来说夏季干热，此时不宜过用干热化的措施及药物等。

因地定则是指根据不同地区地理环境特点来考虑治疗措施和用药原则。如对新疆来说北疆湿寒，故不宜过用湿寒化的措施及药物等。

因人定则是指根据患者年龄、性别、生活习惯、体质强弱及精神状态等不同特点，来考虑治疗措施和用药原则。在同一季节或同一地区，虽受同一致病因素，但由于各人气质不同，发病情况往往因此而异。如不同的年龄、性别各有不同的气质、病理特点，小儿气质湿热，三大力未充，支配器官娇嫩，易强易弱，易湿易热，故不宜过用湿热化的措施和药物等。老人气质干寒，三大力衰弱，支配器官功能减退，防御能力弱，易受病邪，易干易寒，故不宜过用干寒化措施及药物；弱症宜补，邪强宜攻等。妇女气质也有不同，再加有经、带、胎、产等特点，采用措施及用药尤须加以考虑。

因病种定则是指根据疾病种类的不同特点来考虑治疗措施和用药原则。维吾尔医学将疾病分为气质失调型疾病、形状改变型疾病和结构损坏型疾病三大类，即疾病种类不同则各有相应的治疗措施和用药原则。气质失调疾病运用调整气质的措施和用药原则；非体液型气质失调疾病采用寒化、湿化、热化、干化等措施和用药原则；体液型气质失调疾病采用熟化致病体液和排出致病体液等措施和用药原则。形状改变型疾病多考虑用药与手法治疗并用原则。结构损坏型疾病多考虑手法治疗原则。

因病级定则是指根据疾病发生程度的不同特点来考虑治疗措施和用药原则。疾病变级，是全身或某一器官的气质失调程度，故运用调整气质的措施和用药原则；疾病损级，是全身或某一器官的功能损坏程度，故采用纠正损坏的措施和用药原则；疾病丧级，是全身或某一器官的功能丧失程度，故采用恢复丧失的措施和用药原则。

因病期定则是指根据疾病发展过程的不同特点来考虑治疗措施和用药原则。疾病潜伏期，多以预防为主的措施和用药原则；疾病初期，多以调整气质为主的措施和用药原则；疾病加重期，多以祛病邪为主的措施和用药原则；疾病高峰期，多以扶助人体防御能力为主的措施和用药原则。

因病危定则是指根据病危的不同特点来考虑治疗措施和用药原则。病危是人体防御能力与病邪相互斗争的关键时刻，故采用扶助人体防御能力与祛病邪并重的措施和用药原则。

（5）及治防变

及治防变是指为及时治疗疾病、防止疾病转化而应用的用药原则和治疗措施。维吾尔医学认为，疾病的发展过程基本上是病邪与人体防御能力的胜败过程，邪胜则病进，防胜则病退。故及时治疗，既可控制病情恶化，又可避免人体防御能力过度损耗。及治防变原则就是在临床治疗中，掌握时机，及早治疗，以防病邪的发展和转化，避免不良后果。如非体液型气质失调疾病不及时治疗时，可转化为体液型气质失调性疾病；体液型气质失调性疾病急发时，不能等待查清致病体液，更不能等待使致病体液成熟后才用主药，否则，不但会错过治疗机会，而且会使气质失调性疾病转化为形状改变型疾病，甚至发展为结构损坏型疾病。故在治疗疾病时宜及早治疗且要注意及治防变。

2. 治疗方法

治疗方法是指在治疗原则指导下对于疾病进行治疗的基本方法。因疾病的类型和变化较多，疾病有气质失调型、形状改变型和结构损伤型多种，故维吾尔医学治疗方法也较多。维吾尔医学将治疗方法在形式上分为四大类：即护理疗法、饮食疗法、药物疗法和手治疗法，这些治疗方法在具体应用时常互相结合。①护理疗法是指采取各种有利的自然条件和精神条件来预防疾病、减轻症状和治愈疾病的方法，维医常用的护理疗法包括埋沙疗法、温泉疗法、环境疗法、精神疗法、体育疗法和冷水疗法等。②饮食疗法是指应用各种食物来预防疾病、减轻症状和治愈疾病的方法。可分为三种：营养性食物疗法、治疗性食物疗法、营养和治疗性食物疗法。③药物疗法是指应用各种药物来预防疾病、减轻症状和治愈疾病的方法。可分为三种：即外治法、内治法和内外同治法。外治法包括敷药法、擦药法、涂油法、贴药法、药蒸法、药熏法、药浴法、药传热法、药液灌肠法、药塞法、药味吸鼻法、药粉吸鼻法、药液点滴法、药灸法、药粉吹喷法、药粉散扑法、药液漱口法等。内治法主要是指内服药法，包括清热法、解毒法、祛寒法、生湿法、祛湿剂、软便法、轻泻法、猛泻法、催吐法、止血法、利尿法、固止法（分多种）、补法（分多种）等。内外同治法是指内服药和外用药同用的方法。④手治疗法是指用手使用各类工具的方法和途径来预防疾病、减轻症状和治愈疾病的方法，包括放血疗法、拔罐疗法、按摩推拿疗法、拔毛疗法、开刀疗法、放水蛭疗法、挑针疗法、正骨疗法、刮皮疗法、烙灸疗法等。

维吾尔医学在治疗实践中依据治疗原则的指导，结合各类型疾病的具体情况，一般将各类方法互相结合应用。维吾尔医学认为，气质失调及其虚实是维医的辨证大纲，调整失调气质及其泄、补是维吾尔医学的治疗大法。依据维吾尔医学调整失调气质治则，将治疗措施和方法分为两大类，分别为非体液型失调气质调整法和体液型失调气质调整法。下面仅简介这两类方法的主要内容。

3. 非体液型失调气质调整法

维吾尔医学调整非体液型气质失调的治疗原则包括寒化、干化、热化、湿化等治则，并各有其相应的治疗方法。

寒化法是用寒性治疗措施和药物来清除热邪的治法，适用于外来热性因素过多的影响下发生的非体液型热性气质失调疾病。一般常用湿冷毛巾敷头、冷浴全身、手掌脚心放冰块、身置凉阴之处等措施；凉饮大麦煎汁、酸奶、食葫芦饭等食疗；内服堇菜、檀香、莲花、罗望子等寒性草药；内服艾热克·三代力·蒸露、艾热克·卡福尔·蒸露、艾热克·堇菜·蒸露、艾热克·尼罗帕尔·蒸露、艾热克·卡森·蒸露、斯尔坎吉本·布左日·醋糖浆、晒尔比提·力本尼·糖浆、晒尔比提·比尔·糖浆等寒性制剂；外用柳树根磨汁，柳树叶浸水贴于全身。

干化法是应用干性治疗措施和药物来清除湿邪的治法，适用于外来湿性因素过多的影响下发生的非体液型湿性气质失调疾病。一般常用日光浴、阳光下多走路、多活动、发汗、埋热沙等措施；内服干性药茶及马奥力·艾赛力·汁液、买朱尼·玛德土力阿亚提·蜜膏、买朱尼·大瓦依米西克阿日·蜜膏、加瓦日西·困都尔·粗膏、艾比·结德瓦尔·小丸等干性或干性较强制剂；外用干性药油，如热未改尼·开兰甫尔·油、热未改尼·再桐·油、热未改尼·大尔其尼·油、热未改尼·排尔非云·油等干性制剂。

热化法是应用热性治疗措施和药物来清除寒邪的治疗方法，适用于外来寒邪因素过多的影响下发生的非体液型寒性气质失调疾病。一般常用日光浴、全身保温、手掌脚心导热、热水洗澡等措施；内服桂花、小豆蔻、丁香等草药；服用艾热克·那尼哈·蒸露、晒日比提·布左日·糖浆、买朱尼·确比其尼·蜜膏、买朱尼·苏木·蜜膏、加瓦日西·安的尔·粗膏、加瓦日西·赞吉比力·粗膏、艾比·夏塔日·小丸、买提布提·白热斯·汤等热性制剂；外用热未改尼·库斯塔·油、热未改尼·开兰甫尔·油、热未改尼·再桐·油、热未改尼·大尔其尼·油等热性油剂。

湿化法是用湿性治疗措施和药物来清除干性病邪的治疗方法，适用于外来干性因素过多的影响下发生的非体液型干性气质失调疾病。一般常用多饮水、多洗澡等措施；多食稀饭、大麦饭等食疗；内服艾热克·卡森·蒸露、艾热克·安古尔西法·蒸露、晒尔比提·哈帕克·糖浆、晒尔比提·孜日西克·糖浆、努为伊·艾努拉·浸泡液、木拉巴·奥力斯·果浆、罗阿比·伊斯排古力·黏液、买提布赫·黑亚日先的尔·汤等湿性制剂；外用坍箩煎液洗澡，涂热未改尼·比那甫西·油、热未改尼·巴旦木·油、热未改尼·葫芦·油、热未改尼·玫瑰花·油等湿性油剂。

4. 体液型失调气质调整法

维吾尔医学调整体液型气质失调的治疗原则包括成熟致病体液、排泄致病体液和失调体液平衡法，各有其相应的治疗方法。

（1）致病体液成熟法

致病体液成熟法是指治疗体液型气质失调疾病之前，为了使致病体液成熟而先行应用的一种治法。维吾尔医学把导致体液型气质失调疾病的体液称之为致病体液，治疗这类疾病时，在应用主要的治疗方法及药物之前，一般多先行应用成熟法使致病体液成熟，然后用排泄法排出致病体液，最后应用药物治疗及配合其他治疗方法来调整失调体液以根除疾病。即治疗过程的第一步应用成熟法来成熟致病体液，第二步应用排泄法来排出被成熟的体液。

维吾尔医学根据体液学说、治疗学说及药物学说，将致病体液成熟法分为相应的三种治法，即致病胆液质成熟法、致病黏液质成熟法和致病黑胆质成熟法。治疗血液质体液失调的致病体液不应用成熟法，只应用致病血液质排泄法和平衡法。①致病胆液质成熟法用于为成熟导致胆液质气质失调的胆液质，一般情况下，常用买提布赫·黑亚尔先白尔·汤。②致病黏液质成熟法用于为成熟导致黏液质性气质失调疾病的黏液质，一般情况下，常用买提布赫·奥斯提胡都斯·汤。③致病黑胆质成熟法用于为成熟导致黑胆质性气质失调疾病的黑胆质，一般情况下，常用买提布赫·木尼孜吉·赛微大·汤等制剂。

（2）致病体液排泄法

致病体液排泄法是指治疗体液型气质失调疾病时，在用致病体液成熟法之后，应用各种药物内服和外治疗法将致病体液排出体外的治疗方法，维吾尔医学称其为"依次提飞拉克"法，汉译为致病体液排泄法或清除法。用致病体液排泄法，人体应有"依密提拉"症状（实证），即应有导致疾病的异常体液，它以三种形式出现：①体液在数量上增多；②体液在质量上发生变化，即感染，中毒，性质过热、过浓或过凉等；③以上两种情况同时发生，即体液在数量和质量上同时发生异常变化。

维吾尔医学依据疾病的具体情况采用多种不同的"依次提飞拉克"法，包括致病体液用药排泄法和致病体液用手排泄法等。

致病体液用药排泄法是指应用药物来排泄致病体液，维吾尔医学根据体液学说、治疗学说及药物学说的指导，将致病体液用药排泄法分为相应的四种治疗方法：①致病胆液质用药排泄法，用于排泄导致胆液质性气质失调疾病的异常胆液质，一般常用买提布赫·艾力乐·汤、买提布赫·艾非提蒙·汤等；②致病血液质用药排泄法，用于排泄导致血液质性气质失调疾病的异常血液质，除了紧急情况下采用全身排泄法如放血疗法外，一般情况下，常用买提布赫·夏塔日·汤、买提布赫·艾力乐·汤等；③致病黏液质用药排泄法，用于排泄导致黏液质性气质失调疾病的异常黏液质，一般情况下，常用阿亚拉古·排克拉·蜜膏、买提布赫·白热斯·汤等；④致病黑胆质用药排泄法，用于排泄导致黑胆质性气质失调疾病的异常黑胆质，一般情况下，常用买提布赫·艾非提蒙·汤、买提布赫·奥斯提胡都斯·汤和买提布赫·白热色·汤等。

致病体液用手排泄法一般是指用手法治疗法来排泄致病体液的方法，包括全身排泄法和局部排泄法。全身排泄法一般是指放血疗法，局部排泄法包括拔罐法、放水蛭法、催吐法、灌肠法、发汗法、鼻内舌下流液法、利尿法等多种方法。

（3）失调体液平衡法

治疗体液型气质失调疾病时，在先用致病体液成熟法和排泄法之后，可配合应用失调体液平衡法来调整，主要包括湿寒法、干寒法、干热法和湿热法等疗法。

湿寒法是用湿寒性治疗措施和药物来清除干热性病邪的治疗方法，适用于干热性因素过多的影响下发生的体液型干热性气质失调疾病。用该治法之前先用致病胆液质成熟法和致病胆液质排泄法。湿寒法一般常用菊苣、马齿苋、莴苣、卵叶车前子、堇菜、葫芦子、莲花等湿寒性草药；内服艾热克·卡森·蒸露、艾热克·比德米西克·蒸露、赫米日·高孜方·糖浆、木拉巴伊·奥加斯·果浆、木拉巴依·斯皮·果浆、努库伊·太米日印德·浸泡液等湿寒制剂；食疗多食用西瓜、菠菜、洋李、黑桑葚、桃子等凉性饮食。

干寒法是用干寒性治疗措施和药物来清除湿热性病邪的治疗方法，适用于湿热性因素过多的影响下发生的体液型湿热性气质失调疾病，多指血液质性气质失调疾病。血液质性气质失调常以偏盛、浓度增高和中毒三种形式出现。血液质偏盛时，采用从肘窝头静脉等部位放血等干寒法治疗。血液中渗入异常胆液质、黑胆质和黏液质，即血液质中脂肪、糖及碱性物质浓度增多时，使用清理血液中这类物质的干寒性制剂，如买提布赫·艾非提蒙·汤、买提布赫·夏塔日·汤、艾热克·曲比其尼·蒸露等。血液中毒引起各种感染及炎肿时，使用堇菜、莲花、龙葵子、罗望子、乌梅等解毒抗感染草药，服用塔尔亚克·乃孜力·解毒膏、库日斯·塔巴西尔·片、晒尔比提·海西哈西·汤、木拉巴伊·艾力乐·果浆等内服干寒性制剂，外用热未改尼·结微孜马斯力·油、买尔赫米·大黑力云·软膏等干寒性解毒消肿制剂。

干热法是用干热性治疗措施和药物来消除湿寒性病邪的治疗方法，适用于湿寒因素过多的影响下发生的体液型湿寒性气质失调疾病，多指黏液性气质失调疾病。采用干热法之前，先用致病黏液质成熟法和致病黏液质排泄法。干热法一般常用埋沙、发汗、日光浴、多活动等干热性治疗措施；内服小茴香、菟丝草、盒果藤根皮等干热性草药；内服阿亚拉吉·罗哈孜亚·苦膏、艾热克·巴德亚克·蒸露、艾热克·那尼哈·蒸露、加瓦日西·库木尼·粗膏、买朱尼·外吉·蜜膏、买朱尼·再尔奥尼·蜜膏、买朱尼·阿扎拉克·蜜膏、艾比·苏日尼江·小丸、艾比·达尼卡尔·小丸、晒尔比提·巴德然吉布亚·糖浆、木拉巴伊·赞吉比力·果浆、买提布赫·白热色·汤、古力坎·热依汗·花膏等干热性制剂；外用热未改尼·皮力皮勒·油、热未改尼·库斯塔·油、热未改尼·开兰甫尔·油、热未改尼·苦巴旦·油、买尔赫米·奥卡甫·软膏、买尔赫米·排尔飞云·软膏等干热性制剂。

湿热法是用湿热性治疗措施和药物来消除干寒性病邪的治疗方法，适用于干寒性因素过多的影响下发生的体液型干寒性气质失调疾病，多指黑胆质性气质失调疾病。采用湿热法之前，先用致病黑胆质成熟法和致病黑胆质排泄法。湿热法一般常用热水浴、蒸气浴、温泉浴等湿热性治疗措施；多食哈密瓜、红葡萄、苹果、蜜枣、无花果、芫青、胡萝卜、桑葚和各种仁类食物等；内服芝麻、胡豆、阿月浑子等草药；内服伊特尔非勒·奥斯提胡都斯·三诃膏、加瓦日西·再尔奥尼·粗膏、买朱尼·马德土力阿亚提·蜜膏、罗布比·开比日·仁子膏、艾比·苏阿力·小丸、苏甫非·巴德亚尼·散、晒尔比提·艾比日西米·糖浆、晒尔比提·再比皮·糖浆、马奥力·艾赛力·汁液、木拉巴伊·安居尔·果浆、木拉巴伊·比也·果浆、古力坎·克外孜·花膏等湿热性制剂；外用热未改尼·甜巴旦·油、热未改尼·库达·油等湿热性制剂。

5. 其他传统治疗方法

（1）埋沙疗法

埋沙疗法是将人身体的部分或全部埋入沙中，利用天然砂粒的温热作用、矿物质渗透作用、磁性作用以及砂粒的天然按摩作用，集日光疗、热疗和按摩为一体，多种效应组合成综合性物理治疗方法，以达到治病健身的效果。维吾尔医学埋沙疗法历史悠久，是历代吐鲁番人民充分利用独特自然条件治疗疾病的一种传统疗法，具有鲜明的地域特色和民族特色。沙疗主要在新疆吐鲁番地区特定气候、特定环境、强日光照射区域的热沙中进行，该地区有世界上最好的沙疗资源，是我国著名的沙疗圣地。唐代医学著作中就有"西域埋沙热，除祛风寒诸疾"的记载，历代名人游记中多有"火州埋沙疗疾祛病"的描述。

吐鲁番盆地古称火洲，气候干燥炎热，沙漠地带更是奇热无比，阳光灼人，夏季气温可达40℃左右，沙漠表层温度可达80℃左右，此地天然沙子中矿物质成分含量高。埋沙疗法是利用沙子天然热力，将病体部位埋入沙中，发挥阳光、干热、压力、磁力和摩擦等综合作用，集日光疗、热疗、磁疗和按摩为一体的自然疗法。埋沙疗法有较强的季节性，一般在每年六月初至八月中下旬是沙疗的最佳时间，具有阳光充足、日照时间长的自然特点。白天气温高达38～42℃，沙堆表面温度可达70～82℃，沙堆下的10厘米深处温度可达60℃以上，沙温均匀。按照沙疗方法，先挖一个深10～20厘米，长1～1.5米，宽70～80厘米的沙坑，沙疗医师将患者的患病部位埋入沙坑中覆盖10厘米左右的沙子，胸部不可覆盖沙子，一般30分钟调换1个沙坑，调换之间需稍事休息，待全身汗水干后再进行埋沙疗法。一般每天进行2小时，10～15天为一个疗程。由于沙温高于气温，身体大量失水，可适量饮淡盐水，以保持体液平衡。埋沙疗法分为全身疗法和局部疗法。全身疗法是将人体大部分部位用热沙覆盖，仅露出头面和颈部。局部疗法一般沙疗者为坐位，用热沙覆埋腰部以下部位。沙疗后要用温水沐浴，不能用冷水沐浴。化脓性皮肤病、皮肤有伤口等情况不宜用沙埋疗法。

维吾尔医学应用埋沙疗法来达到祛除机体异常黏液质、活血和消炎等作用，对治疗风湿性关节炎、类风湿性关节炎、慢性腰腿痛、坐骨神经痛、慢性肠胃炎、瘫痪、肌肉萎缩、肌肉僵硬、肢体麻木、白癜风等疾病有良好的效果，尤其对风湿性关节炎、偏瘫等疾病的疗效更为显著。通过现代研究发现，吐鲁番盆地日照时间长，太阳辐射强，红外线充足，沙度适于沙中微量元素磷、铁、铜、锌、钾等的释放，加之埋沙后所产生的机械压力与热气刺激，使全身末梢血管扩张，血流加快，汗腺开泄，能促进全身血液循环和新陈代谢，有利于微量元素的吸收，激活神经系统而达到治疗目的。目前这一传统疗法越来越受到重视。

（2）白癜风的治疗

维吾尔医学传统治疗各种皮肤病具有丰富的经验，早在唐朝以前，维吾尔医学在治疗白癜风方面就已形成了独特的方法，历代维吾尔医在总结传统治疗方法的基础上，对于白癜风等顽固性皮肤疾病的治疗积累了丰富的经验。

白癜风被世界医学界公认为四大皮肤疑难病症之一，发病率为0.5%～2%，我国约有患者 1200 多万。维吾尔医学称白癜风为"白热斯""阿克拜来斯"，认为"阿克拜来斯"多见于"赫立特痰"（黏液质）的人，素体湿寒较重，肝肾阳虚，外受风邪，风寒湿相搏，侵犯皮肤，导致人体气滞血瘀，毛窍闭塞，血不荣肤，对色素亲和力降低，皮肤不同部位对湿寒的敏感性不同，较敏感的部位皮肤先脱色变白，形成白斑。现代医学认为，白癜风是由于皮肤和毛囊内的内黑色素细胞及其酪氨酸酶活性减低或消失，导致黑素颗粒（即黑素体）生成的进行性减少或消失，引起皮肤色素脱失的局限性或泛发性脱色素性病变，是一种后天性、原发性皮肤色素脱失症，而非继发于其他皮肤病之后遗留的脱色素性病变。

维吾尔医学古籍《药用总库》（1763 年）中就有治疗皮肤白斑病的记载，记载了"阿特尔拉力"治疗白癜风的特效。维吾尔医学治疗白癜风注重整体治疗，先调整体液的气质失调，再应用以"阿特尔拉力"为主药味的药物进行治疗，并结合外敷药物和食疗，辅以日光浴等方法，有显著的疗效。1958 年喀什维吾尔医医院老维吾尔医司马义江与阿不都卡德尔·买买提研究发现，维吾尔医学古籍中记载的治疗白癜风的特效药"阿特尔拉力"即驱虫斑鸠菊。1975 年以后，各地维吾尔医医院采用驱虫斑鸠菊为主要成分的制剂治疗白癜风均获成功。

驱虫斑鸠菊为新疆特产药材，只生长在高海拔的南部新疆的喀什、阿克苏地区以及巴基斯坦、印度的少数地区，维吾尔名"阿特尔拉力"，也称为"卡力孜然"。维吾尔医学古籍记载有散寒止痛、化瘀消肿、杀虫去斑的功效。现代维吾尔医药学科研人员成功研制了驱虫斑鸠菊注射液，其提取工艺经过了不断的改进完善。国家"十五"重大专项"驱虫斑鸠菊原料药及制剂的研究"，开发出治疗白癜风的创新药——白癜宁制剂。由该药材提取制备的多种药物，如驱虫斑鸡菊注射液、复方卡力孜然酊（原名：复方驱虫斑鸠菊搽剂）等，多年来在临床上用于白癜风的治疗取得了较好的效果。1993 年驱虫斑鸠菊作为新疆南部特有药材收载于第一版《维吾尔药材标准》和《维吾尔药志》上册。上百年传统应用的历史和现代临床应用安全有效，使应用驱虫斑鸠菊成为维吾尔医学治疗皮肤白斑病的特色治疗方法。

（3）接骨疗法

维吾尔医学接骨疗法历史悠久，以其独特的方法和显著疗效一直延续流传，历代维吾尔医接骨大师辈出。维吾尔医接骨时，先仔细按摩骨折部位，了解骨折伤情之后，根据骨折部位和骨折性质进行牵拉接对。一般骨折复位时，用鸡蛋清或蛋黄抑或整枚鸡蛋，加以沙拉吉提（维吾尔医学用于骨折治疗的一种药物）与食盐调和后涂抹在骨折处，再用绷带、纱布包扎。遇有长骨骨折或复杂骨折，包扎后用小夹板固定，一般 7 天、10 天、15 天分别更换敷料一次。维吾尔医学接骨疗法中应用的敷料具有止痛消肿、活血化瘀生新的功效，可加快骨质生长，促进骨折早日愈合。

（4）放血疗法

维吾尔医学放血疗法主要应用于调整体液型气质失调疾病，属于致病体液用手排泄法的常用疗法之一。

放血疗法又称全身泄法，是指在身体一定的部位，将浅部特定的"外尔德"脉（静脉）穿破进行手术放血，借以排泄致病体液，达到防治疾病目的的治疗方法。此法用于"依密提拉"（实证），多适用于血液质性和胆液质性气质失调疾病。放血疗法具有能控制排泄量、排泄时间的特点，但热性病发热、严重疾病、腹泻、劳累、嗜睡、12岁以下儿童、年老、体弱、孕妇、产后及经期等禁用。

实施放血疗法要注意以下事项：①放静脉血手法需熟练，避免误破动脉；②准备急救品备用，如患者出现昏厥，可急救复醒；③放血前给患者服用晒尔比提·勒蒙·糖浆、石榴汁等防止昏厥、恶心和头晕等；④放血后给患者食用易消化食物；⑤放血刀具应消毒，如有脉管受伤，可用专用外敷剂。

维吾尔医学放血特定脉主要有：①"克法力"脉，主治五官疾病；②"巴斯力克"脉，主治肺、肝、脾疾病；③"奥克艾力"脉，主治全身性和复杂性疾病；④"马比孜"脉，主治脊柱、肠道、肛门、子宫疾病；⑤"奥塞来木"脉，主治肝脾疾病；⑥"萨分"脉，主治生殖系统疾病；⑦"尔困尼萨"脉，主治坐骨神经痛等。

维吾尔医学具有种类丰富的传统外治疗法，其他一些外治疗法还有贴药法（孜麻得）、敷药法（特密热和）、擦药法（提拉）、涂油法（特地民）、药蒸法（医尼克巴布）、药液灌肠法（吾科纳）、药塞法（希雅复）、药捻法、药粉吸鼻法（诺复核）、药液点滴法（撒吾特）、药粉吹喷法、药粉散扑法、药液漱口法（瓦聚尔）、药汁起泡法、温泉疗法、药灸法、研磨擦涂法、药浴法（阿必赞）、膝下药浴法（帕雪雅）、药熏疗法（科玛特）、冷水疗法、拔罐疗法、放水蛭吸血疗法等。

第三节　维吾尔药学概述

维吾尔医药学在长期发展过程中积累了丰富的应用药物防病与治病的知识和实践经验，西域地处中亚腹地，是东西文化的交会之地，维吾尔药学发展过程也受到东西方传统医药学的影响，广泛吸收汉族、藏族以及阿拉伯、波斯等地区传统药物学内容，逐渐形成了独具地域特点和维吾尔民族特色的药学理论体系与丰富内容。

一、维吾尔药的性级与药味

1. 药物性级

维吾尔药学药物性级理论是说明药物属性（气质）的强弱程度、分类等级和应用的学说，是维吾尔医药学中独具特色的药物理论之一。

维药学中的药性是指依据药物作用于机体后发生的不同反应和疗效而反映的药物的属性，也称为气质。维吾尔医学认为，药物属性不但分为热、湿、寒、干四大类，而且有相当多的药物具有混合的药物属性，即干热、湿热、湿寒、干寒。药物的药性及其功能列简表如下（表4-6）。

表4-6 维吾尔药的药性及其功效

药性	功能与适应症
热性药	具有生热、祛寒的功能，适用于非体液型寒性病症、非体液型湿寒性和干寒性等寒性偏盛病症、或体液型黏液质（湿寒）性和黑胆质（干寒）性的寒性偏盛病症
湿性药	具有生湿、润燥的功能，适用于非体液型干性病症、非体液型干热性和干寒性的干性偏盛病症、或体液型胆液质（干热）性和黑胆质（干寒）性的干性偏盛病症
寒性药	具有生寒、清热的功能，适用于非体液型热性病症、非体液型干热性和湿热性的热性偏盛病症、或体液型胆液质（干热）性和血液质（湿热）性的热性偏盛病症
干性药	具有生干、燥湿的功能，适用于非体液型湿性病症，非体液型湿热性、湿寒性的湿性偏盛病症，或体液型黏液质（湿寒）性和血液质（湿热）性的湿性偏盛病症
干热性药	具有生干生热、燥湿祛寒的功能，适用于非体液型湿寒性病症或体液型黏液质（湿寒）性病症
湿热性药	具有生湿生热、润燥祛寒的功能，适用于非体液型干寒性病症或体液型黑胆质（干寒）性病症
干寒性药	具有生干生寒、燥湿清热的功能，适用于非体液型湿热性病症或体液型血液质（湿热）性病症
湿寒性药	具有生湿生寒、润燥清热的功能，适用于非体液型干热性病症或体液型胆液质（干热）性病症

维吾尔医学认为，药性（气质）强弱程度也各有不同，根据药性的强弱将药物分为四级，一级为性质最弱，四级为性质最强，并且四级性属药大多数具有毒性。例如：胡

豆的药性为一级干热，故其不但作为性质最弱的药用于治疗较轻的疾病，而且平时可作为食品食用；巴豆的药性为四级干热，故其不但药性最强，而且具有毒性，不但不能食用，而且用于治病也要慎重，内服之前一定要去毒精制后才能用于治疗病情较重的疾病。

维吾尔医学认为，具有混合性属的药物，其两种不同药性的性级也有所不同。如某一种药的药性为干热，则其干性和热性两种性级也有不同，若其干性程度为一级，热性程度为三级，则药物整体性属为一级干三级热。例如，骆驼蓬子的性属为三级热二级干，石榴的性属为一级湿二级寒，沙枣的性属为二级干一级寒。

药物性级理论指导维吾尔医具体的临床用药，如维吾尔医将性为干热的药用于治疗湿寒性气质失调疾病，可用骆驼蓬子（性属三级热二级干）治疗二级湿三级寒的疾病。维吾尔医用药也据此指导调配药物制剂的性级，将不同性属药物及其用量进行专门计算，确定制剂性级后，用于相应程度疾病的治疗。

2. 药味

药味是药物本身具有的能使舌面感觉某种味道的特性。维吾尔医学在长期用药实践中进行总结，将药味分为九种，分别为烈味、辛味、咸味、酸味、苦味、涩味、油味、甜味和淡味。

烈味药物使舌感强烈，药味渗透迅速。此类药物以本身的热性和挥发性，具有损烧组织、开通阻塞、稀化、挥发、消除、热化、腐化等作用，如胡椒、芥子等。

辛味药物使舌感辛辣、发燥，药味渗透较快。此类药物以本身的特性具有发红组织、挥发、稀化、分化、燥化、热化、防腐等作用。由于其热性和成分中带有属土的物质因素缘故，故其作用比烈味药物较弱，但燥化和防腐作用较强，如芦荟、没药等。

咸味药物使舌感咸味、不烈，使舌发红，药味渗透较快。此类药物以本身的特性，具有开通阻塞、稀化体液、散发物质、清理生辉、分化体液、洗净器官、防腐、热化等作用。但由于药物中所含物质处于平和状态，其作用较为平和，比辛味药弱，如各种盐类和碱类药物。

酸味药物使舌感酸味、微烈，使舌迅速积液，药味渗透较好。此类药物以本身的湿性、寒性、挥发性，具有软化、分化、松懈组织、开通阻塞、顺通血管和管道、使器官生寒、将药物的功效输送到深远的部位等作用，如葡萄醋、各种酸味果汁、酸奶等。

苦味药物使舌感苦味，使舌面发燥、发硬。此类药物以本身的干寒性和成分中所带的浓性和沉性物质的特性，具有浓化、固化、敛化、粗化和寒化等作用，如没食子、橡子等。

涩味药物使舌感涩味、舌面收敛，但不是苦味药那样发燥。此类药物以本身的涩味性的不同，具有固化、浓化、敛化、干化、开胃、止泻和寒化器官等作用。但由于成分中属土的物质较少，干寒性也较弱，故其作用相应较弱。

油味药物使舌感油腻，使舌面润滑、变软、扩展感。此类药物由于以本身所带水样、气样和挥发物质，具有湿化、软化、松懈、润滑和调节体液浓稀度等作用，也有一定的热化功能，并有容易加入到偏盛体液中的特点，如各种油类药物和动物油等。

甜味药物使舌感甜味，使舌面保持原状、软润，而且使吸引力处于向往的状态。此类药物以本身的平和性和成分中所带物质的精粹和挥发性，具有洁肤生辉、松软器官、调节体液浓度、软化、稀化、溶化等作用，有一定热化功能，并有较容易地加入到血液和偏深体液中的特点。如蜂蜜、砂糖、蜜枣、无花果等。各种甜味药物具有不同程度的甜味，甜味度较强的，如陈蜂蜜、红砂糖及黏糖浆状果汁等，具有一定的热化作用，可使口干。

淡味药物使舌感淡味，使舌面保持原状、软润，使吸引力处于不向往的状态。此类药物以本身的特性具有降热、解渴、润滑和软化器官表面等作用。

3. 矫正药

维吾尔医学认为，应用某种药对某种器官的疾病具有显著疗效，但同时对另一种器官产生不良影响，甚至有害时，可以应用矫正药共同应用以消除或矫正这种不良反应。维吾尔医学在实践中总结了多种药物的矫正药。

矫正药不但是经过实践验证的，而且用药具有一定的规律性。维吾尔医学以此为据，对绝大多数药物制定了矫正药，如洋茴香虽然对头痛、胃肠疾病很有疗效，但对肠道有害，并引起热性头痛，故为矫正这些不良反应，制定了洋茴香治疗不同疾病时应用的矫正药，治疗肠道疾病时与小茴香同用，治疗头痛时与各种斯尔坎吉本（醋糖浆）同用。

4. 代用药

代用药是指某种药紧缺时，以功能和主治相似的其他性味的药物来代替使用，以保证或基本保证用药治疗顺利进行的用药方法。

代用药不但是经过实践验证的，而且具有一定的用药规律性。维吾尔医学对绝大多数药物制定了代用药，如巴旦杏仁可由油松子来代替；性级为二级干热的荜茇根无货时，可代用功能和主治相似，并且性为二级干热的等量胡椒或性为一级干热的倍量的红花子或性为三级干热的2/3倍量秋水仙代替。

二、维吾尔药资源与分类

1. 药物资源

维吾尔药资源丰富，新疆维吾尔自治区是我国面积最大、资源丰富的区域，其自然条件和地理特征涵盖雪山、沙漠、草原和绿洲，孕育了极其丰富的天然资源，是维吾尔药的主要来源。丝绸之路促进了西域与中原和西方的贸易往来，西域药材贸易频繁，世界多民族传统医药学在此汇聚交流，彼此渗透，维吾尔药学也吸收了大量从其他地区引进的品种。维吾尔药资源可大致分为以新疆为主要产地的药物品种、以内地省区为主要产地的品种和原产于国外的品种三大类。新中国成立以来，进行了多次维吾尔药资源调查和考察，对维吾尔药资源的种类、分布、蕴藏量、生态环境等，有了比较系统的了解。据统计，维吾尔药现有 1100 多种，其中植物药 1000 多种，矿物药 80 多种，动物药 50 多种；国内产 1000 多种，新疆特产 100 多种，进口品种有 60 多种；其中常用品种 400 多种。《中华本草·维吾尔药卷》收载常用维吾尔药 423 种。

新疆地区维吾尔药资源主要分布在天山南北、准噶尔盆地和塔里木盆地的绿洲、草原、沙漠和湖河中，天山山脉和帕米尔高原的丘陵、山林地区也有维吾尔药资源分布，尤其深山密林中更是多种维吾尔药的集中产地，其中以南疆和田和喀什、北疆阿勒泰和伊犁、东疆吐鲁番和哈密等地区为最。新疆地区主产的常用药物资源有 150 多种，约占维吾尔医常用药材的 30%，依据其来源可分为植物药、动物药和矿物药。植物类药材中，野生类品种有阿魏、锁阳、大芸、雪莲、甘草、贝母、麻黄、罗布麻、驱虫斑鸠菊、苦豆子、沙枣、紫草、菊苣、阿里红、毒参、藏茴香、刺山柑、圆柏、欧洲鳞毛蕨、华松萝、旱梅衣、石花、车前、天仙子、菟丝子、千叶蓍、茵陈、一枝蒿、骆驼蓬、刺糖、药蜀葵、睡莲、水菖蒲、茜草等约 70 多种；栽培的种类有肉苁蓉、小茴香、孜然、洋茴香、芹菜、莳萝、黑种草、草红花、西红花、芫荽、罗勒、药西瓜、菘兰、玫瑰花、薄荷、巴旦杏等 30 多种。动物类药材有海狸香、羚羊角、牛黄、鹿角、鹿茸、熊胆、雪鸡、环颈雉、沙鸡、蝮蛇、蝎晰、湖蛙、龙虱、全蝎等 30 多种。矿物药类药材有大青盐、水银、朱砂、石膏、白矾、硇砂、密陀僧、玛瑙、滑石、硼砂、磁石、雌黄等 20 多种。

主要产地为内地多个省区的维吾尔药品种主要有黑胡椒、白胡椒、荜茇、诃子、阿勃勒、余甘子、干姜、姜黄、莪术、荜茇茄、沉香、西谷米、柠檬、枸橼、椰子、香茅、巴豆、马钱子、肉豆蔻、槟榔、草果、丁香、苦楝子、肉桂、高良姜、土茯苓、骨碎补、大黄、黄连、木香、香附等 180 多种，此类药物与中药多有交叉，约占维吾尔医常用药材的 40%。

原产地为国外的维吾尔药资源主要产地分布于北非（埃及）、南欧（地中海一带）、亚洲的阿拉伯半岛、伊朗、印度、巴基斯坦等国家和地区，主要药材品种有安息香、苏合香、洋橄榄、血竭、乳香、没药、没食子、马钱子、沉香、海葱、茄参、蜜蜂花、龙涎香、洋乳香、浆果红豆杉、破布木果、洋菝葜、药喇叭根、欧细辛、檀香、西青果、沙龙子、欧当归、印度当药、西黄芪胶、非洲醉茄、亚麻车前、尤太石等130多种，约占维吾尔医常用药材的25%。对有些药材，如洋茴香、卡里孜然、西红花等，已在南疆喀什、和田等地进行了引种栽培，在巴州栽培了从地中海沿岸地区引种的薰衣草、欧神香草、罗勒、留兰香、洋甘菊、牛至等，改变了此类药物资源长期依靠进口的情况。

2. 维吾尔药的分类

维吾尔药分类方法多样，不同的分类方法各有特点。早期维吾尔医学将药物以无毒、或无毒和或有毒、有毒加以分类，也有按药物功能和作用分类等方法。下面简介依据传统维吾尔药主要功能和作用分类的情况。维吾尔药按主要功能和作用进行分类的有140多种，最常用的为40多类，列简表如下（表4-7仅简列药物类别名称，未列举每类药物实例情况）。

表4-7　按主要功能与作用对维吾尔药的分类

名称	类别	名称	类别
木艾地拉提·赛非拉	胆液质调节药	木乃维迷	催眠药
木斯拉提·赛非拉	胆液质清除药	木开维亚提·白赛日	明目药
蒙孜加提·赛非拉	胆液质成熟药	木开维亚提·艾斯那尼	固牙药
木艾地拉提·赛危大	黑胆质调节药	木地热提·白维力	利尿药
木斯拉提·赛危大	黑胆质清除药	木地热提·艾依孜	通经药
蒙孜加提·赛危大	黑胆质成熟药	木派提·阿萨提	排石药
木艾地拉提·白里海密	黏液质调节药	木密斯克·买尼	固精药
木斯拉提·白里海密	黏液质清除药	木外里地·买尼	填精药
蒙孜加提·白里海密	黏液质成熟药	木开维亚提·巴核	壮阳药
木艾地拉提·混	血液质调节药	木代密拉提	愈伤药
木赛非亚提·混	血液质纯化药	木艾里拉提·艾维热密	清热消炎药
木开维亚提·地马克	补脑药	木来引那提·艾维热密	软坚消肿药
木开维亚提·开力比	补心药	阿比斯·代米	止血药
木开维亚提·日也	补肺药	木开日阿提	赤肤致伤药
木开维亚提·吉盖尔	补肝药	母赛维达提	增加色素药
木开维亚提·买依代·艾密阿	补胃肠药	木开维亚提·艾萨比艾日开	强筋药
木开依亚提	催吐药	阿比斯 依萨里	止泻药
木来引那提·白提尼	软便药	卡提里·地当	杀虫药
木赛克那提·艾维佳·比台合地尔	安神止痛药	达非阿提·日亚衣·木法斯里	祛风止痛药

三、维吾尔药应用

1. 维吾尔药炮制

维吾尔药炮制是依据维吾尔医学理论，按照医疗、调剂和储藏等的需要，对药物进行加工处理的方法和技术。维吾尔药不论来源于植物、动物或矿物，大多数都要经过加工炮制后才能应用。

（1）维吾尔药炮制的目的和作用

降低或消除药物的毒性或不良反应。有些药物虽然有较好的疗效，但因毒性或不良反应较大，应用不安全，就要通过炮制降低其毒性或不良反应，服用后不致产生不良反应。如马钱子，具有良好的强筋健肌作用，但亦有较强的毒性，用一定的去毒方法炮制后才能使用。

改变或缓和药性和性级。不同的药物具有不同的药性和不同的性级，在临床应用中，除了产生一定的作用疗效之外，还可产生某些不良反应。如药性较热的药，除用本身的热可纠正某些器官的寒性之外，还可能增高某些原为热性器官的热；相反，寒性较强的药也是如此。如樟脑等寒性较强的药物，除了能起到很好的清热作用之外，还对性功能有不良作用，通过炮制方法来降低它的性级，缓和它的不良作用。

提高疗效。通过炮制来增强药物的药性和作用，提高疗效。如炒、煅、泡奶、蜜灸、糖灸等炮制方法，可以提高药物的临床疗效。

保证药物的纯净度。由于药物在采收、运输过程中常混有泥沙、杂质及霉变或残留非药用部分，因此，必须经过分离、清洗，使药物干净卫生。

便于调剂、制剂和保存。由于药物的来源、形状不同，不便于进行调剂、制剂和保存，因此必须采取合适的炮制方法来进行炮制后使其便于应用和保存。

便于服用。某些药物味苦，或有异味，服用时很容易引起恶心、呕吐等不良反应。这可采取一定的方法来进行炮制加以纠正。

（2）维吾尔药炮制方法

维吾尔药炮制方法较多，常用的有净选、切制、燥法、炒法、去毒法、"库西提法"、洗法、灸法、蒸水馏法、取汁法、取油法、浮沉法、取膏法、研磨法等。

净选，通过挑选、筛选、风选、水选等操作，清理混杂于药物中的土、泥、沙、粪便等，除去非药用部分及杂质等。如去小茴香的种子和皮，去巴旦的壳，刮去马钱子外皮，烧去鹿茸的毛等。

切制，为了便于干燥、研磨、混合、溶出有效成分、储藏和称量等，对有些药物要切成片、丝、段、块等各种规格。

燥法，根据不同的需求对药物进行干化处理，常用方法包括晒干法、阴干法、烘干法、风干法、炕干法和用石灰进行干燥等。

炒法，将药物置于加热容器内用不同的火力进行直接炒或以一定的辅料（大颗粒沙子、油等）进行间接炒等方法。分为炒净法、炒黄法、炒泡法、炒暴法等。炒黄法多用于炒芥子、药西瓜子、红花子、刺蒺藜、芫荽子、槟榔、姜片、核桃、亚麻子、芝麻菜子等；用沙炒的药材有贝壳、羊颈部腺、沙龙子、欧榛、马钱子等；用油料炒的药材有黄河子、西青果、桃仁等。

去毒法，是指通过采用各种方法来对药物进行去毒的方法。由于药物的具体情况不同，故采用的去毒方法各异。主要有马钱子去毒法、甘草味胶去毒法、孜然去毒法、芦荟去毒法、盒果藤根去毒法、草乌头去毒法、巴豆去毒法、锑去毒法等。

"库西提法"，维吾尔语直译为煅烧或成灰，是指用一定的器具和辅料或配料，将药物加热炼制的方法。炼法种类较多，主要有用"各立衣可买提"泥封闭炼法、"各立衣可买提"泥包药炼法、用锅炼法、烟化炼法、加热滴馏炼法等。①"各立衣可买提"泥封闭炼法，也称装瓶炼法，将药物装入瓶内，瓶口盖好，瓶口、瓶外均用红赤土、小麦或大麦粉、动物毛、布条、纸条、蛋清等制备的"各立衣可买提"泥封闭，温火加热炼制药物的方法。此法多用于炼黄金、朱砂、水银、蛋壳、贝壳、宝石、信石、硇砂等。②"各立衣可买提"泥包药炼法，将药物直接用"各立衣可买提"泥包好后，温火加热炼制药物的方法。此法多用于炼巴豆、蓖麻子、肉豆蔻、轻粉等。③用锅炼法，将药物直接放入锅内，温火加热炼制药物的方法。此法多用于炼明矾、硼砂、珊瑚、珍珠、铜、石膏、信石、硫黄、硝石等。④烟化炼法，将药物加热，产生烟气，并将固体化的烟气刮下来备用的方法。多用于炼水银、朱砂、雄黄等。⑤加热滴馏法，将药物置于锅内加热，使药物成分滴馏的方法，多用于炼食盐、硇砂等。

洗法，用水等液体将药物洗净的方法。

灸法，将药物加入一定的液体（水、药液、黏糖液、盐水醋、醋糖浆等）中，使液体渗入药物内的方法。此法多用于灸各类种子、仁籽等。用醋灸的药材有大黄、没药、孜然、乳香等；用盐水灸的药材有亚麻子、车前子、曼陀罗子等；用蜂蜜灸的药材有麻黄、苦巴旦仁、甘草根、油松子等。

蒸水馏法，将药物置于蒸馏锅内，加水，加热，再将药物蒸气收集冷却的方法。此法多用于取小茴香露、阿育魏实露、玫瑰花露、藿香露、龙葵子露等。

取汁法，将药物新鲜时挤取药汁，并进行干化的方法。此法多用于取芦荟汁、大蓟汁、凤仙花汁、大青叶汁、藿香汁、大黄汁、罂粟汁等。

取油法，将药物用专门的工具挤压取油汁，或浸于液体中溶取油汁，或加热后挤取油汁的方法。分为挤压取油法、浸液取油法、加热取油法等。挤压取油法多用于取芝麻油、黑种草子油、茴香油、肉豆蔻油等；浸液取油法多用于取玫瑰花油、木香油、丁香油、马钱子油、余甘子油、大青叶油等；加热取油法多用于取巴豆油、蛋黄油等。

浮沉法，将药物倒入水中，使药用部分沉在水下，非药用部分浮在水上，或药用部分浮在水上，非药用部分沉在水下，依据药物浮沉情况分而取之的方法。

取膏法，将药物煎出有效成分，过滤去杂，浓缩成膏状的方法。此法多用于制取甘草膏、罂粟壳膏等。

研磨法，将药物用专用的研磨工具进行研磨的方法。研磨工具种类较多，有石制的、木制的、金属的、陶瓷的等。此法多用于炮制加工量少、较为贵重的药物，如珍珠、鹿茸、麝香、信石、牛黄、沉香等。

2. 维吾尔药方剂

（1）方剂的作用

维吾尔医学为了达到治疗目的，根据疾病的情况以及药物的性质、调剂和制备、保存与运送等的需求，将多味药物组成一定的方剂加以应用，多药组方应用可以达到几个方面的作用，如：①为了降低某一药物的烈性或毒副反应，需加一些矫正药，组成一定的方剂。如诃子类药单用时，引起药性较干，容易引起肠梗阻等，为了减轻这一不良反应，需加一些矫正药，组成名为"伊提日非力"（诃子）的制剂。②为了增强药物的作用组成方剂。病情较重或复杂时，单味药不能治疗较重的病情，可根据病情加一些有关药物组成方剂，发挥协同作用增强药物的作用。③起主要作用的药，在到达病灶并起作用之前，有可能因某种原因减弱或甚至失去作用时，为了保持其作用，提高其到达作用部位的能力，需加一些药物组成一定的方剂。④起主要作用的药，如有异味，会引起恶心或呕吐时，为了矫正其异味，需加一些药物组成方剂应用。

（2）方剂的命名

维吾尔医学方剂名称较多，历代维吾尔医根据方剂的组成、性质、作用、发明人、疾病名称和方剂的大小等命名，形成了各种方剂名称。①以主药名称命名，如买朱尼·达瓦衣·来西克·蜜膏，该方由16种单味药组成，其中起主要作用的药为麝香，维吾尔语称麝香为"米西克"，故该方以此得名。②以所起的作用命名，如艾比·依密萨克·小丸，维吾尔语"依密萨克"为固精之意，故该方以此得名。③以发明人的名称命名，如买朱尼·加拉里丁和田尼·蜜膏，维吾尔语"加拉里丁和田尼"为古代和田维吾尔名医拉里之意，该买朱尼（蜜膏）为该发明人名称命名的方剂之一。④以所治的疾病的名称命名，如库日斯·孜亚比提·片，维吾尔"孜亚比提"为糖尿病之意，该库日斯（片剂）为疾病名称命名的方剂之一。⑤以方剂口味命名，如热未改尼·巴旦木·台里合·油，维吾尔语"台里合"为苦之意，该热未改尼（油剂）为方剂口味命名的方剂之一。⑥以方剂药性命名，如苏福非·苏仁江·阿日·散，维吾尔语"阿日"为热性之意，该苏福非（散剂）为方剂药性命名的方剂之一。⑦以方剂的大小命名，如罗补比·开比日·仁膏、罗补比·赛各日·仁膏等，维吾尔语"开比日"为大之意，"赛各日"为小之意，该两种规格的罗补比（仁膏）为以方剂的大小命名的方剂，等等。

（3）方剂的性级

维吾尔医学每一方剂一般都有一定的性属和性级，这与方剂中单味药的药性和性级有一定的关系。在维药学中每一单味药都有一定的药性，包括热性、湿性、寒性、干性、干热性、湿热性、湿寒性、干寒性。由弱到强分为四级，如一级热性、一级寒性、四级干性等。由于单味药具有一定的药性和性级，故其组成的方剂，也有相应的药性和性级，药性分为热性、湿性、寒性、干性、干热姓、湿热性、湿寒性和干寒性，性级由弱到强，分为四级。

维吾尔医学方剂性级的制定是用特定的计算方法来计算的。如塔尔亚克·艾日白艾·解毒膏，由月桂樱子、欧龙胆、没药、长根马兜铃组成。虽然这四味药的药性和用量相同，但是它们的性级不同，其中月桂樱子和没药的药性为二级干热，欧龙胆和长根马兜铃的药性为三级热、二级干。计算它们的性级为：热性为10，干性为8；将热性10除以4味药为2.5，干性8除以4味药为2；即该方剂的药性和性级定为二又二分之一级热、二级干。如果某一方剂中单味药的用量一样，但是，药性相反的话，首先要计算出它们的性级，相反的药性中从多数减去少数后，余数除以药味数，所得的数字为该方剂的性级。如由月桂樱子和白石脂组成的某一方剂中，月桂樱子的药性为二级干、二级热，白石脂的药性为二级干、一级寒，从热性2中减去寒性1，将余数1除以药数2为0.5，故该方剂的热性为0.5；将该方剂的干性4，除以药数2为2，故该方剂的干性为2；即该方剂的药性和性级定为二分之一级热、二级干。

3. 维吾尔药剂型

维吾尔药剂型是指依据维吾尔药的性质及病情和治疗的要求，将药物加工制成一定的制剂形式，根据形状主要分为四大类，即膏状制剂、硬状制剂、散状制剂和液状制剂。

（1）膏状制剂

膏状制剂是指将一种或几种药研末，与适宜的配料制成的半固体或半流体制剂，一般多为内服，也有外用的。根据方剂组成、药味、作用、配料、制法、使用部位及形状不同等可分为十多种，常用膏剂如赫米日（糖膏）、伊提日非力（诃子膏）、阿亚热吉（苦膏）、塔尔亚克（解毒膏）、加瓦日西（粗膏）、买朱尼（蜜膏）、罗布比（仁膏）、木帕日（情舒膏或舒心膏）、古力坎（花膏）、罗奥克（含膏）、买尔赫米（软膏）、孜马地（敷膏）、艾日热依或阿里瓦依（糖糊）等。

（2）硬状制剂

硬状制剂即固体状制剂，是指将一种或几种药研细，与适宜的配料（如凉开水、蒸馏水、蜂蜜、玫瑰露、药物黏汁、药物糖汁、白蜡、动物油或胆汁等）制成的固体或半固体制剂。可内服和外用。根据配料、制法、形状、使用部位等不同分为十余种，常用的有库日斯（片）、艾比（小丸）、西亚非（肛门栓）、排提勒衣（耳或鼻栓）、排日孜节（阴道栓）等。

（3）散状制剂

散状制剂是指将一种或几种药研细，或药物与方糖或砂糖研细，制成的粉状制剂。可内服或外用。根据制法、使用部位与用法的不同分为苏福非（散）、苏努尼（牙粉）、库合力（眼粉）、再如日（撒粉）、努福合（吹粉）等。

（4）液状制剂

液状制剂是指将一种或几种药物，采用不同的制法和配料制成的液体制剂。根据配料、制法、使用部位和用法等不同分为二十多种，常用的有谢日比提（糖浆）、斯日坎吉本（醋糖浆）、艾热克（蒸露）、木热巴衣（果浆）、买提布合（汤）、努库衣（浸泡液）、罗阿比（黏液）、帕舒也（洗液）、热未改尼（油剂）、欧克乃衣或欧木力（灌肠液或灌阴液）、库吐日（滴液）、提扎比（酸液）、努土力（洗浴液）、阿比再尼（洗脚液）、海日海日（漱口液）、马提拉衣（黏剂、液剂）、晒木米（鼻闻液）等。

此外，维吾尔药学用药特点还包括习用香药与强药。香药是指芳香性药物，常用的有麝香、龙涎香、海狸香、薰衣草、丁香、豆蔻和荜茇等。强药是指性峻毒烈的药物，如马钱子、曼陀罗、天仙子、骆驼蓬等。

维吾尔药中有许多药物虽然与中药材同名，但基原不同，多为本地产种类，如药用玉竹为新疆黄精，白鲜皮为狭叶白鲜，益母草为新疆益母草，荷花则为睡莲的花等。诸如此类的还有防风、赤芍、羌活、独活、木香、茜草、党参、藁本、麻黄、威灵仙等。

参考文献

[1]　中国医学百科全书编辑委员会. 中国医学百科全书·维吾尔医学（汉文版）［M］. 上海：上海科

学技术出版社，2005

[2] 阿不都热依木·卡地尔等. 中国新疆维吾尔医药学 [M]. 乌鲁木齐：新疆人民卫生出版社，2012

[3] 哈木拉提·吾甫尔等. 维吾尔医基础理论 [M]. 乌鲁木齐：新疆人民卫生出版社，2011

[4] 王孝先. 丝绸之路医药学交流研究 [M]. 乌鲁木齐：新疆人民出版社，1994

[5] 奇玲等. 中国少数民族传统医药大系 [M]. 赤峰：内蒙古科学技术出版社，2000

[6] 陈士奎等. 中国传统医药概览 [M]. 北京：中国中医药出版社，1997

[7] 阿不都热依木·哈德尔. 维吾尔医药学简史 [J]. 中国民族医药杂志，1996，2（3）：9-11

[8] 艾沙·那思尔.《福乐智慧》与维吾尔医药学 [J]. 中国民族医药杂志，1999，5（2）：29-31

[9] 阿吉、阿布都热合提. 维吾尔医药学及其"aRkan"（四要素）学说 [J]. 中国民族医药杂志，1997，3（S1）：3-4

[10] 穆巴拉克等. 维吾尔医学中关于体液的探索 [J]. 中国民族民间医药，2002，11（2）：69-70

[11] 阿不都热衣木·哈德尔. 维医四大物质学说浅析 [J]. 中国民族医学杂志，1995，1（1）：10-11

[12] 买买提·努尔艾合提等. 维吾尔族传统医学异常黑胆质证的研究概况 [J]. 中国民族医药杂志，2013，19（2）：44-49

[13] 阿衣古丽·玉努斯等. 维医异常胆液质证的相关指标特点研究 [J]. 新疆医科大学学报，2014，37（9）：1121-1123

[14] 吐尔洪·吐送等. 维医"库外提"（力）学说的分类及其功能 [J]. 中国民族医药杂志，2006，12（4）：72-73

[15] 哈木拉提·吾甫尔等. 维医异常体液病证诊断及其用方规范（中国民族医药协会颁布）[J]. 新疆医科大学学报，2012，35（11）：1164-1167

[16] 雅森·米吉提等. 维吾尔医学体液辨证分型及其相关疾病 [J]. 新疆医科大学学报，2010，33（6）：612-613

[17] 吐尔孙江·托合逊. 木尼孜其（成熟剂）的临床应用 [J]. 中国民族民间医药，2011，20（21）：5-5

[18] 阿木都热依木·哈德尔. 简述维医形神学说 [J]. 中国民族医药杂志，1997，3（S1）：108-108

[19] 依巴代提·阿布都古力等. 维医埋沙疗法简述 [J]. 中国民族医药杂志，2014，20（1）：71-72

[20] 吾斯曼·牙生等. 维吾尔医传统特色埋沙疗法治疗白癜风 [J]. 中国民族医药杂志，2011，17（9）：59-60

[21] 迪丽娜·马合木提等. 生物力学与维医沙疗 [J]. 中国民族医药杂志，2000，6（3）：24-25

[22] 卫荣等. 风湿病维医沙疗的理论论探讨 [J]. 新疆医科大学学报，2008，31（10）：1460-1461

[23] 富荣昌等. 实验研究维医沙疗对兔股骨力学性能的影响 [J]. 新疆大学学报（自然科学版），2010，27（4）：401-404

[24] 卫荣等. 维医沙疗传热效应抗炎作用的实验研究 [J]. 中南大学学报（医学版），2009，34

（1）：1-7

［25］卫荣．血得热则行——风湿病维医沙疗的理论探讨［A］．第六届中国中西医结合风湿病学术会议论文汇编［C］．2006

［26］迪丽娜·马合木提等．维医沙疗皮肤组织的热效应分析［J］．中华物理医学与康复杂志，2005，27（7）：398-401

［27］吐尔逊·吾甫尔等．维吾尔医治疗白癜风探讨［J］．中国民族医药杂志，2006，12（4）：4-4

［28］莎依普汗·图尔地．维吾尔医治疗白癜风［J］．乌鲁木齐：新疆人民卫生出版社，2012

［29］木合塔尔·艾尼瓦尔等．关于白癜风的维医治疗及研究进展［J］．中国民族医药杂志，2013，19（1）：57-62

［30］夏木西努尔·肖盖提等．白癜风的药物治疗现状［J］．中国民族医药杂志，2011，17（8）：62-64

［31］阿肯木江·艾尔肯等．结合维医理论论述白癜风病机与免疫机制［J］．中国民族医药杂志，2014，20（11）：69-71

［32］阿布都热依木·阿布都克日木等．浅谈60种常用维吾尔医民间特色外治疗法［J］．中国民族医药杂志，2011，17（6）：22-24

［33］依力哈木·伊布拉真等．浅淡维吾尔医外治疗法［J］．中医外治杂志，2010，19（3）：3-5

［34］耿东升．维吾尔医药基本理论及其药物研究进展（上）［J］．中国民族医药杂志，2006，13（3）：5-6

［35］耿东升．维吾尔医药基本理论及其药物研究进展（下）［J］．中国民族医药杂志，2007，14（3）：9-14

［36］阿力浦·吐尔地等．维吾尔医毒性药的概念、分类及现状分析［J］．中国民族医药杂志，2012，18（5）：26-28

［37］凯萨尔·阿不都克热木．关于维吾尔药基本理论的探讨［A］．民族传统医学与现代医学国际学术大会暨全国中西医结合防治呼吸系统疾病学术研讨会论文集［C］．2014

［38］艾合买提等．维吾尔药剂型研究进展［J］．中国民族民间医药，2000，9（6）：325-326

［39］如非亚、雪克来提等．维吾尔医药独特剂型罗吾克简介［J］．中国民族医药杂志，2006，13（3）：39-39

［40］王宇真等．维吾尔医药资源及药物学说简介［J］．中国中药杂志，2005，30（4）：316-317

第五章　傣族医药学

概　述

　　傣族人民世代生活于我国云南省的南部和西部，主要居住于南部西双版纳傣族自治州的景洪、勐海、勐腊三县，西部主要居住于德宏傣族景颇族自治州的潞西、瑞丽、盈江、畹町等县镇。傣族医药学的形成和发展与傣族文化密切联系，同时又吸收了古印度医药学和汉族中医药学的内容，受到佛教思想和文化的影响，形成了独具特色的传统医学理论体系和丰富的临床实践，具备鲜明的民族特色和地方特色，是我国少数民族传统医学的典型代表之一。

　　傣族医药学的发展与傣族社会发展的历史相适应，早在"滇腊撒哈"时期，意为橄榄时期，属于蒙昧时代的初期，相当于公元前 500 年（距今 2500 年以前），傣族便有了民药。进入"米拉撒哈"时期，即阶级社会，随着社会生产的发展和分工范围的扩大，从公社中产生了管理各种事物的专职人员，如专司祭祀宗教职业者"阿赞"、专司占卜者"摩古拉"、专司医务者"摩雅"和专司歌唱者"赞哈"等。此时期佛教传入傣族社会，古印度医药学知识也随佛经教义进入傣族地区，进一步促进了傣族医药学的发展。据《逸周书·王会解》的记载，傣族医药学已有1500多年的历史，其产生与小乘佛教的影响和印度医药学的影响是分不开的。傣族人民经过上千年的实践和积累，逐渐认识了人与自然、疾病的相互关系，从对各种天然动植物的应用经验中积累了药物知识，逐渐分类产生保健、防病、治病应用等理性认识，同时吸收了一部分汉族中医药学的内容，吸收并发展了印度传统医学知识，通过南传上座部佛教作为传播媒介传入傣族社会，逐步形成了独具民族特色和地方特点的傣医学体系。傣族医药学的发展并不是孤立地形成和发展的，既与傣族文化密切相关，又与佛教思想文化的传播紧密相连，同时受到古印度医学内容和汉族中医学内容的影响，不断融合形成了具有鲜明特色的傣族传统医学体系。

现存傣族医学文献中记录的内容十分广泛，医药手稿种类繁多，内容繁简不一，各有侧重。傣族文献均不署作者姓名，是由于信奉佛教之故。文献种类大致分三大类型，第一类为南传"三藏经"，即"经藏""律藏"和"论藏"（统称佛经）。第二类为"实用经"，这一部分不属佛教经典范畴，多为民间学者所著，包括的内容十分广泛，有天文、历算、地理、文学、艺术、诗歌、谚语、民间故事、宗教故事、社会事物、伦理道德、医药知识等。第三类为"科幻经"，主要记述医学理论、农田水利、其他科技知识等。傣医药知识在"佛经""实用经"和"科幻经"中都有记述。傣族医药学手稿一般均称为"档拉雅""档哈雅""丙利雅"等，意为"医书"或"药典"。记录傣族医药学知识最多的文献有《罗格牙坦》《阿皮踏麻基干比》《戛牙桑哈雅》《帷苏提玛嘎》《档哈雅龙》《刚比迪萨嫡巴尼》《刚比迪萨沙可菊哈》《刚比迪萨沙可》等。

《罗格牙坦》为巴利语音译，傣语称《坦乃罗》（成书年代不清），记述内容包括三个方面：一是语音学，二是文学艺术，三是医学、药物学、气功等，较为集中地阐述了人与自然、季节、气候的相互关系等，为后世医家深入探索傣族医学的起源与发展提供了珍贵的资料。

《阿皮踏麻基干比》属于佛教经典"论藏"部分，共7册，原版本起源时间无法考证，现在流传民间的许多手稿皆源于这部史籍。书中零散地记述了人体生理与病理、人与自然、人与疾病的关系等内容。

《戛牙桑哈雅》共分五集，其中第一和第二集阐述了人体生理解剖、人体受精与胚胎的形成、人和自然的生存关系，阐述了人体生命的起源、循环、新陈代谢等，用"四塔"和"五蕴"理论形象地解释了人体的生理现象和病理变化，讲述了人体"四塔"和"五蕴"的平衡与盛衰等，论述了人的居住环境与病因的关系，不同季节的发病和特点，提出了合理的用药方法。

《帷苏提玛嘎》是一部较全面讲解人体生理解剖学的古文献，由南传佛教传入斯里兰卡，公元前2世纪由觉音编著为巴利语梵文经典，后译为《清净道论》。主要讲述"四塔"的内容，从生理病理变化的角度较系统地论述了人体内"土、水、火、风"的动态平衡关系，谓之"四大生机"即"四塔"。记述了人体生命的起源和人体的基本结构"五蕴"，从理论上说明了构成人体的物质世界和精神世界，明确指出了人类生命体的形成是由"眼、耳、鼻、舌、身、色、声、香、味、触、男根、女根（不同的染色体）、命根（维持生命存续的各种物质元素）、心所依处（精神意识）、身表（指在高级神经中枢的支配下所表现的动能现象）、语表（语言）、色柔软性（软体器官）、色积集（指形成胚胎的一切物质元素）、色相续（再生、发育成长延续）、色老性（衰老、退化）、色无常性（生理机能的异常变化），以及肝、胆、脾、肺、肾、心、发、爪、齿、汗毛、皮、骨、肉、腱、大小肠、胃、尿、虫类（含细胞）、土、水、火、风等89种物质要素构成的"。认为人体约有500万根头发、900万根毫毛、20枚指（趾）甲、28~32颗牙、900块肌肉、900根筋（腱）、300块骨头。阐述了心、肝、肺、脾、肾等重要生命脏器的生理机能和病理变化，人体内10大类、80个支系的1500种"哈滚暖"，傣语即"小虫"（相当于现代所讲的虫卵和细胞）等。

《档哈雅龙》是最著名的一部综合性傣族医药学著作，记载了傣族医药学的宝贵知识。1323年民间学者帕雅龙真哈转抄的西双版纳傣文音译注释本，原始版本现已流失国外。该书中记录的内容十分丰富，叙述了人体的肤色与血色、人与自然和疾病的关系、多种疾病的病因、治疗原则、"四塔"相生相克与处方、药性与肤色、药力药味、处方等多方面的内容，系统地阐述了近100种风症（病），介绍了傣族常用的经典方药"滚嘎先思"（价值万银方）、"雅叫哈顿"（五宝药散）、"雅叫帕中补"（亚州宝丸）等数百个药方。

《刚比迪萨嫡巴尼》（诊断书）、《刚比迪萨沙可菊哈》（看舌诊断书）、《刚比迪萨沙可》（幼儿摸诊书）是三部从不同方面论述傣医学疾病诊断方法的著作。

傣族医药学的发展由于受生产力水平和科学技术水平的限制，傣医学对人体生理、病理及药理现象的认识基本上还停留在朴素的直观认识阶段，故在学习傣族医药学时需要用辩证的思维和方法作指导，吸取其精华，弃其糟粕，更好地传承与发展傣族医药学。

现代傣医药学的发展正式开始于八十年代，国家确定傣族医药学为中国四大民族医药之一，要求加以发掘、继承、整理和提高。此后相继成立了民族医药研究所、傣医院、民族医院，吸收了一批民间傣医药医疗研究人员到国家医疗科研单位工作，西双版纳卫校还举办了傣医班，陆续培养了一批批傣医药人才。此外，在傣族地区还将傣医药纳入县级初级卫生保健方案，并为名老傣医配备徒弟，使他们的医药经验得以整理、继承和提高，同时进行傣医药学文献的抢救整理工作。一些专家学者致力于研究傣族医药学，在广泛收集、认真研究的基础上，编辑出版了《傣药志》（四集）、《傣医传统方药志》《西双版纳傣药名录》《中国傣医》《傣医诊病特点》《傣族医药验方集》《中华本草·傣药卷》等傣医药学书籍，使傣医药学理论和经验进一步丰富和完善。"傣医四塔五蕴的理论研究"课题获1994年度国家中医药管理局科技进步三等奖和国际传统医学优秀奖。目前古老的傣族传统医药学的基础理论、临床分科、药物剂型、治疗方法等正逐步走上系统化、规范化的道路，继续为人民的医疗健康服务。

第一节 傣医学基础理论

傣医学自成理论体系，与其他少数民族传统医药学的基础理论存在鲜明的殊异，其医学理论体系的形成受到古代唯物论、朴素辩证法思想和南传上座部佛教哲学思想的深刻影响，逐渐形成了以"四塔"（包括土、水、火、风）、"五蕴"（包括形体蕴、心蕴、受觉蕴、知觉蕴、组织蕴）学说为核心，包括"雅解"理论、"三盘"学说和风病论等内容的独具特色的传统医学理论体系。

一、四塔和五蕴

1. 四塔和五蕴的起源

傣医学是傣族人民在长期与疾病斗争的实践中积累的本民族丰富的传统医药经验，并且吸收了古印度医学和中医学的部分内容，同时受到佛教文化的影响，形成的独具特色的传统医学理论体系。

四塔和五蕴理论源自南传佛教，由印度传入傣族社会。从现在发掘的《戛牙桑哈雅》一书的产生年代来看，据推测大约于佛历380年（公元前924年）由阿仑达听完成这部有关医药的专著。阿仑达听是释迦摩尼（佛历339—420年，公元前964—前884）的贴身警卫、秘书和徒弟，主管医药及经书。阿仑达听根据历代相传下来的经书中记载的医药知识，摘录整理编成《戛牙桑哈雅》一书。在书中第一和第二集中用"四塔"和"五蕴"理论形象地解释了人体的生理现象和病理变化等内容，讲述了人体"四塔""五蕴"的平衡与盛衰。之后，《戛牙桑哈雅》随南传佛教进入傣族社会，傣医学吸收并发展了这一理论，对傣医学体系的形成和发展产生了很大的影响。约在公元前2世纪，佛教第四次集聚在斯里兰卡时，用巴利语梵文将当时流传的许多古代三藏义疏记录成册。觉音（公元5世纪中叶）用巴利语梵文编著了《帷苏提玛嘎》，引用了南传三藏要点和当时在斯里兰卡流行的许多古代三藏义疏著成此论，此后由叶均译为《清净道论》。书中详细讲述了四塔和五蕴理论。"塔都档细"即"四塔"（包括土、水、火、风），是促进和构成人体不可缺少的四种物质元素，书中从生理病理变化的角度较系统地论述了人体内"土、水、火、风"的动态平衡关系。"夯塔档哈"即"五蕴"（包括形体蕴、心蕴、受觉蕴、知觉蕴、组织蕴），傣医学五蕴与佛经中记述的五蕴（色、受、行、想、识）大同小异，各自都从理论上说明了构成人体的物质世界和精神世界。《清净道论》是综述南传上座部佛教思想最详细、最完整、最著名的著作。19世纪德国巴利文大家 Wilhelm Geiger 称此论"是一部佛教百科全书"。佛教传入傣族社会以后将巴利梵文翻译为西双版纳古傣伪文，佛教的"四界（地、水、火、风）差别论"和"五蕴"传入傣族社会，对傣医学的发展影响极大，并与本民族自身积累的医药知识相结合，形成傣医学"四塔"和"五蕴"理论，一些医学文献《巴腊麻他坦》《档哈雅龙》等的内容都受到"四塔""五蕴"理论的深刻影响。

2. 四塔（塔都档细）

傣医学四塔是指风、土、水、火四种基本元素。傣医学四塔概念来源于佛教的"四界"和"四大"概念。佛教"四大"，即地、风、水、火，是构成"色法"（即物质现象）的四种基本元素。傣医学四塔称为塔都档细，是在对事物和人体生命现象直观朴素认识的基础上，进而抽象形成的理论概念。傣医学认为四塔是指构成世界和人体的物质元素，万物生长和人的生命健康都离不开四塔，是傣医学对自然界和人体属性及功能表现特性的概括，是从各种事物和现象中概括出共同、本质的特性而形成的理论。傣医学四塔理论是在整体观之下的理性认识，是研究人体之四塔与自然界四塔的关系、以四塔特性为依据归类人体各种生理和病理现象的理论。

傣医学认为，自然界中四塔平衡，万物才能正常生长、发育和成熟。人体也是由四塔组成，四塔平衡则人体生理正常，四塔失衡人则生病。风、土、水、火四者相互联系，平衡协调，共同完成人体的生理活动。人体内的风、火、水、土和自然界的风、火、水、土有着密切的联系，人体顺应自然界的客观规律，应保持两者之间的动态平衡，人体才不会生病。而人体适应外在环境的变化、保持四塔平衡的本能是有一定限度的，若自然界中的四塔变化过于急剧，超过了人体的适应能力，或者由于人体的四塔调节机能失常，不能对自然界四塔作出相应的适应性反应时，就有产生疾病的可能。傣医学应用四塔来说明人体的组织结构、生理功能和病理变化。傣医学认为四塔先天禀受于父母，在人体内保持相对平衡状态，从而维持人体正常的生命活动。四塔的生理功能和病理变化简述如下。

（1）风

傣语称"佤约塔"（风），风性善动，以动力性，易游动游走，无处不到，可以带来也可以带走，相当于中医学中之气，有支持运动和资助的特性。从广义上讲，主要指生命活动在外的表现。从狭义上讲，在生理上泛指各脏器的功能活动，机体内起着输导作用的皆属风所主，包括了人体内流动着的富有营养的各种精微物质和机体的生理机能活动能力，如食物在肠胃内的输导，大便、小便的排出，以及正常的生理反射活动（如打喷嚏等）都需要有正常的风才能顺利进行。一旦风失调，就会产生与风有关的各种病症。例如人体内风不足，就会产生排便无力、大便难下、神乏倦怠、头昏耳鸣、消化不良、胸腹胀满等疾病；如果机体风偏盛，则又发生头目眩晕、头痛、神志错乱、抽搐拘挛、四肢末端震颤、行走困难、高热、神昏谵语以及各种疼痛等。

"佤约塔"由6种风组成。①下行风，主管脐以下的器官，有输送、排泄、孕育生殖、调节人体机能平衡和促进新陈代谢的作用。②上行风，主管脐以上的器官，有受纳、吸收营养物质和传导反射的功能，如咳嗽、眨眼、呃逆等。③腹内风，指胃肠之气，主要功能为推动研磨食糜、输布营养物质、产生排空饥饿等。④腹外风，蕴藏于人体三十二处，在体内"爹卓塔"（火）的作用下使各脏腑机能正常地运转活动，是生命活动的基本物质，也是生命的基础。⑤肢体循环风，主管机体各系统和生长发育活动，能使人说话喜笑、哭闹、站立、坐卧、行走等机能活动。⑥出息入息风，为呼吸之气，傣医学认为它是上行风的单独一部分，包括肺中呼出之气和口鼻吸入之气，是人体生命活动过程中最基本、最重要的物质和动力基础。

（2）水

傣语称"阿波塔"（水），水以湿为性，表现为黏结性和流动状态，有维持、收敛、聚集之特性，代表着机体内的物质储藏，由胆液、体液、血液、口痰、唾液、汗、尿液、脂肪、脓液等12类物质成分所组成。傣医学认为，水为有形之物，是一种流体组织，遍布全身各处，是人体重要的物质本源。傣医学明确指出"没有水就没有生命"。傣医学认为"水以湿性，能溶万物"，水是各种物质的溶解剂，在体内起着滋养脏腑，保护组织器官的作用。水血二者在生理上相互补偿，互为因果，与机体内维持生命存续的其他物质要素结合，保持各组织器官的正常机能活动。水在正常情况下，有保护身体各器官的功能，如正常排出的小便、排出的口痰和鼻涕、散热出的汗液、帮助消化之唾液、皮肤损伤后的保护性渗出液、以及血液的循环等。人体的水正常时，可见口唇与皮肤红活湿润、有光泽、弹性好，精神饱满，活力充沛；反之体内之水不足，则见贫血、皮肤干燥无华、瘙痒、发热、口干咽燥、精神萎靡、便秘少尿等；若体内水过盛则多见水肿、腹泻、泻泄尿频、头身重着、心悸气短、身体困倦、形寒肢冷、咳喘痰鸣、皮肤苍白发亮、破流黄水等与水相关的多种疾患。

傣医学认为，水还有调节温度的功能。当人体"爹卓塔"（火）过盛时，所产生的热可以被水吸收，不致引起体温的明显升高，当机体内的火（热能）不足时，水又可以起到产生热量加以补偿，不致使体内火气偏低的作用。当机体长期缺水时，可见口干烦渴，分泌排泄减少，其他物质成分也会相继失去其稳定性，出现各种异常反应或病症。

（3）火

傣语称"爹卓塔"（火），代表着体内的阳气。傣医学认为，火以热为性，具有温煦似火的特性，没有火，万物就无法成熟，亦不可能产生人类的生命体，只有在火的遍熟作用下才能繁衍产生生命体，所以人类和整个自然界都必须在火的作用下方可正常生长发育。火与生俱来，禀受于父母，随人体的生命存在而存在，随生命的结束而消亡。傣医学所指之火，总的包括了两个方面：一为先天之火，二为后天脾胃之火，即通过先天之火的帮助，将机体所摄取的各种物质转化为热能，从而成为生命活动新陈代谢过程中的动力。一旦火失调，将导致各种疾病。如人体之火不足，会出现头昏心悸、腰冷肢厥、腹泻腹痛、消化不良、阳痿不孕、月经失调，或产育的小儿体质瘦弱禀赋不足等；但若火盛，又将导致人体发热、皮肤发烧、口干烦渴、多汗，或神昏谵语、神志不清、咽喉及牙龈肿痛、口舌生疮、痈疽肿毒，或衄血、便血、尿血，下痢或大便燥结等；在妇女可见经行先期、崩漏带下等病症。

傣医学认为，人体内存在四种火，其在人体生长发育过程中各自发挥作用。①基腊纳革（巴利语音译，下同），为父母先天禀赋之火，能维持人体的正常体温和正常的生理机能活动，使体内各种物质能够有效地吸收、分泌和排泄等。如果此火禀赋不足，轻者可见发育不良、形寒肢冷、易劳累等，重者可见生理缺陷等。②温哈革，为消化之火，是温化水谷、吸收营养物质之火，起着温化、腐熟一切水谷，化生气血，产生热量，使其吸收并濡养机体的作用。如果此火不足，可见纳呆、胃脘胀满疼痛、消化不良、乏力消瘦、虚弱等。③马基革，为促使人体生长发育之火，此火主管体内热量的散发，能促进生长发育，增强抗病能力，使形体健壮，智力聪慧。反之，则见发育迟缓或发育不良、口齿迟钝、身形瘦小、反应迟钝等。④基纳革，为维持人体生命活动之火，傣医学认为此火在体内日夜不停地"燃烧"，使人身有热量，是人体生命活动的动力。如果此火不足，则可见未老先衰、根坏力竭、皮皱发白、精神萎靡等。

（4）土

傣语称"巴他维塔"（土），土以坚为性，有坚硬、固体的特性，土具有消化食物、化生精微、营养机体的作用，主管人体的情志和行为的变化。与土相联系的机体组织器官和物质有心、心脏瓣膜、脾、肺、肾、大肠、小肠、脑和骨髓、舌、颅骨、头发、牙齿、皮肤、肌肉、筋、手足指（趾）甲、吃进的饮食及排泄的废物等。傣医学认为，土是人类生命发育生长延续的基础，称其为"四塔之本"。

傣医学认为，土犹如世间大地，以野为性，能载万物。在生理机能活动中，各脏腑自有所主，如胃肠主受纳食物，消化水谷，化生并吸收各种营养物质，促进机体的生长发育。肾主生水排水，同时产生其他生命物质，包括塔菲（火）、男女媾和之精气等。心脏主血和神，是土中最重要的脏器，血液的运行依赖心脏日夜不停地推动，得以往返周流不息，使各种"荒补"（养分）到达全身各部；傣医学还认为，心除上述功能之外，一切精神、思维、意志活动均由心所主，从而维持正常的生理机能。肺主出息入息，同时又是人体的水源，通过呼吸运动、体液的正常运行，以保护滋润心脏，协调和辅助心脏对血液的运行。土在正常情况下，维持身体各器官的活动。如骨骼、肌肉的生长发育，心、脾、肺、肾等脏腑的正常功能，小肠与大肠的吸收、排泄功能等。病理状态下，人体各脏腑的机能失调，体内土气不足，就会发生纳食少、心慌心悸、消化不良、肌肉消瘦、筋骨无力、听力减退、视力减弱、大小便失调等；若体内土气偏盛，则会出现人体全身或局部僵硬、冰冷，或温觉消失、恶心呕吐、烦躁不安、腹痛便秘和失眠等。

傣医学四塔理论认为，人体内以及人体和自然界之风、火、水、土保持了相对的平衡关系，人体才能正常生长发育，不会生病。反之，则各种疾病随着四塔失调而频频发生。四塔之偏盛与不足，均可导致人体各种疾病的发生。因此，保障人体无病而健康的生长发育，其关键在保持体内四塔的平衡，并尽可能适应于自然界（与自然界之风、火、水、土保持相对的平衡关系），不能违背自然界发展的客观规律。一旦四塔失调，应采用治疗方法或使用药物之特性使其恢复平衡关系，以达治愈疾病的目的。

四塔理论贯穿傣医学体系的各个方面，从解剖组织结构方面归纳了人体脏腑和器官的各种物质属性和功能；从生理学的角度以四塔特性和功能分析论述人体生理机能活动中的演变情况；在病因病机方面阐述了四塔失调所致疾病的分类和基本变化规律；在诊断疾病方面提出了应用四塔诊断各种类型疾病性质、严重程度，以此说明因四塔所致疾病的临床表现与转归；在治疗方面根据不同的致病因素，拟定了"雅塔巴龙"（治四塔失调所致疾病的总方）和四类不同的"雅塔"（即土塔方、水塔方、火塔方、风塔方）。四塔理论成为傣医学理论体系的基础与核心。

3. 五蕴（夯塔档哈）

五蕴为来源于小乘佛经的佛教概念，蕴有积聚、覆盖之意。佛教传入傣族社会后，其五蕴理论和内容为傣医学所吸收，借鉴佛教五蕴（分别为识蕴、色蕴、想蕴、受蕴和行蕴）的概念，结合傣医学长期的医疗实践经验，将其发展为医学概念范畴，将人体五蕴概括为形体蕴、心蕴、受觉蕴、知觉蕴和组织蕴。傣医学用五蕴来阐述人体的形态结构、心理活动和情志疾病及其相互关系等，丰富和发展了傣医学理论的内容。四塔理论和五蕴理论相互补充，都是傣医学的认识观和方法论，共同来认识和说明人体是物质、结构、功能、精神的统一体及其相互之间的关系。

心蕴（识蕴），是指人对事物的识别能力和判断能力。傣医学认为，心是一切精神活动的主体，具有主宰、统领支配其他四蕴的作用，有知晓一切事物的生理功能，通过心蕴的特殊功能，发挥人体的目、耳、鼻等器官的感觉功能，感觉外界的色、声、味、触等信息，形成眼识、耳识、鼻识、舌识和身识等机能活动（五识），在此基础上，形成综合的知觉和认识，进一步形成"意界"和"根本识"等。

形体蕴（色蕴），是指人的形体和变化。世上万物都有一定的形态，人亦如此，人的一生从生长、发育、成熟到死亡都处于不断变化的过程中，人的形体和脏腑器官各有其形态，形体蕴是指正常人完整的各种组织器官所构成的机体外表和脏腑的形状及其生理功能。

知觉蕴（想蕴），是指人的认识的直接反应，即思想和想象的思维过程，包括想象力、思维能力、思想和欲望等。

受觉蕴（受蕴），是指人体对喜怒忧苦的感受力，是人体对客观外界事物的不同反应，属人体正常的精神活动范围。

组织蕴（行蕴），是指人自胎儿开始发育成长及至衰老死亡过程中的一切精神现象和物质现象的变化活动，包括全身的各部分，是人类一切精神现象和物质现象生起、聚合、发动、组合而成的复合物。

傣医学五蕴理论认为，无论是物质或是精神均由多种元素因缘和合而成。五蕴的产生和存在既是生理现象，又是精神现象，五蕴概括了人的形体和精神表现。五者同时而生，不存在先后，不分属脏腑，不分主次，相互间具有因果联系。傣医学五蕴中每一蕴均有其特定所指和内容，以补充四塔理论说明人的生理现象和精神情志，是生理活动、精神与形体的统一。

二、暖和脏腑

1. 暖

傣医学认为，人体内共有三十二种暖，与四塔、五蕴共同组成人的生命活动，随生命的产生而存在，随生命的结束而消亡。暖又称小虫，其概念来源于佛教，认为人身就是虫巢，暖分布于人体各处，有的小到肉眼看不到。

傣医学认为，暖对于人体有两方面作用。一方面，暖可以帮助人体消化吸收精微，参与排泄废物，增进食欲；另一方面，暖不断侵蚀人体，破坏人体健康，是导致人体产生疾病的原因之一。

2. 脏腑

傣医学认为，人体脏腑包括心、肺、肝、脾、胃、肾、胰腺、胆、大肠、小肠、膀胱和子宫等，各司其职维持人体生命健康。心位于人体胸腔内，似含苞待放的荷花倒垂于两乳之间，主管人体气血运行；人体接受外来的事物而发生的思维活动，如受、想、识、行等是由心来完成的，也属于心的生理功能。肺位于胸腔内，主管人体呼吸之气和一身之气。肝位于腹腔内，主管人体血液，具有贮藏血液和调节血量的功能，同时还有促进消化的作用。脾、胃为后天之本，气血生化之源，是人体重要的生命器官。胃主要受纳腐熟水谷，脾主转输运化精微。若脾胃功能衰败，生化乏源，则人体难以存活。肾位于腰之两侧，主管人体四塔中水的潴留、分布与排泄。胰位于人体左侧近心窝处，主管人体消化功能。胆位于右上腹部，与肝相贴，内有黄色胆汁，具有储存和排泄胆汁，帮助消化的作用。大肠和小肠位于腹腔内，小肠具有分清泌浊、吸收精微的功能，大肠有排泄大便的功能。膀胱位于小腹内，是主持人体水液代谢的器官之一，有储存和排泄小便的功能。子宫位于小腹内，有主妇女月经及孕育胎儿的作用。

三、三盘学说

　　三盘学说是傣医学用以划分人体部位及所属脏器，解释人体的生理活动、病理变化、病位确定、疾病诊断，指导临床辨证论治及用药治疗的理论，丰富和充实了傣医学基本理论的内容。傣医学三盘学说将人体分为上、中、下三盘，各有特定的部位，上盘为头面部至胸部区域，包括心、肺、上肢和头；中盘为胸部至脐部区域，包括肝、胆、脾、胃、胰腺及部分肠腔；下盘为脐部至下肢区域，包括肾、膀胱、大小肠、子宫和下肢等。

　　傣医学认为，三盘是人体水血和风气运行的通道，以通为用，以通为常。傣医学认为，水血、风气既是人体的物质基础，又是机体组织和脏腑器官功能的表现。水血和风气通过三盘布散全身，内达脏腑，外达肢体、皮肤，推动和激发各脏腑组织器官的功能活动，机体的水血、风气的运行必须以三盘为通道，运行周身，维持四塔功能的协调与平衡，如果三盘不通，则出现水血、风气的运行功能障碍。

　　傣医学认为，由于内因或外因导致人体三盘功能失调，引起所属脏腑器官损伤，人体则会发生各类疾病。三盘在生理上相互关联，病理上相互影响，相互传变，是疾病的传变途径。三盘病变是指感受外邪，水血和风气运行失常，四塔失调，内生病邪侵犯三盘，使之所属脏腑、组织和器官出现功能障碍等病理状态。①头面、心、肺、上肢的发病多为上盘病变。如风气不行，停于上盘则出现头晕目眩、心悸气短、舌体颤动等病症；若热风之邪侵袭上盘则表现为发热、鼻塞流涕、胸痛咳嗽等病症；若气血不通，风挟瘀血上犯上盘则出现头晕目眩、心胸胸闷、心悸等病症；上盘热盛表现为双目红肿热痛、头胀痛等，上盘热毒炽盛表现为咽喉肿痛、口舌生疮、牙龈肿痛等，上盘风重表现为头晕目眩、神昏谵语等。②肝、胆、脾、胃、胰腺的发病多为中盘病变。若中盘不通，脾胃功能失常则常表现为恶心呕吐、胃脘胀痛、腹痛泄泻、两胁胀痛等病症；若气血不通，风气受阻，中盘虚极则表现为两胁作痛、腹大如鼓、形体消瘦等。③肾、膀胱、大小肠、二阴、下肢的发病多为下盘病变。若下盘不通，水血和风气不足则出现腰膝酸软、月经不调、小便频数、大便秘结等；若下盘热盛，则煎尿为石，灼伤血脉，表现为小便淋漓疼痛、尿血等；下盘热毒过盛则表现为二阴瘙痒、便血、女子或出现赤白带下等；下盘受阻则水道不同，下盘虚极表现为小便点滴而下、腰膝酸软、下肢肿胀等症状。

在治疗方面，三盘学说提倡治疗疾病应该疏通三盘，通利水道，使毒邪从三盘而出，傣医学认为，"三盘一通，百病易治，毒邪易排，若三盘受阻，百病难治"。通利三盘的方法有发汗透邪、利尿排毒、呕吐排毒、泻下排毒等。若外来病毒邪气导致上盘病变时，多用发汗和呕吐的通利方法，祛邪外出；若外来病毒邪气导致中盘病变时，多用呕吐和泻下的通利方法，祛邪外出；若外来病毒邪气导致下盘病变时，多用利尿和泻下的通利方法，祛邪外出。

四、雅解学说

雅解学说是傣医学中最具民族特色的理论之一。雅解意为解药，其内容在大量的傣医药经书和文献中均有记述。雅解学说是以四塔和五蕴理论为指导，运用各种解药，通过调节人体脏腑生理功能，解除人体各种毒素，保持体内四塔和五蕴功能的平衡和协调。雅解理论的核心内容包括"未病先解""先解后治""先治后解"和"同解同治"等诊疗思想和雅解方药的运用等内容。雅解学说在傣医学中占有重要地位，是傣医学临床实践经验的总结，雅解在傣族地区种类繁多，应用十分广泛，有"傣族医生人人能配制解药，个个会用解药"之说，傣医学对解药应用独具特色，具有深厚的实践基础。

1. 雅解的含义

雅解意为解药，是傣医学对解毒药的统称，其内涵有狭义和广义之分。狭义指解药，凡能解除体内毒素，平调四塔功能的傣药均属于雅解（解药）的范畴，其作用包括解除食物毒性、解除动物叮咬中毒、解除热毒、解除药物毒性和解除药物作用五个方面。广义则指雅解理论，其内容包括"未病先解""先治后解""先解后治""同解同治"等诊疗思想，也包括解药与解法的应用等内容。

"未病先解"是指在疾病尚未发生之前，通过采取雅解的预防治疗措施，调节人体的生理功能，解除人体的各种毒素，以保持体内四塔五蕴功能的平衡和协调，以防止疾病的发生。傣医学雅解理论认为，在生活和治疗疾病的过程中，各种内外致病因素均可导致四塔、五蕴的失衡和生理功能失常，四塔不合则产生各种毒素。正常情况下，体内四塔平衡，可以不断地排出少量毒素，但是如果机体的排毒功能下降，或是体内的各种毒素蓄积太多、太快，超出了机体的排毒能力，体内的各种毒素蓄积到一定程度，便会导致疾病。因此，傣医提倡平时就应服用雅解以解除人体产生的各种毒素，随时保持体内四塔、五蕴功能的平衡和协调，从而防止或减少发病。

"先治后解"是指在疾病危重之时，四塔衰败，宜先用重剂治疗以解危急，病情缓解或恢复期则再服解药，解除人体内各种毒素或病理产物，以调平四塔五蕴，促进机体恢复。"先解后治"是指人体患病必出有因，应先服解药解除其因，再对症下药治疗病症。"先解后治"应用时包括两个方面的内容：一是人体发病后先服用雅解，以解除导致人体发病的各种因素；二是患病日久或久治不愈者，应服用雅解以解除失治、误治或用药不当所造成的毒副反应，在此基础上再进行辨证给药，才能起到良好的治疗效果。"同解同治"是指疾病出现多塔病变时，病情复杂多变，宜采用治疗药物与解药同时应用，治疗与调节相结合，以提高疗效。

2. 雅解方药

雅解即解药，凡具有解除机体内各种致病毒素，并能维持机体健康的傣药都属于解药的范畴。傣医学雅解所解之毒其内涵非常宽泛，既包括毒性物质、机体代谢产物、过剩的营养物质，也包括食物中的有害物质、酒精、烟草、药物等的毒性或毒副反应，还包含了有害物质（毒虫、毒素等）所引起的疾病或临床综合征。根据雅解的药物作用特点与适应症可分为五类：解热毒、除湿解毒、散寒解毒、祛风解毒和扶正解毒。

雅解方药的类型有单味药或复方药等形式。如热季感冒多用苦味药如傣百解、苦藤等，冷季感冒多用辣味药如胡椒、辣藤等，雨水季节多用香涩味药姜、傣草蔻等，季节交替多用调节药羊耳菊等。临床常用雅解方药有：①"雅解沙把"，具有清热解毒、定心安神之功，用于解除有害物质对人体的损害或热毒炽盛引起的咽喉肿痛、口舌生疮、面部疔疖、便秘等。②"雅解答利"，具有健脾疏肝、活血止痛、保肝利胆之功。③"雅解匹勒"，专门用于妇女产后误食禁忌或失治误治而导致的各种疾病。④"雅解今匹"，用于解除误食有毒之物后引起的中毒反应，如进食蔬菜、瓜果等食物后引起的头昏、恶心呕吐、心慌心悸、大汗、四肢厥冷等轻度中毒反应。⑤"雅拢牛"，用于治疗尿路感染，肾、输尿管结石等。

五、风病论

傣医学将风称为"拢"，生理上相当于气的功能，也指病邪，称为"帕雅拢"，意为风邪。傣医学认为，疾病的发生与风关系密切，风可单独致病，也可夹杂其他病邪侵犯人体而发生不同的疾病。傣医学认为，风性动而不定，故有"风致百病""百病皆由风引起"之说，傣医学把多种疾病分别归属于 400 多种风病来论治，傣医学经书中记载的疾病很多都以"风"命名，如"拢沙力坝"等。

傣医学风病的相关论述散见于各种傣医药学文献中，傣医学风病理论的形成经历了从自然界中直观认识、与佛教理论文化融合、再到傣医学四塔之风塔转变的过程，是历代傣医充实升华的过程，是傣族人民在长期生产生活、医疗实践中医疗知识和医疗经验的积累。

傣医学风病即是塔拢（风、气）之病症。傣医学认为，塔拢（风、气）病症是指由于机体感受病邪、体内风气失调，或因体内四塔功能失调导致塔拢不足，或塔拢过盛，或塔拢衰败而发生的以生殖、排泄、饮食吸收、各组织器官的生理功能、机体活动能力等异常为主要表现的疾病。傣医学所指风病的内涵主要包括：一是因机体风塔的功能异常、或不足、或衰败、或过盛，而产生的病症；二是风邪夹杂不同的邪气而致人体四塔五蕴功能失调的病症。傣医学各种文献资料中记载的仅因风过盛或不足所致的各种风症（病）达近 1000 余种，目前初步翻译整理的有近 300 种，统称为"帕雅拢"，故傣医学有"百病皆属风""风病论"之论述。

傣医学依据病因病机不同将风病进行分类。①依据塔拢（风、气）功能的强弱进行分类，由于各种原因导致风塔功能失调，或不足、或过盛、或衰败，分别归类为塔拢不足症、塔拢过盛症和塔拢衰败症。塔拢不足症是指由于感受病邪，损伤机体风塔，或平素体内塔拢不足，或体内四塔功能失调，导致塔拢功能不足，表现以体弱无力为主要特征的病症。塔拢过盛症是指由于机体感受病邪、体内风气过盛，或因体内四塔功能失调，塔拢偏亢所导致的以动摇不定、痉挛、疼痛等为主要表现的病症。塔拢衰败症是指人体受到各种有害因素的强烈侵袭或损伤，塔拢失去支持、资助之功能，不能维持正常生理机能活动而出现的临床危险病症。②依据塔拢（风、气）致病所夹杂其他病邪性质特点进行分类，分别归类为帕雅拢皇（热风病）、帕雅拢嘎（冷风病）、沙巴拢（杂风病）三种类型。帕雅拢皇即热风病，是由于感受外界风热毒邪，或平素体内风火较盛，导致风气失调而出现的病症。帕雅拢嘎即冷风病，是指因感受冷风、或风寒所致风气失调而出现的病症。沙巴拢即杂风病，是指由于机体感受风邪，且同时夹杂冷、热病邪，或夹杂除冷热属性外的其他病邪，导致体内风气失调而出现的病症。

一些傣医学文献著作中论述了风病的相关内容，如《风病条辨译注》《竹楼医述》等。《风病条辨译注》中专论各种风病的临床表现及治疗，阐述了十六类风病，记载了拢匹勒（产后病）、拢牛（五淋症）、拢旧（痉挛剧痛病）、拢蒙沙嘿（泄泻下痢病）、拢梅兰申（风寒湿痹症）、拢阿麻巴（风湿热痹）、巴沙哈、拢沙喉（风湿热痹症）、拢呆坟（中风偏瘫病）、拢匹把（癫痫病）、拢案（黄疸病）、拢泵（水肿病）、拢沙力坝（高热、抽风、癫狂病）、拢麻想（湿疹、带状疱疹、疔、疮、单纯疱疹）、拢沙龙（热毒病、脱肛、脱宫病）和帕雅拢者恩（杂风病）等十六类风病。《竹楼医述》中专列风病论治篇，论述了十二种风病的病因病机、主要表现及治疗用药，记述了拢沙力坝（高热、精神、神经系统疾病）、拢麻想乎（疔毒疮痈、斑疹、热风毒邪）、拢沙龙（脱肛、脱宫、热风毒湿病）、拢匹勒（妇女产后诸疾，又称月子病）、拢牛（五淋症）、拢旧（痉挛风）、拢蒙沙嘿（大便脓血病）、拢梅兰申（风寒湿痹症）、拢阿麻巴、巴沙哈（风湿热痹）、拢匹把母（痫症）、拢呆坟（中风偏瘫）和其他疑难杂病的治疗。《档哈雅龙》中没有讲述风病，仅单列"杂风病"274条，叙述病因、症状、方药及其用法，用法包括内服药、包药、磨药、擦药等内容。

六、傣医学对疾病的分类

在风病论之外，傣医学认识疾病主要从疾病的各种临床表现角度出发，以四塔和五蕴理论为基础，理解和分析疾病的本质，从而对其加以分类和治疗。傣医学将疾病主要分为热病类、斑疹类、痹病类及毒病、血病类等，此外，还有其他一些疾病的认识和分类方法，下面仅简介常见一些疾病的情况，其他内容略不尽述。

1. 热病类

热病类的共同主要临床表现是高热，有不同程度的意识障碍和其他精神症状。热势越高，意识障碍程度越严重，极少数患者可在体温下降后出现意识障碍，并有间歇清醒。热病者一般情绪波动大，喜怒无常，有时表情淡漠，喃喃自语。常见疾病如高热谵妄、高热寒战、高热黄疸、高热抽搐、高热神昏、寒热往来、高热惊厥、发热身痛、畏寒发热、高热狂躁、头昏痛、发热心悸、发热心烦、腹内热等。

2. 斑疹类

斑疹类疾病主要临床表现为在身体任何部位皮肤出现斑疹、丘疹等皮疹，皮疹灼烧疼痛或奇痒难忍，瘙抓后引起感染出现渗出液，有时伴有高热，不包括麻疹、水痘、幼儿急疹、风疹等出疹性疾病。临床表现多见起病较快，皮疹可发于身体任何部位，但多见于四肢、面部、生殖器及肛门等处。初起患部皮肤潮红、肿胀、发痒，继而出现较小的丘疹、水疱，密集成片，瘙痒剧烈，常因搔抓破损而渗液，形成糜烂结痂。有时伴有发热及全身不适。常见疾病如湿疹、热毒湿疹、瘾疹、慢性湿疹、皮肤瘙痒、痈、丹毒、疔疮走黄、丘疹、荨麻疹、阴囊湿疹、股癣、股疝、唇风、口疮、风热眼、火瘤、痤疮、瘰疬等。

3. 痹病类

痹病类疾病病种繁多，涉及面广，此类疾病特点是患者全身关节疼痛，游走不安，关节屈伸不便，动则痛剧，有的伴红肿畸形，活动受限，全身或局部水肿，疼痛，呕吐，泄泻，消瘦乏力，久病体虚等。常见疾病如行痹、痛痹、类风湿、着痹、骨节疼痛、热痹、肌肉酸痛、黄痧、黑痧、腰肌劳损、鹅掌风、肌肉痉挛、湿热腹痛、腹绞痛、气滞腹痛、蛔厥、血瘀腹痛、虚寒胃痛、胸腹胀满、不寐、气滞泻、吐泻、胃寒呃逆、干呕、水肿、虚劳、汗症、颈痛、静脉曲张、妊娠恶阻、面瘫、肠鸣亢进、气瘿等。

4. 毒病、血病类

傣医学将毒病、血病类归为一类病症的总称，凡属化脓性炎症、咳、喘、衄血、咯血、呕血、便血、尿血及结石等均属该类病症范围。临床表现多见发热身痛、咽痛、吞咽困难、扁桃腺红肿、口渴心烦、便秘溲赤等。常见疾病如咽痛、牙痛、疮疡、口腔溃疡、皮肤脓肿、蜂窝炎、鼻腔脓肿、耳疮、脓耳、腿痈、紫癜、骨髓炎、脱疽、淋巴结肿大、咳嗽、哮喘、失音、便秘、遗尿、咽痒干咳、妊娠鼻出血、咯血、呕血、二便难、带下尿浊、血尿、尿急尿痛、石淋、便血、痢疾等。

第二节　传统诊疗方法

一、诊断方法

傣医学诊断疾病主要依靠外部直接观察，以症状和体征等资料为依据，从患者的整体出发，全面分析疾病过程的各种表现，从而得出诊断。傣医学在疾病的诊断与治疗方面积累了丰富的经验，常用的疾病诊断方法主要有望诊、问诊和摸诊等，在诊断中不仅重视患者的客观体征，也重视患者的自觉症状，还重视人体机能失调的整体反应，从而加以综合诊断。傣医学诊断的方法和内容相似于中医学之望诊、问诊和切诊，但理论上有所差异。

1. 诊断方法

（1）望诊

傣医学望诊（短朴害）主要是医者用肉眼观察患者的体态、精神、气色和全身各体表部位有无异常的变化，借以了解病情，对患者体征有总体的了解。望诊包括望神、望色、望舌、望眉毛和手指等。

望神，神是人体生命活动总的外在表现，又指精神意识活动。望神，是观察患者的精神好坏，意识是否清楚，动作是否协调，反应是否灵敏等方面的情况，来判断疾病的轻重和预后。

望色，是指观察患者面部的颜色和光泽，以推断疾病的性质和预后好坏。傣医认为，青、赤、黄、白、黑五种颜色，是四塔所化，为生命活动之外候。若面色发青，伴四肢抽搐，肌肉强直或发疹起块，皮肤瘙痒游走不定的多为风偏盛之症；若颜面赤红，为火偏盛之热症；如见肢体水肿，面色滞暗或黄，行走困难，则为水偏盛之水肿症；若面色苍白，伴疲乏无力、心悸头晕、贫血等多为水土不足；若面呈黑色，多为四塔衰败之候，病情危重等。

望舌，包括望舌色、舌态和舌苔，如舌红而干为热，舌淡白为不思饮食等。

望眉毛，正常人的眉毛应分别顺两边倒的，如果眉毛不经外力而自行竖起，说明患者体内有寄生虫。

望手指，看左手大拇指可诊断肾、肝、心、肺等脏腑及妇科病症，看右手大拇指可诊断风湿之寒热属性等。

（2）问诊

傣医学问诊（探朴害）是通过对患者及陪诊者进行有目的的询问，了解患者的自觉症状、疾病的发生原因、发展经过及治疗情况，对疾病作出进一步的判断。问诊一般包括了解患者最痛苦的症状，再围绕主诉有目的地进一步询问有关情况，如病史、家族史、生活习惯、饮食爱好、婚姻等情况，妇女还包括询问经、带、胎、产等内容，以作为诊断疾病的参考依据。

（3）摸诊

傣医学摸诊（赶朴害）即触诊，包括摸脉（赶塞勒）和摸机体各部（赶呢多），是通过触摸患者的脉搏情况、肌肤的冷热、有无包块和其他异常情况，以常衡变，以帮助诊断病情。例如，摸鼻尖和耳尖，如果体表摸着发热、汗出，但鼻尖和耳尖发冷，说明体内有寒，仅体表有热；如果症见怕冷、发抖，但耳尖和鼻尖摸着发热，说明仅是体表发冷，而体内有热。

傣医学望诊、问诊、摸诊等诊病方法各有其特点，对不同病症的诊察各有侧重。在临床运用时，必须多诊结合起来，把所得的资料加以综合分析，作出正确的诊断，治疗起来才能有的放矢，合理投方用药，提高疗效。

2. 傣医学其他诊病方法

傣医学辨病治疗内容丰富，多依据疾病具体情况灵活诊辨，积累和形成了较为系统的辨病体系，主要包括辨病种、辨症、辨病性、辨病位、辨病因与病机等多种方法。

辨病种是傣医学常用的辨病方法，傣医学诊辨疾病大多以病为纲，辨病施治。常用的辨病方法如从症辨病、论风辨病等。①从症辨病，如傣医学所指"拢沙龙"是指一类表现为手足酸痛麻木，有时如蚂蚁爬行，有时周身酸痛刺痛不休，心悸不安等症状的疾病。②论风辨病，风致百病论是傣医学辨病特色，傣医学认为，体内的塔拢循行于人体的内外、前后、上下、左右、正侧面，所以傣医学把复杂多变的疾病都归属于风病，如属于风病的"拢沙力坝"有120种、"拢麻想呼"有70种、"拢沙龙"有30种等。

辨症包含两类方法：一类是指在辨病的前提下，辨识各类疾病表现出的症状，如傣医学辨识拢牛（泌尿系感染），主要通过辨别尿液的色、质等症状来确定病症为拢牛斤（尿血）、拢牛暖（脓尿）、拢牛崩（乳糜尿）等，分别辨症治之；另一类是指直接辨症，以症选药施治。

辨病性是指对疾病的各种性质加以诊辨，如辨寒热、辨不足或过盛等。①辨寒热，如冷热风邪导致胁肋、腰、背刺痛者，属寒；"沙力坝"热风病症属热；"蒙沙喝"下痢黏冻，便血，为寒热混杂，热重红多，寒重白多；"拢旧皇"（热痉风病）者局部红肿热痛，屈伸不得，或痉挛剧痛，强痛，属热病；"拢旧嘎"（冷痉风病）者见局部出现发冷痉挛剧痛，属寒病。②辨不足或过盛，如"唉麻贺"病表现为整日咳嗽、日渐消瘦、咳吐鲜血、面黄肌瘦、畏寒肢冷、抽搐、无力等症状，皆属不足；妇女产后腹部肿大胀满，为风气壅滞血瘀、毒邪内停之塔拢过盛之症。

辨病位是指诊辨疾病的具体病变部位，如头、腹、胸、上、中、下等。如傣医学三盘辨病法，傣医学把人体划分为上、中、下三部分，称为三盘，上盘病变为心、肺、上肢、头病；中盘病变为肝、胆、脾、胃、胰腺、脐以上的肠腔病；下盘病变为肾、膀胱、脐以下肠腔、子宫、下肢病。傣医认为，三盘不通则病，治疗应依据具体病位和病情选用发汗透邪、利尿排毒、呕吐排毒、泄下排毒等方法疏通三盘，驱除毒邪后再对病症用药施治。

二、治疗方法

傣医学对疾病的治疗包括治疗原则和治疗方法两个方面，从傣医学天人相应的整体观念出发，在四塔五蕴学说、三盘学说等理论指导下，分析、归纳多诊合参所得临床资料，对疾病进行辨病或辨症后作出客观的诊断，根据病或症制订出相应的治疗原则和方法。

1. 治疗原则

傣医学的治疗原则内容丰富，依据辨病及辨症等具体情况分而应用，主要包括调平四塔五蕴、分塔辨治、调平寒热、未病先解、先解后治、急缓分治或急缓同治、补抑并用、动静结合、通利三盘、内病外治、外病内治、内外合治、上病治上、下病治下、上病治下、下病治上、上下合治、因时因地因人制宜、左右分治、递进治疗、多法综合应用等。

2. 药物治疗方法

傣医学治疗疾病多用药物，用药方法一般为内服、外用或内服与外用相结合进行治疗，一些傣医学传统药物治疗方法具有鲜明的特色。

（1）芬雅（研药或磨药）

芬雅是指将质地坚硬或名贵而用量少的药材，边蘸溶媒边在粗糙的磨石上研磨成混悬液制得合剂药汁于碗内，内服或外擦应用。溶媒一般用凉开水、米汤或酒等，根据不同疾病而定。一般贵重药品及紧缺药物多用此法。

（2）烘雅（熏药）

将配方药物切碎（多用鲜品），置于锅内（或金属大盆内）加水煎煮，患者坐于锅（或盆）之上方，借药物蒸气熏蒸肌体以达到治疗目的。本法主要用于治疗因体内风（佤约塔）、水（阿波塔）失调而导致的肌肉及关节风湿疼痛、肢体麻木、产后虚弱和不思饮食等病症。

（3）沙雅（刺药）

将配方药物切碎，干燥，共研为末，拌入鹅油内浸泡备用。用时医者用洁净之铜针（状如直杆梅花针）浅刺患部皮肤，再涂以配好之药油。本法用于治疗体内风（佤约塔）、水（阿波塔）失调而致的风湿关节疼痛。

（4）果雅（敷药）

将配方药物（都用鲜品）切碎捣烂，视病情分别加入酒、芝麻油或淘米水等拌合均匀，用芭蕉叶包好，置于火中煨熟，趁热包敷于患处，以不烫伤皮肤为度。主要用于治疗接骨、跌打扭伤、风湿麻木疼痛、头痛和腰腿疼痛等病症。

（5）暖雅（睡药）

将配方药物切碎（多用鲜品）加少量水煎煮一定时间（或炒、或蒸，视病情而定），取出药渣拌入酒或炒热之酒糟，拌匀平摊于木板上，上铺席芭（亦可用布单），患者趁热睡于药床上，上盖被子，使药气熏蒸身体以达到治疗目的。本法多用于治疗风湿麻木、肢体疼痛等病症。

（6）能雅（蒸药）

此方法有两种。①将配方药物切碎装入容器内，置于甑内蒸一定时间，取药物蒸馏液内服（芳香类药物多用此法）。②将药物直接放入甑内蒸制一定时间，取出加酒趁热外敷于患部。多用于治疗腹痛、肢体痛等各种疼痛症。

（7）咱雅（擦药）

用药酒或药汁、药液涂擦全身或疼痛部位。如高热不退，取旱莲草汁加酒擦涂周身或前额、颈部、腋下、胯部及手足心等处，可达到退热之目的。如风湿性关节炎，可擦疼痛部位，边涂擦边揉搓，使之发红发热为度。

3. 其他传统治疗方法

拨郎多（锤敲疗法），采用木槌（用木棍捆上布使之成为圆形）或拳头，轻重适宜地锤敲疼痛部位的疗法。

秧郎拥（踩背疗法），用脚踩踏患者身体背部的一定部位或经穴进行推压、揉搓等，达到疏筋活血、理气通络之目的的方法。

放血拔罐疗法，用针刺破皮肤后放血，再用火罐拔于患处，可达到除风排毒、活血止痛之目的。可用于治疗肢体肿痛、外伤瘀血、高热、毒蛇和毒虫咬伤等。

4. 傣医学重视时间对辨病治疗的影响

傣医学认为，辨病治疗与季节、时间及人的年龄等都有密切的关系。傣医学对疾病进行诊辨和治疗时特别重视时间要素的影响，在众多傣医药学著作中频繁提及和有所反映，认为不同的季节、时间或人的年龄各有特点，对于疾病治疗的效果产生重要的影响。

依据季节辨病论治。傣医学认为人与自然相应统一，人体四塔五蕴与自然环境的四塔之间存在既深刻又广泛的相互通应关系，四时寒暑、昼夜阴晴等自然界的一切变化，必然在一定程度上影响人的生理活动和病理变化。因此，在诊辨治疗疾病时，必须遵循人与自然统一的客观规律。傣医学认为，季节气候不同，疾病谱各异，用药有别。傣族根据聚居地区的气候和地理环境特征，把一年分为三个季节，即"腊鲁档三"，分别为冷季（为每年傣历的 1 月至 4 月，相当于公历的 11 月至次年的 2 月）、热季（为傣历 5 月至 8 月，相当于公历的 3 月至 6 月）和雨季（为傣历 9 月至 12 月，相当于公历的 9 月至 10 月），在这三个季节里均有不同的疾病容易发生。热季气候炎热，病邪旺盛，易感受热邪，此季多选用苦味、性凉，具有清热、解毒、凉血等作用的药物或雅解来预防疾病，多用雅烘（苦味药）组方，如用雅买永醒（香椿）、管底（蔓荆子）、贺荒（大蒜）等制成粉剂开水冲服。雨季水湿过盛，应用具有收涩、除湿、芳香化浊、解毒等作用的药物，多用雅发（涩味药）组方，如用波丢勐（茴香豆蔻根）、哈沙海（茅草根）、辛（姜）、匹囡（胡椒）、景郎（黑种草子）、景毫白（萝卜子）、景丁洪（红前草）、哈埋母（止泻木根）、内怕办（芫荽子）等药物。冷季天气寒冷而寒气重，易伤塔菲（火），易患咳嗽、痰喘、肢体冷痛等疾病，应用具有散寒、温中、止痛等作用的药物，多用雅撇（辣味药）组方，如罕好帕（石菖蒲）、内怕办（芫荽子）等药物。在季节相交的时段也有不同的疾病发病率较高，冷热交季时期，泻痢多发；热雨交季时期，疟疾发病提高；冷雨交季时期，多见伤风感冒、咳嗽哮喘等疾病。傣医学认为，应当根据季节的不同和疾病差异，顺应天时变化，做好自身调节，有针对性地选用适宜的药物，来调节四塔五蕴之平衡协调。

依据时间辨病论治。傣医学认为不同时间患病，或同一疾病的发病时间不同，则其病机不同，治疗用药不同。如从早到正午发病为"沙列"，痰湿为病兼血病而发，即水血不调而患病，从正午至傍晚发病为血异常而致病，从傍晚至黎明发病为风致病，所用药物依据时间各有不同。傣医学还注重辨别疾病加重或缓解的时间，如咳嗽在夜间较白天为甚，乏力烦渴欲饮，白天为甚而入夜减轻，也应斟酌具体时间的病情分别用药治疗。傣医学在治疗时，多依据具体病情分别在早、中、晚和夜间之时加减配伍用药，在一定程度上体现了择时而治、择时用药的治疗学思想。

依据年龄辨病论治。傣医学认为，人体不同年龄时体质特征各有特点，易患疾病不同，在治疗上也应加以区别。傣医学将人的一生分为三个年龄阶段，即"稳牙档三"。傣医将 1~20 岁称为"巴他麻外"，此时人体尚未发育成熟，年幼气血未充，形体尚未健全，多见发冷、发热，泄泻、腹痛，咽喉肿痛等疾病，宜食甜、咸之品，用药也应选用甜、咸之药。20~40 岁称为"麻息麻外"，形体壮实，精力充沛，气血旺盛，体质偏热，风（气）偏盛，多见头目昏胀、口干舌燥、烦躁易怒、发热等病症，宜以偏酸苦之味以制风，用药时宜选用辣、苦、酸之药。40 岁以上称为"巴西麻外"，人体形体逐渐虚衰，体质逐步衰弱，生理机能减退，塔菲（火）日衰，风气不足，气血水湿运行不畅，易停储体内形成水湿不化之疾，各种水液代谢之物如痰、涎之类增多，多见咳喘痰多、腹痛腹泻、腰膝疼痛等疾病，宜用补火、补土、补气之甜、温、咸味之品。

第三节　傣药学概述

一、傣药的气、性、味

傣药气、性、味之说见于傣族医著《档哈雅龙》（大医药书）、《档哈雅囡》（小医药书）等医著及各种医学抄本和药书中。傣医学将药物性质归纳总结为"四气""五性""八味"。在应用中多为老傣医口述相传。

1. 傣药四气

傣药之气分为荒（香）、好（腥）、敏（微臭）、哦（恶臭）四气。荒，即香，为芳香之药。傣医认为，芳香之药有通气开味、清脑醒神、补益之功效，入风，入塔。如沙海（香茅草）、嘿罕盖（云南五味子）、麻罕（八角香兰）、毫命（姜黄）等。敏、哦为臭气之药，傣医认为臭气之药入四塔，行周身，通气血之道，有消食积、理气胀、开窍醒神之功效。臭气药如芽敏（艾叶）、帕好短（鱼腥草）、青蒿等，恶臭气之药如埋哈忍（臭木头）、嘿哆吗（鸡矢藤）、分因（阿魏）等。

2. 傣药的性与味

傣药药性分为五性，分别为寒、热、温、凉、平。

傣药药味分为八味，分别为宋、万、发、景、烘、闷、撒、章。傣医学认为，每种药味各具相应的功效。①宋，即酸，酸味药有开味健胃、清火滋水、止咳的作用，如麻专（柠檬汁）、宋败（蛇藤）等。②万，即甜，甜味药有补益作用，可补四塔、强身健体、润肤美容、延年益寿，如嘿涛勒（鸡血藤）、几龙囡（天冬）等。③发，即涩，涩味药具有收敛、止泻、治疮之功，如抱勒（金花果）、麻夯板（余甘子树皮）、埋素（云南石梓树皮）、喃海暖（水杨柳树皮）等。④景，即咸，咸味药具有消肿止痛、软坚散结作用，如盐等。⑤烘，即苦，苦味药具有清火解毒、止泻之功效，如先勒（十大功劳）、麻三端（萝芙木）、咪火哇（山大黄）等。⑥闷，即麻，麻味药具有通气止痛之功效，如麻献（野花椒）、托也藤（大麻药）、芽爬匹（小铜锤）等。⑦撒，即辣，辣味药性热，补火通气血，如姜、辣椒、胡椒、叫哈荒（生藤）等。⑧章，即淡，淡味药具有利水、化湿、排毒之功效，如哈内牛（卢谷根）、文尚海（竹叶兰）、嘿盖贯（倒心盾翅藤）、芽英热（车前草）等。

傣医学认为，药味与药性密切相关，一般酸苦之药性偏寒凉，麻辣之药性偏温热，香甜之药性偏温，味淡之药性偏平，咸味之药性偏温，涩味之药性偏凉。

二、傣药资源与分类

1. 傣药资源

傣族主要聚居地西双版纳属热带、亚热带地区，处于太平洋东亚季风和印度洋西南季风暖湿气流的交汇地带，北面偏居内陆，没有较大的北方寒潮和海洋风暴的侵袭，因此，雨量充沛，热量分布均匀，具有大陆性和海洋性兼有的气候特征，终年温暖湿润，多雨，静风少寒，干湿季分明，适宜于各种生物生长繁殖，是我国热带植物生长分布（含傣药）最集中的地区，资源极其丰富，拥有大量珍贵稀有的物种。西双版纳地区有800多万亩热带雨林，其中国家级和省级保护区402万亩。这块区域土地上生长着种子植物和蕨类植物约5000种，占全国的1/6，有"植物王国""动物王国""药物王国"和"物种基因库"等美称。全国中药资源普查统计，西双版纳有药材种类1776种，其中植物药1715种，动物药47种，矿物药14种。植物药分属189种，其中真菌4个科，17种；苔藓植物门4个科，10种，蕨类植物门25个科，60种；裸子植物门7个科，15种，被子植物门149个科，1674种，普查的395个重点品种中有208个，占53%，名贵、珍稀药材17种。民间傣药有1300多品种，分属228科372属，其他民族药800余种，药物资源极为丰富。

2. 傣药分类

傣医学对常用药物有多种分类方法，如依据来源分类，依据药物的气、性、味进行分类，依据治疗用途分类，依据植物药的形态及特点来分类等。

（1）依据来源分类

依据药物的来源可将常用傣药分为植物药、矿物药和动物药，其中植物药居多，且以鲜品入药为主。常用傣药中，有些药物单纯为傣医使用，有些为傣医、中医及各民族通用药，有些为外来药。外来药主要有三个来源：一是佛教传入时引进的药物，主要为印度传统药物；二是基督教传入时引进的西方传统药物，如西洋参；三是伊斯兰教传入时引进的药物和东南亚地区传统药物，如雅解嘎哈杆（缅甸帮根）、麻盖喝罕（缅茄）等。

（2）依据药物的气、性、味分类

傣医学将常用傣药的特性概括为四气、五性和八味，用来解释药物的性质、功效和用途，也依此将药物进行归类（见本节"傣药的气、性、味"部分）。

（3）依据植物药的形态及特点分类

傣药多为植物药，其来源有乔木、灌木、藤本、草类等，傣医学习惯以植物的形态或气味来进行分类，同时结合数目加以概括归类，便于记忆，如："五宋""五黄""五山""五笼""六纲""六涛""七尖""七景""八万""九嘎""十嘿""十一听""十三罕""十五帕""十七戈""二十喝""二十二埋""三十六芽""四十二麻"等。傣医所谓"埋"，是指乔木类植物，"芽"是指长得高的草本类植物，"帕"是指顺地匐匍类草本植物，"嘿"是指藤本植物，"尖""景"是指具有芳香气味的药物，"宋"是指带有酸味的植物，"万"是指带有甜味的植物等。

三、傣药的应用

1. 傣药炮制

傣医学常用药物有 1000 多种，其中以植物药使用最多。傣医重视药物的加工炮制，经炮制后的药物不良反应减少，疗效明显。傣药加工炮制方法有芬雅（磨药）、能雅（蒸药）、借雅（水浸泡、酒浸泡）、伐雅（砍剁药）、甩雅（切药）、托雅（削药）、火雅（炒药）、洞雅（熬药）、档（煎）、单（舂）、摸（煟）、办（搓）、泌（挤）等。傣药炮制在《档哈雅龙》书中有零星记载，尚欠缺系统论述，根据资料及访问老傣医，下面列举几种常用的傣药炮制方法。

（1）芬雅

炮制方法及作用：一般将药材采收后，洗净切片，晒干备用。临用时取其蘸水或在水中磨成混悬液供内服或外用，傣语称"芬雅"，即磨剂。如傣医制备七叶一枝芬雅。七叶一枝（牙赶壮，傣语音译）来源于百合科重楼属植物七叶一枝花 *Paris polyphylla* Sm.，以根茎入药，其性味苦、寒，有小毒，具清热解毒、消肿止痛功效，民间常用于毒蛇、毒虫咬伤，还有平喘镇静作用。

（2）蜜制法

炮制方法及作用：蜜制法是将药材加蜂蜜少许与水拌匀，放于锅内炒至不黏手，取出凉干备用。用蜜制药物可减低毒性。如傣医用蜜制大百部。大百部（牙浪光，傣语音译）来源于百部科百部属植物大百部 *Stemona tuberosa* Lour. 的块根，以块根入药，其性味甘、苦、微温，有小毒，具消炎祛湿功效，傣医用来治疗风寒咳嗽、蛔虫病、皮肤癣症、湿疹、风湿性关节炎等。密制法每 100 克大百部加蜂蜜 10 克。

（3）炒制法

炮制方法及作用：将净选的药材置于加热的容器中炒制，经高温处理，可破坏药材中的毒性成分起到减毒作用。如傣医炒制苍耳子。苍耳子（牙西温，傣语音译）来源于菊科苍耳属植物苍耳子 *Xanthium sibiricum* Patrin ex Widder，以果实入药，其性味苦、辛、温，有小毒，具发汗通窍、散风祛湿、消炎镇痛的功效，主治感冒头痛、鼻窦炎、风湿性关节炎、子宫出血等。秋季果实成熟时采收，去杂质、晒干，于锅内炒黄取出放凉。

（4）水制法

炮制方法及作用：傣医采用冷水和热水炮制药物，以提高某些药物的疗效。如水制兜唇石斛。兜唇石斛（糯浪丐固，傣语音译）来源于兰科石斛属植物兜唇石斛 *Dendrobium aphyllum*（Roxb）或 *D. aphyllum* C. E. C. Fischer 的假茎，其性味甘、淡、微咸、寒，具生津益气、清热养阴的功效，主治热病伤津、口干烦渴、病后虚弱、咳嗽咽痛、烧烫伤等。秋季收集，将附生于树上的鲜品采下，除去根叶，于冷水中浸泡半天，取出搓洗，使残根叶鞘脱落，然后放入沸水中浸烫晒干备用。本品经炮制后，增强止咳化痰功效。

傣药在加工炮制过程中常按用药目的或配伍不同选用各类辅料，达到增强疗效、减低毒副反应的目的，常用辅料包括柠檬汁、盐、醋、糖、蜜、酒、米汤、淘米水、糯米糊、大米、浆汁、菜油、芝麻油、蛇藤子油、野核桃油、椰子汁、树浆、露水、山泉、溪水、钟乳石水等。

2. 傣药剂型

傣医用药多为鲜药经简单加工后使用，在剂型方面，傣医学常用 20 余种剂型，包括鲁（丸剂）、朋（散剂）、雅档（煎剂）、雅妞（膏剂）、芬雅（磨剂）、雅咪（片剂）、劳雅（药酒）、雅喃满（油剂）、热敷剂、冷敷剂、熏洗剂、茶饮剂、药饼、线剂、蒸睡药、烟熏剂、药物膳食剂、佩挂剂、驱避剂、搽剂、坐药剂、洗剂等。

鲁，即丸剂，傣药常用丸剂有糊丸、蜜丸、水叠丸、糖丸等。

朋，即散剂，常用煮散剂、水泡剂、外用散等。其加工方法多样，有的药物舂为粗颗粒，在火上烘烤到黄色，揉碎，开水冲泡待凉服用；有的药物在热火灰中焐至发黄褐色（存性），研细，开水冲泡服用；有的药物研为细粉，芝麻油调匀，外擦患处，或用干粉直接撒于患处施治。

雅妞，即膏剂，以鲜药浸泡多日的药汁水，或把药物直接加水煮后去渣取汁，浓缩成膏状内服。如傣医自制雅妞——唉习火，为咳喘祛痰膏，用柠檬加红糖或蜜、川楝嫩叶等多种药物相配伍制取的一种内服膏剂。

雅咪，即片剂，将药物碾细，加蜜、糖或其他药汁拌匀成糊状，或取药物煎煮去渣取汁，浓缩成膏状，平摊在竹芭上，晒至半干，用刀子切成小块状晾干备用。有的用竹筒子（竹筒内径依据所需片子大小选择）压制成片形，把散粉装入筒内，再用轴心捅下去即成圆形小片。

敷剂，分为热敷剂和冷敷剂。热敷剂，以原生药干品加工成粉，用水或酒调匀，或将鲜品捣烂，用芭蕉叶包好焐热，外包患处，主要用于接骨、接筋、治疗跌打损伤、风湿痛等。冷敷剂，以原生药干品加工成细粉，用水或酒调匀，或以鲜品捣碎后直接敷于患处，主要用于外伤止血、解毒、消肿、治疗疔疮等。

烟熏剂，用药物燃烧取烟，烟熏驱赶病毒，预防瘟疫和传染病等。如用松毛烟熏房屋内外，可防治小儿荨麻疹。

熏洗剂，按所需配方将药物加水煎煮后，去渣取药液浸泡擦洗躯体，傣民也称为洗药水澡，主要用于治疗风湿病、皮肤病，如全身性或下肢水肿、小儿出疹等。

药物膳食剂，按照一定配方将原生药与各种食材共制，如与猪肉、猪肝、家禽、鱼肉等食材一起剁碎，制成膳食服用。如雅叫哈顿散煮红糖鸡蛋服用，或用药粉与鸡蛋调匀蒸服等，多用于治疗贫血、神经衰弱、头昏头痛、全身无力等虚弱症。

佩挂剂，将药缝在小布包里，挂在脖颈上或身上，以防病毒和瘟疫。如小儿佩挂阿魏，可防小儿疳积、消化不良等。

驱避剂，傣族聚居区雨量充沛，空气潮湿，草木丛生，夏秋季节蚊、虫、蛇、蜈蚣等较多，故傣族人在夏秋季节常用药草做驱避剂，或栽种药草驱避虫蛇。如栽种金凤花可以避蛇，栽种香茅草或夜来香可以驱避蚊虫等。

3. 傣药方剂

傣医组方是在确立治疗方法的基础上，依据治法的需要，选择与病情相适宜的药物，规定恰当的剂量，通过配伍组织成治疗各种疾患的方药。傣医学依据四塔五蕴理论及在长期临床实践中逐渐发展和积累了丰富的方剂及其用法，可分为两大类：一类为依据四塔五蕴理论进行分塔论治的雅塔方；另一类为长期积累沿用的成方。

（1）雅塔

傣医学根据四塔理论将不同性质的疾病归类为四大类型，形成了"分塔论治"的组方原则，依据不同病因定方，即"雅塔"，创立了调平四塔偏盛偏衰的主方和分塔方。

傣医学依据四塔理论把复杂多变的疾病归类为四大类，即风病类、火病类、水病类和土病类。傣医学认为，人体与自然界之风、火、水、土保持相对的平衡关系，否则，各种疾病随着四塔的失调而发生。四塔之偏盛与不足，均可导致人体各种疾病的发生。傣医学根据四塔理论将不同致病因素（包括致病的内因和外因）引起的疾病进行归类，分别为：①风病类，傣医学把病因为佤约塔（风），具有风之"动"性的疾病都归为风病类，如癫狂、惊厥、抽搐、腹泻、咳嗽等。②火病类，傣医学把病因为爹卓塔（火），具有火之"热"性的疾病都归为火病类。如高热、咽喉肿痛、肢体关节红肿疼痛、大便干结、小便短赤或尿血、便血等为火过盛；如见畏寒怕冷、肢体发凉、出冷汗、生长缓慢等为火不足。③土病类，病因为巴他维塔（土），凡出现消化不良、腹痛泻下、胃脘胀满、不思饮食等归为土的病变。④水类病，病因为阿波塔（水），凡出现水肿、肢体肿胀麻木、尿闭等为水过盛；出现尿频数疼痛、眼目干涩、口唇干燥、大便干结等为水不足。

　　傣医学依据疾病的病因及其分类，将相应的治疗药立出雅塔，也称主方，在主方基础上进行加减化裁形成分塔方。①佤约雅塔，用于因风致病的治风病方药，主方由六种药物组成，分塔方有1200多方；②爹卓雅塔，用于因火致病的治火病方药，主方由五种药物组成，分塔方有70多方；③阿波雅塔，用于因水致病的治水病方药，主方由五种药物组成，分塔方有470多方；④巴他维雅塔，用于因土致病的治土病方药，主方由三种药物组成，分塔方有90多方。其中四种"雅塔"是基础药方，可随症配伍其他药物。傣医灵活运用雅塔来调整体内风、火、水、土之平衡关系，从而达到治疗目的。

　　（2）常用傣药成方

　　傣医学在长期临床实践中逐渐发展和积累了丰富的方剂，一些成方疗效显著，沿用至今，在民间应用广泛，其中具有代表性的如"雅叫帕中补""雅叫哈顿""雅沙里门囡"等。

　　雅叫帕中补，是傣语亚洲宝药之意，由九种药物组成，取葛蒲全草、青叶胆、薇籽叶、紫雪花根、兰姜、野姜块根、南千金藤块根、苦菜子各等量，切碎晒干，研细粉，混合过筛后，加适量蜂蜜调制成重1克的药丸，晾干备用。具有理气健胃、止痛、安神的作用。主治和用法：①发热、心悸、腰腹疼痛及神经痛等，可用白开水送服，每次3~5粒。②内热口渴甚者，可加生姜3片与药丸5粒水煎内服。③皮肤疮疖，可用药3粒加生蜂蜜适量为引内服。④肋间疼痛者，药丸5粒加胡椒、姜片水煎内服。⑤肺痈、胸痛，可用药丸5粒加青藤、胡椒、紫雪花少量，白酒适量，浸泡24小时后内服。

　　五宝药散，傣医称其为雅叫哈顿，为五种宝药或五宝药散之意，由五种药物组成，蔓荆子根、羊耳菊根、小天冬、紫花地丁、苦冬瓜、藤苦参各等量，混匀，研粉过筛备用。具有清热解毒、和中解表、调经补血、止血止痛作用。主治和用法：①咳嗽及口唇干裂，用胡椒粉、辛姜粉与之同服。②咳嗽、胸闷、呼吸困难，用鸭嘴花根、旱莲草水煎送服之。③咽喉肿痛，用胡椒、辛姜、苦瓜根水煎送服，每次5克，一日3次。④食物中毒，用椰子水、蜂蜜或糖水送服，每次5克，一日3次。⑤头昏头痛，用胡椒、旱莲草、辛姜混合捣烂拌药涂擦头顶。⑥无名肿毒（或虫蛇咬伤），用酸木瓜汁调匀药物后揉擦全身或咬伤部位。⑦胃脘疼痛，用胡椒、辛姜、盐煎水送服。

万应小药丸，傣医称之为雅沙里门囡，其组方为景丁洪、景儿、黑箱草、蜜蜂花、紫雪花、炒磕滕子仁、肠全草、毛叶巴豆叶、胡椒、姜革等量，研成细粉混合过筛，用米汤调成约1克重的小丸，晒干备用。具有消暑和中、解痉止痛、除满止泻的作用。主治及用法：①寒热往来、心悸呕吐，用糖水送服3~5丸。②咳嗽不止，用姜汤送服3~5丸。③腹胀腹泻，用胡椒、姜、苦菜子水少许煎服此药5丸。④胸闷不适、牙痛，用胡椒、荜茇适量煎水送服。⑤血痞、吐血，用鸭嘴花和腊肠果汁送服，尿血，用酒送服药丸。

大成金丹，傣医称为雅尖达苏帕药粉，其组方为：野姜、姜黄、金刚叶各等量，切碎晒干研成细粉。主治及用法：①腹胀腹痛、便秘或腹泻，用蓖麻汁、芭蕉根调匀内服。②全身发黄、出血者，用蜂蜜汁少许引服。③全身酸痛，用酒或柠檬汁引服。④头痛者，用姜、胡椒少许煎汤送服。⑤耳聋，用芝麻油调匀该药涂于耳道内。⑥尿血、小便不畅，用青牛胆煎汁加蜂蜜引服。

参考文献

[1] 冯德强. 傣族医药研究（档哈雅龙）[M]. 北京：民族出版社，2001

[2] 蒋振忠等. 思茅傣族传统医药研究——档哈雅龙（二）[M]. 成都：四川科学技术出版社，2006

[3] 张超等. 傣医基础理论 [M]. 北京：中国中医药出版社，2007

[4] 杨增明等. 傣医药研究 [M]. 昆明：云南科技出版社，2012

[5] 李朝斌. 傣医四塔五蕴的理论研究 [M]. 昆明：云南民族出版社，1993

[6] 康朗腊等. 中国傣医药丛书（档哈雅龙、傣族医药学基础理论、傣医诊断学、风病条辨译注、竹楼医述）[M]. 昆明：云南民族出版社，2003

[7] 谭志刚. 傣医传统特色疗法及外用方药整理研究 [M]. 昆明：云南民族出版社，2013

[8] 倪凯. 傣医外治法常用药与经验方 [M]. 上海：上海科学技术出版社，2015

[9] 李朝斌. 傣医理论体系的核心探寻 [J]. 中国民族医药杂志，1995，1（1）：15-16

[10] 李朝斌. 傣医基本理论简述 [J]. 中国民族医药杂志，1996，2（3）：8-9

[11] 陈普等. 傣医基础理论研究进展 [J]. 云南中医学院学报，2010，33（17）：30-34

[12] 吴永贵. 傣医药理论的形成与地域文化 [J]. 中国民族医药杂志，2012，18（11）：1-2

[13] 郑进. 傣医理论研究的现状及思考 [J]. 云南中医学院学报，2007，30（4）：22-24

[14] 艾罕炳. 傣族医药文化浅谈 [J]. 中国民族民间医药，2013，22（20）：3-4

[15] 刘斌等. 从傣医传统疗法看傣医学传承与发展的方式 [J]. 中国民族医药杂志，2010，16（10）：53-55

[16] 邱文超等. 近十年傣医药研究综述 [J]. 中国民族医药杂志，2011，17（11）：44-46

[17] 吴永贵. 傣医药理论的形成与贝叶文化 [J]. 中国民族医药杂志，2009，15（5）：1-2

［18］张文昊等.傣医药理论的形成［J］.中国民族医药杂志，2007，13（10）：16-17

［19］王雪梅等.以"四塔五蕴"为核心的傣医疾病观浅析［J］.云南中医学院学报，2009，32（5）：24-26

［20］牛菲等.论四塔五蕴学说与傣医疾病观［J］.云南中医学院学报，2009，32（6）：30-32

［21］牛菲等.探讨傣医四塔五蕴学说中的平衡观［J］.医学与哲学（人文社会医学版），2009，30（10）：62-63

［22］李倩等.傣医四塔病诊断思路分析［J］.云南中医中药杂志，2011，32（6）：23-25

［23］李倩等.傣医诊断观、治疗观形成源流初探［J］.中国民族民间医药，2011，20（2）：6-7

［24］孔春芹等.试论傣医雅解学说的构建及内涵［J］.云南中医学院学报，2010，33（6）：39-42

［25］吕显荣等.傣医"雅解"理论及其方药的研究进展［J］.云南中医学院学报，2009，32（2）：23-26

［26］方洁等.傣医"雅解"发展与应用［J］.中国中药杂志，2012，37（14）：2190-2192

［27］玉波罕等.傣医雅解（解药）理论在临床中的应用研究［J］.中国民族医药杂志，2009，15（10）：27-29

［28］谢波等.傣医疾病观初探［J］.中国民族医药杂志，2008，14（10）：13-15

［29］杨梅等.傣医诊断学研究概述［J］.中国民族医药杂志，2007，13（10）：12-14

［30］胥筱云等.傣医药学"风病论"溯源［J］.云南中医学院学报，2009，32（5）：27-31

［31］孙超等.浅议傣医"三盘"学说与中医"三焦"之异同［J］.中国民族医药杂志，2011，17（11）：49-50

［32］林艳芳等.傣医治则与治法研究［J］.中国民族医药杂志，2008，14（10）：28-34

［33］胥筱云等.傣医治则研究［J］.中国民族医药杂志，2008，14（2）：23-26

［34］胥筱云等.傣医辨病方法研究［A］.中华中医药学会第九次中医诊断学术会议论文集［C］.2008

［35］李倩等.傣医诊断观的基本特征［A］.第四届湄公河次区域传统医药交流会论文集［C］.2011

［36］高敏等.傣医外治法中暖雅的治法方药探讨［J］.云南中医中药杂志，2014，35（10）：106-107

［37］倪凯等.傣医外治法中果雅的治法方药探讨［J］.云南中医中药杂志，2014，35（11）：86-87

［38］黄勇等.傣医医疗经验与特色疗法研究报告［J］.中国民族医药杂志，2010，16（10）：22-23

［39］贾克琳.论傣医十大传统疗法与自然疗法［J］.中国民族医药杂志，2007，13（7）：23-24

［40］李倩等.《档哈雅》方剂用药特点分析［J］.中国民族医药杂志，2010，16（10）：30-32

［41］温元凯.傣药剂型初探［J］.中国民族民间医药，1994，3（7）：8-10

［42］岩温龙等.谈傣医的用药特点［J］.中国民族医药杂志，2012，18（11）：35-36

［43］段其武等."像什么就叫什么"——有趣的植物傣名［J］.大自然，2014，17（2）：46-50

［44］麦国荣等.傣药炮制初探［J］.中国民族民间医药，1994，3（5）：20-22

［45］林艳芳等.傣医传统经方雅纠帕中补临床应用［J］.中国民族医药杂志，1999，5（1）：30-31

［46］玉波军等.傣药雅哈顿治疗皮肤病举隅［J］.中国民族医药杂志，2008，14（10）：21-22

第六章 朝鲜族医药学

概　述

　　朝鲜族是东亚主要民族之一，又称朝族、高丽族、韩民族等。在我国，朝鲜族主要聚居在吉林省、黑龙江省、辽宁省和内蒙古自治区，尤以吉林省延边地区为主。朝鲜族医药学是在朝鲜族文化思想和传统医学的基础上，吸收中医药学的内容，结合本民族的防病治病经验，逐步形成和发展起来的以天、人、性、命整体观为指导，以"四维之四象"和辨象论治为主要内容的传统医学体系。

　　朝鲜族医药学的发展萌芽于古朝鲜三国时代，历经三国时代（公元前 1 世纪~公元668 年）、统一新罗时代（公元 669~935 年）、高丽王朝（公元 918~1392 年）以及李氏朝鲜时期（公元 1392~1910 年）步入近现代。至公元 19 世纪，以李济马所著的《东医寿世保元》为代表，逐步形成了从理论到临床诊治都独具特色的四象医学体系。

　　据史料记载，朝鲜族传统医学在三国时代已有初步成果。新罗医书《新罗法师方》和《百济新集方》是关于朝鲜医学书籍最早的记载。梁代陶弘景的《本草经集注》收载药物 730 种，其中有 11 种为朝鲜产药物。公元 10 世纪高丽时期，朝鲜族本草学及乡药的发展涌现了许多成果。所谓"乡药"，主要是指原产于朝鲜半岛的药材。此期的乡药方书有《乡药古方》《乡药救急方》和《乡药惠民经验方》等，其中《乡药救急方》是高丽时代乡药方书的代表著作，成为后世乡药方书的基础。高丽时期的主要医著还有《济众立效方》《御医撮要方》《东人经验方》《诊脉图诀》等，现存的只有《乡药救急方》，其余均已失佚。14 世纪，朝鲜族医药学有了很大的发展，重视汉族中医学并选择性地吸收其精华，把汉族中医学内容与朝鲜族医学内容和具体情况相结合，医学理论体系开始形成和普及，至 19 世纪末医学理论风气盛行，此时期问世了一些对后世影响较大的医学书籍，如《乡药集成方》《医方类聚》《东医宝鉴》和《东医寿世保元》等。

《乡药集成方》是第一部较完整地反映朝鲜族医学特色的医著。该著由朝鲜医学家俞孝通、卢重礼、朴允德合著，出版于 1431～1433 年。该著共 85 卷，将疾病分 54 门 959 种病症，叙述了病因、症状和治法以及民间疗法，载方 10706 首，针灸法 1476 条，乡药 630 余种，该书集中了朝鲜和中国的医方，有的药物附有炮制法，重要的药材还指出其产地。该著萃集了朝鲜和中国经典医著之精华，引用了朝鲜传统医著，具有朝鲜传统医药特色。

《医方类聚》全称《御修医方类聚》，是一部卷帙浩繁的医籍，是明代以前中朝医方之集大成者，内容极为丰富广博。该著为朝鲜世宗二十五年（1443 年）由金礼蒙等开始编纂，历时三年完成，自 1460 年对其加以全面校正，至 1477 年校毕刊印。此著原刊本 266 卷，现存世 262 卷，博引中朝古代医籍 153 种（收辑 152 部中国明初之前著名医书及一部朝鲜医书《御医撮要方》加以汇编而成），涵盖内、外、妇、儿、伤、五官诸科及养生方面知识，兼收传记、杂说及道藏佛书等有关医药内容，全书分类较细，包括各科理论及证治 95 门，先论后方，都注明出处，按引用书籍年代顺序排列，收方 5 万多条，约 950 万字，并且大多辑录原文，保存了中国明朝以前失传医书 40 余部，为后世辑佚提供了丰富资料，在中医药学、临床实用、医史文献等方面都有较高的学术文献和参考价值，对朝鲜民族医学的发展做出了积极的贡献。

《东医宝鉴》是朝鲜医学家编撰的医方著作中最负盛名者，由朝鲜医学家许浚等编著，1613 年刊行。此著共 25 卷，包括目录 2 卷、内景篇 4 卷、外形篇 4 卷、杂病篇 11 卷、汤液篇 3 卷、针灸篇 1 卷，收载药材 15 类，1400 多种，选方丰富实用，每方均注出处，主要辑录自中国古代医著 83 部（包括《素问》《灵枢》《伤寒论》《证类本草》《圣济总录》《医学正传》《古今医鉴》《万病回春》《医学纲目》等）和朝鲜医书 3 部（包括《乡药集成方》《医方类聚》和《御医撮要方》）。该著作于 2009 年 7 月成为世界上第一部被列入联合国教科文组织世界记忆遗产名录的医学著作。

《东医寿世保元》由朝鲜医学家李济马完成于 1894 年，1901 年由其门徒整理遗稿刊行于世。该著作提出了较为完整的朝鲜医学"四象医学"理论体系，共载医论 4 卷，内容包括性命论、四端论、扩充论、脏腑论、医源论、广济论、四象辨证论和方药等，记载论述 625 条，方剂 153 个（包括经验方 86 方、新定方 67 方）。第一卷是基础理论部分，阐述了天、人、性、命整体观、阴阳学说、四象人论、四象脏腑论、四象病因病理学、四象诊断学和药物方剂学，为朝鲜族医学理论和临床奠定了基础。第二卷阐述了医源论与少阴人辨象论治，收载经验药方 42 方、新定药方 24 方。第三卷阐述了少阳人辨象论治，收载经验药方19方、新定药方17方。第四卷阐述了太阴人和太阳人辨象论治，收载经验药方25方、新定药方26方，还论述了预防保健学说，强调人的精神心理修养、生活习惯和劳动对健康的影响，以及卫生宣传教育的重要性。该医著开创了朝鲜族"四象医学"理论体系，提出辨象论治的思想，较完整地阐释了相应的诊疗方法，对后世朝鲜族医药学的发展产生了深远的影响。

在我国，朝鲜族医药学的发展大致经历了三个阶段。第一阶段为20世纪20年代之前，我国朝鲜族人口由1881年的1万多人增加到30多万人，在朝鲜族民间逐渐形成了具有一定规模和数量的民族医队伍。第二阶段为20世纪20年代至新中国成立初期，是民间朝鲜族医药普及和提高时期，出现了一批四象医学家，著书立说，学术争鸣，朝鲜族民族医队伍得到迅速发展，据1945年的统计，延边境内的朝鲜族民族医人数达到460名，据1953年的统计，朝鲜族民族医人数达到了750多人。第三阶段为新中国成立以来的朝鲜族医药发展时期。

朝鲜族医药学体系和学术思想是在朝鲜族文化思想的基础上，吸收中医药学精华，不断地加以充实和完善起来的。在发展过程中，不同学派的著书立说与学术争鸣大大推动了朝鲜族医药学的发展。出现学术争鸣的医学流派主要有：①经典学派，其学术思想以中医药学理论为核心，精通《东医宝鉴》《内经》和《伤寒论》等中医和东医经典著作，具有较高的理论水平，编著了《增补方药合编》《汉方医学指南》等医书。②"活套"派，注重临床实践的学派。"活套"是指朝鲜医著《医方活套》，该著记述病症54门，369种，将916个方剂分为上（补）、中（和）、下（攻）三统，按病症套用，实用灵活。此学派在民族医队伍中为数众多。③东西医学融汇学派，其学术思想主张传统医学与西医融会贯通，既用传统医学方法治病，又用西医方法治病。此学派致力于东西医学的普及，编著了《东西医学要义》《西诊东治经验录》等著作。④四象医学派，其学术思想的核心为天、人、性、命整体观、阴阳、脏腑、四象等基础理论，并以辨象论治替代了经典派的辨证论治。此学派整理刊印了一些代表性著作及医学论文，包括《四象诊疗医典》《四象草本卷》《四象临海指南》《四象青兰新鉴》等著作和"四象论""四象医学解释"等四象医学论文。四象医学派对朝鲜族医药学理论和学术思想发展的影响很大，"活套"学派和经典学派均支持其基本理论观点，使四象医学学术思想和理论实践得到传播与普及。四象医学成为朝鲜族医药学的主要内容和特色。

自1984年第一次全国民族医药工作会议以来，朝鲜族医药学有了长足的发展，在文献整理、基础研究和临床等方面均取得了很大的成绩。近年来已整理完成的朝鲜族医药学著作有《朝药志》《中国朝医学全书》《朝医诊疗标准》《中国朝鲜族医药史》

《东医寿世保元注释》《东医学要论校释》《乡药集成方校释》《济众新篇校释》《汉方医学指南校译》《中国朝医学》《东医四象诊疗医典校译》《朝医临床指南》等。

第一节　朝医学基础理论

朝医学是将朝鲜族文化思想和传统医学与中医药学理论相结合，逐步发展形成的以天、人、性、命整体观和阴阳论为基础，以"四维之四象"和辨象论治为主要内容的独具特色的传统医学体系。朝医学理论主要内容包括：天、人、性、命整体观、阴阳论、脏腑论、四象人论等，提出辨象论治、药乃局限于人等观点，以四维之四象理论为重要的逻辑基础来认识和解释人体生理、病理、疾病治疗和预防保健等。

一、天、人、性、命整体观

朝医学整体观是关于人体自身的完整性以及与外界环境之间的统一性和联系性的认识。天、人、性、命整体观是阐述人与自然、社会之间关系的学说。朝医学把天、人、性、命矛盾对立统一的整体观作为其理论基础，来阐明人与自然、社会之间的相互依存、相互对立的关系，并且提出人的机体如何适应自然、社会等外在条件，保持生存条件等问题。天、人、性、命整体观念贯穿于朝医学的生理、病理、诊法、辨象、养生、治法、药物和方剂、预防等各个方面，是朝医学的理论基础和医疗实践的指导思想。

1. 对"天"的认识

朝医学认为，自然和社会都是有机体赖以生存的"天"，是人赖以生存的条件，自然的和社会的变化必然会直接或间接地影响着人体，出现与之相应的人体的机能性、器质性或心理性反应，会影响人体健康和疾病的发生发展。朝医学以"天机"概括了有机体是在自然环境和社会结构里生存并与之矛盾又统一的整体概念，认为"天"包括自然因素的"天时""地方"和社会因素的"人伦""世会"。《东医寿世保元》中阐述："天机有四：一曰地方，二曰人伦，三曰世会，四曰天时。"

2. 对"人"的认识

朝医学认为，人生存于自然界，并形成了社会，人与自然、社会是不可分割的整体。人的生命活动受到自然因素与社会因素的影响和制约，需要通过对这些因素的调节来提高人体自身的适应性。《东医寿世保元》之性命论中阐述，"人事有四：一曰居处，二曰党与，三曰交遇，四曰事务"，"事物克修也，交遇克成也，党与克整也，居处克治也"。朝医学认为，所谓"人事"包括自然和社会因素对人的影响主要有四个方面，居处即衣食住，受自然因素的影响，党与即与社会其他成员结成组织，交遇即与社会其他成员的往来关系，事务即在社会生活上承担的务工（劳动、工作、地位等），通过交遇、党与、事务受社会因素的影响。"人事"高度地概括了人体在社会生活中矛盾统一的整体观念。人需要通过克修、克成、克整、克治以对居处、党与、交遇和事务进行整治和适应来创造自己的生存和繁衍条件。

3. 对"性、命"的认识

朝医学认为，人的生存需要与自然和社会相适应，如何整治和适应环境条件和社会因素，需要依靠人对客观世界的认识能力和改造能力，即"性以慧觉"（对客观世界的认识）和"命以资业"（改造客观世界的能力）。《东医寿世保元》中阐述："天生万民，性以慧觉，万民之生也，有慧觉则生，无慧觉则死"；"天生万民，命以资业，万民之生也，有资业则生，无资业则死"。提出人要生存，必须要有认识世界和改造世界的能力，认识客观世界"有慧觉则生"，改造客观世界"有资业则生"，使人体适应自然和社会的变化而生存繁衍。

4. 关于"天、人、性、命"对立统一

朝医学认为，个体的人面对自然规律和社会因素的运动变化，要发挥人的能动作用，不断地适应和改造自然和社会，方能保障个体的健康。"大同者天也，各立者人也；博通者性也，独行者命也""天时大同也，事务各立也；世会大同也，交遇各立也；人伦大同也，党与各立也；地方大同也，居处各立也"。同时，朝医学认为，"天机""人事"同人的机体情志、脏腑之间均有密切的关系。自然的和社会的各种因素，通过人的感觉器官的作用反应到体内，产生喜怒哀乐性情变化，引起人体有形脏器的变化，成为各种疾病的内因，所以要想防治疾病，首先要调整好人的情志，才能改造自然，治理好社会因素。"肺达事务，脾合交遇，肝立党与，肾定居处""若迁怒于党与则无益于党与而肝伤也""若迁喜于交遇则无益于交遇而脾伤也""若迁乐于事务则无益于事务而肺伤也"等，强调了"存其心，养其性，修其身，立其命"是维护健康的重要措施。

朝医学天、人、性、命整体观对指导医疗实践具有重要意义。①揭示了病因学基本理论，由自然因素引起的脾胃水谷、风寒暑湿等均可为病，由社会心理因素引起的如"心之爱恶所欲，喜怒哀乐偏着"等也可致病。②指导诊疗，如以社会因素

所引起的喜怒哀乐的性情变化规律，指导辨象论治的诊疗过程。③指导预防保健，提出一些健康观念，如"简约得寿，勤干得寿，警戒得寿，闻见得寿""懒怠减寿，娇奢减寿，贪欲减寿""好贤乐善，天下之大药也"等，指出了预防保健的基本途径。

二、阴阳论

阴阳学说是朝鲜族古代哲学思想之一，也是朝医学基础理论的哲学依据。《天机大要》说："太极生两仪""太极动而生阳，静而生阴，分阴分阳，两仪立焉""阳变阴合四象生焉"。朝医学把这一哲学思想应用于医学，解释宇宙一切事物的变化，认为人是既对立又统一的有机整体，来说明人的生理功能、病理变化及指导临床实践。

朝医学认为，阴阳是宇宙一切事物产生、发展和消亡的法则，也是朝医学辨象论治的根本原则。朝医学根据阴阳理论，提出不同个体的阴阳多寡天禀相对稳定的理论，把人分成四个类别，分别为：过偏于阳者为太阳人、过偏于阴者为太阴人、少偏于阳者为少阳人、少偏于阴者为少阴人。指出辨象来之阴阳，正确的辨象首先要分清阴阳，才能抓住个体体质的本质。

朝医学还认为，"哀怒之气阳，顺而上升；喜乐之气阴，顺而下降""上升之气过多则下焦伤，下降之气过多则上焦伤"，说明人体的正常生命活动过程上升之气和下降之气阴阳相互依存、相互对立统一的协调过程，尽管疾病的发生及病理变化复杂多样，但都可用阴阳变化来概括说明。

三、四行论

朝医学认为，"五脏之心，中央之太极也，五脏之肺脾肝肾，四维之四象也"。朝医学把自然现象与人体的脏腑、器官、生理功能、病理等相联系，进行四行归类。朝医学认为，"肺旺春，脾旺夏，肝旺秋，肾旺冬；春气生，夏气长，秋气收，冬气藏；肺象木，脾象火，肝象金，肾象水；木气发，火气郁，金气涩，水气泄；肺以呼，脾以纳，肝以吸，肾以出；肺能哀，脾能怒，肝能喜，肾能乐；肺充神，脾充气，肝充血，肾充精"。朝医学将自然现象与人体的四脏、四腑、四官、四体、四性、四功能、四营卫、四气、四海、四焦、四象人、四精神等相关联，详见下列简表（表5-1）。

表 5-1　朝医学四行归类表

四季	四行	四气	四脏	四腑	四官	四体	四营卫	四海	四焦	四性	四功能	四象人	四精神
春	木	温	肺	胃脘	耳	皮毛	神	津	上焦	哀	呼	太阳人	意、神
夏	火	热	脾	胃	目	筋	气	膏	中上焦	怒	纳	少阳人	虑、灵
秋	金	凉	肝	小肠	鼻	肉	血	油	中下焦	喜	吸	太阴人	操、魂
冬	水	寒	肾	大肠	口	骨	精	液	下焦	乐	出	少阴人	志、魄

四、脏腑论

朝医学脏腑论是论述人体脏腑及营卫物的生理功能、病理变化及其相应关系的学说。朝医学以"四维之四象"结构形式，来解释人体脏腑所在部位及其生理功能。《东医寿世保元》记述"太极，心也；两仪，心身也；四象，心身食物也""耳目鼻口，行于天也""肺脾肝肾，行于性也"，把人体脏腑所在部位划分为四焦，脏分为四脏，腑分为四腑，水谷分为四气，营卫物分为四海，全身组织器官归类为四党与。

1. 四焦

朝医学把人的脏腑所在部位划分成四焦，即上焦、中上焦、中下焦和下焦。《东医寿世保元》记述："肺部位在颔下背上，胃脘部位在颔下胸上，故背上胸上以上谓之上焦；脾部位在膂，胃部位在膈，故膂膈之间谓之中上焦；肝部位在腰，小肠部位在脐，故腰脐之间谓之中下焦；肾部位在腰脊下，大肠部位在脐腹下，故脊下脐下及以下谓之下焦。"

2. 四脏与四党与

四脏即肺、脾、肝和肾。四党与即肺之党、脾之党、肝之党和肾之党。朝医学认为，四大营卫物在其生成和循环过程中，把若干性质与机能相关联的人体各组织和器官相连接，称为党与。

肺，肺位为颔下背上，属上焦；形态有叶而无质，其运转一引而一缩。肺以呼，呼出体内之浊气，为气之门户。肺充神，是构成人的精神意识、思维活动的基本物质。肺气直而伸，有上升之力，是哀性远散之源，哀气直升，哀性出肺，肺气之直升之力助胃脘，对水谷之气起上升作用。肺与胃脘、耳、头脑、皮毛相结，称肺之党。

脾，脾位为膂，属中上焦；形态有质而无叶，掌内修之柄，其运转一收一放。脾以纳，收纳水谷之府库。脾充气，脾通过气促进人体机能。脾气栗而包，有横升之力，怒气横升，怒性出脾，脾气之横升之力助为水谷的停蓄，不至于容扩而起坚固的包囊。脾与胃、两乳、目、背膂、筋相结，称脾之党。

肝，肝位为腰，属中下焦，形态有叶而无质。肝以吸，吸收津液之门户。肝充血，肝所储存之血是构成人体肌肉的基本营养物质。肝气宽而缓，有放降之力，喜气放降，喜性出肝，肝气之放降之力助小肠对水谷之气起消导作用。肝与小肠、脐、鼻、腰脊、肉相结，称肝之党。

肾，肾位为腰脊下，属下焦；有质而无叶掌。肾以出，主放出精液。肾充精，肾贮存的精是构成骨骼的基本物质；肾气温而蓄，有下降之力，乐性陷降，乐性出肾，肾气下降之力助温阳之气下降，与蓄积之温柔之气结合，确保精之产生，构成人体骨骼，主生殖。肾与大肠、前阴、膀胱、骨相结，称肾之党。

3. 四腑

四腑即胃脘、胃、小肠和大肠。①胃脘位为颔下胸上，属上焦，胃脘通于口鼻，对水谷之气起上升作用。②胃位为膈，属中上焦，胃体扩大而容抱，对水谷之气起停蓄作用。③小肠位为脐部，属中下焦，小肠之体狭窄而屈曲，对水谷之气起消导作用。④大肠位为脐腹下，属下焦，对水谷之气起下降作用。

4. 四气

四气即温、凉、寒、热。《东医寿世保元》记述："水谷自胃脘而入于胃，自胃而入于小肠，自小肠而入于大肠，自大肠而出于肛门者。水谷之气多数停蓄于胃而熏蒸为热气，消导于小肠而平淡为凉气，热气之轻清者上升于胃脘而为温气，凉气之质重者下降于大肠而为寒气。"

5. 四海

四海即津、膏、油、液四大营卫物。四大营卫物在体内有其生成与循环的途径。朝医学认为，水谷的温凉寒热四气在体内演化，第一阶段生成津、膏、油、液四大营卫物，经过前四海（津海、膏海、油海、液海）进入第二阶段，生成神、气、血、精四大气血物，再经后四海（腻海、膜海、血海、精海）以维持机体各个器官的正常活动。朝医学对于四海的循环与功能有较为具体的论述

津，由水谷温气自胃脘而化津，入于舌下为津海，津海者津之所舍也；津海之清气出于耳为神，入于头脑而为腻海，腻海者神之所舍也；其功能"津海之清气充满于上焦为神""津海之浊滓补益胃脘""腻海之清汁入于肺，以滋肺元""腻海之浊滓则头以直伸之力，锻炼之而成皮毛""津海藏意""腻海藏神"。舌之津海是耳之根本，头脑之腻海是肺之根本。

膏，由水谷热气自胃而化膏，入于膻间两乳为膏海，膏海者膏之所舍也；膏海之清气出于目而为气，入于背膂而为膜海，膜海者气之所舍也；其功能"膏海之清气充满于中上焦为气""膏海之浊滓补益胃""膜海之清汁入于脾，以滋脾元""膜海之浊滓则手以能收之力，锻炼之而成筋""膏海藏虑""膜海藏灵"。乳之膏海是目之根本，背膂之膜海是脾之根本。

油，由水谷凉气自小肠而化油，入于脐为油海，油海者油之所舍也；油海之清气出于鼻而为血，入于腰脊而为血海，血海者血之所舍也；其功能"油海之清气充满于中下焦为血""油海之浊滓补益小肠""血海之清汁入于肝，以滋肝元""血海之浊滓则腰以宽放之力，锻炼之而成肉""油海藏操""血海藏魂"。脐之油海是鼻之根本，腰脊之血海是肝之根本。

液，由水谷寒气自大肠而化液，入于前阴毛际之内为液海。液海者液之所舍也；液海之清气出于口而为精，入于膀胱而为精海，精海者精之所舍也；其功能"液海之清气充满于下焦为精""液海之浊滓则大肠以下降之力，取其浊滓而补益大肠""精海之清汁入于肾，以滋肾元""精海之浊滓则足以屈强之力，锻炼之而成骨""液海藏志""精海藏魂"。前阴之液海是口之根本，膀胱之精海是肾之根本。

五、四象人论

四象人论是《东医寿世保元》之四端论中提出的思想，以心身统一及脏理和心性互为相关的观点，将人分为太阳、少阳、太阴、少阴四象人的学说。四象人论是朝医学的基本理论和内容，是其辨象诊断和治疗疾病的依据。朝医学以阴阳论为哲学依据、以四象人论为理论基础，解释和说明人的生理和病理，指导临床实践。

1. 四象人及其体质特点

《东医寿世保元》记述："太少阴阳之短长变化，一同之中有四偏""人禀脏理有四不同：肺大而肝小者名曰太阳人；肝大而肺小者名曰太阴人；脾大而肾小者名曰少阳人；肾大而脾小者名曰少阴人"。李济马提出了依据不同个体阴阳多寡的天禀相对稳定的理论，把人分为四类，即太阳人、太阴人、少阳人和少阴人。

四象人论认为，人的脏局出现四偏，"太少阴阳之脏局短长，天赋之已定故无可论，天赋已定之外又有短长，而不全其天赋者则人事之修不修"。指出人根据脏腑大小分为四种先天体质，其蕴义包含：①四象体质是先天的，人的太少阴阳脏局长短由阴阳变化而来，是天生注定的。②每个人都归属于此四种体质中的一种，无一例外。

③除先天因素之外，人的体质还受到后天喜怒哀乐等性情的影响，"人事"之"修"与"不修"也对四象脏局的形成产生影响。人有脏腑大小之偏差，这表明人的不完全性。也就是说，每个人都有长处和短处，应该了解其长短处并完善个体体质。

《东医寿世保元》中具体描述了四象人的气质情志，说明其因脏局特点所形成的性格特点、先天能力与智慧及各类体质病理特点等（表5-2）。

表5-2 朝医学四象人体质特点

四象人	脏局	形 貌	性情才能	饮食偏嗜	病理特点
太阳人	脏腑肺大肝小	容貌方圆，两目有神，声音清而圆，表情端雅	性情暴怒深哀，欲进而不欲退；性质长于疏通，才干能于交遇，具有果断性，恒有急迫之心；龙之性，其性便便然	喜欢生冷淡薄饮食	外感腰脊病，内触小肠病
少阳人	脏腑脾大肾小	容貌唇颔浅薄，眼睛大而明朗，声音高而疾	性情暴哀深怒，欲举而不欲措；性质长于刚武，才干能于事务，才气明敏，恒有惧心；马之性，其性恢恢然	喜欢生冷杂食	脾受寒表寒病，胃受热里热病
太阴人	脏腑肝大肺小	容貌上宽下窄，头面方圆或梯形，眉平目大，声音浊而方，肌肉坚实，沉默言寡，气象俨然	性情浪乐深喜，欲静而不欲动；性质长于成就，才干能于居处，骄心、侈心、贪欲心大，恒有怯心；牛之性，其性卓卓然	喜欢厚味，饮食均衡	胃脘受寒表寒病，肝受热里热病
少阴人	脏腑肾大脾小	容貌卵圆形或椭圆形，上眼睑外眦下垂，目小、鼻小，声音缓而平，肌肉浮软致密，简易小巧	性清浪喜深乐，欲处而不欲出；性质长于端重，才干能于党与，偷逸心、虚荣心、掠夺心大；驴之性，其性坦坦然	喜欢温热饮食	肾受热表热病，胃受寒里寒病

2. 四象人脏理和心性的关系

四象人的脏局为何出现四偏，《东医寿世保元》以心身统一及脏理和心性互为相关的观点，认为除"天理之变化"外，更重要的是喜怒哀乐性情对于脏局的形成起着决定性作用。

"太阳人哀性远散而怒情促急，哀性远散则气注肺而肺益盛，怒情促急则气激肝而肝益削，太阳之脏局所以形成于肺大肝小也""少阳人怒性宏抱而哀情促急，怒性宏抱则气注脾而脾益盛，哀情促急则气激肾而肾益削，少阳之脏局所以形成于脾大肾小也"

"太阴人喜性扩张而乐情促急，喜性扩张则气注肝而肝益盛，乐情促急则气激肺而肺益削，太阴之脏局所以形成于肝大肺小也""少阴人乐性深确而喜情促急，乐性深确则气注肾而肾益盛，喜情促急则气激脾而脾益削，少阴之脏局所以形成于肾大脾小也"。一盛一削，脏局有偏。

3. 辨象施治

朝医学"以人形其人性"之心身统一的观点，以四象人的脏局、性情及性情对脏局促成的四偏、四象人病理特点等作为辨象诊治的依据，形成了四象人辨象施治纲要。

朝医学辨象施治的主要原则包括：①根据四象人脏局大小不同"大者泻之""小者补之"。②依据脏器天赋，"阴阳盛，泻阴阳；阴阳虚，补阴阳""涩则通利，郁则清泻"。③四象人治则，太阳人应泻肺补肝，泻阳补阴；少阳人应泻脾补肾，泻阳补阴；太阴人应泻肝补肺，通利化浊；少阴人应补脾补阳，补益气血。④依据异病同象者其发病机制基本相同、同病异象者其发病机制不同的观点，确立了朝医学特有的"异病同象同治""同病异象异治"的治疗原则。如腹痛同病异象异治，少阴人加附子、益智仁皮等药物，少阳人加苦参、滑石、黄连等药物，太阴人加杏仁、元肉等药物。⑤"养其性""修其身"，太阳人与少阳人恒戒怒心和哀心，太阴人与少阴人恒戒喜心和乐心。

具体针对四象人辨象施治的原则包括：①根据太阳人肺大肝小的脏局特点和"过阳、少阴、肝虚"的病因病机特点，制定"泻肺、补肝"和"泻阳、滋阴"的治疗原则。②根据太阴人肝大肺小的脏局特点和"血浊气涩，肺虚过燥"的病因病机特点，制定"泻肝、补肺"和"通利、化浊"的治疗原则。③根据少阳人脾大肾小的脏局特点和"过阳、损阴、肾虚、过热"的病因病机特点，制定"泻脾、补肾"和"泻阳、清热、滋阴"的治疗原则。④根据少阴人肾大脾小的脏局特点和"血夺气败，脾虚过冷"的病因病机特点，制定"温补脾胃、补益气血"为主的治疗原则。

六、病因论

朝医学将各类导致疾病的病因概括为"四淫""四情""四心""四邪恶""四毒""四伤"。《东医寿世保元》记载："脾胃水谷、风寒暑湿触犯者为病""爱恶所欲、喜怒哀乐偏着者为病""娇奢、懒怠、偏急、贪欲都减寿"；《东医四象诊疗医典》记载了饮食伤、劳役伤等；《四象金匮秘方》记载了打仆伤、虫兽伤和酒、色、毒、虫等。

1. 四淫

四淫是指风、寒、暑、湿。《东医四象诊疗医典》认为，风是空气受寒热影响涨缩而形成之流动，是自然气候，然而一旦过激则变成无形之邪气，成为致病之源，即风邪。寒为冬季之立气，人体感寒则出现温度放散，体表皮肤紧张而发热，体内肠胃停水难运，是为寒邪。暑指夏月相火之令，若暑邪传入肺胃则引起汗出而喘、烦渴多饮、倦怠少气或下血发黄生斑等症；若传犯心包，随血入脑则引起四肢搐溺、不省人事等症。湿是重浊有质之邪，分为外感和内生，因起居不慎而湿气从皮肤传入者为外湿，因饮食不节而脾受损，运化失常成湿者为内湿，虽外感重，内伤轻，但其重症者，外感必渐入脏腑，内生渐进经络。朝医学认为，四象人的脏局大小不同，对风寒暑湿四淫的易感性也不同。

2. 四情

四情是指喜、怒、哀、乐。《东医寿世保元》记述："喜怒哀乐偏着者为病""太阳人哀心深着则伤表气，怒心暴发则伤里气""少阳人怒性伤口、膀胱气，哀情伤胃和大肠气""少阴人乐性伤目、脊气，喜情伤脾、胃气""太阴人喜情伤耳、脑颈气，乐情伤脾、胃脘气"。

3. 四邪恶

四邪恶是指娇奢、懒怠、偏急、贪欲。《东医寿世保元》记述："爱恶所欲偏着者为病""娇奢减寿，懒怠减寿，偏急减寿，贪欲减寿"。四邪恶是指情欲和心理因素的致病性。

4. 四毒

四毒是指酒、色、虫、毒。《东医寿世保元》记述："酒色杀人者""酒毒枯肠""色劳竭精"。《东医四象诊疗医典》记述："酒伤即饮酒过度……如渗入经络则成为酒瘴""色伤肾则精室空虚，相火无制""酒色伤则气血不足，精神萎惫"。虫是指寄生虫，《东医四象诊疗医典》中提出了蛔虫和寸白虫致病。毒是指药物和食物中毒，《东医四象金匮秘方》记载了多种毒类，如砒石毒、金石毒、雄黄毒、轻粉毒、杏仁毒、硫黄毒、乌头毒、狼毒、川椒毒、巴豆毒、蛇虫毒、草虫毒、牛马肉毒、猪肉毒、狗肉毒、羊肉毒、鸡肉毒、蛤蟆毒、鱼蟹毒、水蛭毒、诸菜毒、煤碳毒、豆腐毒、莴苣毒等。

5. 四伤

四伤是指饮食伤、劳役伤、打仆伤、虫兽伤。《东医四象诊疗医典》记述："人为饮食所生，饮食为脾胃所左右，因而不时的饥饱伤胃气""如伤一次胃气，则水谷之精气不能化为阴阳行营卫滋养身而百病生""筋与脾为一党，劳役伤则伤脾气""劳倦伤则脾生热，一身百症便生也"。《东医四象金匮秘方》记述了打仆伤和虫兽伤，打仆伤包括打伤骨、打伤筋、跌打损伤、伤损瘀血和坠伤等，虫兽仡包括犬咬、蚊咬、毒蜂螯、蜘蛛伤、蜈蚣伤和熊虎伤等。

6. 四心

四心是指怕心、恐心、不安定心和急迫心，朝医学认为这都是致病因素。《东医寿世保元》记述："太阴人恒有怯心，若怯心至于怕心则大病作""少阳人恒有惧心，若惧心至于恐心则大病作""少阴人恒有不安定心，则伤脾气""太阳人恒有急迫心，则肝血不和"。

七、病理学

朝医学认为，人体不同的体质有不同的发病机制，所患病症也各不相同，归纳起来有阴阳盛衰说、寒热多寡说、脏器大小说、情志过不及说和六经病症局限说等。

1. 阴阳盛衰说

四象学说认为，四象人病理机制源于人体体质的阴阳盛衰，阳人阳多阴少，阴人阴多阳少。《东医寿世保元》记述，"少阴人虽则冷胜，然阴盛阳格，败阳外遁则烦热而汗多也，此之谓亡阳病也""少阳人虽则热胜，然阳盛阴格，败阴内遁则畏寒而泄下也，此之谓亡阴病也"。

2. 寒热多寡说

四象学说认为，阳人尤其是少阳人是天禀多热体质，阴人尤其是少阴人是天禀多寒体质，所以阳人易得热症，阴人易得寒症。因为少阳人属多热体质，少阴人属多寒体质，所以即使阳人得寒症也应慎用或禁用人参、附子等热剂，阴人得热症则应慎用或禁用石膏、大黄、芒硝、柴胡等寒凉剂。

3. 脏器大小说

四象学说认为，由于四象人脏局大小不同，所易患病症的病理病机也不同。①太阳人肺大肝小，易患外感腰脊病和内触小肠病，外感腰脊病统称为解亦病（即上半身健全而下半身懈怠无力不能行走），内触小肠病包括噎膈、反胃等。②太阴人肝大肺小，易患胃脘受寒表寒病和肝受热里热病。胃脘受寒表寒病包括仲景桂枝汤证、寒厥证等，肝受热里热病包括阳毒及瘟疫燥热证、食后痞满证及腿脚气无力证、泄泻、咳嗽、哮喘、胸腹痛、腹胀、水肿、中风等。③少阴人肾大脾小，易患肾受热表热病和胃受寒里寒病。肾受热表热病包括太阳伤风证、下焦血证、胸结核证、吐蛔证、胃家实证、大黄承气汤证、脾约证、亡阳证、当归四逆汤证等，胃受寒里寒病包括痞证、阴毒、直中阴经、厥证、泄泻、瘟黄等。④少阳人脾大肾小，易患脾受寒表寒病和胃受热里热病。脾受寒表寒病包括结胸证、亡阴证、发狂谵语证、大青龙汤证、小柴胡汤证等，胃受热里热病包括阳厥、消渴、白虎汤证、桂枝各半汤证等。

八、预防保健说

朝医学对预防保健极为重视。《东医寿世保元》强调"救病千万，以两言决之，曰：莫如预防二字"，并提出了具体的方法。

1. 强调精神心理修养对疾病预防的重要性

《东医寿世保元》指出："心之爱恶所欲，喜怒哀乐偏着者为病""天下之受病都出于妒贤嫉能，天下之救病都出于好贤乐善"，故曰："妒贤嫉能，天下之多病也；好贤乐善，天下之大药也"。提出了加强心理教育与修养的必要性，"幼年七八岁前，闻见未及而喜怒哀乐胶着则成病也，慈母宜保护之也；少年二十四、五岁前，勇猛未及而喜怒哀乐胶着则成病也，智父能兄宜保护之也；壮年三十八、九岁前，则贤弟良朋可以助之也；老年五十六、七岁前，孝子孝孙可以扶之也"。

2. 提出了四象人养生之道

朝医学根据四象人的精神心理因素，有针对性地提出四象人养生之道，包括："太阴人察于外而恒宁静怯心，少阳人察于内而恒宁静惧心，太阳人退一步而恒宁静急迫之心，少阴人进一步而恒宁静不安定之心。如此则必无不寿""太阳人恒戒怒心，少阳人恒戒哀心怒心，太阴人恒戒乐心喜心，少阴人恒戒喜心乐心，如此则必无不寿"等养生之道。

3. 强调生活习惯对健康的影响

朝医学认为，劳役得当，有规律的饮食起居，依病情的需要服用药物方对健康有利。《东医寿世保元》记述："怠慢则必夭，谨勤则必寿""懒怠减寿""勤干得寿""养生之术，每欲小劳，但莫大疲"，强调了劳动对健康的重要性。还提出"简约得寿""娇奢减寿""贪欲减寿""饥者之肠，急于得失则肠气荡矣""饥而安饥则肠气有守，故饮食以能忍饥而不贪饱""人可日再食，而不四、五食也，又不可即食后添食，如此则必无不寿"等，指出了节制饮食的必要性。"膏粱虽则助味，常食则损味；羊裘虽御寒，常着则摄寒，故膏粱、羊裘犹不可以常食常着""衣服以能耐寒而不贪温""酒色财权，自古所戒，谓之四堵墙而比之牢狱，非但一身寿夭，一家祸福之所系也"，提出了酒色及娇奢生活对健康的危害。

对于药物的服用，《东医寿世保元》记述："有病者，可以服药，无病者，不可以服药；重病可以重药，轻病不可以重药；若轻病好用重药，无病者好服药，脏器脆弱，益招病矣""常服药之有害，则反为百倍于全不服药之无利也""有病者，明知其证则必不可不服药；无病者，虽明知其证，必不可服药"，明确地阐释了用药的科学道理以及乱用药对健康的危害。

4. 强调医学知识的普及对健康保健的重要作用

《东医寿世保元》记述："万室之邑，一人陶则器不足也；百家之村，一人医则活人不足也。必广明医学，家家知医，人人知病，然后可以寿世保元。"

九、疾病的分类

朝医学在临床上将病症分为外感诸病和内伤杂病两大类，下设"门"，门内论病症，分属于内、外、妇人、小儿、五官等科。

外感诸病包括伤寒门、中风门、暑症门、湿症门、燥症门、火症门等；内伤杂病包括饮食伤门、虚劳门、霍乱门、咳嗽门、郁症门、浮肿门、胀满门、积聚门、消渴门、黄疸门、疟疾门、痰饮门、痈疽门、精门、气门、神门、血症门、声音门、津液门、中毒门、虫兽伤等百余种；妇人病症包括月经不调、恶阻、产后虚劳、产后血崩等二十余种；小儿病症包括夜啼、慢惊、小儿癫痫、疳积、痰喘、龟背、卤陷等三十余种；五官病症包括眼门、耳门、鼻门、唇及口舌门、齿门、咽喉门等十余种。

第二节　传统诊疗方法

朝医学临床诊断采用先辨象，再辨证，辨象重于辨证的方法。在治疗方面，以"药乃局限于人"的思想为核心，将药物依四象加以分类，并在此基础上组成四象方剂，强调辨象施治，按象用药。

一、诊断方法

朝医学的疾病诊断包括辨象与辨证两个方面，强调先辨象，再辨证，辨象重于辨证。通过综合望、闻、问、切的诊断方法，全面收集患者的体态、性情、嗜好、病史、症状和体征等方面的有关资料，进行综合分析与推断，辨别太少阴阳四象人（即辨象），确定疾病种类和病情程度及其发展趋势（即辨证）。

朝医学辨象辨证诊断认为，辨象是整个临证诊断的核心与关键，是施治的前提，辨象错则一错到底，辨象得当治疗效验。四象人辨象纲要及体质性情鉴别特征见基础理论四象人论部分。

根据太少阴阳四象人辨象纲要对患者进行辨象确定其象属之后，再进行寒热分型，以望、闻、问、切四诊法辨证分析病史、病症、病位和病性，确定病名和病情。望诊，包括望神志、气色、姿势、四官（耳目鼻口）、咽喉、皮肤、舌象、排泄物等；闻诊，包括听声音（言语、呼吸、喘气、咳嗽、呕吐等）和闻气味（口气、汗气、痰气、二便气、呕吐物等）；问诊，包括询问现病史、既往史、家族史、药物史、证候（寒热、汗液、疼痛、睡眠、食欲、口味、二便、月经等）；切诊，包括按诊和脉诊。同时，参照四党与吉症与凶症等内容作出诊断。

二、治疗方法

朝医学的治疗方法主要以内治为主，包括药物治疗和饮食疗法等内容。

1. 药物治疗和四象方剂

在治疗方面，朝医学提出了"药乃局限于人"的思想，认为人体对药物有选择性，阐明了药物归象、按象用药、辨象施治、随证加减的用药规律，把药物分成太阳人药、太阴人药、少阳人药、少阴人药，严格按象用药，不可混用。

朝医学临证应用的方剂主要有两类来源：一类是以辨象立法为基础组成的四象方剂；另一类是借用适用的中医方剂。四象方剂由四象人药物组成，严格遵循"药乃局限于人"的药性观，在辨象立法的基础上按不同象属脏器的大与小和正中脏器的大与小，以补小泻大的原则，选择适当药物组成分别适用于太少阴阳四象人的方剂。四象方剂分为四大类，即太阳人方剂、太阴人方剂、少阳人方剂和少阴人方剂。

太阳人方剂，根据太阳人肺大肝小的脏局特点和"过阳少阴，肝虚"的病因病机，循泻阳补阴原则，由太阳人要药组成的方剂，治疗太阳人诸病症，代表方剂有五加皮壮脊汤等。

太阴人方剂，根据太阴人肝大肺小的脏局特点和"血浊气涩、肺虚过燥"的病因病机，循通利、补肺、泻肝的原则，由太阴人要药组成的方剂，治疗太阴人诸病症。

代表方剂有调胃承气汤、葛根解肌汤、清心莲子汤等。

少阳人方剂，根据少阳人脾大肾小的脏局特点和"过阳损阴、肾虚过热"的病因病机，循清热、泻阳、补阴、补肾的原则，由少阳人要药组成的方剂，治疗少阳人诸病证。代表方剂有荆防败毒散、六味地黄汤、地黄白虎汤等。

少阴人方剂，根据少阴人肾大脾小的脏局特点和"血夺气败，脾虚过冷"的病因病机，循补温、散寒、补脾胃、泻肾的原则，由少阴人要药组成的方剂，治疗少阴人诸病证。代表方剂有黄芪桂枝附子汤、官桂附子理中汤、苏合香丸等。

2. 特色饮食疗法

饮食疗法是朝医学的特色治疗方法之一。朝医学认为，临床应用药物治疗疾病固然重要，适宜的饮食调理也是防病治病的有效手段之一。朝医学认为，食物是人类赖以生存的基本物质，同时，饮食有节也十分必要。脾胃为养生之本，饮食不适会伤胃气，若此根本伤则不能水谷之精化阴阳、行营卫、养一身，而生百病。朝医学饮食疗法是以四象医学理论为指导，依据体质与疾病、体质与性情、药局限于人等规律进行总结积累的"辨象施食"经验，也是依据四象人体质与疾病关系和体质与饮食关系而形成的特色疗法。

朝医学在临床实践中，不仅把人和药物划分为四象，也依据食物的性属特点将其划分为四象，将食物之偏性也应用于治疗、保健等医疗实践中。朝医学根据四象学说及其象属与寒热分型对饮食进行划分，用于四象人的饮食调整。

（1）太阳人的食疗

太阳人肺大肝小，过偏于阳。小肠收气液阴凉之气不足，则胃脘呼气液阳温之气盛也。胃脘阳温之气太盛，则胃脘血液干枯，其势固然也，故食物不吸入而还呼出也。所以，太阳人易患病症有噎膈、反胃之病，适宜的食物有荞麦、小米、柿、樱、猕猴桃、菘、桃、葡萄、蛤等。

（2）少阳人的食疗

少阳人脾大肾小，脾为阳脏中之热脏，而肾为阳脏之寒脏，故少阳人为四象人中最热胜人。脾象火，火气郁，故易感受暑邪，在临床多表现为热象，如胸膈似火、大便干燥等，喜食寒凉生冷之品。因此，少阳人宜食用清热滋阴的食物，少食或禁食滋阳的食物。适宜的食物有小米、大麦、红小豆、绿豆、黄瓜、香瓜、白菜、芝麻油、覆盆子、枸杞子、南瓜、猪肉、蟹海参、青鱼、鳢鱼等。若少阳人多食温性食物，如鸡肉、羊肉、狗肉等，热量超过常度，过热损阴，助火伤阴，易致伤肾。

（3）太阴人的食疗

太阴人肝大肺小，肺为温脏，肝为凉脏，故太阴人素体肝实肺虚之象，为过偏于阴之人，寒凉之邪易从皮毛而入，损伤肺脏引起肺炎或咳嗽等病症。适宜的食物有糯米、大豆、小麦、茄子、栗子、梨、苹果、橘、薏仁、白糖、野芝麻油、蕨、牛肉、鲭、酒等。若多食凉性食物则易致湿痰凝滞，痰多咳嗽症状加重。

（4）少阴人的食疗

少阴人脾小肾大，肾为阴脏中之寒脏，脾为阳脏中之热脏，故少阴人为寒过胜人，易患消化道疾病，如脾胃寒症泻泄等。因此，少阴人宜食用补脾胃的温性食物。适宜的食物有玉米、黄米、葱、蒜、胡椒、芹菜、辣椒、土豆、姜、饴、枣、狗肉、鸡肉、雉肉、羊肉、兔肉、蜂蜜、盐、明太鱼、鳃鱼、刀鱼等。如少阴人过食香瓜、苹果、梨等，寒湿过盛，脾胃对水谷停蓄作用减弱，则引起腹泻、腹痛等。

第三节　朝药简述

一、药物资源

朝医学的药物应用和发展经历了长期的实践过程，朝医学在医疗实践中总结防病治病的经验，吸收汉族中医药学内容，日益丰富用药知识，形成了具有民族特色的药物学。

朝药究其来源基本引用中药和发掘乡药。朝医学中的"四象药物"271种完全引用自中药，结合四象医学理论，用于防病治病的临床实践。《东医四象金匮秘方》收载的1297个方剂，《汉方医学指南》收载的1500多个方剂，《东医宝鉴》收载的15类1400多种药材，《增补方药合编》收载的41类515种药材，都是引用自中药。有一部分药物源自乡药，所谓"乡药"主要是指原产于朝鲜半岛的药材，是朝医学在长期的医疗实践中积累和总结的民族特用药物。如东川芎、东当归等药物品种，还有一部分药物是总结朝鲜族民间药物疗法的经验中产生和发展起来的，如止血石、苦参虫等，是朝医学在防病治病的实践中发现和运用的民间药物。

在应用中，既有利用乡药与中药异物同用，也有各类乡药的直接应用。利用乡药与中药异物同用情况：如白芍为草芍药的干燥根，当归为东当归的干燥根，川芎为东川芎的干燥根茎，黄连为细辛幌子的干燥根茎和根，五加皮为短梗五加的干燥韧皮部，苍术和白术分别为关苍术的干燥根茎和块茎，白何首乌为隔山消的干燥根茎及根等。

发掘乡药直接运用的情况：白花桔梗的根，炖鸡补虚，治妇女崩漏；万年蒿的全草，熬膏，治妇女冷病，保肝；狗肉，补身，治痨；海带的叶状体，熬汤，用于妇女催乳，治产后瘀血；独活的根，制米酒，治风湿病；棒子的雄花，制米酒，治肝腹水；草苁蓉的全草，泡酒，治阳痿；黑（棕）熊的胆，泡酒，治跌打损伤、瘀血、肝炎等；紫花前胡的根，用于乌发，治疗腰痛；东方铃蟾的全体或口中分泌物，治痔疮；方解石的粉末，治一切外伤出血；苦参虫的幼虫全体，治风湿性关节炎和心脏病。还有一些乡药制剂如核桃秋皮为主料的治癣膏，治疗牛皮癣等皮肤病；荞麦杆为主药的保肝丸，治疗肝炎；麻花为主料的麻花散，治疗疼痛诸症；关苍术为主料的苍术散，治疗急、慢性胃炎及胃溃疡等。

新中国成立以后，开展了挖掘和整理朝鲜族医药医籍、整理朝鲜族医药理论体系、制定朝药目录和药品标准等工作，进行了朝药资源普查工作，许多流传在民间的药材和方剂陆续发掘出来，并得到交流和推广。根据延边民族医药研究所 1986 年对延边朝鲜族聚居的图们江流域 7 个县（市）38 个乡镇 133 个村屯的朝药资源普查统计，植物药有 429 种，动物药有 170 种，矿物药有 17 种。目前全延边包括东当归、东川芎等民族药在内的药材种植面积达 1000 公顷，部分制药厂设置民族药车间，生产朝鲜族成药鹿胎膏、延龄固本丹、五味子酒、独活酒等品种。朝药现代研究与开发也有很大进展，对一些常用朝药进行成分分析、药理实验、剂型改进以及朝中医结合研究，同时加强朝鲜族医药的学术交流，使朝鲜族医药学有了很大发展。

二、药物应用

1. 药乃局限于人

"药乃局限于人"是朝医学所独有的四象药性观。朝医学非常注重"药关于人"的问题，重视人体对药物的选择性。朝医学在长期的临床实践过程中发现并提出了机体对药物有选择性的观点，即"药物局限于人"。也就是说，一些药物对一些人的疾病有治疗和预防作用，而对另一些人不仅不起治疗作用，反而出现严重的不良反应。朝医学认为，这是由于四象人天禀脏局强弱、阴阳分布、气质特点、体质不同而产生的特殊现象。

朝医学以"药乃局限于人"的学术思想，提出了药物归象、按象用药、辨象施治、随证加减的用药规律，阐明了药物的异象反应原理，把药物分成四大类。药物分类的依据有三：一是根据四象人天禀主脏器大小性理"大者泻之，小者补之"原则；二是根据四象人主脏器与其他脏器的相互关系施以调理的原则；三是根据四象人主脏器及其党与主病症施以治理的原则。据此朝医学将药物分为四象人药，分别为太阳人药、少阳人药、太阴人药、少阴人药，严格按象用药，不可混用。

（1）太阳人药

以补肝、平肝、和胃药为主，包括五加皮、杵头糠、荞麦、芦根、木瓜、蚌蛤、松节、猕猴桃、鲫鱼、葡萄根等。

（2）少阳人药

以健肾、直肾、固肾、和肾药为主，包括甘遂、柑子、羌活、轻粉、苦参、荞麦、葵花、枸杞子、茄子、瞿麦、龟板、金银花、瓜蒌仁、女贞子、大戟、大麦、独活、冬葵子、铜屑、灯心、地肤子、地榆、地骨皮、连翘、灵砂、炉甘石、芦荟、梨实、马齿苋、芒硝、麦芽、牡丹皮、木贼、木通、没药、薄荷、斑蝥、防风、茯苓、覆盆子、槟榔、山茱萸、山栀、生地黄、石膏、雄黄、蟾蜍、菘菜、水银、熟地黄、柴胡、神曲、蜈蚣、牛蒡子、乳香、肉苁蓉、忍冬、王不留行、猪苓、猪肉、田螺、前胡、钩藤、朱砂、知母、车前子、青黛、青葙子、麦蒿、草决明、天花粉、菟丝子、夏枯草、海金砂、海参、玄参、荆芥、胡铜泪、琥珀、虎杖根、红花、黄丹、黄连、黄柏、自然铜、滑石等。

（3）太阴人药

以壮肺、开肺、泻肺、醒肺药为主，包括葛根、凉墨、藁本、昆布、蚯蚓、金箔、桔梗、款冬花、蕨菜、南瓜、大豆、大豆黄卷、大麻子、皂角、冬瓜、糯米、莱菔子、荔枝、莲子、鹿茸、龙骨、龙脑、龙眼肉、李实、鲤鱼、马兜铃、麦门冬、麻仁、麻黄、白矾、白薇、白果、白及、白蔹、凤仙子、柏子仁、白芷、浮萍草、榧子、射干、使君子、沙参、蛇床子、砂糖、麝香、山药、桑寄生、桑白皮、酸浆、酸枣仁、枳实、犀角、石耳、石菖蒲、仙茅、小麦、松耳、续断、续随子、松叶、松脂、松花、升麻、乌梅、五味子、薏苡仁、紫菀、紫草、樗根皮、荸荠、蛴螬、棕榈、竹茹、蒺藜、苍耳子、穿山甲、天麻、天门冬、天竺黄、土茯苓、土芋、泽兰、蒲公英、贝母、蒲黄、杏实、杏仁、蟹、海带、海松子、海藻、桦皮、黄芩、牛黄、云母、熊胆、威灵仙、远志、榆皮等。

（4）少阴人药

以壮脾、开脾、固脾、立脾药为主，包括诃子、干姜、干漆、甘草、桂皮、桂枝、苦楝皮、韭子、橘红、金沸草、藿香、贯众、南星、丹参、大枣、当归、杜仲、良姜、郁金、硫黄、木香、五灵脂、吴茱萸、乌药、禹余粮、肉豆蔻、益母草、益智仁、人参、茵陈、椿实子、赤石脂、丁公藤、丁香、枳实、铁粉白术、苍术、川芎、川楝子、麦皮、陈皮、草果、沉香、巴戟天、巴豆、何首乌、香附子、香薷、延胡索、茴香、厚朴等。

2. 药物应用的特点

朝药在应用方面有以下几个特点：①四象用药法，即辨象施药，对四象人分别使用不同药物，划分了四象人用药品种范围。②方剂的"三统法"，即采用三统分类法，把方剂的补、和、攻作用分类成上统、中统和下统，使医者便于选用虚实补泄的各种方剂，是朝药最普遍的应用方法。③单方为特色，据统计《东医宝鉴》收载单方 1862方，《四象金匮秘方》收载单方 1297 方。④善用滋补疗法，朝医学重视食疗对于疾病的治疗和预防作用，民间非常普及药膳疗法，一些颇具名气的常用药膳疗法有黄芪炖鸡、人参炖鸡、蜈蚣炖鸡、炖牛犊、鹿胎膏和朱砂炖猪心等。

3. 药物剂型

朝医学用药剂型以汤剂、丸剂、散剂、膏剂、酒剂为多，最常用剂型为汤剂，占全部临床用药剂型的 80% 以上。酒剂也较为常用，如五味子米酒治疗神经衰弱，五加皮酒和独活酒治疗风湿病等。

4. 朝药与中药的"同物异用"现象

朝鲜族医药学在实践过程中，出现了一些与中医用药来源相同但用法不同的药物。这些药物与中药来源完全相同，朝医学在用药实践中，却发现了与传统中医所用治疗作用不同的现象，称为同物异用现象。所谓同物异用现象，不是否定中药的传统用药习惯，而是药物功效的新补充。如熊胆，具有祛风、活血化瘀作用，朝医学经验单用熊胆时的活血化瘀作用可谓众药之最；蜈蚣，壮阳；野猪胆和狗胆，活血化瘀；刺猬胆，祛风；海带（昆布），破瘀生新；灵砂，通血脉，化痰；蕨菜，通乳；蜂蜜，活血祛瘀等。

参考文献

[1] 卢得子等. 朝鲜族医药学 [M]. 昆明：云南民族出版社，1995

[2] 金弘德. 中国朝医学全书 [M]. 延吉：延边大学出版社，2001

[3] 李济禹等. 中国朝医学 [M]. 延吉：延边大学出版社，2005

[4] 尹明浩. 朝医学概要 [M]. 延吉：延边大学出版社，2007

[5] 徐玉锦等. 朝医基础理论 [M]. 延吉：延边大学出版社，2013

[6] 崔松男. 朝药志 [M]. 延吉：延边大学出版社，1995

[7] 朴明杰. 朝药学 [M]. 延吉：延边大学出版社，2013

［8］奇玲等．少数民族传统医药大系［M］．赤峰：内蒙古科学技术出版社，2000

［9］徐玉锦等．朝医学发展史概述［J］．中国民族医药杂志，2013，19（3）：1-3

［10］张弦等．朝鲜《医方类聚》成书背景研究［J］．吉林中医药，2013，33（2）：200-202

［11］崔正植等．论朝医整体观［J］．中国民族医药杂志，2011，17（1）：8-10

［12］金看淑等．浅谈朝医四象医学中的阴阳论［J］．中国民族民间医药，1999，（2）：83-84

［13］李根培．朝鲜族医学阴阳论辨析［J］．中国民族医药杂志，2009，15（6）：4-5

［14］金明玉等．试论朝医四象脏腑论特点［M］．中国民族医药杂志，2009，15（3）：3-4

［15］金明玉．浅析朝医的"四党与"论［J］．中国民族医药杂志，2012，18（4）：67-68

［16］朴仁范．试论朝医的四大营卫物质［J］．中国民族医药杂志，2014，20（2）：63-65

［17］朴莲蜀．"四象学说"溯源及其学术内容［J］．中国民族医药杂志，1996，（3）：41-42

［18］金明玉．浅析朝医辨象理论体系特点［J］．中国民族医药杂志，2010，16（2）：1-2

［19］徐成柱．论四象人的体质特点及治则［J］．中国民族民间医药，2011，21（2）：71-71

［20］李根培．论朝医学四象体质病理［J］．中国民族医药杂志，2009，15（8）：7-8

［21］金明玉．试论朝医四象医学的理论体系特点［J］．中国民族医药杂志，2008，14（3）：7-8

［22］余顺福．浅谈朝医的四象人论［J］．中国民族药医杂志，2009，15（8）：6-7

［23］李根培．论朝医四象脏局的形成［J］．中国民族医药杂志，2010，16（5）：74-74

［24］金松春等．浅谈朝医学辨象论治［J］．中国民族医药杂志，1997，（S1）：9-9

［25］洪性勋．浅论朝医学辨象与辨证［J］．中国民族医药杂志，2011，17（3）：30-31

［26］金明玉．试论朝医四象医学的辨象辨证诊断法［J］．中国民族医药杂志，2008，14（1）：3-4

［27］金明玉．朝医辨象法特点的研究［J］．中国民族医药杂志，2012，18（3）：1-2

［28］朴香珠．浅谈朝医对四象体质食疗［J］．中国民族民间医药，2005，15（3）：132-133

［29］崔海英．浅谈朝药学的"药乃局限于人"［J］．吉林中医药，1992，（5）：27-27

［30］朴莲荀．四象药物及方剂的研究［J］．中国民族医药杂志，1996，（S1）：26-27

［31］崔海英．浅谈朝医方剂的组成特点及配伍规律［J］．中国民族医药杂志，1999，（S1）：82-83

［32］朴莲荀．浅谈朝医用药原则［J］．中国民族民间医药，2012，22（13）：2-3

［33］牟利群．朝医四象医用药浅析［J］．中国民族医药杂志，1995，（2）：29-29

［34］徐玉锦．论朝药的分类及功用特点［J］．中国民族医药杂志，2011，17（2）：46-47

第七章 壮族医药学

概　述

　　壮族是我国人口数最多的少数民族。壮族在长期的历史发展中创造出丰富多彩、独具特色的壮族医药学。作为壮族文化的一部分，长期以来，以其独特的民族形式和浓厚的地方特色流传于民间，至今仍是广大壮族人民赖以防治疾病的有效手段之一。壮族医药学具有悠久的历史、古朴的理论、丰富多彩的诊疗技法和数以万计的灵验药方，是我国少数民族传统医学的重要组成部分。

　　壮族医药学于先秦时期开始萌芽，考古实物表明，壮族先民是最早用针刺疗法的民族之一。在武鸣西周末年古墓中出土的两枚青铜浅刺针，经考证是两枚浅刺用的医疗用针。广西"微针"是迄今为止在我国范围内唯一见诸报道的、年代最早的"微针"。先秦时期，壮医学除了针刺疗疾、按矫治病等方法之外，对药物业已有所认识，并积累了一些临床知识。如用蒿苏（即紫苏）煮螺蚌以解毒去腥，佩戴某些草木母根以防治疾病，内服某些草药可以减轻疲劳，某些草药有大毒不可内服等。据文献记载及广西地区汉墓出土的与医药有关的考古实物证实，秦汉时期，广西壮族地区出产的或已确实使用的药物有犀角、桂、薏苡仁、菖蒲、葛、玳瑁等几十种。

　　经过汉魏六朝的发展至唐宋时期，壮族医学在发展中渗透汉族中医学的内容，形成了具有独特民族风格的传统医学体系。唐宋时期著名的本草学著作和有关壮乡风土人情的著作都记载了大量的壮族医药内容，如《新修本草》《岭外代答》《桂海虞衡志》等。壮医方剂学初见雏形，治疗方法包括内服、外治等多种层次的治疗体系，并逐步具备理论的雏形。这一时期的方书中收录了一部分岭南的解毒方和治瘴气药方，在医书分类中出现了"岭南方"。壮医学对瘴气的病因病机有所认识并加以分类，运用当地的方药进行治疗，在当时处于领先地位。以上这些方面的发展标志着包括壮族医药学在内的南方少数民族医药在祖国传统医药学中的明确地位。

明清时期是壮族医药学的发展时期。这一时期的壮医壮药除了在《本草纲目》及广西各地方志有记载外，尚开办有地方医药教育，出现了不少壮族医药家，并办有一些慈善机构，志在救助孤寡老人及贫病无钱求诊者。广西隆林、贵县、沂城、靖西等地均开办有规模较大的药市，带动了当地经济和壮族医药学的发展。

壮族医药学长期在民间存在和流传，尽管在历史上鲜有全面系统的文字总结，但千百年来在民间通过师徒授受、口耳相传的方式流传下来，为壮民族的健康繁衍和祖国传统医学的发展做出了积极的贡献。

第一节　壮医学基础理论

壮医学基础理论是对大自然和人体生理病理进行客观的观察而建立的朴素的客观理论，在长期的生产生活和医疗实践中，逐步发展和积累形成了独特的传统医学理论，主要包括阴阳为本、三气同步的天人自然观、脏腑气血骨肉和三道两路的生理病理观、毒虚致病的病因病机论、调气解毒补虚的治疗原则等内容。

一、天人自然观

阴阳为本、三气同步是壮族医学天人自然观的核心内容。

1. 阴阳为本论

壮族先民在生活中对于日月穿梭、寒暑消长等自然变化进行取象比类的认识，结合与中原汉文化的交流，逐渐产生阴阳的概念，形成了阴阳为本的认识，并将其运用于医学领域。壮医学认为，万物皆可分阴阳，万变皆由阴阳起，此即阴阳为本。本即本源、根本之意。壮医学认为，大自然的各种变化都是阴阳对立、阴阳互根、阴阳消长、阴阳平衡、阴阳转化的反映和结果。壮医学阴阳为本理论的核心，是强调阴阳的均衡性，即在阴阳动态过程中保持一种均衡，即为正常状态，并以此为根本来对事物和人体进行归类和概括。

壮医学以阴阳为本理论来对事物和疾病的属性进行归类。壮医学认为，天地万物可分为阴阳两类，同一事物也可分为阴阳两面，任何事物都可以分为不同属性的两类或两个方面。如壮医学民间抄本《痧症针方图解》中，就明确以阴盛阳衰、阳盛阴衰、阴盛阳盛等对各种痧症进行分类，作为辨证总纲。

壮医学以阴阳为本理论来概括事物变化的根源。壮医学用阴阳的概念来解释天地万物之间、人体生理病理之间的种种复杂关系。壮医学认为，万变皆由阴阳起，阴阳运动变化存在于天地万物之间，此消彼长，或相互转换，从而形成缤纷世界；在人体内部，阴阳运动，此消彼长，相互转化，于是有了人的生老病死。

2. 三气同步论

壮医学认为，天地人三气同步，是根据壮语"人不得逆天地"或"人必须顺天地"之意而来。壮医学三气同步理论认为，就人与天地的关系而言，人与天地需同步，人不得逆悖天与地，此即三气同步；就人体内部而言，其上中下三部，亦即天人地三部，需保持协调平衡，人体才健康无病，亦即三气同步。

壮医学三气同步理论的核心，是强调天地人的动态平衡，即天在动、地在动、人亦在动，都处于变化之中，强调人要适应大自然的变化，人在很大程度上能适应大自然的变化，不适者则被淘汰（生病也是一种淘汰），三气不能同步是很多病理的根源，人必须处在一种"动"的状态中，通过"动"来适应天地的变化，从而达到与天地的同步，即为三气同步。

壮医学三气同步理论的主要内涵包括：①人禀天地之气而生，为万物之灵，若天地涵养不足则会引起先天不足。②人的生、长、壮、老、死生命周期，受天地之气的涵养与制约，人气与天地之气息息相通。③天地之气为人体造就了生存和健康的"常度"，但天地之气又在不断变化。昼夜更迭小变化，四季转换大变化，为正常变化；而地震、火山、洪水、陨石等为异常变化，是为灾变。人对天地之气变化有一定适应能力，如天黑了会引火照明，天冷了会加衣裳等。对天地这些变化，人如能主动适应，就可维持生存和健康；如天地变化过剧，或变化虽在常度而人之适应能力过弱，则会受到伤害并导致疾病的发生。④人体是为小天地。壮医学认为，人体可分为天人地三部，上部为天（壮语称"巧"），天气在上，主降，其气以降为顺；中部为人（壮语称"廊"），人气居中，其气主和，纳天地之气；下部为地（壮语称"胴"），地气居下，其气以升为顺。人体三部之气也是同步运行，形体功能一致，制约化生，升降适宜，中和涵养，则气血调和，阴阳平衡，脏腑自安，并能适应大宇宙的变化；如天气不降，地气不升，人气不和，人即生病。人体结构与功能，先天之气与后天之气，共同形成了人体的适应与防卫能力，从而达到天地人三气同步的健康境界。

二、生理病理观

壮医学的生理病理观主要包括脏腑骨肉气血理论、三道两路理论（包括谷道水道气道和龙路火路）等内容。

1. 脏腑骨肉气血

壮医学认为，脏腑骨肉气血是构成人体的主要物质基础，人的生理活动和病理变化，都是在这个物质基础上进行、表现或反映的，脏腑骨肉气血的任何一部分发生病变都会有其特征性的症状和体征反映出来。

（1）脏腑

壮医学认为，位于颅内、胸腔和腹腔内相对独立的实体都为脏腑，没有明确的"脏"与"腑"的区分。壮语称颅内为"坞"或"巧坞"，心脏为"咪心头"，肺为"咪钵"，肝为"咪叠"，胆为"咪背"，肾为"咪腰"，胰为"咪曼"，脾为"咪隆"，胃为"咪胴"，肠为"咪虽"，膀胱为"咪小肚"，妇女胞宫为"咪花肠"。这些脏腑各有其功能，共同维持人体的正常生理功能。当内脏实体受损或其他原因引起功能失调，就会引起疾病。

壮医学认为，巧坞主神，包括两层含义：一为位置，巧坞居于人体上部天；二为功能，巧坞统筹思考和主宰人的精神活动，指挥全身脏腑器官和骨肉气血功能。壮医学将人的精神活动、语言及思考能力，归结为巧坞的功能。如出现精神症状或精神疾病，壮医学统称为"坞乱"或"巧坞乱"，即总指挥部功能混乱的意思，会出现指挥失灵、失误而使其他脏腑功能失调，使三气不能同步而引发全身性的疾病，甚至死亡。故精神方面的疾病在治疗时都应侧重于调整巧坞的机能。

（2）骨肉

壮医学认为，骨（壮语称"夺"）和肉（壮语称"诺"）构成人体的框架和形态，并保护人体脏器在一般情况下不受伤害，同时骨肉也是人体的运动器官。人体内的谷道、水道、气道及龙路、火路，都往返运行于骨肉之中。骨肉损伤，可导致上述通道受阻而引发相应疾病。

（3）气血

壮医学所谓气（壮语称"嘘"）主要指人体之气，血（壮语称"勒"）是营养全身骨肉、脏腑、四肢百骸的最为重要的物质。气为阳，血为阴。

壮医学对气极为重视，认为气是动力，是功能，是人体生命活动力的表现。气虽然肉眼看不见，但可以感觉到，人之气息，一呼一吸，进出的都是气。壮医学判断人是否已经死亡，主要依据三条：①"巧坞"（即头脑）是否还清醒，人死了，"巧坞"就会停止活动，不会清醒和思考了；②"咪心头"（即心脏）是否还搏动，人死了"咪心头"就停止了搏动；③鼻孔还有否呼吸，即有无进出气，人死了呼吸就会停止，不会再有进出气，气是生死界限的标志。在这个意义上，壮医学认为，人的生命以气为原，以气为要，以气为用，对疾病也要以气为治。

壮医学认为，血是人体内一种极为重要的物质，血得天地之气而化生，赖天地之气以运行。在生理状态下，血的色泽、数量和质量有一定的常度，血的变化可以反映出人体的许多生理和病理变化。壮医常用刺血、放血、补血等疗法来治疗各种疾病，也有通过查验血的色泽、黏稠度变化等作为诊断疾病及推断疾病预后的重要依据。

2. 三道两路

壮医学认为，天地人之间的同步运行及人体内部各部分之间的同步协调是通过"三道""两路"的调节来实现的，"三道"是指气道、谷道和水道，"两路"是指龙路和火路。壮医学运用三道两路理论来概括人体生理和疾病的病因病机，指导疾病的诊断和治疗。壮族是我国典型的稻作民族，三道两路理论基源于壮族先民在长期水稻耕作过程中对大自然的朴素认识。

壮医学认为，气道使人体通过口鼻与天地之气直接沟通，吸入大自然新鲜之气，呼出人体内的废气，气道交换的枢纽脏腑为肺。谷道是水谷进入人体得以消化吸收之通道，包括食道和胃肠，其化生的枢纽脏腑为肝、胆、胰。水道为进水与出水之通道，人体进水通过谷道，水道与谷道同源而分流，在吸收水谷精微营养物质后，谷道排出粪便，水道主要排出汗、尿，水道的调节枢纽为肾与膀胱。壮医学认为，人体三气同步主要是通过谷道、水道和气道及其相关的枢纽脏腑的制化协调作用来实现的。三道畅通，调节有度，人体之气能够与天地之气保持协调平衡，即健康状态。三道阻塞或调节有失，则三气不能同步而疾病生焉。

壮医学认为，龙路和火路是人体内虽未与大自然直接相通，却是维持人体正常生理功能和反映疾病动态的两条极为重要的封闭通路。龙路是人体内血液的通道（壮医又称之为血脉、龙脉），其主要功能是为内脏骨肉输送营养。龙路有干线，有网络，遍布全身，循环往来，其中枢在心脏。若龙路通畅，则阴阳平衡，身体健康，若龙路阻滞不畅，则脏腑骨肉缺乏营养而疾病生焉，若龙路闭塞不通，则致机体枯竭而死。壮医学认为，火路是人体穿感之道，可理解为信息通道，其枢纽在"巧坞"。火路也有干线，有网络，遍布全身，使正常人体感受外界的各种信息和刺激，"巧坞"对外界的刺激迅速做出反应，以此来适应外界的变化，实现三气同步的生理平衡。火路阻滞甚至阻断，则人体降低或丧失对外界信息的反应能力和适应能力而导致疾病，甚至死亡。

三、病因病机论

壮医学认为，导致疾病的原因有多种，其中最主要的为毒和虚而导致疾病发生，故有"毒虚致百病"之毒虚论，毒虚导致机体阴阳失调、气血失衡、道路不畅和三气不同步等情况，从而导致疾病的发生。壮医学毒虚论认为，毒和虚是导致疾病发生的主要原因。

壮医学所谓毒，广义上是对一切致病因素的总称，毒的种类多样，具体以对人体构成伤害及伤害致病的程度为依据，将其分为痧毒、瘴毒、风毒、湿毒、热毒、寒毒、蛊毒等，有的为有形之毒，如蛇毒、虫毒、树毒、草毒等，有的为无形之毒，如火毒、风毒等。毒邪有的损伤皮肉，有的伤害脏腑和体内重要通道，有的毒性猛烈，有的毒发缓慢。壮族聚居地区处于亚热带自然环境，举凡毒瘴、毒草、毒树、毒虫、毒蛇、毒水、毒矿等，无数中毒致病甚至死亡的事实和教训，使壮族先民对毒有了比较直接和深刻的认识，并总结了许多解救治疗的方法。隋代《诸病源候论》记载岭南俚人（壮族先民）使用的五种毒药有不强药、蓝药、焦铜药、金药和菌药；晋代《肘后备急方》记载了岭南俚人治疗沙虱毒、瘴毒、箭毒、蛇毒的经验方；《本草纲目》记载有岭南人使用的毒药（如断肠草）和解毒药（如解蛊毒的马兜铃、解饮食毒的黄藤）等。这些记载都表明壮族先民对因毒致病及其解救治疗方法的深刻认识，并积累了丰富的经验。

壮医学认为，毒之进入人体后是否致病，取决于人体对毒的抵抗能力和解毒能力的强弱，即取决于人体内正气的强弱。一方面，毒与人体正气势不两立，正气可以祛除邪毒，邪毒也可以损伤正气，两者相斗，若正不胜邪，使正气损耗致其虚极至衰，则影响三气同步而致病；另一方面，毒在人体内阻滞三道和两路，使三气不能同步而致病。壮医学认为，各种毒性质不同，侵犯的主要部位有别，作用机制各异，人体对毒的抵抗能力不同，在临床上表现出不同的症状，是壮医学诊断的重要依据。

虚，即正气虚或血虚，虚既是致病的原因又是病态的反应。作为致病的原因，虚本身表现出软弱无力、神色疲劳、形态消瘦、声低色微等症状，甚至虚极衰竭死亡。人体虚的原因，壮医学概括为两个方面：一是先天禀赋不足，父母羸弱，孕期营养不良或早产等；二是后天过度劳损，或与邪毒抗争气血消耗过度得不到应有补充，或人体本身运化失常，摄入不足而致虚。

四、疾病的分类和命名

文献记载和实地考察收集到壮医疾病名称达数百种之多，其中很多名称具有浓厚的岭南民族特色。按病因来说，概括起来主要有痧病、瘴病、毒病、蛊病、风病、湿病、虚病、杂病等类别；按疾病部位来说，主要有气道病、谷道病、水道病、龙路病、火路病、巧坞病等类别。

《诸病源候论》认为，岭南致病原因是一种"恶气"，以称毒气，乃由岭南阳多宣泄、冬不闭藏而致，草木水泉皆禀此"恶气"，"日受气毒，元气不固，发为瘴疾"。故壮医学以毒命名的病名最为多见，如痧毒、瘴毒、风毒、湿毒、蛊毒、寒毒、热毒、无名肿毒等，每类又可分为许多具体的名称，如痧毒分为寒痧、热痧、麻黄痧、漂蛇痧、红毛痧、闷痧等；瘴毒分为青草瘴、黄帽瘴、冷瘴、热瘴、哑瘴、烟瘴、岚瘴、毒气瘴等；蛊毒分为虫蛊、食蛊、水蛊、气蛊等；风毒包括的疾病更为广泛，有三十六风和七十二风之分，如马山县壮医学手抄本《此风三十六样烧图》中列举了冲风、肚疼风、急惊风、撒手风、马蹄风、慢惊风、天吊风、看地风、蛇风、夜啼风、鸟宿风、疳风、上吐下泻风等。毒病的命名，除上述所述外，还有根据毒气所附具体事物命名的，如蛇毒、药石毒等。

第二节　传统诊疗方法

壮医学在疾病的诊断和治疗方面积累了相当丰富的经验，许多诊断和治疗的方法具有独特的民族形式与浓厚的地方特色。目前，经系统整理的壮医学传统诊断和治疗方法多达三十余种，诊断方法包括壮医目诊、壮医甲诊和壮医询诊等，治疗方法包括药物疗法、针刺疗法（包括火针、针挑、挑痧、耳针、陶针、麝香针等疗法）、灸疗法（包括药线点灸、灯花灸、艾灸、竹筒灸、四方木热叩、火灸等疗法）、刮疗法（包括骨刮、药刮等）、熏蒸、外洗、佩药、角疗、滚蛋、热熨等。其中，壮医目诊、壮医药线点灸疗法等传统方法是壮医学重要的特色诊断和治疗方法，具有很高的知名度和广泛的应用。

一、诊断方法

壮医学在长期与疾病作斗争的过程中，发明和总结了丰富的行之有效的诊断方法，一些诊断方法颇具特色，包括目诊、问诊、甲诊、指诊、望诊、腹诊、耳诊、舌诊、探病诊法等，其中壮医目诊和甲诊等特色诊法方法简便，自成体系，在壮族地区应用广泛。

壮医学对疾病的诊察是在壮医学基础理论和原则指导下，按照一定的程序有步骤地进行，一般首先进行询诊，了解疾病的一般状况，初步判断疾病的种类和性质，再进行整体诊查，将目诊、甲诊、指诊、望诊、腹诊、闻诊等多种诊法所得资料合参，或进一步在数诊合参的基础上，根据疾病的特点重点采用某一诊法，对疾病做出全面的分析和判断。壮医临床往往掌握多种诊断手段，依据需要灵活运用。

1. 目诊

目诊是通过观察眼睛来诊断全身疾病的一种诊法，通过观察人的眼睛各部位的形态、色泽、斑点及其位置结构的动态变化，来判断人整体及相应部位的健康状况，为诊断和治疗疾病提供依据。在疾病诊断上，壮医把目诊放在十分重要的地位，为壮医学重要的诊断特色之一，壮医目诊目前列入全国重点民族医药专科之一。

壮医学称眼睛为"勒答"，壮医学对眼睛极为重视，认为眼睛是人体的窗口，是天地人三气的精华所在，人体脏腑及三道两路之精气上注于目，目得天地人三气之养而能视，所以眼睛包含一切、洞察一切，在病理状态下，目也能反映百病，壮医学认为许多疾病都可以通过观察眼睛的变化诊断出来。壮医目诊的主要依据为：人体的各个部位、器官和组织，在眼睛上都有特定的反映区域，当其发生病理改变时，大都可以反映到眼睛相应部位的巩膜上而出现各种讯号；同一器官、组织的不同疾病，在眼睛的相应反应区可有不同的异变讯号。借观察眼睛巩膜相应部位的信号变化，可以测知疾病的病变位置、病变性质、病变范围、病情轻重及疾病的预后和转归等。壮医学认为，凡人体内部脏腑、嘘（气）、勒（血）、谷道、气道、水道、龙路、火路、巧坞等的功能状况，都可以通过目诊获得相对准确的信息。

壮医主要通过肉眼观察患者眼睛的神采色泽、灵活度、干涩、视力、脉络的颜色和分布等来诊断疾病，历代壮医有所总结、发展和提高，逐渐积累并形成了比较规范的壮医目诊法。现代壮医目诊法借助四倍放大镜进行观察，通过观察眼睛的色泽、形态以及眼睛上脉络的细微变化，来判断疾病的位置，辨别疾病的病因性质，并作出预后判断等。

（1）目诊检查方法

目诊患者可取坐位、卧位或站位，以便于检查为宜。患者双目向前平视，并缓缓顾盼左右转动目睛以方便观察。医者手持放大镜（不用亦可）观察患者眼睛。以食指和拇指分开上下眼皮，让患者将视线集中于自己脚尖，以充分暴露白睛（巩膜）区域。检查时，重点观察白睛上各脏器相对应的反映区内的各种讯号，包括有无颜色、斑点及血脉异常，重点观察脉络的弯曲度、分布、走向及色泽等。

（2）目诊定位规律

壮医目诊遵循一定的定位规律。一般躯体上部疾病在瞳孔水平线以上体现，躯体下部疾病在瞳孔水平线以下体现；瞳孔内侧主躯体内侧疾病，瞳孔外侧主躯体外侧疾病，左眼主躯体左侧疾病，右眼主躯体右侧疾病；部分疾病在双眼都有体现，躯体上部疾病也可以在瞳孔水平线以下体现出来，躯体内侧疾病也可以在瞳孔外侧体现出来。

（3）目诊定性规律

壮医目诊主要通过观察白睛上血络（龙路、火路网络上的微小分支）颜色的深浅、弯曲频度、有无混浊、有无散乱、有无斑点及其他异常讯号，以及相应反映区的病理改变等来诊断疾病。其诊断规律总结为：着色深浅判新久，弯曲频率别轻重，脉络混浊有湿毒，脉络散乱为风毒，脉络近瞳属于火，脉络靠边属于寒，黑斑瘀来蓝斑虫。

通过颜色深浅进行诊断。白睛上脉络颜色过深，呈深红色或绛红色，表示该反映区对应的脏器有宿疾；若颜色较浅，呈鲜红色或粉红色，表示该反映区对应的脏器新病不久，或病较轻。

通过脉络弯曲度进行诊断。一般而言，脉络弯曲多、弯度大者为急病、重病；脉络弯曲少、弯度小者为轻病、慢性病或久病。

通过脉络分布情况进行诊断。白睛上龙路脉络边界浸润混浊、模糊不清者，表示体内有湿毒为患。若脉络多而散乱，分布毫无规则，为风毒作祟。若脉络多而集中，靠近瞳仁，为火毒热毒作怪。脉络分散，远离瞳仁，为寒湿之毒或风寒之毒。若于白睛上见有黑斑、黑点，为体内有瘀毒，常见于龙路、火路不通病症，如半边瘫等；若见蓝点、蓝斑，为谷道虫毒内积之症。

壮医目诊法简便实用，能早期预测一些疾病，如对某些癥积（癌症）的早期诊断等。壮医目诊具有广泛的群众应用基础和较高的应用价值，目前尚在发掘整理和研究之中。

2. 问诊

问诊又称询诊，多数壮医在医疗实践中十分重视询诊，并以患者的主诉作为疾病诊断的重要依据。壮医一般将询诊与其他诊法所得资料合参，便于正确把握疾病的本质和发展趋势。

壮医询诊的一般内容包括：①询主症，主症即主诉，壮医也称为询自然（患者自体感觉），让患者陈述天人地三部何处不自然，全身状况是否自然等。通过询主症通常即可以对患者所患为何疾作出大致判断。②询伴随症，询伴随主症出现的其他症状，可帮助进一步确定患位和疾病性质。③询发病及治疗经过，询发病经过可帮助推断病因，询治疗经过可帮助了解有无失治、误治，供遣方用药参考。④询一般情况，包括患者的姓名、年龄、民族、职业、婚姻、住址、籍贯等，可帮助了解患者的全面情况。⑤询远事，让患者回顾既往的健康状况或既往病史。⑥询家事，询问患者家族史，了解其所患疾病是否与传染、遗传等因素有关。

壮医询诊的具体内容主要包括：①询寒热。发冷发热，常为毒邪内侵、毒正交争的表现。若寒热并见，多为外感，寒多热少为风寒毒，热多寒少为风热毒，但寒不热者为寒毒，主寒症。对于但热不寒者，若持续高热不退，多为热毒火毒为患，常见于疮痈、痧症、中暑等。②询汗。应注意有汗、无汗，区分生理性出汗等。常自汗出，动则尤甚，为嘘损不摄，龙路火路外卫不固，常见于体虚之人；睡则汗出、醒则汗止为盗汗，为阴虚所致；大汗不止伴高热烦渴者，为热毒火毒内盛；汗出如油，气短息微为阴阳离脱，正气外泄；半身汗出多为龙路火路脉络瘀阻，偏枯不用，常见于半边痧。③询痛。多种原因、多种疾病均可引起疼痛，须结合疼痛的部位、性质及伴随症状才能明确诊断。询疼痛部位，如天部头痛、人部胸痛、地部腹痛及腰痛、四肢关节疼痛等；询疼痛性质，如胀痛、剧痛、刺痛、绞痛、灼痛、冷痛、隐痛等。还应注意询问疼痛的发作时间、能否自行缓解、与情绪的关系、痛时是喜按还是拒按等。④询饮食、口味、二便。壮医学认为，司饮食、二便为谷道和水道的主要功能，询饮食及二便情况可察知谷道和水道功能状态及全身正之盛衰、毒之轻重。⑤询睡眠。病态的睡眠主要有失眠和嗜睡两种。失眠者为入睡困难，或睡而易醒，醒后不能再睡，或时时惊醒不安，甚者彻夜不眠。失眠或为阴血不足，巧坞失养；或为热毒上亢，扰乱巧坞，神不闭藏；或为痰火食积诸毒上扰巧坞；或精神紧张，巧坞失调。嗜睡表现为神疲困倦，睡意很浓，经常不自主地入睡。嗜睡多见于阳虚阴盛，痰湿之毒内困的病症，或急性热病，热盛火炽，上扰巧坞，毒盛神昏之象。⑥询专科情况。壮医询诊时，还根据临床各科的特殊情况仔细询问，以免漏诊误诊。如妇科询诊包括除前述有关的询诊内容外，还需询问经、带、胎、产等内容。

3. 甲诊

甲诊是通过观察指甲的变化来诊断疾病。甲诊为壮医学特色诊断方法之一，在壮族聚居地区应用较广。壮医学认为，人体龙路、火路交相错结组成的系统网络在指甲部位也有分布，人体指甲密布龙路、火路网络分支的末梢，指甲的不同颜色、形状变化可以反映人体脏腑的变化，人体气血之盈亏、脏腑骨肉之功能状态，都可以从指甲上反映出来，具有重要的诊断价值。

（1）甲诊方法

一般在自然光和室温下，患者伸手俯掌，各指自然伸直，平心脏高度为宜，医者于适当距离以目直接观察，亦可借助放大镜进行观察。诊察时逐一检查各个指甲的甲体、甲床、月痕、甲根、甲襞及脉络，分辨其形状、质地、颜色、泽度等。一般诊视双手指甲互相对比，必要时可以诊察两足趾甲。甲体为指甲的主要部分，即手指末节指面的角质小板。甲床为甲体下的真皮层。月痕为甲体根部的半月形苍白区。甲襞为围绕甲体周围的组织。

（2）甲诊的定性规律

察看指甲颜色。正常指甲淡红润泽，其色过深过浅皆为有疾（天气变化影响除外）。一般而言，甲色鲜明多为新疾、轻病，甲色晦暗多为宿疾、重病。甲色过深，呈鲜红或深红，为热毒为患，甲色呈绛红色，为热毒更重。甲呈青紫或黑色，为热毒内重或寒毒深伏，龙路火路瘀毒内阻。甲呈黄色多为黄疸。甲色苍白主虚主寒，多为气血不足之象。

察看指甲质地。健康人指甲质地厚薄均匀、光滑洁净。甲体呈细小竖条纹路主虚，为气血及阴精不足，指甲失养。甲床有絮状白点或白斑，为谷道功能不足或有虫毒。甲软而不坚，主气血虚症。甲薄而脆，色鲜红，为虚火；甲薄而脆，色淡白或苍白，甚至易断裂，主血不足，常见于久病体弱，营养不良者。若指甲增厚，凹凸不平，为湿热痰饮诸毒内阻，尤以水湿之毒多见。甲体中间凸起，两边凹陷，呈明显弓形，表示有痰浊阴邪内聚，甚或有症积肿块。壮医民间甲诊经验认为：甲床面有芝麻状的黑点（大于头发丝）者，表示曾有外伤病史。甲床远端靠近甲缘处，呈现弧形的背弓向末端者，为有腰胀、失眠及多梦之征兆。甲床面上见短暂性白斑（小于火柴头）者，为脾胃虚弱且多痰之兆。甲床中央自甲根至甲床远端呈现有模糊之黑滞者，为阳虚之征兆。甲床淡白色者，为血虚之征兆。甲床呈现滞暗，压之不易散开者，为"夹色"病的征兆，心阳虚衰者亦可见之。

察看月痕。月痕位于指甲根部，形如一弯新月。健康男性拇指月痕约占 3 毫米，女性略小，月痕大小自示指、中指、无名指依次递减。壮医认为，月痕暴露太多，为脏腑气血阴精外泄，常见阴不足而火毒盛，肝功能亢进之症。月痕暴露太少，甚或全无，为阳不足而寒毒盛，主阴症寒症。

察看甲襞。若甲襞颜色异常，呈苍白、紫绛、乌黑或杂色斑驳，概与毒盛病进或气血荣枯有关，须仔细分辨。

察压指甲。健康人按压甲尖后，指甲由红润变为白色，但放开后马上恢复原色。若放开后不恢复或久久未恢复原色，提示气血不足，龙路火路网络不够充盈，或内有寒毒、瘀毒内阻，龙路火路不畅，常见于某些贫血或心脏病患者。壮医民间甲诊经验认为：①用拇、示二指的指腹夹持患者手指末节的甲缘两侧，逐渐施加压力至甲背中部呈现出红色团块为度（两侧白、中央红），依据形态不同的红色的团块，可判别疾病的类型。圆形团块为感受外邪，但症状未显露；球形团块为外感症状充分显露。②按压示指指甲尖，指甲根部出现三角形如山者无病，如果血归指甲尖提示心脏疼痛，血色上升变黄者心脏热甚。③按压左手中指，凡血在指甲根如山形即无病，如血归于下者人不舒畅，血归指尖者经常出现头晕头痛。④按压左手无名指，血色散开者，有腰痛现象；血归根部者，则手足麻木；指甲双外侧有血、中间无血者，则有耳鸣或耳聋；血沿手指甲两边散开，有黄色者，属月事不调；其血色出现半圆形者，则是妊娠。⑤按压右手示指指甲血色散者，呼吸不便，声嘶哑；血色归根者，肺有疾。⑥按压右手中指指甲血色散变丝者，四肢无力；血色上升有黄色者，消化不良；血色归于两边，中间出现白色者，手足尖必有麻木感；指甲无色或灰色者，全身软弱无力。⑦按压右手无名指血色向上升者，身骨酸累；出现灰紫色者，脊骨两边到头部均有疼痛；指甲两旁有血、中间无血者，是关节疼痛；上端无血者，夜多小便；全部无血或灰紫色者，膀胱痛或淋症。

（3）甲诊辨症分类

壮医甲诊辨症分类一般概括为 28 种甲象，包括本色甲、葱管甲、蒜头甲、鱼鳞甲、竹笋甲、瘪螺甲、鹰爪甲、羹匙甲、扭曲甲、嵴棱甲、横沟甲、软薄甲、粗厚甲、脆裂甲、胬肉甲、萎缩甲、暴脱甲、白色甲、红紫甲、紫绀甲、青紫甲、蓝色甲、黄色甲、黑色甲、斑点甲、洼蚀甲、啃缺甲、症甲等。

其中本色甲为健康甲象，以甲体微曲、厚薄均匀、质地坚、色红活、月痕清、表面平滑、无斑纹瘀点为特征。此外，每一种甲象都各有相应异常，提示有一种或多种病症的存在及疾病轻重缓急等情况。

4. 指诊

指诊是通过观察双手各指之颜色、质地、形状、运动状态等来诊断疾病。壮医学在长期医疗实践中，根据"有诸内必形诸外"的道理，认为人体内部脏腑发生病变时，不但会相互影响，而且必然通过人体的"道""路"反映到手指等有关部位。故壮医通过诊视手指部位的形态异常征象，就可以探知人体脏腑的病理变化。壮医学认为，手指亦为人体缩影之一，正之盛衰，毒之轻重，三道两路的功能状态，皆能从手指反映出来，故根据手指的异常征象可以诊断疾病。

察手指颜色。色白者气血不足，津液亏耗，主正虚、寒毒所致病症。黄色主湿毒，常见于黄疸或久瘀，微黄润主湿热盛，晦黄色主湿寒盛，萎黄无华主虚，黄浊无华主湿热，微黄枯槁主谷道不用；红色主热毒；瘀青紫色主寒毒、风毒、瘀毒、痛症或危候；紫色主瘀；青色主寒、惊、风、痛、瘀阻；黑色主寒毒极盛或热毒极盛、顽痰湿毒内阻等，肾之病多见此色，色黑微肿主水气，色黑如炭主痰饮，色黑枯槁无泽主危候。

察手指形态。指头红肿多为火毒。手指全部肿大，尤其是指头肿大如杵状，多为咪心头（心脏）、咪钵（肺）不足，痰浊之毒内阻。指腹干瘪下陷多为谷道不用之屙呕，或水液暴脱。手指弯曲、畸形，多为风湿痹症、关节炎，为龙路火路脉络瘀阻，筋肉失养所致。手指强直多为热毒极盛，风毒内动，或阴大伤。手指肌肉萎废不用，多为气血大亏，偏枯不用。手指脱皮为咪隆（脾）、咪腰（肾）亏虚。

察手指与相应脏腑反映区变化。壮医学认为，手指部位和体内脏腑相应。壮族民间指诊经验认为：①拇指属谷道，色异常主谷道病变，拇指淡白色为脾胃虚寒症，拇指青色为胃寒痛。②示指白色为胃肠炎，食指、中指肿大如杵状，为咪心头和咪钵病，示指、中指第一节有白色斑点为十二指肠炎症。③左右中指青紫，为龙路网络瘀毒内阻，中指第一节白色为阑尾炎，左右中指青紫为心血管疾病，中指呈红色条纹不散为心肌发炎之症，中指二、三节紫色纹为心肌梗死的征兆。④无名指黄色，为肝胆湿热或寒湿病症。⑤小指发肿为肾炎的征兆，小指第二、三节黑色为肾病或恶性病。⑥指颤为甲状腺机能亢进，手指脱皮为脾肾亏虚，指关节红肿为热痹之症，指关节肿大肤色不变为风寒痹症，手指如梭形为类风湿关节炎病症。

5. 望诊

望诊是通过对患者全身和局部状况进行全面系统的观察以诊断病情的诊法。壮医学基于天地人三气同步理论认为，人体有谷道、水道、气道与自然相通，龙路、火路沟通人体五脏六腑、内外上下，故通过观察外部变化可测知内部的病变，尤其对人体与外界相通的一些器官，如眼、耳、鼻、口、舌等，可作为人体各部分的缩影或反映，在疾病诊断上具有特殊的定性定位和预后价值。壮医学望诊内容丰富，包括全身望诊和局部望诊。全身望诊主要包括望发育、营养、面容、体位、步态、姿势、意识等。局部望诊主要望各部位的改变，如皮肤颜色、皮疹情况、舌质舌苔变化、肿块大小及部位、伤口长宽、头、颈、胸、腹、四肢和分泌物、排泄物等情况。下面简介壮医望神、望面、望口鼻、咽喉及排泄物等几项内容，其他方面略不尽述。

（1）望神

壮医学认为，人的精神情志方面的活动属巧坞的功能，依赖嘘（气）、勒（血）、精等物质以为养。巧坞在上属天，为人体各部的总指挥部，神志异常多为巧坞本身病变或其他疾病引起巧坞乱或坏。若精神充沛、反应灵敏、目光炯炯、思路清晰，表明嘘勒充足，巧坞得养，或病轻毒浅。反之，若萎靡不振、反应迟钝、目光呆滞、气息微弱，多为巧坞失养，虚甚毒重；若重危患者突然格外精神，两颧如妆，多为阴阳离决，巧坞将崩，生命将止。

（2）望面

壮医学认为，人的面部分布着许多龙路与火路的网络，人体正气之盛衰、邪毒之浅重皆可从面部诊察出来。壮医望面诊法，主要通过观察面部颜色与光泽的变化来诊断疾病。白色主寒毒为患、勒不足、痛症等。黄色主虚、湿毒为患、黄疸病等，面色萎黄、枯槁无华，多属咪隆与咪胴亏虚；面目俱黄者为黄疸。红色主热毒、暑毒所致病症。青色主寒毒、瘀血、痛症、风症及龙路与火路病。黑色主水毒内泛，瘀血阻滞龙路与火路之病，及咪腰功能低下之表现。

（3）望鼻

壮医通过观察鼻的形态、色泽及其变化来诊断疾病。壮医学认为，鼻为气道之门户，易为外来毒邪入侵。鼻涕清稀者，为风寒之毒内侵；涕浊而黏为风热之毒；久流浊涕腥臭不已者为鼻渊；鼻梁塌陷者为麻风或梅毒；鼻翼翕动而喘多属热毒犯咪钵或咪腰衰败之喘症，主气道不用。

（4）望口

壮医通过观察口唇形态、色泽、润燥的变化来诊断疾病。正常口唇多为淡红色，口唇绛红多为热毒，淡白为虚，青紫为寒毒、瘀血、痛症。口唇干裂多为热毒、火毒内盛伤阴。

（5）望咽喉

壮医学认为，咽喉为谷道与气道之门户。咽部红肿而痛，多为风热火毒内攻，或咪钵与咪胴热毒盛，咽部淡红鲜嫩者为虚火之毒上攻。

（6）望皮肤

壮医学认为，皮肤为人体一身之表，邪毒入侵，皮肤首当其冲。皮肤上密布龙路与火路网络，故人体正之盛衰、毒之轻重都可从皮肤上反映出来。望皮肤应重点注意皮肤色泽及形态变化。皮肤发黄者为黄疸。皮肤肿胀，按之凹陷者为水毒外泛之水肿。

斑疹红紫分布均匀者多为风、热毒盛；斑疹塌陷不起、散漫不收者多为正气虚而不足。对于痈疽疔疮、红热肿痛，多属热毒为患，属阳症；漫肿无头，部位较深，皮色不变者多为阴症。

（7）望三道排泄物

壮医学所谓三道排泄物，主要是指气道排出之痰涎、谷道排出之呕吐物及大便、水道排出之小便等。

气道排出之痰涎，黄稠者为风热之毒内犯咪钵，痰涎清稀者为寒毒为患，痰中带血者为龙路咪钵受损，常见于痨病之老咳。

谷道排出之呕吐物，酸腐腥臭不可闻，常为咪胴有热，或食伤咪胴，若呕吐物见红，常为谷道受伤，胃溃烂穿孔。谷道排出之大便干结发硬，多为谷道热毒伤阴，谷道失润；大便清稀，甚或如水下注，多属虚或寒毒内侵，咪隆与咪胴受损；大便黄褐，臭不可闻，多为湿毒热毒顺谷道下注；大便带红带白，常为屙痢，白多红少为白痢，红多白少为红痢；便中见血，色鲜红者多为痔疮，色黑如柏油者多为溃烂出血，顺谷道下渗。

水道排出之小便，色清长者为寒毒症；色短赤者为热毒症，或湿毒热毒下注水道；小便黄如浓茶，伴目黄身黄者，多为黄疸；小便见红，排时疼痛，多为血淋，或水道内有结石，排时不痛者为尿血。

6. 舌诊

舌诊也为壮医望诊的重要内容之一，分望舌苔和察舌质两部分。壮医学认为，舌位于口腔之内，雄居谷道门户，与气道相通，其上布满龙路与火路脉络。通过谷道纳入之食物，经咪胴、咪曼、咪叠化生变为嘘、勒物质，与经气道纳入之气相合，顺龙路网络上注于舌，故舌可反映人体嘘、勒、正气之亏盈。另外，气道、谷道常为痧、瘴、风、湿等诸毒入侵之通道，而舌扼气道、谷道要塞，故毒之轻重亦可从舌反映出来。由此，察舌即可测知正之亏盈、毒之轻重，这是壮医以此为望舌诊病的依据。

（1）望舌的方法

在充足的自然光线下，医者仔细观察舌苔与舌质的颜色、形态、质地、运动及其变化。观察的顺序一般由外到内，即从舌尖看到舌根，先察舌苔的有无、厚薄、腐腻、色泽、润燥等情况，再察舌体色泽、斑点、胖瘦及动态等情况。患者就诊前最好不要进食，特别是某些易着色之食物，以免染苔造成假象，贻误诊断。一般就诊前30分钟到1小时内不要进食和饮水。

（2）辨舌诊病

壮医舌诊以舌质表本病，舌苔表标病，察舌诊病主要通过观察舌之质地动态、苔之厚薄颜色、舌质颜色和舌下脉络等情况综合进行诊断。

察舌之质地动态。壮医学认为，舌质地鲜嫩，为嘘充盈，软黯者为嘘亏损。舌瘦而淡者为勒不足，瘦而黯者为有瘀毒，主瘀症。舌大而胖，甚或有齿印，多为湿毒内盛，或咪胴与咪隆不足。若舌体僵硬，转动不灵，甚或偏歪，主风症，多为热重风重毒重，或嘘亏、勒亏、精亏，舌失所养所致。若舌体伸而不能缩者多为阳脱，缩而不能伸者多为阴脱，皆主危候。

察苔之厚薄颜色。壮医学认为，健康人的舌苔为薄白苔，干湿适中，不滑不燥。鲜苔属新病，厚苔多宿疾。一般而言，病初起而毒较轻，舌苔薄；病较深而毒较重，舌苔厚。苔厚腻而腐，多为痰饮湿浊诸毒内困。苔由薄变厚，多为病进毒重正虚，苔由厚变薄，多为毒轻病退。白苔主毒邪初侵之症，或寒毒内侵之症。黄苔主热毒、湿热症。灰苔多主痰饮湿浊内阻，灰而干者主热毒炽盛，阴津枯竭。苔黑而润，多为寒毒壅盛，水湿内困，为危候。

察舌质颜色。舌质淡白较正常舌色浅淡，常为阳不足，勒亏损所致，常见于寒毒症、阳虚、勒虚。舌质红，舌色较正常舌深，主热毒症、痧症、或阴虚内热，舌越红热毒越重。舌质绛即深红色，主热毒极重，或久病、重病阴大伤。紫黑舌多为寒毒重或热毒重之象，有寒毒、热毒之分，紫黑而干枯为热毒，紫黑而滑润者为寒毒。瘀斑舌见有瘀斑，主瘀毒、虫毒，为龙路与火路受阻之症。

察舌下脉络。舌下脉络亦为龙路火路之分支。将舌伸出口外，舌尖向上卷起，暴露舌下脉络，健康人舌下脉络大都若隐若现，不粗胀。舌下脉络粗胀，色青紫甚或青黑色，多表示体内热毒、湿毒、瘀毒内阻，龙路与火路不通，常见于咪钵、咪心头、咪叠病变。壮医学经过长期观察发现，舌下脉络与热毒、痧毒、瘀毒等关系密切，以针刺之可祛毒定神，顺通龙路火路经髓。壮医常用针刺舌下脉络放血治疗痧症、热症等。

7. 耳诊

耳诊是通过观察耳的形态及变化以诊断疾病，分察耳尖与察耳廓两部分。壮医学认为，耳居天部，附于巧坞两侧，通连勒答（两眼），通过龙路、火路网络与全身脏腑骨肉相通，耳朵配合勒答构成巧坞的左丞右相，起巧坞的耳目作用，勒答藏于内，耳露于外，伸向两侧，故察耳可诊知某些疾病。耳尖位于耳的顶端，对外界气候的变化最为敏感，故以耳尖为重点诊察部位。壮医耳诊，据颜色判毒之性质，依形态别正之盛衰。

察耳尖。壮医学认为，若耳尖发凉，多为外感先兆。以一手的拇指置耳尖下部，示、中二指贴在耳尖外部，若局部测得为微冷至冻冷之征候，即可推断将于 3~5 天发生外感症，但此时患者仅可表现出轻微体倦、食纳稍减等症状，未出现典型的外感征象。此征候诊断灵验，壮医学以防护耳朵、肚脐、足心作为预防外感措施。耳尖潮红，触之有热感，为热毒上攻。耳尖色苍，触之冰凉，为嘘勒不足。耳尖色青，触之弦紧，为风毒重、风重筋急征兆。耳尖色紧暗，触压松手后，颜色迟迟不复还，为瘀毒内阻，常见于老咳、久喘之症。

察耳廓。耳廓色淡主虚主寒，青黑主痛症，色红主热毒。耳廓干焦枯黑主咪腰亏极，为重症。耳背见红，伴耳根发凉，为麻疹先兆。

8. 脉诊

目前已有整理的壮医脉诊法主要有三种，这几种壮医脉诊法均不同于汉族中医脉诊方法。

三指四肢脉诊法，是柳州、河池等地区壮族民间常用的脉诊法。主要在四肢分区脉诊候内脏病变，不讲寸关尺，多用于妇科疾病诊断。

单指脉诊法，是流传于左江、右江地区民间壮医常用的脉诊法。单指脉诊法除诊察脉象变化之外，比较注意脉诊部位皮肤温度，并以此为依据判断冷脉或热脉，以脉象的缓急候疾病之寒热性质及病情之进退情况，尤其注意脉诊与面部望诊相结合。这种脉诊法可对某些危急重症进行预后诊断。

六指同步按诊法，双手布指（示指、中指、无名指）同时按切天、地、人三部，以诊断病人六部经脉，从经脉之升降、节律、动态、神韵，以候三道两路、脏腑、气血的生理病理，根据三部六脉的同步异步、升降出入、节度消息等，作为诊断疾病的参考依据。

9. 腹诊

腹诊是通过观察胸腹部形状动态，结合按压腹部诊察质地等方法来诊断疾病的方法。壮医腹诊法手法种类多样，以马山县壮医农氏腹诊法最具特色，该诊法有 100 多年历史。农氏腹诊法主要是通过检查脐带和腹部血脉搏动情况来诊断疾病，认为人体发育最初通过花肠（指子宫）、脐带吸取营养，因此，腹部是气血的汇聚点，其正常与否影响到人体的生理功能，全身的变化可在脐带及脐周血脉上反映出来。故检查脐带及脐周血脉变化可知病情轻重、部位的深浅、疾病的性质和病程长短。农氏腹诊法主要用于妇科经、带、胎、产等病症的诊断。

10. 按诊

按诊是通过对患者的肌肤、手足、胸腹或其他病变部位进行触摸按压，测知局部有无冷热、软硬、压痛、瘀块、结节等异常变化，以推断疾病的部位和性质。在具体应用中，壮医按诊常与腹诊等多种诊断方法结合应用。

11. 探病诊法

壮医探病诊法是一种较为特殊的诊法，凡疾病比较错综复杂，一时难以做出明确诊断，或患者巧坞已乱，昏不知人，无法询问的情况下，可用此法辅助诊断。常用的有瘀病探病法、跌打探病法、预后探病法、表里反应诊法等。以表里反应法为例，其法多在药线点灸疗法施行前使用，通过按压患者体表龙路与火路网络上的某些特定穴位，再以这些穴位的反应及变化来推断体内脏腑的病变。如压食背穴（位于手示指掌指关节的中点）有胀痛者，提示有妇科疾病；又如太渊、经渠穴有压痛，提示肺有疾；大冲、中封穴有压痛，提示肝有疾等。一些探病诊法如野芋头探病法、生黄豆探病法、生烟油探病法、石灰水探病法等，均具有一定特色。

12. 挑刮诊

壮医挑刮诊既是一种诊断方法，也是治疗手段，多用于外感热病的诊治。如以右手中指指背用力划刮患者背部或胸部肌肤，凡起蛇状紫黑色粗线者诊为标蛇痧。又如以针挑皮肤，凡出现犹如羊毛状细纤维者，诊为羊毛痧。

二、治疗方法

壮医学的治疗方法内容极其丰富，既重视内治，也重视外治，一般将丰富多彩的壮医学治疗方法分为外治疗法、内治疗法和其他疗法，尤其壮医学外治疗法内涵十分广泛，方法丰富多彩，疗效显著，在我国传统医学治疗方法中占有重要的地位。下面仅简介壮医学外治疗法中的一些特色疗法。

壮医学外治疗法是通过各种形式的外部刺激从而达到治疗目的的治疗方法。壮医学认为，各种外治方法的治疗作用归纳起来一是调气，二是祛毒。在内容上包括外病外治和内病外治两个方面。如疮痈疔毒、水火烫伤用壮药外敷治疗，属外病外治；痧呕肚痛、遗尿泄泻用药线点灸治疗，属内病外治。壮医学在长期的医疗实践中总结出了丰富的具有民族特色且行之有效的外治方法，包括针刺疗法、灸疗法、刮疗法、熏蒸疗法、敷贴疗法、热熨疗法、按摩疗法等多达几十种方法，尤其多种灸疗法和针疗法，内容十分丰富，在壮族地区广泛流传应用，具有鲜明的民族特色和地域特点。

1. 壮医针疗法

壮医针疗法是壮族民间常用的一类外治疗法，考古资料表明，壮医针疗法可追溯至石器时代，有几千年历史，壮族是我国最早应用针刺疗法的民族之一。《黄帝内经》素问之宜法方宜论记载："南方者，天地所长养，阳之所盛处也。其地下，水土弱，雾露之所聚也。其民嗜酸而食胕，故其民皆致理而赤色，其病挛痹，其治宜微针。故九针者，亦从南方来"。至今各种针疗法仍广泛应用于壮医学临床各科疾病的治疗。壮医学针疗法内涵丰富，种类众多，常用针疗法包括十几种，如火针疗法、针挑疗法、刺血疗法、麝香针疗法、陶针疗法、油针疗法、耳针疗法、皮肤针疗法、挑痧疗法、挑疳疗法、挑痔疗法、颅针疗法、跖针疗法等。

（1）针挑疗法

针挑疗法是用针具挑刺体表一定部位，根据病症选择体表某些部位或穴位（网结），运用不同手法挑破其浅层皮肤或挑出皮下纤维，从而达到治疗效果的外治疗法。针具多为大号缝衣针或三棱针等。壮医学认为，脏腑病变皆与三道不行、两路不通直接相关，针挑疗法是通调三道两路而达到防病治疗作用的外治疗法。通过针挑龙路与火路的体表网结，达到疏通经髓之滞，鼓舞正气，祛毒外出的作用。壮医学针挑疗法适用广泛，一般疾病均可治疗，尤其对痧症、痹症、四肢关节疼痛或僵直、腰痛、跌打损伤、麻木等疗效显著。壮医学针挑操作手法多样，首先选好针挑点，根据病症选择穴位或体表上的病理阳性反应点，常规消毒后，将针具对准反应点下针，具体手法有浅挑、深挑、疾挑、慢挑、轻挑、重挑、跃挑和摇挑等，针挑方式有点挑、行挑、丛挑、环挑、散挑和排挑等。对于出血性疾病、有出血倾向者或极度虚弱者慎用或不用此法。

（2）火针疗法

火针疗法是将烧红的针尖迅速刺入体表以治疗疾病的一种外治疗法，常用的火针疗法有三种。①取长 10～15 厘米钢线（比缝衣针略粗），一端磨尖，一端安装木柄，即成火针。使用时，以棉花加少许硫黄粉卷于针尖上，蘸茶油或花生油，点燃烧热，待火熄后，迅速点刺在治疗部位上。此法常用于治疗淋巴结核、胃痛、腰腿痛等病症。②取 10 号或 12 号注射针头装上木柄即成火针。多用于治疗淋巴结核。方法是先用笔在结核部位划出结核大小，常规消毒，用 1%普鲁卡因局部麻醉约 3 分钟后，将火针置于酒精灯上烧红，然后迅速刺入结核部位，先刺周围一圈，再于中间刺若干针，刺后涂以少许消炎膏。③取 3 根 3 号缝衣针呈品字形固定在直径约 0.8 厘米的小圆木或铁质圆管上，露出针尖约 0.5 厘米，即成火针。

（3）麝香针疗法

麝香针疗法是火针疗法类的具体疗法之一。麝香针又称麝针，是取麝香、菊艾、菖蒲、辣蓼、草果、独瓣大蒜各适量，阴干或微火烘干后，用一块 20 厘米见方的棉布将上药包裹扎紧如鸡蛋大，包裹时插上缝衣针作针头，用竹筷或竹竿作针柄，扎紧即成。使用麝针疗法时须配备灯盏一只，山羊角（或其他动物角）制成的角筒若干个，灯芯草和桐油适量。该法施疗时将麝香针头置桐油灯上烧，待针头发热微红后，迅速频频扎刺患者疼痛部位皮肤，针头冷却后继续烧热再刺，如此反复操作，针刺深度以穿透真皮为度，一般每平方厘米刺 5~10 针。针刺后，用角筒在针刺部位角疗吸拔，一般针刺部位需角疗 1~2 遍，角疗时间以 10 分钟左右为宜。

壮医麝香针疗法适用于：①对风湿之毒引起的关节肢体酸胀疼痛、麻木、关节屈伸不利等疗效较好，一般用一至两次即可收到明显效果。②久病风湿、肢体不能屈伸，甚则瘫痪在床者，在拘挛关节处皮肤针刺，再用生姜烤热后在针刺部位搓擦，至患处皮肤发热时，用角筒吸拔，拔出毒气。并配合使用断肠苗、宽筋藤、过江龙等煮水外洗，每日一次或多次。③对陈旧性跌打外伤或刀枪伤，常在阴雨天气发作者，轻则酸胀不适，重者疼痛难忍，关节屈伸不利等情况，也可用麝香针疗法。

（4）陶针疗法

陶针疗法是用陶瓷片敲碎或磨制成针状的用具，在体表相应的穴位按压或刺割至皮下出血，以达到治病目的的一种外治疗法。施疗时操作方法多样，按刺激方式分点刺、排刺、行刺、环刺、丛刺、散刺、集中刺及扩散刺等。按刺激的强弱，则分重刺、轻刺、中刺、放血刺、挑疳刺等类别。刺疗后用碘酒、乙醇或生姜片等消毒。此法常用于治疗小儿夜啼、中风、中暑、急慢性惊风等病症。

（5）皮肤针疗法

皮肤针又称梅花针，是用梅花针在浅表皮肤叩刺龙路与火路表浅网络以治疗疾病的一种外治疗法。梅花针可购买亦可自制，可用 68 枚不锈钢针集成一束，固定于针柄一端，针柄可用竹棒或木棒制成，露出针尖，其针排列为圆形梅花状，故称梅花针。施疗时所选刺疗部位主要有三种：①循路叩刺，即依循龙路与火路的循行路线叩刺，如项背腰骶部循路叩刺。②循点叩刺，即依据龙路与火路网结（穴位）的主治症进行叩刺，常用各种特定穴位，如夹脊穴等。③局部叩刺，即取局部病变部位进行散刺、围刺等，用于治疗跌打损伤的局部瘀肿疼痛等。刺激强度分为轻度、中度和重度刺激三种。该疗法适于治疗头痛、肋痛、脊背痛、腰痛、皮肤麻木、神经性皮炎、失眠、消化不良、顽癣、斑秃等病症。局部皮肤有创伤、溃烂者不宜使用该疗法。

（6）神针疗法

神针疗法即微型刀针疗法，是采用微型刀针，选择体表压痛最明显部位点入针，然后行小剥离给予强刺激而达到治病效果的外治疗法。微型刀针选用不锈钢材料制成，长度有 65 毫米和 80 毫米两种规格，刀体粗 1 毫米，刀针分为柄、体、尖三部分，刀柄呈扁方形。一般颈、胸、背、关节施治选用短刀针，臀、腰等处施治用长刀针。使用方法：常规消毒压痛区，选择压痛点最明显处入针，针与皮肤成 45 度刺入，经皮肤、皮下组织、筋膜、肌肉或骨膜，当刀针刺入病变区时针感最强（酸胀感），并放射至相应部位，此时即停止进针，将针向上下左右方向摇动作小剥离后即可拔针，拔针后在入针处加压片刻以防渗血。该疗法适用于治疗各类急、慢性损伤所致的疼痛、非感染性四肢关节痛等病症。

（7）旋乾转坤针法

旋乾转坤针法是壮医学的一种传统金针疗法。该法遵循壮医学针砭石法"轻刺阳症、重刺阴症、平刺和中"的实践经验，以轻飔、凝重两种基本手法交互运用，组成三度运针节度。施治时，先审症、选经、取穴，然后用直式或横式执针法进针，得气后再按下述法度运针：①旋乾，旋针用力要轻，旋动较速，运针浑圆。以针柄悬穴无所阻，柄端必能在小幅度内摆动，术者可导之划成虚圆，进退少许，出入矫捷，多用轻旋，功力轻飔而温和。以回旋 9 次为一度，一个旋乾度用一长画"—"（即乾爻）表示。②转坤，转针用力较重，转动要缓，运针直方，以针柄有一复压支点，柄端抵实不致摇动，但针尖在穴位内反复小幅度摆动，术者可导之指间四隅而划正方，进退少许，升降顿挫，多用重转。以回转 6 次为一度，一个转坤度用两短画"— —"（即坤爻）表示。同时还将这两种手法与八卦爻象配合，组成三度八法。壮医用该法主治怔忡、痫痹等疾病。

（8）颅针疗法

颅针疗法是根据壮医学对巧坞网络系统分布的认识，以发旋穴为中心，采取颅外定穴，以治脏腑气血躯肢百节之病的一种外治疗法。

（9）跖针疗法

跖针疗法是根据壮医学脉络分布及跖面网络点与脏腑的相关理论，针刺足跖六十六个穴位点而达到治疗效果的一种外治疗法。

（10）耳针疗法

耳针疗法是通过刺激耳廓或耳部诸穴而达到防治疾病目的的外治疗法。壮医学使用耳针疗法共有十八种，常用的有毫针法、压丸法、放血法等。常用于治疗牙痛、神经衰弱、痛经、胃痛等病症。

（11）油针疗法

油针疗法是将油针置于桐油灯上烧至烫手后，迅速轻轻地刺入治疗点。壮医制作油针的方法为：用普通缝衣针穿过包有麝香等药物的小包，露出针尖，尾端插入一根小木枝作针柄，即成油针。该疗法适用于治疗风湿痛、慢性支气管炎、腰痛等病症。

（12）掌针疗法

掌针疗法是对龙路与火路分布在掌面和掌背的 88 个网络节点进行针刺，以疏通龙路与火路之嘘、勒瘀滞，调节天人地三气同步平衡，从而达到治疗效果的一种外治疗法。壮医学认为，人体的龙路和火路在手部掌面及掌背形成的网络点与脏腑密切相关。针刺掌面指节的咪心头、咪钵、咪隆、咪叠、咪腰等网络点以调节脏腑功能为主；针刺掌背天、人、地三部（上、中、下三部）网络点以治疗形体肢节病症为主。

（13）刺血疗法

刺血疗法是用针刺人体表的某些穴位，运用挤压或拔罐等方法使针刺处出血，从而达到治病效果的一种外治疗法。刺血疗法器具主要为缝衣针、三棱针、陶瓷针等针具。施疗时，首先根据不同的疾病选择适宜的刺血穴位（如跌打损伤可在瘀斑块的中心及其边缘或上下左右取放血点），常规消毒皮肤和针具，手指持针迅速进针，深度 0.3 厘米左右，快进快出，在每个针孔挤血或拔罐吸血，之后以消毒干棉球按压针孔止血。该法常用于治疗各种痧症、闭合性跌打损伤、外感发热、腰腿痛等病症。

（14）挑痧疗法

挑痧疗法是通过挑刺人体一定部位，将皮下细丝样组织挑出切断，从而治疗痧症的一种外治疗法。方法是用左手示指和拇指将治疗部位皮肤捏起，右手持针刺入提起部位皮肤深层，然后将针尖向皮肤外挑出细丝样组织，用刀刃将细丝切断，每次挑切 5~7 条，挑毕在挑切部位敷上少许火柴头（研粉）。壮医用于挑痧治疗的挑点差异很大，一般壮医多依据个人经验选择挑痧位点。本法适用于治疗各种痧症，如宿痧、暗痧、郁痧、红毛痧等。

（15）挑疳疗法

挑疳疗法专治小儿疳积。挑疳常用挑点部位以四缝点、疳积点为主。四缝点位于手第 2、3、4、5 指的第 1、2 指关节腹面横纹正中，主治小儿疳积、消化不良、小儿原因不明的慢性营养不良等病症。疳积点在手第 2、3、4、5 指第 1 指节腹面正中，作用与四缝点相同，但疗效较强。除四缝点、疳积点外，还可选挑长强、大椎、足三里等部位。四缝点用挑挤法，疳积点用挑湿（脂）法，以挤出少许黄色黏液为宜。轻病者只挑四缝点即可，若病较重、体质虚弱、病程长者，可用挑加灸法，或加壮药同时调理谷道咪隆及咪胴功能。

（16）挑痔疗法

挑痔疗法常用于治疗炎性外痔、肛门瘙痒、轻度脱肛等病症。首先在腰骶部寻找挑点，挑点形似丘疹，稍突起或不突起皮肤，如针头大小，圆形，略带光泽，颜色为灰白色、棕褐色或淡红色不等，压之不褪色。所选挑点要与色素痣、色素斑、毛囊炎相区别。常规消毒体表和针具后，以缝衣针或三棱针将挑治部位的表皮纵行挑破0.1~0.2厘米，然后深入表皮下，将皮下白色纤维样物均挑断。该方法施疗时要注意消毒，术后注意局部清洁，防止感染。挑治后一周内不宜做重体力劳动，不能吃刺激性食物。对孕妇、严重心脏病和身体过度虚弱者应慎用此方法。

（17）温刮缚扎刺法

温刮缚扎刺法为壮族民间治疗痧病的一种常用疗法。患者暴露胸背部及上肢，术者两手分别在胸背部由轻而重、由下至上均匀地刮，至皮肤微红润为宜，继而刮至肩肘部，然后以浸过油烘热（适度）的纱布自肩部环绕缚扎至距指端1~3厘米处，用生姜或老蒜消毒指端皮肤，以三棱针针刺指端放血少许，松开纱布按摩缚扎处3分钟，接着用烘热的桐油擦胸口（膻中穴）和足心（涌泉穴），最后用艾条温和灸此两穴，令全身微微出汗为宜。

2. 灸疗法

灸疗法是通过烧灼或熏烤体表一定穴位或患处，使局部产生温热或轻度灼痛刺激，以调节人体天地人三气同步平衡，从而达到防病治病目的的一类外治疗法。壮医学灸疗法具有温经散寒、调节气血、消肿止痛、祛风止痒等功效，广泛应用于壮医临床各科疾病的治疗。壮医学灸疗法内涵丰富，种类众多，常用灸疗法包括十几种之多，如药线点灸疗法、四方木热叩疗法、药棉烧灸疗法、无药棉纱灸疗法、水火吹灸疗法、火功疗法、艾灸疗法、鲜花叶透穴疗法、灯花灸疗法、麻黄花穗灸疗法、竹筒灸疗法、艾绒硫黄灸疗法、灼疗法等。

（1）药线点灸疗法

药线点灸疗法是将经过壮药炮制的苎麻线点燃后，直接灼灸体表的一定穴位或部位以治疗疾病的一种外治疗法。壮医学认为，通过以壮医秘方浸泡过的苎麻线点燃后灼灸刺激体表的一定穴位或部位，疏调龙路与火路气机，具有通痹止痛、祛风止痒、活血化瘀、消肿散结、消炎退热等作用。壮医学该疗法应用范围广泛，适用于内、外、妇、儿等各科病症。①通痹止痛，对各种痛症，包括头痛、痛经、肌肉扭伤等均有明显疗效。②祛风止痒，对皮肤瘙痒、荨麻疹等有较好疗效。③活血化瘀，可治疗多种血症，既能止血又能活血，该法具有双向调节作用，关键在于选好穴位，点灸有活血作用的穴位可以活血，点灸有止血作用的穴位可以止血。④消肿散结，可治疗多种肿块性疾病，如乳腺小叶增生、脂肪瘤、局部扭伤肿痛等。⑤消炎退热，对感冒发热病人，可使之退热；痔疮发炎肿胀，可使炎症消退。⑥温经通痹，对风寒湿毒引起的关节痹痛有较好的疗效。⑦健脾消食止泻，对脾胃虚寒引起的泄泻有显著疗效，对食欲缺乏、厌食等也有较好的疗效。

药线的制备：用苎麻搓成线，经特制的壮药药水浸泡加工而成，每条长约 30 厘米。分为三种规格，一号线直径 1 毫米，适用于灸治皮肤较厚处的穴位和癣疾，以及冬天适用；二号线直径 0.7 毫米，适用一般病症，应用范围广；三号线直径 0.25 毫米，适用于治疗皮肤较薄处（如面部）的穴位及小儿灸治用。

药线点灸疗法常用的穴位有三种：一是壮医特有的经验穴位；二是龙路与火路的某些浅表反应点（阿是穴）；三是引用部分中医针灸穴位。下面简介一些较有特色的穴位。①梅花穴，按照局部皮肤肿块的形状和大小，沿其周边和中部选取一组穴位，此组穴位可组成梅花形，适用于壮医外科病症及内科肿块的治疗。②莲花穴，按照局部皮肤病损的形状和大小，沿其周边和病损部位选取一组穴位，此组穴位可组成莲花形，适用于治疗一般癣病和皮疹类疾病。③葵花穴，按照局部皮肤病损的形状和大小，沿其周边和病损部位取穴，组成葵花形状，适用于治疗比较顽固的癣类及皮疹类疾病。④长子穴，适用于治疗皮疹类疾病，取首先出现的疹子或最大的疹子为穴。⑤启闭穴，位于鼻孔外缘直下与唇边的连线，鼻孔外缘与口角的连线及唇连线组成的三角形中心处取穴，适用于治疗单纯性鼻炎、过敏性鼻炎等病症。⑥下迎香穴，位于迎香与巨髎连线中点，适用于治疗感冒、鼻炎等病症。⑦鼻通穴，于鼻梁两侧突出的高骨处取穴，适用于治疗感冒鼻塞、鼻炎等病症。⑧素髎穴，位于鼻尖正中，适用于治疗昏迷、低血压、过敏性鼻炎等病症。⑨耳尖穴，位于耳尖，适用于治疗目赤肿痛、偏正头痛、鼻炎等病症。⑩牙痛穴，位于手掌侧面，手第三、第四掌指关节之中点处，适用于治疗牙痛、颞颌关节痛。⑪脐周穴，以肚脐为中心，旁开 4.5 厘米，上下左右各取一穴，配合使用，适用于治疗谷道肠胃病变。⑫止呕穴，于鸠尾和膻中连线的中点取穴，适用于治疗恶心呕吐。⑬结顶穴，淋巴结（壮语为勒努）附近或周围发生炎症，引起局部淋巴结肿大者，取肿大的淋巴结顶部为穴。⑭痔顶穴，取外痔顶部为穴。⑮下关元穴，于脐下关元穴下约 1.5 厘米处取穴，适用于治疗腹痛、阴痒、遗精、妇女带下及胞宫疾患。⑯关常穴，以各关节周围作为常用穴位，适用于治疗痹症、关节肿痛等疾患。⑰膀胱穴，位于水道尿闭而隆起的膀胱上缘左、中、右三点取穴，适用于治疗尿潴留症。

药线点灸疗法的取穴有一定规律性，壮医将其概括为“寒手热背肿在梅，痿肌痛沿麻络央，唯有痒疾抓长子，各疾施灸不离乡”。其中，“寒手”指畏寒发冷症状重者，取手部穴位为主；“热背”指全身发热，体温升高者，以背部穴位为主；“肿在梅”即对肿块或皮损类疾病，沿肿块、皮损边缘及中心取一组穴位组成梅花形或莲花形；“痿肌”指凡是肌肉萎缩者，在萎缩肌肉上选取主要穴位；“麻络央”指凡是麻木者，选取该部位龙路与火路网络的中央点为主要穴位；"抓长子"指凡是皮疹类疾病引起瘙痒者，选取最先出现的疹子或最大的疹子作为主要穴位。仅此数条不足以概括全面，每种疾病还需根据实际需要，循龙路、火路取穴，以达到治疗效果。

药线点灸疗法的操作包括持线、点火、施灸几个步骤。①持线，以拇指、示指挟持药线的一端，并露出线头1~2厘米。②点火，将露出的线端在灯火上点燃，然后吹灭明火，只留线头珠火即可。③施灸，将线端珠火对准穴位，顺应手腕和拇指屈曲动作，拇指指腹稳健而敏捷地将带有珠火的线头直接点按在预先选好的穴位上，一按火灭即起为一壮。一般一个穴位只灸一壮（梅花、莲花、葵花等穴除外）。壮医药线点灸疗法操作时必须掌握火候，以线头呈珠火时灸疗效果最佳，切忌明火点灸。手法一般是"以快对轻""以慢对重"。灸时有蚁咬感或灼热感，灸疗后不要用手挠，以防感染。施灸时药线点燃一次火灸一次，再点再灸。一般每天点灸一次，依据病情确定疗程长短。

药线点灸疗法原流传于壮族聚居的柳州地区，现已在全国多家医疗单位推广使用，并传到美国、澳大利亚、新加坡等国家及港澳台地区。1992年荣获广西省医药卫生科技进步一等奖和国家中医药管理局科技进步二等奖。

（2）四方木热叩疗法

四方木热叩疗法是壮族民间治疗腰腿痛、关节痛的一种特色外治疗法，也可用以治疗骨质增生等病症。该疗法使用前首先制备"治骨酊"和药浸四方木，方法为：取四方木50克（锯成长20~30厘米，宽3~4厘米若干段）、战骨500克、红花100克，加入60%~75%乙醇3000毫升，浸泡15天，取出四方木晒干备用，过滤去渣的药液即为"治骨酊"，分装备用。施疗时，根据不同的发病部位，选用大小适中的纱布2~3层，以"治骨酊"浸湿后，平敷于发病部位，外加能盖过纱布的厚皮纸一张，将备好的四方木皮在灯火上燃成炭状，仅烧木皮的外层，每次烧长度2~3厘米，烧至木皮全层1/2着火，要求着火深度足而叩打时不溅炭块为好，将着火端在厚皮纸上叩打，打至体表局部发热，要注意叩打有节奏而用力均匀，并不断移动叩打部位，防止局部烫伤起泡，叩打至纱布药液干为合适。此法常用于治疗骨质增生等病症。

（3）火功疗法

火功疗法是采用经过加工炮制的药枝，点燃熄灭明火后，用两层牛皮纸包裹熨灸身体一定部位或穴位，以达到治疗疾病目的的一种外治疗法。火功疗法所用药材取追骨风、牛耳风、过山风、五风藤、吹风散等药枝条各一截，长15~20厘米，晒干后，用生姜、大葱、两面针、黄柏、防己等加入白酒浸泡，7天后取出晒干备用。施疗时，将浸渍过的药枝置于灯盏上燃烧，明火熄灭后，把燃着暗火的药枝包裹于两层牛皮纸内，随即在体表穴位施灸。常用于治疗风寒湿痹、腹痛、久泄、胃下垂、瘰疬等病症。

（4）水火吹灸疗法

水火吹灸疗法是流传于广西上林县民间的专治疖肿的一种外治疗法。施疗时先用清水喷淋于疖肿面上，然后用艾条对着疖肿熏灸，距离以患者能忍受为度。一边灸一边用嘴对着肿面吹风，待肿面水分将干时再行喷淋吹灸，如此反复施行为治。

（5）灯花灸疗法

灯花灸疗法又名灯火灸、灯草灸，是用灯芯草蘸植物油点燃后直接或间接灸灼病变部位或穴位，以治疗疾病的一种外治疗法。具体灸疗方法分明灯灸、阴灯灸、余热灸三种。①明灯灸法，将点燃的灯芯草慢慢地向穴位移动，并稍停瞬间，待火焰略变大，则立即垂直点触于穴位上，随之发出清脆的"啪"声，火亦随之熄灭。此法多用于治疗急性病和急救用。②阴灯灸法，施术者手持点燃的灯芯草，用手拇指按一下点燃的灯芯草，利用拇指温度压在穴位上，每穴施灸2~3次。此法多用于治疗小儿疾病和慢性疾病。③余热灸法，用灯芯草1~3根浸油后点燃，待灯芯草烧燃后即把火吹灭，利用灯芯草的余热点灸在穴位上。此法常用于治疗腹泻等疾病。

（6）鲜花叶透穴疗法

鲜花叶透穴疗法是将鲜花或叶子置于所选施疗穴位上，用线香或药根枝点燃后，隔花叶灸灼，通过鲜花芳香之气、绿叶浓厚之味而达到调节脏腑、祛秽辟邪、通窍宁神、除病康复的一种外治疗法。该法根据病症选择治疗用穴位，结合壮医学天地人与花木生机同步运行的认识，按岁行物候采用鲜艳春花、绮丽夏花、金碧秋花、献瑞冬花。凡当节令鲜花如含苞、初展、盛开、敛容、落英等花瓣，无论嫩叶、绿叶、碧叶、红叶、金叶等叶片，均可选用。该法广泛应用于治疗各科多种疾病。

（7）麻黄花穗灸疗法

麻黄花穗灸疗法是将浸泡过药水的麻黄花穗点燃后以拇指直接按压在某些穴位上，从而达到治疗作用的一种特色外治疗法。药水制作方法：取麻黄花穗15克、硫磺15克、雄黄15克、杜仲12克、丁香3克、松香3克、细辛3克，另有乳香、没药、桂枝、白芷、川芎、枳壳、独活、炮甲、两面针、通城虎、金不换诸药各6克，将以上药物浸泡于95%乙醇500毫升，浸泡3周后用纱布过滤去渣，在药液中加入冰片3克、麝香1克，再加入适量的3厘米长的麻黄花穗浸泡，瓶装密封备用。施疗时，用拇指将点燃的麻黄花穗迅速按压在选定的穴位上，火熄灭后重复操作，灸至皮肤潮红为止。此法常用于治疗风湿性关节炎、头痛、头晕、体癣、手脚麻木、痧症等病症。

（8）药棉烧灸疗法

药棉烧灸疗法是用干棉球蘸吸预先制备的壮药酒，点燃后，直接烧灸患处，以达到治病目的的一种外治方法。壮药酒的制备：取九龙川、草乌、川乌、石头散、吹风散、穿破石等适量，用95%乙醇适量浸泡药物3天以上，制药酒备用。施疗时，钳夹棉球一个，蘸吸预先制备的壮药酒，点燃并将着火的棉球迅速扣向病变部位，此时患部亦因吸附有药酒而燃着，棉球灸治后迅速移开，另一手掌同时用手掌迅速捂向患部将火捂灭。之后重复上述操作。施灸次数以患部皮肤潮红、患者能忍耐为度。该疗法主要适用于局部肌肉酸楚麻痛、风湿痹痛、无名肿痛未成脓者、跌打损伤瘀肿疼痛而无表皮出血者，亦可用于某些疾病挑治前后的辅助治疗。

（9）无药棉纱灸疗法

无药棉纱灸疗法是采用普通未湿过水的棉纱线，以8~12条拧成一股，点燃呈萤火状，对准预先选好之穴位直接施灸，拇指头随线压灭萤火，每次取穴10~20个施灸。该法主要适用于治疗时行感冒、风火牙痛、胸闷腹痛、各种神经痹痛等，亦可用于治疗属于寒热交错、疼痛、麻木等表邪病症和各类痧症。

（10）竹筒灸疗法

竹筒灸疗法是取材竹筒，纳入艾绒点燃灸疗的方法。竹筒制法：取一根长约8厘米，直径4厘米左右的竹筒，一端保留竹节，另一端锯掉竹节，在距开口端2厘米处分别开两条长方形气槽，宽约2厘米，长达另一端之竹节。施灸时，先以野芋头切成厚度约2毫米之薄片，贴附于竹筒的开口端，然后植入艾绒，平气槽（2厘米处）为度，点燃艾绒，以贴粘野芋片的一端轻压在痛处或选取的穴位上，至局部感觉热甚（能忍受为度），再重压竹筒，热感消失，约过3息（约10秒钟）即可移开竹筒。该疗法治疗各种痹症、腹痛、腰痛等病症时直接灸治痛处，治疗咳嗽者灸肺门穴，治疗哮喘者灸定喘穴，治疗感冒者灸大椎、肺门及曲池诸穴。

（11）艾灸疗法

艾灸疗法分艾炷灸和艾卷灸两种。艾炷灸是用艾绒制成大小不同的艾炷备用，使用时将艾炷放在皮肤上直接灸或隔药（姜、蒜、盐、蛤蟆皮等）灸。艾卷灸又称艾条灸，其具体灸法可分为4种。①温和灸，将艾条点燃一端，靠近穴位熏烤，至患者感觉温热舒适，即固定艾卷位置不动。灸至皮肤稍起红晕即可，一般灸10~30分钟。②回旋灸，将点燃的艾条接近灸疗的部位平行往复回旋熏灸（距皮肤约3厘米），每次灸10~30分钟。③雀啄灸，将艾条点燃一端对准穴位，如小雀啄米样一起一落、忽近忽远地施灸，每次灸5分钟。④实按灸，将艾条点燃后裹上10层油纱纸或3~5层棉布，趁热按到穴位上，使热气透达深部而发挥治疗作用。壮医艾灸疗法通过温热刺激疏通龙路与火路气机，达到通经活络、理气祛寒等作用，常用于治疗虚寒性疾病，如腹痛、风湿骨痛、泄泻等。

（12）艾绒硫黄灸疗法

艾绒硫黄灸疗法是采用精制的艾绒10克配硫黄粉2克，制备为一份药粉瓶装备用。施疗时，将药粉捏成玉米粒大小，点燃后直接灸在患部或穴位上施治。该疗法适用于治疗胃痛、风湿性关节炎、肩关节炎等病症。

（13）灼疗法

灼疗法是用桐油果仁或砖头等烧热后灼于体表的一定部位，以达到治病目的的一种外治疗法。桐油果仁灼法多用于龋齿的治疗，方法是将桐油果仁点燃，熄灭明火，待其温度稍微降低后（70~80℃），灼烫于龋齿洞部位。砖头灼法多用于足跟痛的治疗，方法是用火砖2~3块烧热，轮流取出，迅速铺上一层鲜大风艾叶并洒上适量的酒或醋，将患足踩踏其上，灼烫患部，热度以患者能忍受为度，每天2次，每次约20分钟。

3. 刮疗法

刮疗法是使用一些器具（如瓷碗、骨弓等）或药物在患者体表进行刮治的一类外治疗法。壮医学认为，该疗法具有宣通透泄、发表散邪、舒筋活络、调整谷道肠胃功能等作用，常用于治疗痧症、中暑、外感和谷道肠胃病症等。壮医刮疗法主要包括药刮疗法和骨弓刮疗法两类。

（1）药刮疗法

药刮疗法是用药物作为刮具，在患者身上直接刮擦以治疗疾病的一种方法。常用的药刮法有：①卜芥或野芋头刮法，将鲜卜芥或野芋头煨热，切去一小片，以切面趁热刮治。②水兰青刮法，将鲜水兰青洗净捣烂，用薄布包好刮擦全身。③鸡蛋、香葱加银器刮法，先把鸡蛋煮熟取出蛋白，加葱数根捣烂，纳入银器一枚以薄布包裹擦全身，主治小儿高热。④柚子叶刮法，将鲜柚子叶100克、紫苏100克、香茅50克、黄皮叶100克切碎捣烂，大米50克泡水1分钟后取出，上述药用布包后刮擦全身，多用于治疗痧症。

（2）骨弓刮疗法

骨弓刮疗法是用马、鹿等兽骨制成骨弓作为刮疗器具，在患者头颈部、肩背部等部位进行刮治的一种外治疗法。方法是：取茶油或醋，涂在刮具上，然后在体表由头颈部向下，先躯干，后四肢，由近端向远端顺向刮（禁止逆向或横向刮）。刮的动作要既轻柔又有力，以患者有酸、胀、麻、轻度疼痛的轻快感为度。刮疗的程度以皮肤出现微微红晕为宜。壮医学认为，此法具有宣通透泄、发散解表、舒筋活络、调整脾胃等功效，常用于治疗痧症、中暑、外感及肠胃疾病等病症。

4. 热熨疗法

热熨疗法是将草药或其他传热物体加热后，用布包好，在体表一定部位或穴位上来回往返熨烫，借助热力或热力配合药力以疏通龙路与火路气血，从而达到治病目的的一种外治疗法。壮医热熨疗法将疾病的内治变为外治，通过热熨体表将热力或热力配合药力导入肌腠，以温通龙路火路，散寒逐邪，理气活血，可用于多种病症的治疗，尤其对于风湿痹症、寒性疼痛、跌打损伤、疮疡初起而未成脓者等局部病症具有很好的疗效，对某些因脏腑机能失调而引起的全身性疾病也有一定的治疗作用。壮医热熨疗法又可依据所用物料分为药物热熨疗法和非药物热熨疗法两类。

（1）药物热熨疗法

药物热熨疗法是将某些药物加热后，置于体表特定部位进行热敷或往复移动，借助药力和热力相互配合以治疗疾病的一种外治方法。壮族民间多采用气味芳香浓烈之品作为熨疗药物，常用的具有芳香止痛、散瘀消肿功效的草药如大风艾、土荆芥、土藿香、七叶莲、柚子叶、柑果叶、大罗伞、两面针、泽兰、香茅、蔓陀罗等。壮医药熨疗法多样，将药物炒热后以布包裹趁热直接热熨患处；将药物蒸煮后用布包好热熨治疗部位；将药物切碎捣烂，加酒炒热，用布包好热熨患处；将药物制成药膏，用时略加烘烤，趁热将药膏敷熨于治疗部位；将药袋、药饼、药膏等熨剂置于患处或治疗部位，盖以厚布，再取熨斗、热水袋、水壶等热烫器具加以烫熨，以患者能忍受而不灼痛皮肤为度。

（2）非药物热熨疗法

非药物热熨疗法是将某些非药物性的器物进行炒热、煮热、烧热或用其他方法加热，待温度适宜后趁热熨烫体表一定部位，以起到治疗作用的外治方法。壮医常用的非药物热熨疗法可依据所用器物的不同分为如下几种。

沙熨法，取细沙适量放在锅内炒热后，加适量醋或姜汁 30~50 毫升，再炒一分钟，装袋，趁热熨患处。用于治疗腹痛、腰腿痛、陈旧性损伤疼痛等病症。

犁头熨法，将犁头铁放入火灶内烧热，取出，撒上硫黄粉，待其温度降到 40℃ 左右，即把犁头铁熨在治疗部位上，适用于治疗胃痛、腰痛、闭合性跌打损伤等病症。

生盐熨法，取生盐 500 克，放在铁锅内炒热或加醋炒，炒热后装在布袋内，热熨患处。此法可治疗多种疾病，如胃痛熨上腹部，关节炎熨关节疼痛部位，肠炎熨脐周及小腹部，感受风寒熨背部两侧肩胛间至大椎穴（第七颈椎棘突下）处；冠心病、心绞痛可熨膻中（两乳头连线中点处）。此外，熨小腹及腰部还可治疗阳痿、早泄、遗精及痛经等病症。

铁砂熨法，取细铁砂，加适量醋或酒，炒热后装在布袋内，热熨患处。

酒熨法，取米酒 250～500 毫升，加热，用药棉浸蘸，揉搓胸口，自下而上，可治疗心胸胀闷、疼痛、气滞不舒等病症。

糠熨法，取米糠 500 克，炒热后装入布袋，扎紧袋口，热熨腹部，可用于治疗急慢性胃肠炎、过食生冷或刺激性食物引起的腹痛、肠鸣、腹泻等病症。

木炭姜熨法：取杉树炭 100～200 克，研末，老姜头 150 克，加米酒炒热，装入布袋，熨患处。可治疗跌打损伤引起的疼痛。

蛋熨法：将鸡蛋煮熟，或将鸡蛋和某些药物混合煮熟，趁热在患者的头、颈、胸背及四肢，反复热熨。可用两个鸡蛋交替使用，至患者微出汗为止。用于治疗伤风感冒、小儿高热、消化不良、腹痛、风湿痹痛等病症。若治小儿高热惊风，可将银器一个、雄黄、葱等适量塞入鸡蛋内，再用布包好，滚熨小儿额头或全身。

姜葱熨法：取老姜头、老葱头各 500 克，鲜大风艾或橘子叶 30～50 克，切碎，拌米酒适量炒热，放入布袋扎住袋口。熨疼痛的关节，可治疗风湿和类风湿性关节炎。熨脐周，可治小儿伤食、腹泻及寒性腹痛等病症。

葱熨法：取连根茎的大葱 500 克，切碎，干锅炒熟，再用 30～50 毫升米醋热烹，随即用布包好，熨小腹及脐周。主要用于治疗尿闭、小腹胀痛等病症。

椒蒜熨法：大蒜瓣 250 克，胡椒少许，捣碎放入碗中，置于热水中烫热，然后用布将椒蒜包好，熨脐周，可治疗久治不愈的寒泻。

5. 药物竹罐疗法

药物竹罐疗法是用煮沸的壮药水加热特制的竹罐，再将竹罐趁热吸拔于治疗部位，以治疗疾病的一种方法，该疗法主要流传于百色地区。壮医学认为，药物竹罐拔疗能祛风除湿、活血舒筋、散寒止痛、拔毒消肿、通龙路火路之气机。在拔罐时，通过竹罐负压吸拔的刺激和热敷作用，使拔罐部位药液被吸收，局部血管扩张，血液循环加快，调节局部充血状态，神经得到调节，促进代谢，改善营养，增强机体抗病能力，从而达到治疗的目的。适用于治疗风湿痹痛和各种原因引起的腰腿痛、肩背酸痛、肢体麻木、半身不遂、跌打损伤、头痛、骨折愈后瘀积等病症。

药罐制作方法：选取壮族地区特有的金竹，选口径为 1.5～4 厘米、近根部正直、壁厚度适中者，去掉外皮，口边磨光使之平滑，制取长度为 10 厘米左右的竹罐。浸泡竹罐的药物常用杜仲藤、三钱三、五爪风、三角枫、八角枫、抽筋草、臭牡丹、五加皮、鸡屎藤、石菖蒲等，取药物适量加水煎煮成药液，趁热浸煎竹罐备用。

药物竹罐疗法的操作方法：将适量的药物加水煮沸，投入制好的竹罐，共煮约 5

分钟后取出，甩净液珠，趁热迅速扣于选定的皮肤部位上，每次拔 5~10 分钟，第一次拔的时间可短些，拔后即用锋利的三棱针在罐印部位重刺 3~4 针，又迅速取热罐在针刺部位继续拔罐，如此反复 2~3 次。每次均须用消毒巾或棉球将拔取出来的血拭净后再吸再拔。拔罐完毕后再用药巾热敷于吸拔部位，药巾冷后再换，反复 1~3 次。对于心脏病心力衰竭者、全身性皮肤病者、精神狂躁不安者、极度消瘦且皮肤没有弹性者、妊娠 4 个月以上者均不适用该疗法。

6. 熏蒸和熏洗疗法

（1）药物熏蒸疗法

药物熏蒸疗法是通过燃烧药物的烟火气或煮药的蒸气熏蒸患处，达到治疗目的的一种疗法。烟火熏法常用青蒿、五月艾、五指风、干黄牛粪、硫黄晒干后，混合捣成粗粉，置于空桶或地穴中燃烧，使之冒浓烟及热气熏烘患处。此法多用于治疗风寒湿邪引起的足跟痛等病症。蒸气法所用的药物可根据病情选用。如风寒感冒，用生姜、葱白、柳树枝、桂枝、荆芥各等量，共煎汤熏蒸头面部或全身，得汗而解。

（2）药物熏洗疗法

药物熏洗疗法是用采集的草药煎汤取汁，趁水温较高有蒸气时熏蒸皮肤或患处，待药液温度降至适宜时再行沐洗的治疗方法。壮医常以多种壮药配合共用煎水洗浴，因外用药物禁忌较少，取其药多而力宏，可获运行气血、避秽除病之功效。选用的药物可根据病情而定，如治风湿关节痛、腰腿痛、陈旧性外伤等可选用透骨草、海桐皮、香樟木、两面针、柚子叶、柑果叶、大罗伞、小罗伞、宽筋藤等草药。该疗法适应症广泛，对外感、内伤、麻痹、风湿和痧症等均适用，壮医常用于治疗跌打损伤、腰腿痛、风湿关节痛、皮肤病等病症。

7. 滚蛋疗法

滚蛋疗法是用蛋在身体有关部位来回滚动以治疗疾病的一种治疗方法。其法分热滚法和冷滚法两种，其中以热滚法较常用。①热滚法，备蛋两个，加水 750~1000 毫升，煎沸水蛋煮熟。根据病情需要，可添加适当药物与蛋同煮，如感冒加生姜、艾叶、葱白等；风湿病加杜仲、羌活、桑枝等；跌打损伤加桃仁、红花、金腰带、三百棒等；消化不良加山楂、内金、神曲等；小儿高热加路路通、艾叶等。煮熟后，将蛋浸于药液中保温备用。取煮好的热蛋 1 个，趁热在头、额、颈、胸、背、四肢和手足心依次反复滚动热熨，直至微汗出为止。蛋凉后，可再往药液中加热，一般备蛋 2 个，轮流滚动。滚蛋后，令患者盖被静卧。热滚法多适用于治疗伤风感冒、风寒咳嗽、肌肉关节疼痛、小儿消化不良等病症。②冷滚法，取生蛋反复滚动，基本方法同热滚法。冷滚法多适用于治疗皮肤红肿热痛，一般在患处滚动，也可在病变周围的穴位滚动。如有皮肤溃疡，或疮疡已溃烂化脓者，不宜应用该疗法。

8. 佩药疗法

佩药疗法是选用一些药物佩挂于人体一定部位，利用药物的特殊气味作用于人体，以达到防病治病目的的一种外治疗法。该疗法起源于古代壮族的"卉服"，壮医认为，佩药疗法有解毒消炎、消肿止痛、防病治病等作用，适用于治疗急性乳腺炎、腹股沟淋巴结炎、急性结膜炎、小儿疳积、小儿口疮、避孕及防病保健等。佩药疗法包括香药袋、温脾兜、明目球和辟疫袋等多种类型，依据治病和防病的具体情况，选择适宜的佩药方。

香药袋，对慢性病、小儿体弱多病者，选用芳香走窜药，如苍术、石菖蒲、佩兰、白芷、艾叶、细辛、藿香等，制成香药袋，以丝线佩挂于颈项或戴于手腕，有保健防病作用，对易患感冒、消化功能低下、抵抗力差的儿童更加适用。

消食香药袋，取炒山楂、炒谷芽、炒神曲各10克，藿香、苍术各6克，陈皮、木香各3克，共研细末，放入以丝或绸做成的小袋内，悬挂于颈部，药袋平天突穴处，一周换药一次。壮医认为该疗法可调理谷道咪隆、咪胴，用于治疗小儿消化不良、积滞症。

温脾兜，取公丁香、苍术、陈皮、厚朴、白术、木香、破故纸、吴茱萸，诸药共研细末，制成腹兜，佩戴于脐部，3天换药一次。有温中健脾、行气止痛之功效，适用于治疗小儿谷道脾胃虚弱之泄泻、气滞腹胀、腹痛等病症。

明目球，制南星10克，木贼、桑叶、菊花各6克，共研细末，加醋少许，调匀，用软棉布包扎成球。将药球挂于患眼侧太阳穴处，2天换药一次。壮医认为，含药明目球能疏风清热、散瘀明目，适用于治疗红眼病、结膜炎等病症。

辟疫袋，取贯众、牙皂、薄荷、防风、艾叶、石菖蒲、朱砂，先将除朱砂外的各药研成极细末，然后加朱砂混匀，装入小布袋内，于疫病流行期间，将上述药袋挂于颈部前方，5~7天换药一次。壮医认为能避瘟防病，用于预防麻疹及流行性感冒。

9. 敷贴疗法

敷贴疗法是依据病症选用适宜草药捣烂、或研为散末或制备药膏，敷贴于体表特定部位或穴位上，通过药物的刺激调节人体平衡，以达到治病目的的一种外治疗法。常用的敷贴疗法有草药外敷法、穴位贴药法、药膏药散外敷法等。选用的药物和部位（穴位）可根据病情而定。

10. 药锤疗法

药锤疗法是通过药锤直接捶打在病变部位或穴位治疗疾病的一种外治方法。药锤制法：用杉树或苦楝树枝一截，锯成直径 3~4 厘米、长 8~9 厘米的段落，在中间打一直径 12 毫米的小孔，孔内装一条长 42~45 厘米的竹柄，然后用适量棉花放入药锤粉5~10 克，用布包在锤子的一端扎紧即成一个药锤。药锤粉的制备：用水泽兰、九里香、大风艾、七叶莲、九爪龙、两面针研粉后和少量冰片、樟脑配制而成。使用时用药锤直接捶打于病变部位或穴位上，其强度以患者能忍受为宜，主治风湿性腰腿痛、肩周炎等病症。

11. 角疗

角疗又称为拔罐疗法，是用角状或罐状器具，采取燃火、加热、抽取罐内空气等方法，使之吸附在患处或穴位上，造成局部瘀血而起到治疗作用的一种外治疗法。角疗是古代壮医常用疗法之一。最初多用黄牛角、山羊角、黄猄角等制成角具，故而得名。唐代以后逐渐改用拔罐工具，如竹筒罐、陶制罐、玻璃罐等，故又称为拔罐疗法。其方法又可分为火罐法、水罐法、油罐法、药罐法等。该法具有活血、止痛、祛风、除湿、拔毒等功效。主治痧症、感冒、气管炎、风湿腰腿痛、肩周炎、银屑病等多种疾病。

12. 点穴疗法

点穴疗法是医者用手指在患者体表的穴位和刺激线上施行点、压、掐、拍和扣等手法以治疗疾病的一种方法。施疗时配合药酒边擦边点穴，或与木针、竹针点压相结合。点压的穴位依病情而定，点压的强度以穴位出现酸、麻、胀、重感为宜。该法具有调整阴阳、疏通道路经络、调和气血、松解粘连、缓解肌肉痉挛、扶正祛邪等作用。用于治疗陈旧性损伤、风湿性关节炎、肩周炎等病症。

13. 药枕疗法

药枕疗法是将治疗某种疾病的药物装入枕芯内枕睡，通过头部温度使枕芯药物有效成分缓慢地散发出来，刺激脑后的风府、风池、哑门等穴位而发挥药物疗效的一种方法。该法常用于治疗神经衰弱、近视眼、高血压、哮喘、颈椎病等病症。所用药物根据病症选用。

14. 药垫疗法

药垫疗法是将药物晒干打粉制成坐垫，放在凳子或椅子上垫坐或将药物置于席下垫睡，以达到治病目的的一种治疗方法。常用药物有黑骨风、麻风草、五里香、藤黄连、九节风、桑寄生、半枫荷、鸡屎藤、老虎耳等。壮医药垫疗法具有活血化瘀、消肿止痛、舒筋活络、理气健脾等功效，用于治疗坐骨神经痛、风湿腰痛、前列腺炎等病症。壮医还将药物垫睡用来避孕节育。

15. 鼻饮疗法

鼻饮疗法即洗鼻疗法，是壮医用于抵御瘴毒和防暑降温的一种外治疗法，也适用于治疗鼻、喉及呼吸系统病症。方法：用一水瓢盛少许水，加入少许盐及几滴生姜汁，将一小管插于人的鼻中，再将水瓢中的水缓慢倒入鼻中。宋代《岭外代答》记载："鼻饮之法，以瓢盛少水，置盐及山姜汁数滴于水中，瓢则有窍，施小管如瓶嘴，插诸鼻中，导水升脑，循脑而下入喉。……既饮必嚏气，以为凉脑快膈，莫若此也。"也可将煎煮的草药液吸气洗鼻，或蒸化汽雾，令患者吸入鼻中进行治疗。

16. 接骨疗法

接骨疗法包括整复、固定、敷药、功能锻炼、预防并发症等内容。在整复前，先询问如何受伤，检查确定受伤属骨折或脱臼，然后以壮药液（大榕树叶、小榕树叶、苦丁茶、金银花、爬山虎、路边青叶等药共煎煮液）外洗患处，再以按、摸、接、端、提、摩、推、拿正骨八法进行整复，再加以固定并外敷草药。常用草药有大罗伞、小罗伞、小接骨、常山、鬼画符、铺地稔、苦楝叶、姜黄、救必应、骨碎补、两面针、土鳖虫，加小鸡捣烂外敷。待骨缝部位肿胀消退后，再辅以接筋续骨、补益肝肾药物内服以加强疗效，同时结合病情进行功能锻炼。

17. 浴足疗法

浴足疗法是以壮药加水煎煮 30 分钟，待温度降至 40~50℃时，用药液来洗足或泡足以治疗疾病的一种治疗方法。所用药物可根据病情辨症选用。壮医学认为，浴足疗法具有疏通龙路火路气机、清热解毒、消炎止痛、祛风活络、消肿祛瘀、杀虫止痒等功效。

18. 按摩疗法

按摩疗法也称为推拿疗法，是运用手和手指的技巧，在体表皮肤和肌肉相应部位进行按摩来达到治疗疾病作用的一种方法。常用按摩手法有：①按法，用手指或手掌在患者体表适当部位进行按压，适用于全身部位。②摩法，用手指或手掌在患者体表由内向外、由上至下、由轻至重地慢慢按摩，适用于四肢关节、头胸部及腰背部。③推法，用手或手掌向前、后、左、右用力推动，常用拳推、掌推、指推法，根据病变部位的不同又分为平推、直推和侧推。按摩疗法常用于治疗四肢肌肉酸痛等病症。

19. 药酒疗法

药酒疗法是根据不同的疾病选择适当的药物制成药酒，经内服或外用而起到防病疗疾、健身延年作用的一种疗法。药酒的制法有浸渍法、酿造法、煮法、淬法、淋法等，其中浸渍法较常用。该法又分冷浸法和热浸法。冷浸法是将药物切碎或研为粗末用纱布装袋，加适量白酒密封共浸5~7天即可。热浸法是将药物碎块或粗末放入罐中，加入适量白酒，隔水或蒸气加热至沸，再密封7天左右即可使用。壮族民间药酒配方十分丰富，特别是擅长炮制颇具特色的动物药酒，如蛇酒，取活毒蛇几条，以针线缝合蛇口，加入白酒密封浸泡至酒色变黄即可使用。常用药酒还有蛤蚧酒、麻雀酒、乌鸡酒、狗鞭酒、乌猿酒等。

20. 药膳疗法

药膳疗法是在壮医学辨病配膳理论指导下，由药物、食物和调料三者精制成为既有药物功效，又富美味的膳食，用以防病治病、强身益寿的治疗方法。壮医药膳疗法通过在全面分析疾病的症状、病因病机、疾病性质、病情缓急的基础上，结合患者的体质、年龄状况，并参照季节、地理环境等因素，来确立相应的食疗原则，给予适当的药膳治疗。壮医药膳疗法的原则是调气、解毒、补虚，一般认为春升、夏清淡、秋平、冬滋阴。壮医药膳除了具有药膳的共性外，还具有民族和地域特点。壮医传统食疗取材丰富，加工方法多样，常见食疗药膳多为药物和食材共同加工为药粥、药汤、药茶、药糕、药饼、菜肴等多种形式。比如壮族传统药膳常用瓜果作原料制作各种富于民族特色的瓜果类药膳，流行于右江地区的果粑（牛奶果、糯米）、花团（糯米、南瓜花、花生、芝麻、猪排骨）、菠萝盅（菠萝、香菇、粉条、瘦猪肉、虾米）、山楂糕、木瓜炖猪蹄、地稔酒、牛奶番、香蕉酱等。还有一些动物类食材加工的药膳，用蛤蚧蒸猪肉治小儿咳喘；山羊肉、麻雀肉、鲜嫩益母草、黑豆互相配合治疗妇女花肠虚冷；用黑豆炖乌鸡以使产妇身体尽快恢复；气血虚弱、兼有风湿病者可进食蛇肉汤、穿山甲汤或饮乌猿酒、蛤蚧酒、三蛇酒等。壮医学药膳疗法广泛用于各种疾病的治疗及各种虚症的调摄滋补。

第三节　壮药简述

一、药物资源

壮族聚居地区具有复杂而典型的地理环境和气候条件，该地区气候温和，雨量充沛，草木茂盛，四季常青，动植物繁多，山地广阔，岩溶广布，矿藏多样，具有丰富的药材资源。壮族先民在长期的生活实践和同疾病作斗争的过程中，逐渐认识了能治病的植物药、动物药和矿物药，并将积累的医药经验代代相传。据统计现已发掘的壮药有2000余种。据调查，仅壮族聚居的广西壮族自治区境内，中草药品种达4623种（占全国总数的1/3），居全国第二位，其中植物药4064种，动物药509种，矿物药50种，其中壮医常用药达1800多种。广西拥有各类自然保护区60多个，占地面积17876平方公里，其中汇集了大量草药资源。如龙胜花坪和兴安猫儿山自然保护区，药用植物种类分别占林区植物种数的44%和33%。

壮药历史悠久，源远流长，壮药的发展是伴随着壮族历史的发展而来的，壮族先民在秦汉时期就已认识和使用了大量动植物和矿物药材，许多壮医常用药物同时也是著名的中药。如《神农本草经》收载的365种药物中，包括了盛产于壮族地区的肉桂、牡桂、苡仁、丹砂、钟乳石等。唐代《新修本草》收载的壮药品种如蚺蛇胆、滑石、钓樟根皮、茯苓、桂、蒜、瓜芦木、黑石脂、钩吻、白花藤蛇黄、郁金、苏方木、狼跋子等。唐代《本草拾遗》收载了著名的壮医解毒药陈家白药和甘家白药，壮医对毒药与解毒药的应用在我国少数民族传统医药中独树一帜。明代《本草纲目》收载的岭南地区药物中，许多药物均为壮族常用药物，其中大部分成为常用中药且沿用至今，如三七、甘草、沙参、黄连、郁金、乌药、蜈蚣、蛤蚧、珍珠、滑石等。主产或特产于壮族地区的药物资源品种丰富，如罗汉果、肉桂、田七、八角、扶芳藤、金银花、蛤蚧、蚺蛇、葛根、花粉、广豆根、广西血竭、广金钱草、钩藤、鸡血藤、大黑山蚂蚁、灵香草等，具有广阔的开发前景。

20世纪50至60年代，广西就已经开展了草药资源的调查研究工作，1974年出版的《广西本草选编》收载了广西常用的民族药、中草药1000多种。1978至1979年广西开展民族药普查工作，编写了《广西民族药简编》，收载民族药1021种，其中壮族民间常用药600多种。广西药用植物园编写的《药用植物名录》和广西中医药研究所编写的《广西药用植物名录》，收录的药用植物达3623种，其中包括大量的壮药。《广西药用动物》收载动物药125种。《壮族民间用药选编》收载壮族民间常用药500多种。1987年普查广西境内中草药达4623种。广西民族医药研究所成立了专门的民族药研究室，其编撰的《实用壮药学》及《广西民族医药验方汇编》收集了民间行之有效的单方、验方、秘方6000多条。自20世纪70年代以来，对壮药的研究方兴未艾，地方政府先后多次组织了对广西常用民族药、壮族民间用药、壮药资源普查及开发利用研究等大量基础性工作，在壮医验方秘方或其他民间单方秘方的基础上，相继研制开发了一些著名的壮药产品，如复方扶芳藤合剂（百年乐）、鸡骨草胶囊、湿毒清胶囊、西瓜霜、金嗓子喉宝、云香精、正骨水、中华跌打丸、金鸡冲服剂、三金片、妇血康颗粒等，对壮药资源的开发利用和可持续发展起到积极的推动和促进作用。

二、药性与分类

壮医学在长期医疗实践中，对药物的识别、采集加工、形态鉴别、性味、功效、用法、组方等经验进行整理，这些内容多以歌诀形式流传下来，易懂易记，其中流传和应用较为广泛的有八味药性歌诀、壮医药性歌诀、解毒消炎药歌诀、调气理气药歌诀、补虚药歌诀、消肿止痛药歌诀、接骨续筋药歌诀、抗风湿药歌诀等，极大地丰富了少数民族传统医药学的内容。

1. 壮药药性

壮医学认为，药物的治疗作用在于以其性味之偏来纠正人体病理状态的阴阳偏盛偏衰和三气不同步状态。民间将壮药药性以歌诀的形式进行了归纳总结，下面仅举其两则为例。

（1）八味药性歌诀

辛酸苦麻涩咸甘淡，八味药性各专一。辛行气血能解表，跌打风湿亦散寒。酸立固涩能收敛，止泻固精疗虚汗。苦寒祛湿能攻下，治疗实热排便通。麻能镇痛散痈疖，并疗蛇伤与顽痰。涩立收敛能抗菌，止血烧伤又消炎。咸味化痞散鼠疮，通便泻下可软坚。甘味和中亦滋补，调和百药能矫味。淡味祛湿亦利水，镇静除烦且安眠。

（2）壮药药性歌诀

天然壮药库，性味各不同。有毛能止血，浆液可拔脓，中空能利水，方茎发散功，毛刺多消肿，蔓藤关节通，对枝又对叶，跌打风湿痛。叶梗都有毛，止血烧伤用，诸花能发散，凡子沉降宏。方梗开白花，寒性皆相同，红花又圆梗，性味多辛温。寒凉能解热，辛温可驱风，苦味多寒品，辛散能润容。苦解热攻下，甘滋补和中，酸固涩收敛，麻治痈蛇虫，淡利水祛湿，咸软坚消痞，多液补养阴，辛热多升浮，辛味行气血，芳香多止痛。气味应结合，配伍贵变通，采药时节选，根薯宜在冬，茎叶宜夏天，花采寒露中，果实应初熟，种子老熟用。壮药谱歌诀，方便临床用。

2. 壮药的功用与分类

壮医依据用药经验将常用壮药多以功用进行粗略分类，如毒药和解毒药、治瘴气药、治跌打损伤药、清热药、补虚药、治痧症药、解毒消炎药、调气理气药、祛风湿药、利尿药、打虫药等。还有很多壮药并未进行明确分类。

壮医依据用药经验对常用药物的种类和功用进行整理总结，形成一些歌诀，如解毒消炎药歌诀、调气理气药歌诀、补虚药歌诀、通三道药歌诀、消肿止痛药歌诀、接骨续筋药歌诀、抗风湿药歌诀、血药歌诀、利尿通淋药歌诀、蛇咬伤药歌诀、涩药歌诀、打虫药歌诀、见病用药歌诀等。下面仅以解毒消炎药歌诀为例。穿心莲苦寒，解毒消炎人人赞。一点红，抗菌又排脓。金银花清热解毒人人夸。三叉苦，解毒消炎有好处。有了千里光，不怕身生疮。射干煎成汤，咽痛、肝炎是良方。救必应，消炎止痛用之灵。马鞭草，瘀血消炎用了好。律草和竹林标，发热炎症均可消。木芙蓉叶和花，外敷消炎要用它。胆木和苦木真是苦，治疗热病有好处。田基黄，肝胆炎症是要方。

三、药物应用

壮族医药学在千百年的医疗实践中积累了大量的单方、复方、秘方和验方等用药经验，其中有的是专病专方，有的是根据壮医学理论指导而灵活组方选用。壮药多用复方，其方剂配伍有一定主从关系，既重视主要症状的医治，也不忽略并发症状的治疗，既注重疗效，也注意毒性和安全性。

1. 药物炮制

壮医用药多以鲜药应用为主，也有一些药物经过炮制处理后应用。壮药炮制是按照药材自身性质以及医疗和制剂的不同要求所采取的加工处理方法，其目的是降低或消除药物的毒副反应，缓和药性，提高疗效，保证药物净度，以利储藏和使用。壮医应用毒药经验丰富，对于很多有毒药物在应用之前注重进行炮制处理，以减少其毒性，消除其副作用。如疣柄魔芋、狗爪半夏、天南星、乌头等药物，用姜汁制过才使用；通城虎治疗创伤性昏迷，与生姜同煎服，以减少毒性；野芋头炮制去其外皮切片，加食盐共炒焦，以减少毒性。

民间壮医炮制药物方法大多简单实用，因为条件所限炮制方法简单，药物经过简单加工之后，再经炮制后应用，多是经水洗、除去杂质、晒干或烘干、切碎或粉碎等简单处理，保持了药物的原来性状，有利于快速发挥药效，又减少了加工过程中的消耗、变质等。壮药炮制方法主要有修制、水制、火制、水火共制、其他制法等，具体内容略不尽述。

2. 药物剂型

壮医用药方法灵活多样，兼有内服和外用，药物剂型多样，包括汤、丸、散、膏、丹、酒、露、锭、条、线、洗、熏、坐、导等剂型10余种，其中最常用的剂型为汤剂、散剂、酒剂和膏剂等。①汤剂，将药物用水煎成汤液，去渣分次饮服。汤剂的特点是吸收快、作用较强、处方时便于灵活加减，适用于各种病情。汤剂在各种剂型中是最常用的一种，对于复杂而变化的病症，用汤剂为宜。②酒剂，将药物浸入酒中经过一定的时间，或隔汤煎煮，然后去渣饮酒。常用于跌打损伤、风湿骨痛等药物之用。③丸剂，将药物研细，用水泛、蜜炼、面糊或米糊为丸。丸剂剂量小且吸收慢，宜久服缓治，适用于长期慢性疾患。也有峻烈药品，为使其缓慢吸收而采用丸剂，对于一些芳香药不宜久煎者，可做成丸剂。④散剂，将药物研成细末应用，分内服和外用两种。内服散剂可用开水或酒调用，根据病症的需要和药物的作用而定。外用散剂是将药物研末撒于患处为用。⑤膏剂，将药物煎煮取汁去渣，再用微火浓缩成膏，分内服和外用两种。内服膏剂一般加冰糖或蜂蜜煎熬而成，可长期服用。滋补药多制成膏剂，适用于慢性疾病。外用膏剂有膏药和油膏两种。⑥丹剂，通过提炼或精制得到的丸或散。分为内服和外用两种。⑦药露，用新鲜药物蒸馏而成。气味芳香，便于口服，一般作为饮料，夏季尤为常用。⑧锭剂，将药物研成极细粉末，用黏性浆液和匀制成锭剂。使用时将药锭研末调服或磨汁服，亦可将药锭研末涂敷患处。如制成饼状，则称为饼剂。⑨条剂，将药物粉末粘于线条之上或用药末加浆液搓成药条，用以插入疮口、蚀腐处拔脓。⑩线剂，将丝线、棉线或苎麻线放置药液中浸泡，用以点灸穴位治疗疾病，或结扎疮管，或结扎赘肉使其自行萎缩脱落。⑪洗剂，用药煎汤，浸洗全身或局部。⑫熏剂，用药物烧烟熏患处或全身。⑬坐药，将药物制成丸剂，或用线棉包裹药末，纳入阴道内，以治疗白带或阴痒等妇科病症。⑭导剂，用易于溶解的药物制成锭剂，纳入肛门内，取其溶解后滑润肠道之效，使干燥的粪便易于排出。

3. 药物应用特点

壮药发展虽尚未体系完整，在其应用实践中也有一些规律和特点。

（1）寒凉为主

壮族地区气候炎热，多雨潮湿，古今多发之病以热性居多，在治疗上多以寒凉为用，以清热解毒或凉血解毒治疗为主，此为壮医用药偏于寒凉的客观原因。广西出产的药物也以药性寒凉者居多，温补偏少，如银花、菊花、茅根、雷公根、罗汉果、蒲公英、葫芦茶、芙蓉树等药物多为寒凉偏性。

（2）药多外用

药物外治是壮医学特色用药方法之一。壮医学认为，药物外用既可补内服药之不足，又兼收内外合用之功效。药物外用可直达病所，使药物直接作用于皮肤及病患部位，吸收迅速见效快。壮医学在实践中不仅将药物外用于外科疮疡、皮肤溃烂等病症，对内科、妇科、儿科及五官科多种病症也常用多种药物外治疗法。壮医学常用药物外治疗法有药物熨治疗法、佩戴疗法、灸治疗法、脐敷疗法、敷贴疗法、熏蒸（熏洗）疗法、垫药疗法、吸入疗法、药枕疗法等。

（3）以通为补

壮医学认为，人身气血阴阳以通为和，以畅为贵，通则百脉得养，五脏得安，畅则推陈致新，生生不息。在用药上主要从通补两方面得以体现：①祛邪为通。壮族地区湿邪为患颇重，多发各种风湿疾病。壮医治疗风湿之药，多以藤本植物为主，取其通络活血之性，邪去而正安，气血自然旺盛，即受补也。民间常把一些具有活血通络、祛湿化滞的药物如鸡血藤、丹参、益母草、艾叶等作为补药，即源于此。②通补延年。壮医学认为，保证人体各部机能通和顺畅是防病益寿的关键，除了坚持适量的体力劳动及运动外，还注重使用活血化瘀、滋补益养之品的通补功效，如配制药酒，常饮之用以养身保健。

（4）引效专攻

壮医学在长期医疗实践中，将一些药物的性状、性质及其功效之间的关联规律加以总结，对一些效有专攻的药物进行整理，总结了一些简单的用药经验口诀。①以黄治黄，多用黄色的药物来治疗症状体征为黄色的病症，如治疗肝炎黄疸，壮医用木黄连、黄姜、黄根、田基黄、天娘藤、黄藤、虎杖、栀子等黄色药物治疗。②以红治红，如用月月红治疗月经不调，用鸡冠花、大叶紫金牛治疗崩漏，用红叶藤治疗闭经，用鸡血藤治疗贫血等。③以白治白，妇女乳汁不通或不足，用白浆木瓜炖猪脚服之。④以黑治黑，青少年头发斑白，用黑芝麻、制首乌、土当归等泡酒服治。⑤以毒攻毒，用蛤蟆皮捣烂外敷患处治疗传染性腮腺炎，用浸过蚂蚁的麻油涂擦治疗各种毒虫咬伤，饮服雄黄酒预防疫病等。⑥以节治节，壮医学认为，凡植物呈节状者，多针对关节四肢病变有较好的治疗效果，将大驳骨、小驳骨等广泛应于治疗跌打损伤、风湿关节痛等病症。⑦以果治脏，取象比类其形似内脏来治疗脏腑疾病，如用龙眼肉治心虚不眠心悸，用枸杞子治疗肾虚腰痛白发，用白果治肺热痰咳等。⑧以花开滞，花香辛散，多具开郁疏散之功效，壮医常用素馨花、合欢花治妇女气滞腹痛、痛经不止，用月季花治疗血瘀气滞引起的闭经等。⑨寄生入药效力加倍，壮医认为，寄生药材功力比原植物强而快，治疗顽难症疾常可凸显疗效。如黄皮寄生治疗胃气胀痛、呕吐不思饮食，山楂寄生治小儿疳积、消化不良，柚子寄生治肝硬化腹水、肝癌，枇杷寄生治诸类肺部疾患，棒芽寄生治肠道寄生虫和肝部肿瘤，铁木寄生治肝脾肿大，桐油寄生煎水外洗治各种水肿，桑寄生治肺虚咳喘及肾虚腰痛等。

（5）酒剂广用

壮族民间药酒配方十分丰富，特别擅长炮制颇具特色的动物药酒，如蛇酒、蛤蚧酒、乌鸡酒等。壮医学认为，酒味苦辛，性温热，少饮能和血行气，壮神祛寒，增进食欲，消除疲劳，除作助兴饮料外，还可用药酒防病治病，酒助药效，药借酒性，用酒配药可治疗多种疾病。壮医常根据不同的疾病，选择适当的药物制成药酒，有的内服，有的外用，起到防病疗疾、健身延年等作用。

（6）以食为补

壮族民间历来重视食物以及食疗的补益作用，壮族特色饮食文化中常见极其丰富的药膳食疗之品。如著名的龙虎斗（蛇与猫为主要食材）、龙凤会（蛇与鸡为主要食材）等，是酒席宴会的上等佳肴。屈头鸭（未抱出壳之小鸭，去毛及内脏后，用川芎、当归、天麻等煎煮，有补脑益气血之功效）、枸杞炖汤、葛根炖骨头、黑豆炖乌鸡及各类药粥、药膳等更是壮族人日常生活中经常服用之品。

（7）壮医学对毒药和解毒药的认识和使用

善用毒药和解毒药是壮族医药的特点之一。壮医善用毒药治病这一经验与其他民族医药相比已达相当水平，而且独具特色。由于社会、历史、地理环境、风情民俗等原因，使壮族人民对毒药和解毒药有较为深刻的认识，在使用方面也积累了相当丰富的经验，在一些医学、历史、地方志等文献中，如《诸病源候论》《南方草木状》《新修本草》《本草拾遗》《本草图经》《本草纲目》《岭表录异》《桂海虞衡志》《岭外代答》《赤雅》《广西通志》等，均有关于壮族先民（岭南俚人、獠、土人、山人、蛮人等）使用毒药及解毒药的记载，充分说明了壮医对毒药和解毒药的认识和使用历史。

壮族聚居地区多毒的地理生态环境是促使壮医善用毒药和解毒药的客观因素。《本草拾遗》记载："岭南多毒物，亦多解物，岂天资乎。"壮族聚居于亚热带地区，气候炎热，多雨潮湿，山高林密，盛产毒药、毒虫、毒矿等。从文献记载得知，壮族聚居区的自然条件适宜有毒的植物生长及有毒的动物繁殖，矿藏也非常丰富，《南方主要有毒植物》中收载的有毒植物，大部分在壮族地区均有分布，仅壮族地区用于治病的毒药就有99种之多。壮族先民在生产生活中经常接触各类毒物，极易发生误服中毒或被毒蛇、毒虫咬伤等情况，中毒是壮族地区的常见病和多发病，促使人们积极地去探索、总结和实践，探寻毒物及毒药的种类来源，以及解毒药的种类、解什么毒、如何抢救、如何配制等内容。在长期实践中逐渐对毒药和解毒药积累了相当丰富的经验。

壮族地区常见中毒的来源主要有植物毒、食物毒、虫蛇毒、金属毒、瘴毒、箭毒和蛊毒等。①植物毒，常见的有毒植物有钩吻、乌头、蔓陀罗、野芋、附子、杏仁、巴豆、商陆、马钱子等。②饮食中毒，常见的有木薯中毒、毒蕈中毒、河豚中毒等，特别是木薯中毒的发生率较高，因为木薯是广西的主要农作物之一。并食毒也常有发生，所谓并食毒是指有些食物不能合食，合食则会中毒。③毒蛇、毒虫咬伤，壮族地区常见的毒虫有蜈蚣、毒蜂，常见的毒蛇有银环蛇、眼镜蛇、金环蛇、竹叶青等。④金属毒，古医书称为金石药或金石毒，主要有水银及其制剂（如丹砂，即硫化汞）与雄黄、雌黄（砷的硫化物）等，古代壮族地区出产多种金石药。⑤瘴毒，又称瘴气，是壮族地区的常见病。壮族地区的水土气候环境与瘴毒发病有着密切的关系，是导致瘴气的主要原因，壮族地区素有"瘴乡"之称。《桂海虞衡志》记载："瘴，二广惟桂林无之，自是而南，皆瘴乡矣。"壮医学认为，人触及秽浊之气，突然起病，出现腹痛、呕吐、神志昏厥等症状，皆为瘴气。⑥箭毒，毒箭是古代壮族常用的狩猎和作战武器，箭毒是古代壮族地区的常见病之一。⑦蛊毒，蛊是古代医书中记载的最使人迷惑的一种毒物。古代壮族地区有"蛊毒之乡"之说，现在蛊毒已基本绝迹。

壮族先民不仅认识毒药，而且善制毒药以及合理应用毒药来治疗疾病。在制造毒药方面，箭毒是壮族最为知名的毒药。壮族先民很早以前就懂得利用本地出产的毒药制作毒箭用于狩猎和战争。所使用的毒药有焦铜、毒蛇草、毒虺、鸩、鸡母。《诸病源候论》记载有岭南俚人制造的 5 种毒药：不强药（不详何物）、蓝药（用蓝蛇头制成）、焦铜药（用焦铜制成）、金药（用生金制成）、菌药（用毒菌制成）。壮族民间应用有毒药物治疗疾病具有十分丰富的经验。壮医在长期实践中认识到毒物的概念是相对的，同一物质在某些条件下可以引起中毒，而在另一条件下却是无毒的或可以用来治疗疾病，在实践中认识和应用毒药来治病，并逐渐积累了丰富的经验。钩吻和野芋大量服用会引起中毒死亡，少量内服则可以治病。红蓖麻有毒，壮医用来治疗多种疾病，根水煎服治痢疾，叶水煎洗身后盖被出汗治小儿感冒高热，或将整片叶片涂上茶油烤软，用于治疗脱肛，或捣烂敷患处治异物入肉不出、子宫脱垂等。蔓陀罗花，壮族民间将其鲜叶晒干，置锅内加水，在其上放连皮蛋或瘦肉煮熟内服，治疗小儿疳积。壮医将有剧毒的斑蝥虫用 75% 的乙醇浸泡，取药液擦患处治疗皮癣等。

壮医对解毒药的认识和应用。壮族人民不仅识毒制毒，而且对于中毒的解救和治疗也有丰富的经验。壮医对于解毒药按其功效进行分类，根据其解救中毒的功效分为解药毒、解蛇虫毒、解食物中毒、解金属毒、解箭毒、解酒毒、解瘴毒、解蛊毒、解诸毒九类，临床应用时根据不同原因的中毒使用相应的解毒药。

参考文献

［1］黄汉儒等. 壮族医学史［M］. 南宁：广西科学技术出版社，1998

［2］庞声航等. 中国壮医内科学［M］. 南宁：广西科学技术出版社，2004

［3］叶庆莲．壮医基础理论［M］．南宁：广西民族出版社，2006

［4］庞宇舟等．壮医药学概论［M］．南宁：广本民族出版社，2006

［5］董少龙．壮医内科学［M］．南宁：广西民族出版社，2006

［6］伟刚林．壮医诊断学［M］．南宁：广西民族出版社，2007

［7］林辰等．广西壮医特色治病技法［M］．北京：人民卫生出版社，2009

［8］庞宇舟等．实用壮医内科学［M］．南宁：广西科学技术出版社，2011

［9］梁启成等．中国壮药学［M］．南宁：广西民族出版社，2005

［10］钟鸣等．壮药理论与现代研究［M］．南宁：广西科学技术出版社，2012

［11］黄汉儒．壮医理论体系概述［J］．中国中医基础医学杂志，1996，2（6）：3-7

［12］宋宁．壮医道路理论初探［J］．中国中医基础医学杂志，2011，17（5）490-492

［13］王柏灿等．壮医理论文献发掘整理研究概况［J］．中国民族医药杂志，1997，3（S1）：1-2

［14］宋宁．壮医气血理论的理论基础与临床应用［J］．中华中医药杂志，2013，28（1）：35-37

［15］唐汉庆等．壮医"三道两路"理论的辨析及应用［J］．中华中医药杂志，2015，30（12）：
4236-4239

［16］蓝毓营．壮医毒虚致病学说初探［J］．中华中医药杂志，2010，25（12）：2146-2148

［17］洪宗国等．壮医虚病论［J］．中南民族大学学报（自然科学版），2013，25（1）：36-38

［18］庞宇舟．壮医毒论浅议［J］．时珍国医国药，2008，19（11）：2810-2811

［19］庞宇舟等．壮医毒论理论概述［J］．中国民族医药杂志，2014，20（6）：1-3

［20］温海成等．壮医解毒法的临床应用进展［J］．北方药学，2012，9（3）：61-62

［21］庞宇舟等．壮医解毒法考略［J］．中国民族医药杂志，2012，18（3）：2-4

［22］庞宇舟．壮医毒论四位一体应用理论刍议［J］．广西中医药，2012，35（2）：46-48

［23］李凯风等．壮医"瘴毒"致病机制及防治经验浅述［J］．广西中医药大学学报，2012，15
（2）：3-4

［24］宋宁．壮医目诊诊断消化性溃疡120例观察［J］．辽宁中医杂志，2007，34（1）：46-47

［25］林辰等．壮医甲诊研究问题的思考［J］．中国民族医药杂志，2009，15（9）：7-8

［26］滕红丽等．壮医药浴药线点灸疗法治疗风毒病的临床研究［J］．辽宁中医药杂志，2011，
（7）：1407-1409

［27］林辰等．壮医药线点灸疗法［M］．北京：科学技术出版社，2013

［28］唐汉庆等．壮医药线点灸联合针挑疗法治疗坐骨神经痛的临床疗效研究［J］．中国全科医学，
2015，21（1）：109-112

［29］韦俐等．浅谈壮医针刺疗法及其发展前景［J］．大众科技，2013，15（6）：160-162

［30］陈攀等．几种壮医针法的临床应用简述［J］．中国民族医药杂志，2012，18（3）：23-24

［31］蒋桂江等．壮医针挑疗法治疗支气管哮喘临床观察［J］．中国民族医药杂志，2014，20（6）：
6-8

［32］ 覃国良．壮医火攻疗法结合中药治疗腰痛 30 例［J］．广西中医药，2010，33（3）：22-23

［33］ 蓝毓营等．壮医药浴疗法研究述评［J］．中国民族医药杂志，2010，16（5）：20-21

［34］ 滕红丽等．壮医药物竹罐疗法治疗风湿免疫病的临床研究［J］．时珍国医国药，2009，20（12）：3110-3111

［35］ 牙廷艺等．壮医刮痧排毒疗法治疗咳嗽的理论基础［J］．云南中医中药杂志，2014，35（1）：73-75

［36］ 覃文波等．壮医治疗痧毒常用外治法浅述［J］．广西中医药大学学报，2013，16（4）：46-47

［37］ 陈攀．壮医佩药疗法概述［J］．北方药学，2013，10（6）：105-106

［38］ 曾平等．壮医外治法治疗痹证的研究进展［J］．中国民族民间医药，2013，22（1）：1-2

［39］ 钟鸣．壮药理论的研究现状与述评［J］．中国民族医药杂志，2011，17（4）：65-67

［40］ 黄冬玲等．壮药基础理论初探［J］．中国民族医药杂志，2007，13（3）：1-4

［41］ 庞宇舟等．壮药基础理论概述［J］．广西中医药大学学报，2009，12（2）：64-67

［42］ 王柏灿等．壮药理论特色概述［J］．中国民族医药杂志，2011，17（2）：35-36

［43］ 蒋祖玲等．壮医内治遣药组方特色概述［J］．广西中医药，2007，30（6）：31-32

［44］ 李珪．壮医对药物治疗作用的认识观［J］．中国中医药信息杂志，2005，12（7）：84-86

［45］ 蓝毓营．浅谈壮医药膳防治疾病的特色［J］．时珍国医国药，2009，20（12）：3099-3100

第八章 瑶族医药学

概　述

　　瑶族是我国南方分布最广的山地民族，支系众多复杂，在长期的历史发展中，瑶族依靠大规模的分散移动和适应性广泛迁徙游耕于华南及东南亚广阔山区，其居住特点为大分散、小集中，主要居住在山区，有"无山不有瑶"之说。瑶族医药学与其他少数民族传统医药的发展一样，是历代瑶族人民在适应自然、与自然和疾病相斗争的实践过程中创造和积累而来，并不断受到民风民俗观念、宗教文化信仰、生产生活习惯及汉族和其他民族传统医药学的渗透和影响，具有丰富的内涵和广泛的实践应用，逐步发展成为具有本民族特色的传统医药学体系。

　　依据瑶族神话传说和山歌可以追溯瑶族医药肇始于原始社会时期，源于瑶族先民的生存需要与生产生活实践，几千年来，瑶族医药的发展经历过迷信鬼神、巫医共存的阶段，随着社会和生产力的发展，瑶族人民对自然环境的不断了解，对动植物药的认识愈加丰富，在长期与疾病作斗争的过程中积累了丰富的经验。历史上瑶族没有本民族的文字，没有专门的典籍记载关于瑶族医药的内容，其流传方式全靠口耳相传、指药传授、指症传经而代代相承，从一些古籍文献和地方志中可以查见一些记载，可从中领略源远流长的瑶族医药发展。《后汉书·南蛮传》中记载："高辛氏，有老妇，居正室，得耳疾，挑之，乃得物大如茧，妇人盛瓠中，复之以盘，俄顷化为犬，其文五色，因名盘瓠"，这是最早的有文字记载的有关瑶族先民针挑治疗疾病的例子，至今瑶族人民仍广泛地应用针挑治疗风湿痹痛、痧症、痔疮等多种疾病。在《梦溪笔谈》和《本草纲目》等典籍中都有关于瑶族药物灵香草的记载，"唐人谓之玲玲香，亦谓玲子香""凡深山木阴湿濡之地，皆可种也，并将种植所得灵香草，熏以烟火而干之"。瑶族先民用灵香草作香料以驱虫、驱蚊，还普遍将其用于治疗感冒头痛、腹痛腹泻、腰腿痛和皮肤瘙痒等多种疾病，在避孕绝育秘方中，灵香草也是一味不可缺少的药物。宋代，瑶族用药已相当普遍，《齐东野语》记载："方春时，瑶女数十，歌啸山翁，以寻药挑菜为乐"，可见在当时瑶族平民妇女都能识药采药。清代《肇庆府志》记载："瑶族长期以来，依深山以居……以砂仁、芋、楠、漆、皮、藤为利，至地力竭又徙他山"。《南中记闻》记载："瑶族……善识草药，取之疗人疾，辄效。"《岑南记蛮》记载："以草药医治跌打损伤及痈疽、疮毒、外科一切杂症每有奇效。"在长期的医疗实践中，瑶医学根据药物的性味功能和临床所治病症的特点，将常用的老班药总结归纳为"五虎""九牛""十八钻"和"七十二风"，对药物的临床应用有着十分重要的指导意义。

瑶医学在预防医学方面的思想和实践经验非常宝贵。如古籍《开建县志》记载："惧患痘，有出而染者，不得复入"，说明瑶族先民很早就认识到某些疾病是相互传染、也是可以预防的，并采取一些有效的预防措施。如瑶家有患重病者，即用茅草打结挂在大门上或在大门横放一根竹杠，用芭蕉叶当碗分菜吃饭，五月初吃药粑等民俗和习惯都具有预防疾病的重要意义。庞桶药浴是瑶族颇具特色的一种洗浴文化，是瑶族民间用以抵御风寒、消除疲劳、防治疾病的传统保健医疗方法，至今仍在广泛应用。

新中国成立后，瑶族医药卫生事业得到了前所未有的飞跃发展。几十年来，相继开展了瑶族医药的调查、整理、研究等方面的工作，基本厘清了瑶族聚居地区药物资源情况，编著了《瑶医效方选编》《广西瑶族医药调查研究》《实用瑶药学》等著作。目前瑶族医药的整理和研究正处于发展阶段。

第一节　瑶医学基础理论

瑶族医学是在漫长的历史发展过程中积累的内涵丰富的宝贵经验，其理论独特，对人体生理、疾病及其病因病理有自己的认识，用盈亏平衡论、气一万化论、心肾生死论、诸病入脉论、百体相寓论、鼻关总窍论、三元和谐论等多种学说来阐释人体生理、疾病的发生发展和治疗，具有鲜明的民族特色和地方特色。

一、盈亏平衡论

盈亏平衡是瑶医学基础理论的核心之一。瑶医学认为，人体内脏之间、人体内脏与外界环境之间，存在既对立又统一的关系，从而维持相对盈亏平衡和正常的生理功能。当这种动态盈亏平衡因外界或人体内部某些原因遭到破坏而又不能及时调节得以恢复时，人体就会发生疾病。盈亏是人体对一切疾病状态的病理表现，是一个相对的概念，盈亏不仅包括虚实，还包括寒热、表里，瑶医用盈亏来概括地解释人体的虚实、寒热、表里等不同的病理表现。

瑶医学盈亏平衡理论揭示机体是一个统一的整体，瑶医学认为，各种外界与内在因素均衡地支配着人体的生命活动，这种平衡处于不稳定的运动状态之中，人体要保持健康，平衡是根本和关键，不但要求机体自身各脏腑之间的盈亏平衡，亦要求机体与周围环境之相互平衡。在某一特定时期、特定状态下，这种平衡一旦被打破，人体就会出现盈亏的病理表现，过盈过亏均可导致疾病。瑶医学认为，盈则满，满则溢，溢则病，如脑出血、血山崩等，同样，亏则虚，虚则损，损则病，如贫血、眩晕、腰痛、哮喘、心悸等，这些病症大都由于某些脏腑的盈满或亏虚引起。瑶医学在这一理论思想指导下建立了审症治病的原则和方法，在审症诊断的基础上，判断机体不平衡之所在，以盈则消之、亏则补之的原则，采用各种药物或非药物的治疗方法，调整或促使机体与周围环境及机体各脏腑之间盈亏达到平衡，从而使病体恢复正常。如瑶医学依此原理将药物分为风药与打药两大类，对于盈症的治疗用打药为主，治疗亏症则以风药为主。

此外，瑶医学盈亏平衡理论的内涵也概括了人与大环境的关系。瑶医学认为，人生活在大自然环境中，机体与周围的大环境要保持盈亏平衡，才能保持健康少生病，所以在治病时也需要重视调节机体与周围大环境的盈亏平衡。如秋季天气久旱无雨，易引起老年人呼吸道疾病，瑶医常用罗汉果炖猪肺等用以润肺来预防及治疗呼吸道疾病。又如冬春天气久雨不晴，气候潮湿，人们患病多有湿气重的表现，即湿盈，湿盈会引起寒湿凝滞，继而引起风湿病，故在岭南冬春季节风湿病多发，瑶医常用祛风除湿、活血散寒的草药煎水薰洗或药浴，以消除机体内盈余的寒湿来预防或治疗风湿病。瑶医学注重调节机体与自然界的盈亏平衡还表现在冬补、夏消、春燥、秋润的饮食特点，从而调整身体内部及机体与周围环境盈亏平衡，预防疾病的发生。同时瑶医学还认为，一年四季的轮回、月亮圆缺的变化、昼夜的交替对人体盈亏平衡都有一定影响，所以在治病投方的药物剂量及服药时间上常根据季节的不同、月亮圆缺及昼夜的变化来进行调整。

二、气一万化论

气一万化论是瑶医学基础理论之一。受到东方传统文化中"元气论"自然观的影响，瑶医学基于"元气论"提出"气一万化论"，认为自然界的一切物质都是气的变形，是气运动、变化的结果，万物的生成、变化、强盛、衰落都取决于气的运动。

瑶医学对人体生理、病理的许多认识都是建立在气—万化论基础之上的。瑶医学认为，气是人生存最根本的基础，是生命活动之主、之本、之母。人体的组成物质都是由气化生的，人体各个器官的功能活动都是由气派生的。人体是气聚合而成的，各种生命活动，包括人的感觉、思维、情志等精神心理活动，各种生命物质基础，如脏器、皮毛、肌肉、筋骨、爪牙等，都是气的运动化生而来。

瑶医学将气的产生归为上、中、下三部。上部包括头（瑶名为闭，下同）、心（醒）、肺（泵），人体气血由此生成。中部包括胃（幼）、肠（缸）、肝（权），不断为气血补充营养，为气血之源。下部包括肾（蒸）、膀胱（化窍），为气血之根。气的功能主要是上中下三部相互协调、融合贯通，以维持人体脏器（幼气）、四肢（臂灵）、九窍（路窍）、肌肉筋骨（阿筋松）的正常生理活动。所以人体时时刻刻都离不开气的作用。

在生理方面，瑶医学认为，气为身形脏腑活动的总的物质基础，是人体生命活动的最基本物质，并且认为气具有能动性，即处于自发的永恒运动状态之中。气的恒动产生了各种各样的变化，即变生出各种物质。在生理状态下，气运行到人体不同的部位，与不同部位的物质相结合即化生为精气、血气、津气等。从物质角度来讲，瑶医学对人体生命物质的认识，一方面，知道人体存在各种各样的物质，如精、血、津液；另一方面，把这一切物质都归为"一气"，把所有的这些物质都归结于气的概念。对于各器官功能的认识，瑶医学认为不同器官的功能均为气灌注于不同器官所形成的，如气灌注于心则为心气，灌注于肝则为肝气，灌注于脾则为脾气，灌注于脑则为脑气。可见瑶医学把气作为生命物质与功能的总体，具有整体观念。瑶医学认为，人体生命现象虽然很多，但不同的生理现象却总可以归结为"一气"的化生。人的机能活动是气推动和激发的结果。人不断从自然界中摄取清气，呼出浊气，从水谷等饮食物中汲取谷气，以维持生命活动的需要。邪气泛指一切致病因素，正气则代表着人的抗病能力。疾病发生与发展的过程，就是邪气与正气争斗的过程。

在病理状态下，瑶医学认为人体的三部之气、筋脉之气与外来的天地之气（风气、湿气、寒气、暑气）相互杂合，导致气的功能失常，或虚或阻，或运行紊乱，人体内某一脏器或某一部位的机能活动就减弱或出现障碍，功能失常而导致疾病。气郁于脑易患比风病，气阻于胸患架逢闷病，气闭于心患绕闷病，气停于胸肺则患更甘病，气滞于肝则患群甘病，气壅于肠则患涕病，气停于肌肉关节则患松节病等。对于诸般气病，瑶医学主张调节人体内盈亏平衡状态，使三部功能协调，气的运行畅通无阻，可依据疾病的具体情况采用行气、理气、破气、降气等方法治疗。

三、心肾生死论

心肾生死论是瑶医学基础理论之一。瑶医学认为，心位于胸中膈上两肺之间，是人体重要器官之一，心主司生死，主宰全身，具有主持生理机能及调节心理活动的双重作用。人体的生命活动十分复杂，除了为维持机体生存而必须进行的基本生命活动以外，还有更高级的精神意识和思维活动。这些活动有规律地协调进行，便产生了各种生命现象。因此，瑶医学认为心是人体生命活动的主宰。人体各部之间的机能活动是复杂的，这些复杂的机能活动之所以能够相互协调，正是由于心的调节。人体是一个有机统一的整体，不但身体各部分之间保持着密切的相互协调关系，而且与外界环境也有着紧密的联系。心在协调这些关系上起着重要的主导作用。若心受损，则调节机能失常，机体的整体性遭到破坏，便会发生相应的病理变化，产生疾病甚至死亡。此外，人生活在天地之间、社会之中，并不是简单孤立地不受外界环境影响，相反机体在生存过程中，不断地与自然环境和社会环境相互作用，并保持着内外环境的相对平衡协调，才能维持其统一的整体不被破坏。调节机体内外环境统一的作用，就是由心来实现的。

瑶医学认为肾位于腰部，主生长。人的出生、发育、成长、衰老的过程，都由肾气的强弱来决定。肾气逐渐旺盛促进机体的发育成长，及至成熟的顶峰，肾气逐渐衰微引起机体趋向衰老。

瑶医学重视生和死，认为人的生理病理最根本的问题就是生和死。瑶医学认为，生由肾主，肾有病则人体或生长发育不好，或不生育；死由心主，不管疾病如何严重，只要不伤到心神人就不死。如侏儒，瑶医学认为是肾不生所致，因肾不生所以生长发育受到影响而身体发育不全，但心不伤，所以其智商和生命活动并未受到严重影响。心肾生死论是瑶医学对人体生理病理认识的一种概括。

四、诸病入脉论

瑶医学所谓脉指筋脉，瑶医学所认识的筋脉与中医学的经络有相似之处，但其理论不如中医学经络学说完备。瑶医学认为，筋脉可运行气和其他生命物质，能沟通人体内外、联系各个器官的功能活动，人体内外无处不有筋脉，故瑶医学有"百脉"之称。

瑶医学认为，筋脉是人体一切生理物质存在、运行之依托，亦是病邪稽留之载体。

无论何种疾病，无论从外而病，还是从内而病，病邪都是通过筋脉在全身播散和传变，侵犯人体各处。瑶医认为筋脉分大小，疾病初起，病位表浅，病邪停留于大的筋脉，久则病位深在，病邪逐渐深入小的筋脉。例如，有些疾病在筋脉的某一点上可有明显的压痛或硬结，或有色泽的变化等，通常采用疏通筋脉的方法来进行治疗。瑶医学根据诸病入脉论，在治疗上常采用疏通脉道、开启筋脉的治疗方法，如刺血、刮痧、梳乳等疗法，将病邪排出体外，调节机体平衡，使人体恢复健康。刮痧疗法适用于中暑以及风寒邪气侵入机体而引起的头晕、胸闷、恶心、吐泻、肢体痹痛等病症；刺血疗法可泻热祛邪、通络止痛、祛瘀消肿、调和气血、镇静安神；梳乳疗法可治疗急性乳腺炎类乳房疾病等。

五、鼻关总窍论

鼻关总窍即鼻是人体最重要的孔窍，是人体多个孔窍的总领。瑶医学认为鼻为气体出入之要道，鼻位居面部之正中，专司呼吸和嗅觉之功能，鼻与脑、肺等器官直接相通，与肺、脑的关系最为密切。鼻是人体的重要组织器官，在人体的生命活动过程中起着不可或缺的重要作用。

瑶医学认为，鼻具有特殊的功能且昼夜不能停止功能活动，时刻都要保持与外界的气体交换。胎儿刚从母体中娩出时，就依靠鼻的呼吸真正开始属于自己的生命活动，此时，眼睛可以不睁或没有视觉，耳可以不听或没有听觉，这对刚出生的婴儿都不会有什么致命的威胁，却不能没有呼吸。人体在睡眠和休息状态下，眼睛可以闭目休息，耳朵可以静音避噪，口舌可以闭而不言，唯有鼻不能停止功能活动需要与外界保持着气体交换，故此说"鼻关总窍"。从病理角度而言，正是由于此功能，鼻也成为外邪入侵的必由通道，天地之间的一些致病因素也可通过鼻窍进入人体而导致疾病。

瑶医学重视病从鼻入。人在时时刻刻和任何环境中都要呼吸，即使是在有臭、有毒、有害空气的地方，呼吸也不能停止。鼻是呼吸的第一关并且是最重要的器官，鼻有过滤、消毒和杀菌的功能和作用。鼻若患病，就容易失去其过滤、消毒和杀菌的功能，容易把不清洁的气体或有毒有害的物质吸入到人体中。有毒有害的东西一旦被吸入人体，由肺到肝，经过血液运行到全身各处，尤其在一些功能薄弱的部位积聚，久之便会出现病灶。瑶医学据此鼻关总窍理论发展而来的各种鼻疗方法，可以用于多种疾病的治疗，在医疗实践中发展了鼻吸、鼻嗅、塞鼻、取嚏、烟熏等诸多治疗方法。

六、百体相寓论

瑶医学百体相寓论是对于人体局部与整体生理病理的认识。瑶医学将机体局部与整体的相互包容、渗透和影响的关系，精辟地归纳为"百体相寓"，是一种古老的全息论观念。瑶医学对疾病的认识，由于受到当时社会历史和科学技术条件的限制，只能从整体宏观来描述，并在自然哲学指导下，多采用取象比类、相应推理的方法，来说明生理、病理、诊断、治疗及防病保健等各方面的内容。经过长时间的取象比类观察和分析，瑶医学认为，人体整体与局部之间存在互相包容的联系，一方面，整体统帅局部，人体是一个高度统一的有机整体，任何一个局部都是整体的一个有机组成部分，人体某一局部的病变，都是整体生理机能失调的反映；另一方面，局部也反映整体，整体的功能状态可以在不同程度上表现于每一局部，每个局部都能体现整体，甚至体现另外一个局部。换言之，就是人体的每一部分都包含了其他部分，同时又被包含在其他部分中，各个部分之间相互渗透。局部中包含整体，整体由局部组成，人体每一相对独立的部位都是整体的缩影，含有整体的信息，局部的病因可以导致整体的功能紊乱，整体的功能紊乱又可以导致局部的功能伤害。瑶医学将这种机体局部与整体的相互包容、渗透和影响的关系概括为百体相寓。

瑶医学运用百体相寓论发展了多种独具特色的取象比类诊断与治疗的途径和方法，丰富了临床实践的领域和内容。如瑶医学认为，人体的某一部位器官都是人体多个部位的集中反映，在该部位上按照一定的规律排列着身体各部位的对应点，如人的瞳孔、鼻子、耳朵、舌头、手、足、掌等，都集中有整个人体的对应部位。据百体相寓理论发展了目诊、手诊、面诊等临床诊疗实践方法。

七、三元和谐论

三元和谐论是瑶医学从人与外部环境的关系角度来阐释疾病的病理。瑶医学所谓三元即天、人、地，其中天与地概括了人体以外的整个自然界，人是天与地的产物，人不可能脱离环境而生存，人体生命活动必然与外部自然环境密切相关。

瑶医学认为，天和地即人生存的自然环境，包括天时运行和地域环境等因素，自然环境与人体的活动是息息相通、休戚相关的。若自然条件发生变化，人体必然会有所反映。如果自然条件的变化超越了人体正常生理调节所能耐受的范围时，人与自然的和谐关系就会受到破坏而发生某些病症。

瑶医学认为，天时运行、日月更替与人体生命活动是相应的。人们通过生活体验发现日月运行与人体生命活动协调一致的规律性现象，太阳的运行形成了寒热气候变化，月亮的运行则有盈亏更替，与此相应，人体筋脉气血的运行也有盛衰盈亏的变化。例如，太阳的运动产生四时气候的变迁，直接影响着人的生命活动，春暖、夏热、秋凉、冬寒，既影响着人的生理功能，又与疾病的发生和发展有着密切的联系。如果气候变化过于急剧，超过了人体生理调节机能的限度，则易引起疾病。如秋冬季节气候寒凉，使人易患感冒；夏季天气过于炎热，则易使人受热中暑。

瑶医学认为，地域因素也在一定程度上影响着人体的生命活动。由于瑶族生活地域的特殊气候和地理条件，使某些病原物易于孳生繁殖，容易引起诸如瘴疟等疾病。

瑶医学三元和谐论认为，人存在于天地之间，天地的各种因素对人体的生命和健康、疾病的发生都有着重要影响，只有三元和谐，气候变化不可太过，地理环境不可过分恶劣，人能适应天地诸因素的变化才能健康地生存；如果三元失谐，诸如气候变化、地理特点、时间推移，以及与人们生活更为直接的空气、水、食物、劳动条件及周围环境等对人的影响超过了人体的正常调节范围，使人无法适应，则会导致疾病的发生。

八、病因学说

瑶医学认为，人体患病与自然界环境影响、饮食不调、意外创伤、劳累过度、房事不节、先天禀赋异常等因素有着密切的关系，其都是引起疾病的主要病因。

自然环境的影响。自然界气候或环境的变化必然会直接或间接地影响到人体，若气候发生了异常变化或环境卫生不良，而人不知道趋避或改善环境，就会导致疾病的发生。春秋两季，若气候反常，或酷热逼人，或绵绵阴雨湿邪盈盛，则会导致脘腹剧痛、欲吐不吐，甚至昏迷的蚂蝗痧等病症。人若在夏季烈日下长时间劳作，多会发生突发性脘腹剧痛、发热、口渴、全身酸痛、皮肤变黄，甚至昏迷的泥鳅痧等病症。

先天禀赋异常的因素。瑶医学认为，由于先天禀赋不同，人的身体素质有所差异，不同体质的人易患不同的疾病，所以瑶族有"百人生百病"之说。

饮食不调的因素。瑶族有"人食五谷生百病"之说，五谷泛指食物。瑶医学认为，五谷养人，若饮食不节制，或过食生冷，或食入不洁食物，反会使人生病。

意外伤害的因素。瑶族人民多生活劳作在深山峻岭或茂密丛林之中，常会受到毒虫、猛兽等侵袭，或农具、武器及不慎摔跌等伤害而致各种外伤、出血、骨折、中毒等意外伤害所致伤病。

劳累过度的因素。瑶医学认为，在生产生活中经常超强度地劳动会致劳累过度，使脏腑、筋骨受损而患全身筋骨疼痛、少气乏力、食欲缺乏的伤力病。

房事不节的因素。瑶医学认为，房事应该有节制，否则会引起疾病，如女子月痨和男子色痨等病症。

第二节 传统诊疗方法

一、诊断方法

瑶医学疾病诊断主要通过审症对病情作出综合诊断，诊断方法和技巧丰富多样，具有鲜明的民族特色。常用诊断方法有望、问、闻、触等诊法，其内容与传统医学中同类诊断方法相似，此外，瑶医诊断还包括目诊、甲诊、掌诊、舌诊和耳诊等。在实际运用时，各种诊查方法各有侧重，必须互相结合，才能对症疾作出正确的诊断。

1. 目诊

目诊法是以百体相寓论为指导从整体观出发，主要根据患者眼睛各部位的形态、色泽、斑点、穿窿及位置结构的动态变化，来诊断身体上疾病所在部位及其病变、损伤和功能紊乱的诊断方法。瑶医认为，虽然眼睛是一个局部器官，但它通过纵横交错、网络全身的经络与脏腑及其他器官保持着密切的联系。若脏腑经络功能失调，则可影响到眼睛，使眼睛发生各种变化，通过诊查眼睛的变化可对机体失调或疾病作出诊断。

目诊的部位有巩膜、球结膜、虹膜和眼睑、眉毛等，瑶族传统医学将目分为五轮，即瞳子属肾为水轮，黑睛属肝为风轮，白睛属肺为气轮，上下眼胞属脾为肉轮，大小眦属心为血轮。"五脏六腑之精气，皆上注于目而为之精，精之窠为眼，骨之精为瞳子，筋之精为黑睛，血之精为络，其窠气之精为白眼，肌肉之精为约束，裹撷筋骨血气之精而与脉并为系，上属于脑，后出于项中。"通过观察眼睛相应部位的形色变化即可诊断相应脏腑和全身病变。此外，瑶医学还有一些特殊的目诊方法，如白睛诊法、黑睛诊法、眼球经区诊法和天人地三部形色目诊法等。

2. 手诊

手诊是指通过对手掌（包括手指和指甲）的形态、色泽、纹路、血管和动态状况等手掌情况综合观察来推断人体器官或疾病状况的诊断方法。瑶医学认为，手五指通五脏，手五指分属五脏，每指各属一脏腑，拇指属脾胃，示指属肺与大肠，中指属心与小肠，无名指属肝与胆，小指属肾与膀胱。

3. 甲诊

瑶医学认为，指甲的不同颜色预示不同的身体状态和疾病信息，从观察指甲的颜色可推断病症及其特点。

甲床苍白，提示气血虚衰。白而润者，提示病轻，病程尚短；白而枯槁无华且粗糙者，提示病重，病程长。全甲发白者，可见于贫血、营养障碍、肝硬化、慢性结肠炎、氟骨症、咬甲症。部分白甲者，可见于结核、肾炎、淋巴肉瘤、转移性癌症等。线状白甲者（一至多条数毫米内的白色横条或纵条），可见于肝硬化、营养不良、全身性慢性疾病、心肌梗死等。点状白甲者（甲板上出现大小不等的一个或数个白点或白云状、白絮状），可见于消化系统疾病、营养不良、锌缺乏等。

甲床红赤，提示气血热症。红赤见润者，提示病短，未伤阴或伤阴未重；红赤枯槁无泽者，提示病程长，热已伤阴或阴伤已重。红紫光泽，提示热毒较深、气血郁滞，病情尚轻；红紫暗而少泽，提示病程长，热毒伤阴、气血瘀滞，如痹症等。甲床出血，也属红甲一种，其甲游离缘出现梭形或纵行线状出血，可见于凝血机能障碍、药物过敏、紫癜、旋毛虫病等。

甲床色黄，提示湿热熏蒸。色鲜黄者，提示病轻，病程短；色黯滞者，提示病重，病程长。肝胆病变、溶血、甲状腺机能减退、慢性肾上腺机能不全、肾病综合征、胡萝卜素血症等，可见黄甲。

甲床色青，提示寒症、瘀血、痛症、惊厥等病症。青为肝之本色，若久病甲青枯槁无泽，提示肝气将绝，预后不良。

甲床色黑，黑是青之渐，提示寒症、瘀血、痛症等病症。黑是肾之本色，若久病甲黑枯槁无泽，提示肾气将绝，病凶。黑线甲（甲面上出现一条或几条细而黑的纵行线，甲下色不均匀，甲皱不整齐，月痕泛红偏斜）提示内分泌紊乱，可见于月经不调、痛经、癌症等。癌症经化疗后，每疗程可在指甲形成一个黑印，圈圈清晰地记录着每一个疗程。

二、治疗方法

瑶医学治疗疾病是通过各种药物疗法或非药物疗法来调整机体各脏腑的盈亏平衡以及机体与环境的盈亏平衡，其治疗基本原则是盈则消，亏则补。除了药物内服治疗之外，瑶医学还有丰富的传统外治疗法，常用的外治疗法有三十余种，如药浴疗法、鼻药疗法、针挑疗法、点刺疗法、杉刺疗法、针竹罐疗法、火灸疗法、药推疗法、发泡药罐疗法、熏洗疗法、竹筒梅花针疗法、磨药疗法、滚蛋疗法、火油灯疗法、火堆疗法、打火罐疗法、按摩疗法和刮痧疗法等。下面仅简介几项具有瑶族特色的传统外治疗法。

1. 庞桶药浴疗法

瑶族庞桶药浴是瑶族人民特有的一种古老的医疗保健方法和药浴文化，是与瑶族聚居地区多雨水、云雾，短日照，湿度大的生态环境以及瑶族地区多发病和常见病相适应的，集防病、治病、健身于一体的医疗保健方法，是瑶族医药和瑶族文化中独具特色的一种传统疗法和习俗。瑶族人民世代延续这种药浴方式，采集山区野生的上百种草药，适宜调配，煎汤沐浴，达到防治疾病和保健的作用。瑶医学认为，通过庞桶药浴可以祛风除湿，舒筋活血，解毒通络，调整机体盈亏平衡状态，使人体恢复正常功能，收到解除疲劳、防治疾病和强身健体的功效。瑶族庞桶药浴疗法在治疗风湿免疫病等方面积累了丰富的经验。

瑶族家家都有用杉木做成的高 1 米、宽 0.6 米、长 0.7 米的大木桶，即是用药水洗浴的庞桶，又称为黄桶。瑶族人十分重视药浴，每天劳动后都要采集新鲜草药，分别捆成小把，放入大锅中煎煮，药液煮沸后 30 分钟左右，趁热倒进大桶中，加入适量冷水，使水温保持在 38℃左右，进行洗浴，既洗涤刀耕火种时沾染的炭灰泥迹，又通过温水浸泡缓解疲乏，使血脉流通，促进睡眠。瑶族药浴应用的草药一般都自采自用，多用鲜药，平常亦将采回的草药洗净晒干备用。药浴使用的药物种类多达上百种，常用的有半枫荷、透骨香、钩藤、九节茶等十余味草药，一般根据药物的性能搭配使用，无固定的配方，各种草药的份量多凭习惯和经验而定。端午节时家家户户采集鲜药草，有的地区有采集草药多达上百种的习俗，称为"百草药"，草药采回以后洗净泥沙，煎煮药液进行药浴，对于防治春季流行病起了很好的防治作用。瑶族有月里药浴的传统，即产后药浴，是瑶族妇女产后调养保健的重要手段。瑶族妇女生孩子满三朝均洗药水澡，婴儿洗后增强免疫，产妇可以驱风祛瘀、补身强体，产后一星期左右就可以参加体力劳动。瑶族产后药浴所用药物多选用具有温补和消炎作用的草药，如大血藤、五指毛桃、九节风、鸭仔风、穿破石、杜仲藤等，既可预防产妇和新生儿的各种感染，又具滋补气血之功效，促进产妇子宫和身体的恢复。

2. 鼻药疗法

瑶医学鼻关总窍论认为，鼻为气体出入之要道，也是外邪易入侵之通道，天地间的一些致病因素可通过鼻窍进入人体从而导致疾病。鼻药疗法是以药物作用于鼻腔以激发经气，疏通经络，促进气血运行，调节脏腑功能，达到防病治病的作用。鼻药疗法又可分为塞鼻法、鼻吸法和鼻嗅法等。①塞鼻法，将药物研细，或将药物制成药液，以棉球蘸濡，塞入鼻腔，以治疗疾病的方法。药物塞鼻具有祛邪杀虫、化痰散结、止血消肿的功效。主要应用于头部、鼻部疾患，亦可治疗疟疾等病症。②鼻吸法，将药物制成粉末吸入鼻内，使药末直接作用于鼻黏膜，产生强烈的刺激作用，因而多伴有喷嚏反应。"嚏"能通关开窍，激发身体诸气运行。③鼻嗅法，将药物制成粉末，煎取药汁，或鲜品捣烂，或点燃药物，以鼻嗅闻其气味而治疗疾病的治疗方法。与鼻吸取嚏法相比，鼻吸法既可吸入少量药末，又可吸入药物的气味，而鼻嗅法仅限于吸入药物的气味，避免药物刺激取嚏的影响。

3. 药推疗法

药推疗法又称挟药推刮疗法，是广西瑶族地区广泛应用的特色外治疗法，是以瑶医学筋脉理论为指导，以各种风症为治疗对象，采用推、刮手法，并配合药物推拿，具有疏通经络、活血化瘀、散经止痛、清头明目、开胸导滞、缓痉镇痛等功效，使邪退正复或扶正祛邪，从而达到治病目的。

挟药推刮时所选用的药物主要有橘叶2张，生姜适量，食盐少许，将上药共捣烂，轻症者以少许开水浸泡，重症者以净水煮沸5分钟，然后倒出晾冷至温，以纱布包之即行推刮。单纯热重者可取生姜煨熟去皮，将其切成刀口状薄片，浸入盐开水内3分钟后取出即可进行推刮；寒邪偏重者可取生姜连皮煨熟切片，加橘叶2张，捣烂夹入姜片之间进行推刮。挟药推刮的部位和顺序一般遵循先上后下的原则，即先头继手，再胸背，后下肢。挟药推刮疗法适用于治疗感冒高热、小儿惊风、风湿痹痛、跌打损伤、闪腰、眩晕、胃脘不适、颈椎病、落枕、腰肌劳损等病症。急性损伤、瘀血严重、开放性损伤者、皮肤病患者以及孕妇慎用该疗法。

4. 点刺疗法

点刺疗法是用锋利的陶瓷针点刺有关穴位治疗疾病的一种传统外治疗法。具有宣泄解表、疏通经络之效，常用于治疗各种痧症、感冒发热、头痛头晕、小儿发热惊风、小儿疳积、肌肉疼痛及扭挫伤等病症。点刺疗法的具体方法，取干净的瓷碗用刀背轻敲碎裂，选择有锋利尖头的三角形片作刺针，放锅内煮沸15分钟（也可用75%乙醇消毒），体表施疗部位用生姜片蘸米酒反复涂擦，然后用瓷针快速点刺，手法轻重适度，以皮肤微见血为好，点刺之后再擦姜、酒或其他药酒。施疗时需注意消毒，局部注意清洁以防感染。有皮肤病或出血性疾病者不宜应用该疗法。

5. 杉刺疗法

杉刺疗法是一种古老的针刺疗法，现在金秀瑶族仍沿用该疗法。主要工具是杉树分枝上的叶刺。用时可取新鲜杉树一小侧枝，视病变部位的大小来选取杉树枝的长短。如病变在四肢或躯干，杉树枝可选取长些；如病变在头面部，则选取短枝，以便准确地刺在施疗的部位。杉刺疗法的手法是以右手拇指末节及示指的中节握住树枝近端，运用腕部之力使杉枝远端轻轻叩击患部。其刺激强度可根据不同患者、不同疾病及不同部位而选用轻、中、重不同的刺激强度。轻度刺激常用于小儿发热、消化不良及颜面部疾病的治疗；中度刺激常用于躯干及四肢的治疗；重度刺激常用于四肢关节的炎症性病变、热症、急症及麻痹症的治疗。

6. 发泡药罐疗法

发泡药罐疗法属拔罐法，古称角疗法，是广西桂北瑶族地区的民间传统外治疗法。发泡药罐疗法在马王堆汉墓出土的《五十二病方》中就有记载。从地理环境上看，广西地处南疆，自然环境，阴湿多雨，脚气、风湿、身重等病疾常见发生，瑶族先民在与疾病长期的斗争中，充分利用道地药材与瑶山多竹的特点，创造出简便效捷的瑶医发泡药罐疗法。发泡药罐疗法具有祛风祛湿、活血舒筋、散寒止痛、消肿散结、疏通经络等功效。发泡药罐疗法常用的罐具为金竹，取外型正直、坚固无损、口径为1.5~3厘米、长约8厘米的竹管，一端留节作底，另一端作罐口，用刀刮去青皮及内膜，用砂纸磨光，使罐口光滑平整。发泡药物常用有刺激性作用的了哥王根皮30克，合米粥适量压饼制成发泡药饼，直径1~2厘米不等。煮罐药用道地药材为主，主要以具有活血祛瘀、祛风除湿、清热解毒、消肿止痛等作用的药物组成，如狗胫骨一块、麻骨风、大小钻、穿破石、松节、透骨消、九节风、铜钻、铁钻、风见散等药各30克，实际应用中还可辨症加减。施疗时，洗净施术部位，用发泡药饼隔纱布敷贴患处，30分钟后取下，视其发泡情况，用消毒针点刺放出泡内液（民间瑶医用瓷片），然后取出用瑶药浸煮的药罐，甩净水珠后，趁热迅速扣盖在发泡部位的皮肤上，约10分钟后取下药罐，用消毒巾擦净渗出液，然后用药水熏洗患处约30分钟。一般有皮肤过敏、溃疡、水肿及大血管分布部位，不宜直接拔罐，高热抽搐者以及孕妇的腹部、腰骶部亦不宜拔罐。

7. 竹筒梅花针疗法

竹筒梅花针疗法是通过竹筒梅花针进行叩打针刺机体特定部位或穴位治疗疾病的一种传统外治疗法。施疗针具竹筒梅花针是用九枚缝衣针按梅花圆形镶嵌在一节长约15厘米、直径2厘米的竹筒的一端制成。叩打药酒配方常用生草乌20克，五爪风、舒筋藤、飞龙掌血和两面针各 30 克，将上药放入瓶中，加入 75% 乙醇或白酒 500 毫升，浸泡 10 天，制备成药酒，去渣待用。瑶医竹筒梅花针疗法施治时，按常规对针具和体表施疗部位消毒，将浸泡好的药酒涂在叩打部位上，用竹筒梅花针蘸上药酒叩打。叩打方法包括局部叩打法、脊髓中枢叩打法和末梢叩打法。①局部叩打法，在有病部位及其四周叩打，亦可选择针灸穴位反复叩打。②脊髓中枢叩打法，自头后下方颈椎至尾椎骨止及脊柱两侧叩打。③末梢叩打法，自上而下从上肢自肘至指尖，下肢自膝至趾端叩打。叩打时按从内到外，由上至下顺序进行，一般先中枢、次局部、后肢端。由于竹筒梅花针叩打刺激皮肤神经，加上药酒行血舒筋的功效，可促进中枢神经调节身体机能以达到治病目的。瑶族民间常用竹筒梅花针疗法治疗中风瘫痪、风湿性关节炎、多发性神经根炎、肩周炎、肢体麻木等病症。

8. 佩药疗法

佩药疗法是将含有芳香性、挥发性药物的香囊、香袋等饰物系挂于衣带或身上适宜部位以治疗疾病的方法。佩药疗法又可分为多种。①香囊（袋）法，用绛绢做成小囊或小袋，将所选药物研末装入囊或袋内，缝好固定即成。使用时，把香囊（袋）系挂于颈项、内衣口袋或其他部位。②口罩法，用多层纱布做口罩，将药物研末，撒在各层纱布之间，密密缝严固定即成。③项链法，将药物加工成圆珠状、棱状等各种美观的工艺品，中心钻孔，用丝线串连，做成项圈、项链即成。④药巾法，佩戴含有药物的巾带以治疗疾病的方法，又可分为干巾法和湿巾法两种。干巾法是用薄棉纱布做巾，将所选药物研细，撒于各层之间；或将棉布缝成长带形布袋，装入药物，缝严固定即成；亦可将药物煎浓汁，用棉巾或纱布吸净药汁，干燥即成。使用时，将药巾系于病痛处。湿巾法是将所选药物浓煎，加入辅料收膏，把药膏涂于白棉纸上，折叠成带状，外以红绢或棉布包裹，缝严即成；或将药物煎汁，将棉巾浸于药汁中，吸取药汁，取出拧净过多的药汁，系扎或覆盖于病痛处。

9. 滚蛋疗法

滚蛋疗法在瑶族民间应用普遍，在各地民间具有不同的应用特点。滚蛋疗法用于治疗伤风感冒、咳嗽、头痛、发烧、肌肉酸痛、痧症、各种无名肿毒、痢疾、风寒湿痹和痞块病等病症，在广西巴马和都安等地瑶乡应用的滚蛋疗法各有特点。①热滚法和冷滚法并用，在巴马瑶乡，滚蛋疗法分为热滚法和冷滚法。热滚法是用煮熟而热烫的鸡蛋在患者的额头、四肢等患处反复滚转进行治疗。冷滚法是用新鲜的生鸡蛋滚治，用于治疗各种无名肿毒，如眼睛红肿、皮肤肿胀、红硬发热等病症。②验方与草药配合使用。巴马民间使用热滚法治病时，在煎煮鸡蛋时，常将适量的姜、葱或者艾等草药或验方药物与鸡蛋共同煎煮至蛋壳呈褐色，借姜、葱、艾等草药的驱风散寒之力以疗疾。③治疗与诊断相结合。巴马瑶乡将滚蛋疗法既作为一种治病方法，也当作一种诊断方法，常把治疗和诊断结合起来，通过滚蛋诊断预测疾病的转归。在热滚治疗过程中，常用滚蛋后蛋黄的形状和颜色来判断病情。如蛋黄外表隆起许多小点，可推定发高烧或者受凉，小点多则说明病情严重，小点少则说明病情较轻。如蛋黄呈青色可诊断为寒症，如蛋黄呈金黄色则诊断为热症。如果患者几乎不能感觉到鸡蛋的热烫，则认为是受病极深。④痧症的蛋揉疗法。都安瑶族民间用蛋揉疗法来治疗羊毛痧。都安瑶乡把具有头昏目眩、恶心呕吐、发热胸闷、腰酸骨痛等症状的痧症称为羊毛痧，是一种较顽固的痧症，每在暑热天气人劳累过度时容易发作。蛋揉疗法是先以盐水按步骤搓揉头、腰、背及四肢，再用生蛋一个反复揉搓用盐水搓过的部位，片刻后，即有无数又硬又韧的黑毛（久病的人会揉出白色的毛）从皮肤毛孔中出来，这种毛一般长1.5~2.5毫米，因为其形类似羊毛，故瑶族民间称这种痧症为羊毛痧，揉出的"羊毛"越多，病愈就越快。

第三节　瑶药简述

一、药物资源

瑶族主要居住在南方山区，自然条件为气候温和，雨量充足，土地肥沃，植被繁茂，动植物资源丰富，这种多层次、多门类的生态环境类型造就了瑶族地区丰富的自然资源，瑶族人民利用当地动物、植物和矿物资源创造和发展了内容丰富的瑶族医药。

民间瑶医用药品种繁多且复杂，受历史条件限制，没有任何古籍资料记载以资证明瑶医用药的具体种类。近年来，对广西、湖南等地区的瑶药品种进行了整理和考证等工作，据统计，广西瑶药品种达1392种，湖南瑶药品种达833种。虽然各地区各族系瑶医所用瑶药品种及名称并不完全一致，但在长期的医疗实践中，瑶医学较为系统普遍应用的瑶药约有104种，瑶医将这些药物称为老班药，即前辈祖传之意，并依据药物的性味功能和主治特点将其分为"五虎""九牛""十八钻"和"七十二风"。由于各族系语言和用药经验不尽相同，因而民间瑶医对这104种老班药的药物来源等各说不一，同名异物和同物异名现象较为普遍。近年来，通过实际采访调查和参阅文献资料比较分析，将这104种传统药物的名称、来源及功用主治等进行了系统的整理工作，对于指导瑶医学的临床实践和资源开发具有重要的意义。

二、药物性能与分类

瑶医学在长期的医疗实践中对药物的药味、性能和功用进行概括，依据药物的性质分为温热药、寒凉药等类别，依据药味分为甜、酸、苦、辣、麻、涩、锥、淡八性，依据药物性能和功效分为风药和打药。

1. 药物八性

瑶医学将药味分为甜、酸、苦、辣、麻、涩、锥、淡八种，各种药味分别具有不同的性能和功效。瑶医学认为，甜味药有补益作用，如野山参、胖婆娘、白山七等；酸味药有止泻收敛作用，如酸米草、酸菜根、野梅子等；苦味药有清火作用，如同乐七、水灵芝、地苦丹等；辣味药有解毒生肌作用，如辣蓼草、血山七、雄黄连等；麻味药有胜寒燥湿作用，如山花椒、马蹄香、羊角七等；锥味药有消毒治阴疽作用，如独脚莲、螃蟹七、三步跳等；淡味药有通下破气的作用，如铁筷子、金腰带、金边七等。有民间谚语将药性与功用概括为："形态识别须多认，常用性味要弄通，辛散气浓能解表，辛香止痛治蛇虫，苦能解毒兼清热，咸寒降下把坚攻，味淡多为利水药，甘温健脾补中宫，酸味固湿兼收敛，性味精研用不穷，若要发挥药永效，辨病识药第一功。"

2. 风打药性论

风药打药分类理论是瑶药理论的重要组成部分之一。瑶医学在长期的用药实践中将药物的性能和功效特点概括分为风药、打药和风打相兼药三类，瑶医"风"和"打"是一个既对立又统一的概念。风，即柔弱、柔软；打，即坚硬、坚强；二者相对而言，反映了药物的功效特点，是瑶医临床用药的重要依据。

瑶医学以风、打特性来概括药物的性能特点，对辨识药性、选药组方具有指导意义。①风、打概念反映了药物的功效特点。瑶医学认为，药物性效有风打之分，"风者纯而缓，打者燥且急"。风药具有和缓、平调脏腑机能作用，如白九牛、紫九牛、大钻、小钻等；打药则作用较为峻急，取效速捷，具有峻逐邪气之效，如入山虎、上山虎、下山虎、猛老虎等，气醇力专，作用刚峻，驱邪攻滞最速，列为打药。②风、打概念概括了药物的性质特征。风打药物禀天地之气生、阴阳之气长。天地之气禀赋多少对药性必然会产生直接影响。生长过程中得地之阴气多者，药材质地细腻，富含油汁、水津，药效柔弱和缓，如一身保暖、血党等，得地阴而质润，力缓性质温和，以调滋见长。生长过程中得天之阳气多者，药材质地干劲，少津或无汁，药效多激烈，如白花丹、黑老虎等，得天之阳气而气燥烈，力宏性质猛烈。③药物的风打之性、刚柔之力是相对的，亦有许多药物兼具风打之性，如血三七、血见愁、开刀见血等，禀刚之气、得柔之性，既能攻坚软坚、活血化瘀，又能滋阴潜阳，一药而数用。

风类药，是指具有清热解毒、祛风除湿、活血散瘀、补气补血、健脾胃、益肝肾作用的药物。包括牛类、风类及部分钻类药物，如白背风、麻骨风、半边风、鸭脚木、血藤、九龙藤、四方藤、大发散、小发散等，常用于治疗痧症、肝胆及消化道疾病、妇科、神经科及小儿疳积等病症。

打类药，一般具有散瘀消肿止痛等作用，包括虎类及部分钻类药物，如杉树、松树、田七、鸟不站、青蒿、尖尾风、韭菜、透骨消等。常用于治疗跌打损伤、毒蛇咬伤、风湿骨痛、无名肿毒、堕胎等病症。这类药物性峻力猛，若应用过量易伤身体，孕产妇及妇女月经期禁用，儿童及老人应慎用。

风打相兼药，除了前面所述及的风类药和打类药之外，还有一类药物既具风类药的功能，又具打类药的特性，称之为风打相兼药。如部分钻类药，包括大钻、小钻、九龙钻、大红钻、小红钻、双钩钻、六方钻、四方钻、槟榔钻等，此类药气味多辛、苦，性温，既能行气止痛、祛风除湿、舒筋活络、健脾消气，又能散瘀消肿，用于治疗风湿痹痛、筋骨痛、腰腿痛、坐骨神经痛、跌打损伤等病症，还可用于病后虚弱、头晕目眩、小儿疳积、急性肠炎、慢性胃炎、胃溃疡、痛经、产后腹痛、产后风瘫等病症的治疗。应用此类药时，需根据疾病种类、病情轻重、患者体质等差异，严格把握用量，取其风打之力有所侧重，既要避免药重，使病去而不伤人，又要避免药轻而难以发挥作用。

3. 五虎、九牛、十八钻和七十二风

"五虎""九牛""十八钻"和"七十二风"是瑶医学对临床常用的104种老班药的分类概括，依据药物的性味功能和功效特点将其分为虎、牛、钻和风四类。其中五虎药力猛烈，起效迅速；九牛药力绵长，药效持久；十八钻药力劲透，常用于重大疾病；七十二风针对各种风症起效。

五虎包括入山虎、上山虎、下山虎、毛老虎和猛老虎。五虎在功用方面均为打药，如入山虎其药生长有刺，为正钩生长，方向朝向山川，状如猛虎利爪，其药性为攻剂，作用有如猛虎峻烈，故而命名为入山虎，功能清热解毒、活血消肿、止痛、散结杀虫，常用于治疗跌打、风湿骨痛、胃痛、牙痛等病症。

九牛包括白九牛、红九牛、花九牛、青九牛、黄九牛、黑九牛、紫九牛和蓝九牛。牛类药物性能强劲有力且持久，功能多为舒筋通络、强筋壮骨、补肾等。如紫九牛即

血风藤、翼核果，功效为养血固肾益精、舒筋活络，属风类药。

十八钻类药物性能强劲攒透，功效多通达经脉，透利关节，多为行气止痛、散瘀消肿药物，用于治疗瘀阻、湿滞等病症。十八钻包括九龙钻、大钻、大红钻、小钻、小红钻、六方钻、四方钻、白钻、黑钻、蓝钻、黄钻、黄红钻、铁钻、铜钻、葫芦钻、槟郎钻、双钩钻和麻骨钻等。

七十二风类药物功效和用途极广，包括有寒热、温平、降泻、扶补，分别属于风药类和打药类。包括：五爪风、五层风、五指风、七爪风、入骨风、小白背风、九季风、三角风、大肠风、四季风、大接骨风、小肠风、糯米风、白背风、九节风、小散骨风、牛耳风、大白背风、牛膝风、水浸风、石上风、龙骨风、大散骨风、半边风、百祥风、半荷风、白面风、细接骨风、过山风、过墙风、竹叶风、血风、羊角风、扭骨风、冷水风、鸡肠风、来角风、阴阳风、红顶风、走马风、刺手风、爬墙风、金钱风、金骨风、九层风、南蛇风、过节风、保暖风、刺风、追骨风、独角风、急惊风、穿骨风、扁骨风、破骨风、鸭仔风、鸭脚风、钻地风、倒丁风、麻骨风、粘手风、黑节风、暖骨风、酸吉风、黄骨风、接骨风、假死风、浸骨风、慢惊风、蝴蝶风、鹞鹰风和九节风等。

瑶药在应用实践中还有其他一些分类和命名的方法。如根据不同的药用部位命名，根称为"钟"，藤称为"没"，花称为"表"，叶称为"徽"，草称为"勉"等；也有根据植物的形态、生长习性、花的颜色来命名等。

三、药物应用

瑶族民间医生皆兼通医药，用药多自采自用，在用药经验和应用方法方面也有一些特点。

瑶医用药大多就地取材，药物多为鲜用，即采即用，一般不经炮制或经过简单加工后直接应用。瑶族居住的广阔山区天然药物资源丰富，且瑶族群众家家户户庭院有种植草药的习俗，鲜药可以就地取材，无须特别加工和储藏，同时鲜药应用时其有效成分未经破坏，故疗效较为直接。对于有毒性的药物，一般采取适当的方法加以炮制以减其毒，如半夏需经炮制去其毒性后再用。有一些药物在应用前也加以特殊处理，如治疗伤寒方中的糁子，用时将其炒热，趁热倒在地面上，反复操作三遍，让其吸收地气后，再与生姜、甜酒共炒至热，共煎服。

瑶医用药形式多样，常用的药物剂型包括煎剂、内服膏剂、散剂、药丸剂、酒剂、鲜药捣汁内服、磨药、鲜药含服、搽剂、外敷剂、滴耳（眼）剂、烟熏剂、熏洗剂、沐浴剂、佩挂剂等形式。

瑶医学也重视饮食疗法，认为饮食疗法简便易行，安全可靠。常在烹制各种谷、果、菜、鸡、鱼、肉、蛋等食品时配合少量药物，用药膳食疗方式来防病治病。如用大蒜头2~3瓣捣烂，加适量糖冲甜酒，治疗上吐下泻；用柑橘榨汁加入蜂蜜治疗哮喘；荞麦、三七、鳝鱼煮食治肺痈吐脓血；胡椒、乌龟肉、猪肚共炖服治虚寒胃痛等。

参考文献

[1] 刘育衡. 湖南瑶族医药研究 [M]. 长沙：湖南科学技术出版社，2002

[2] 覃迅云等. 中国瑶医学 [M]. 北京：民族出版社，2001

[3] 奇玲等. 中国少数民族传统医药大系 [M]. 赤峰：内蒙古科学技术出版社，2000

[4] 陈士奎等. 中国传统医药概览 [M]. 北京：中国中医药出版社，1997

[5] 李彤等. 实用瑶药学 [M]. 北京：中国医药科技出版社，2005

[6] 张岚等. 瑶医药学人才培养中的传统文化教育刍议 [J]. 亚太传统医药，2013，9（10）：7-9

[7] 洪宗国. 瑶医药思想探源 [J]. 中南民族大学学报（自然科学版），2010，29（2）：49-52

[8] 李彤. 瑶医医理简述 [J]. 广西中医药，2003，26（6）：39-41

[9] 唐汉庆等. 瑶医学"心肾相交论"内涵及临床指导意义 [J]. 医学与哲学（B），2014，35（20）：86-87

[10] 李彤. 瑶医核心病机"盈亏平衡理论"初探 [J]. 广西中医药，2011，34（3）：43-44

[11] 傅景华. 瑶医药理论的特色与优势 [J]. 中国民族医药杂志，2007，13（12）：1-2

[12] 关建国等. 瑶医盈亏平衡在瑶医外治疗法的应用初探 [J]. 中医外治杂志，2015，24（1）：55-56

[13] 洪宗国. 瑶医治疗原则的思想特色 [J]. 中南民族大学学报（自然科学版），2010，29（3）：33-36

[14] 李彤等. 瑶医摸脉诊法简述 [J]. 黔南民族医专学报，2014，27（2）：103-104

[15] 滕红丽等. 瑶医特色庞桶药浴疗法在风湿免疫病治疗中的应用研究 [J]. 时珍国医国药，2010，21（3）：704-705

[16] 蓝毓营. 庞桶药浴在瑶医防治疾病中的运用 [J]. 广西中医药，2014，37（1）：44-45

[17] 洪宗国. 瑶医药浴的治疗与保健作用 [J]. 中南民族大学学报（自然科学版），2011，30（1）：39-41

[18] 李彤等. 浅谈瑶医用药经验与特色疗法 [J]. 黔南民族医专学报，2010，23（3）：198-199

[19] 冯昀熠等. 瑶药研究进展 [J]. 中国民族民间医药，2013，22（7）：2-3

[20] 李彤等. 瑶药传统理论初探 [J]. 中国民族民间医药，2010，19（19）：9-10

[21] 戴斌等. 瑶医用药品种调查报告 [J]. 中草药，1997，28（12）：746-749

[22] 黄东挺等. 广西瑶药资源的现状调查 [J]. 中国民族医药杂志，2012，18（3）：68-69

［23］李彤等.瑶医风打理论与组方用药浅析［J］.中国中医药信息杂志，2011，18（4）：3-3

［24］李彤等.瑶医"老班药"的历史沿革研究［J］.中国民族医药杂志，2011，17（4）：38-39

［25］李彤等.瑶医盈亏平衡理论在"虎牛风钻"命名理论中的应用研究［J］.中国民族医药杂志，2012，18（2）：3-3

［26］陈少锋.瑶药"铁钻"的品种调查及鉴定［J］.中国民族民间医药，2008，17（2）：54-55

［27］陈少锋等.传统瑶药5种"虎"类药材抗肿瘤筛选研究［J］.中医药学刊，2006，24（2）：250-251

［28］戴斌等."虎牛钻风"类传统瑶药的调查研究［J］.中国民族民间医药，1998，7（2）：28-34

第九章 土家族医药学

概　述

土家族是世代聚居于我国中南和西南接壤之地的少数民族，从春秋秦汉至今两千多年的漫长岁月中，土家族人民用勤劳和智慧创造了具有民族特色的灿烂文化，在长期与疾病作斗争中，逐渐积累了内容丰富的本民族传统医药知识及诊疗疾病的方法和经验，经过上千年口耳传承和代代丰富的积累过程，逐渐形成较为成熟的具有民族特色和地域特点的传统医药学体系并传沿至今，为土家民族人民的生息繁衍做出了贡献，是我国少数民族传统医药学的重要组成部分。

土家族先民早自原始的生产生活实践中就开始产生最早的卫生保健活动，使用一些简单的防病治病知识和方法。早期土家族医药的发展中出现过"巫医一家""神药两解"的时期，土家族巫师称"梯玛"，是土家族人对本民族专门从事祭神活动的人特有的称呼，他们"皆通医道，皆事医术"，其医道及医术是建立在神与药的基础之上的，是土家族医药早期发展史上不可忽略的现象。在秦汉前后的漫长岁月中，土家族先民在生产活动中尝草识药，治验疾病，经历了本能医药经验积累及巫医影响的发展过程。

唐宋时期，土家族社会经济的发展与繁荣促进了土家族医药的发展，汉族中医药的传入也丰富了土家族医药的内容，有关医药史籍中出现了关于土人、土民用土药治疗的药物记载。宋代《图经本草》收载药物780种，其中收载施州（今湖北省恩施自治州）产用的药物28种，如"紫背金盘草，生施州，土人单用此一物，治妇人血气，能消胎气，孕妇不可服""大木皮，生施州，土人用疗一切热毒气""独用藤，生施州，土人用疗心气痛"等。在此时期，土家族医学逐步认识到自然界变化及其对物候、病候的影响，并用以解释疾病的发生和发展。土家族医药经验与汉族中医药学内容交流融汇，形成了"三元论"等具有民族特色的土家族医学理论。

元明时期，土家族医药学有了进一步发展，主要表现在以下三个方面：①土医、药匠、水师、接生婆的出现使土家族医药进入了有专门的"土医"医师的时代。土医是全科医生，一般能诊治各种病症。随着专门医师的出现使医疗实践活动开始出现了分科诊疗情况，如水师治疗封刀接骨，治疗骨伤、跌打损伤等外科疾病，接生婆负责接生婴儿及医治妇科病等。②土家医疗法的形成与应用。土家医疗法，特别是外治疗法内容丰富，具有鲜明的特色，其中具有代表性的火功疗法、推抹疗法等多种土家医学外治疗法在这一时期逐渐成熟，土家医将其概括总结为"刀、针、水、火、药"五术一体的外治疗法，主要包括火功疗法、封刀接骨、推抹按摩、刀针（或瓦针）破疮、火罐疗法、灯火疗法、磁针（瓦针）疗法等外治疗法，形成了土家医学外治疗法体系而世代相传运用。③土家族药物的临床应用进一步成熟。这一时期，土医在医疗实践中逐渐摸索总结了丰富的用药经验。对土家族药物根据临床应用进行分类，如专治跌打损伤的打伤药、清热泻火的败毒药等。对某些有毒性的药物进行加工炮制，应用的炮制方法如焙制法、汗制法、炭制法等。

清朝时期，土家族地区实行改土归流，社会、经济、文化各方面均得到长足发展，土家族医学在前人识药治病累积经验的基础上，进行了理论上的总结和实践的反复验证，使土家族医药学有了进一步的发展，土家族民间医药和土医土药得到普及与发展，土家族名医不断涌现，医药著作相继编著出版，土家族医药学的框架体系进一步完善成型。这一时期的民间土医从一草一方治病疗疾到坐堂设店诊病用药，一些草药铺坐堂医生多用草药对疾病进行治疗，称药匠或草医，也有相当一部分草医应用当地民间各种外治疗法进行疗疾治病。在这一时期，涌现了大量的土家族医生和医药著作。明清以来，土家族民间出现了许多医药抄本，这些抄本多为相互传抄或师徒传抄等形式手抄流传。到了清末，土家族医生中的有识之士着手著书立说，将千百年流传下来的土家族医药经验进行收集整理，结合医生本人的实践经验，编写出有关土家族医药验方、验案及综合性著作，其中较具代表性的有鄂西土家族名医汪古珊编著的《医学萃精》，全书共16卷，约50万字，于1896年刊行，该书收集整理清末之前土家族传统医药内容，具有鲜明的民族特点和地域特色。湖北省咸丰县清末名医秦子文积数十年临床经验，整理土家族民间医药资料，聚历代医家之见解，药物之性用，著有《玲珑医鉴》《验方集锦》等医著，《玲珑医鉴》包含药物、方剂、脉学、诊断及临床各科疾病诊治等丰富内容。另有土家族医生著有的多部医药学著作，如《医方守约》《医方济世》《寿世津梁》等。清代《植物名实图考》中记录了土人、土医、彼土人（或施州等地方）等所用的药物188种，占全书收录药物1714种的10.97%，如横麦（土人）、燕麦（土人）、龙瓜豆（土人）、黄麻（土人）、觅（土医）等。这些冠以土人、彼土人及土医名称而作为土家族用药的记载，是我国本草学史之首例。这一时期土家族医药的发展起到了上承先贤、下启后世的作用。

近百年来是土家族医药学发展较快的时期，经过明清时期，土家族医药学从医理到本草，从诊断到治疗等各方面都得以较快的发展和成熟，土家族医药学理论逐渐完成了从口承到文传的过渡，为其后的发展奠定基础。民国时期，是土家族地区民族民间医药从农村进入集镇，从个家药园到集镇设诊所或药铺较为活跃的时期。当时的药店中，中药和草药（民族药）品种均有出售和使用。各地诊所和药铺的出现，促进了当地传统民族民间医的发展。民国时期，土家族民间的土医、药匠在师承学医的基础上，对师传经验进行了文字抄记，出现了较多的医学抄本。如湘西民间的《七十二症》、《二十四惊症》，鄂西民间的《草药三十六反》《急救药方》《草药汇编》《医疗精选》等。这些抄本，既是先辈传沿下来的医药精华，又有抄者的临床经验，经历师传自抄代代承袭，对土家族医药学的传承发展起到了积极作用。新中国成立以来，自1958年开始，恩施自治州先后组织了四次大规模的药物资源调查，采集标本、分类鉴定、收集民间单方验方等工作取得了很大的进展。1984年全国第一次民族医药工作会议后，经过近20年的调研及开发研究工作，土家族医药研究取得了可喜的成绩，主要表现在以下几个方面：摸清了本底资料，通过调研，各地基本摸清了土家族医药人员的本底，同时摸清了土家族地区的民族药本底情况。对收集到的土家族医药口传和文字资料进行系统整理研究，相继校注出版和编撰出版了土家族医药学著作，如《秦氏玲珑医鉴》《医学萃精》《土家族医药学》《土家族医学研究》《传统疗法集成》等。成立了土家族临床科研和教学机构，湘西州与恩施州分别成立了民族医药研究机构，配置了专业人员开展土家族医药的临床、科研和教学工作，土家医学有了自己的科研、临床、教学基地。在土家族医学教育上，湖北民族学院自1999年开始招收第一批"民族医学理论与临床运用"方向的民族医学硕士研究生。加强了土家族医药的学术交流，对土家族医学基础理论、临床经验总结、民族药物的开发和应用等多方面进行探讨和交流，使土家族医药下山进城，进入现代发展的新时期。

纵观土家族医药从识草辨药到医药知识萌芽，从巫医神药到形成蕴含古朴哲学思想的民族医药理论，从口授心传的传统疗法到文字承载的医药著作，经历千百年的发展，土家族医药学发展成为包含本民族特色传统医药学理论、传统诊断和治疗方法以及丰富的民族药物应用的传统医药学体系，不仅为土家族地区民众提供卫生保健服务，也走出民族地区，为现代土家族医药卫生资源开发利用及民族地区经济振兴和发展而服务。

第一节　土家医学基础理论

土家族医学基础理论主要包括三元学说、对人体结构和功能的认识、病因病理学说等内容，其中蕴含着整体观的三元学说是土家族医学理论的核心。

一、三元学说

土家族先民在观察和认识自然界的过程中认识到，人生活在大地上，其上空大气为天，其下存在茫茫一层物质为水，认为天是人类生存的空间，地是人类生存的场所，水是人类生存的物质基础，天、地、水是构成人类生存的三大基础。这是土家族先民最早的天人合一的整体观对自然界与人的认识。土家医学借对自然界天、地、水的认识来解释人体的结构与功能，认为人体主要由三元、十窍、肢节、筋脉和气血精组成，将人体脏腑概括分为上元、中元和下元，用"三元"来解释人体脏腑的构成和功能，通过对人体结构功能的阐述来解释人的生命活动现象。

土家医学认为，人体内脏可概括分为上元、中元和下元，上元为天，中元为地，下元属水，各有不同的构成和功能。

1. 上元

上元又称头元，主要包括脑、心、肺，共居上天，统摄人体气血神志，土家医学认为，头元司神志，主一身，为三元之首。

脑，居颅骨内，主神，为人体生命活动的统帅。土家医学认为，人体的精神、意识、思维虽然为脑所主，但与气、血、精三者关系极为密切。气旺、血充、精盛则脑得以充养而精灵，则生命活动旺盛，表现为神志清醒，语言清晰，精神振奋，反应敏捷，动作自如；反之，气少血亏精衰则脑乏失养，出现精神萎靡，语言错乱，反应迟缓，动作艰难等，甚至出现神乱、神昏、神闭、神亡等危重现象。

心，位于左胸排叉骨中间，主血，为人体气、血、精输布的中心枢纽。土家医学认为，人体需气、血、精的充养以维持正常的功能，气、血、精均需依靠心气的推动和温煦，才可运行循环不息。土家医学认为，心似唧筒，心肌松弛，把全身各处的气血精沿筋脉吸收至心，心肌收缩，则把抽吸到心的气血精通过筋脉输送到三元、十窍和肢节，流布到全身各部组织来维持正常的生理功能。若心之功能失常，主要表现为两个方面的病理变化：①血亏、气少、精衰，出现面色苍白、爪甲无华、心悸、头晕目眩、倦怠乏力等症状；②血气挡胸，出现面口青紫、爪甲发乌、胸闷刺痛等症状。

肺，居胸两侧，主呼吸，为人体气体交换之总汇。土家医认为，肺似囊袋，上端为喉管与口鼻相连，下端为气管与心相通，肺通过喉管与气管之间的更替开合，使上天之清气与体内之浊气得以吐故纳新、交换不息，从而保证机体新陈代谢的正常进行，维持人体的生命活动。肺主呼吸功能失常表现为两个方面的病理变化：①气亏，出现少气、动则喘息、精神萎靡、倦怠乏力等症状；②气挡胸，出现胸闷、气促、肚胀等症状。

2. 中元

中元又称腹元，主要包括肚、肠、肝，共居腹内，腹元主食物之受纳与运化，为水谷出入之地，水精与谷精化生之处，如大地之长养万物，为三元供养之本。

肚（胃），位于上腹，主饮食的受纳与消磨，为人体储藏食物的仓库。土家医学认为，肚似磨，上端口通过食管与口窍相通，下端窍与肠相连，饮食从口窍沿食管进入肚，则肚张，张则转动，将食物磨为糜糊，再经下窍入肠。肚内病变主要为食停肚（隔食），出现腹胀、不思饮食、嗳气、呕吐、打臭饱嗝等症状。

肠，位于脐腹，主饮食的消化吸收，为人体食物消化的场所。土家医学认为，肠似蒸酒缸，将进入肠中的食物糜糊进行发酵，继而分出精微与糟粕，精微部分由肠吸收上注于肝，为机体利用，糟粕部分继续下移，形成粪便，经肛窍排出体外。肠病主要表现为腹胀腹痛、腹泻、便秘，甚则完谷不化等症状。

肝，居右排叉骨后方，右胁之内，主要功能为疏泄人体气机，主水精与谷精的生成，为人体营养物质之源地。肝居中元，能调畅全身气机，促进三元脏器功能运行协调，并与人的情志活动密切相关。肠中运化的精微上注于肝，生成水精与谷精，通过肝管流注筋脉，依靠心气作用输布全身，供给三元、十窍、筋脉、肢节等组织器官各种所需的营养物质。肝病则人体失养，出现面色萎黄、消瘦或虚肿、倦怠乏力等症状。

3. 下元

下元又称足元，包括腰子、尿脬、养儿肠或精脬，共居下元，足元司运动，主行，有排泌余水（尿）之功，为人体孕精生成和储藏之处，生命发源之根。

腰子，共二枚，位于双侧后排叉骨下方之前的板油内，左右各一，有两个开口，各有管道相连。土家医认为，腰子主孕精的生成与储藏，为人体繁衍之本源。人体孕精来源于先天，并储藏在腰子中，受后天水谷之精的滋养不断成熟。当腰子发育到一定程度，孕精成熟，由腰子输送至养儿肠或精脬，孕育成子。若腰子有病，孕精的生成发生障碍，就会产生不孕、腰痛等病症。

养儿肠和精胪，均位于少腹。男子精胪接受腰子输送的孕精，排出体外。若精胪病变就会出现遗精、滑精、交合无精等病症。女子养儿肠接受腰子输送的孕精，如与男子的孕精结合，便孕育有子，否则化为经水排出体外。养儿肠的病变主要表现为滑胎、月经不调、摆白等。

尿胪，位于少腹，主尿，为人体排泌余水之地。土家医学认为，肠有一管与尿胪相通，饮食中的精微部分上注于肝，多余的部分则沿着肠管输入尿胪，尿胪将其运化成尿液，从尿窍排出体外。尿胪病变主要表现为排尿困难，尿频、尿急、尿痛、尿闭和水肿等。

三元论是土家医学最核心的认识论，人类的生命物质——气、血、精都是由三元脏器所产生，人体的各种生命现象均受三元脏器所支配，人体的气血，经天而地、至水循环往复并灌注于全身，依靠三元功能协调，维持人体正常的生命活动。

二、人体的结构和功能

土家医学通过数千年的医疗实践，对人体的结构和功能形成了系统的认识。土家医学认为，人体主要由三元、十窍、肢节、筋脉和气血精组成，这种对机体构成的概括既包含了对人体结构的宏观认识，也包含了对生命物质及功能的潜在微观认识。

1. 三元

土家医学将人体内脏概括为三元，上元主要包括脑、心、肺，共居上天，中元主要包括肚、肠、肝，共居腹内，下元主要包括腰子、尿胪、养儿肠或精胪。

2. 十窍

土家医学将人体的孔窍概括为十窍，有九大窍和一小窍。九大窍包括：眼二窍、耳二窍、鼻二窍、口一窍、肛门一窍、尿孔一窍；一小窍指皮肤上无数个小小的汗孔，共计十窍，又称为十孔。

土家医学认为，十窍在人的生命活动中起着重要的作用。十窍各司其职，依靠三元协调，共同维持正常的生理功能和生命活动，包括：①眼窍职司视万物、辨五色，眼窍有病，轻则视物昏糊、颜色不分，重则失明。②鼻窍司嗅味与进出气，病则鼻塞流涕、气味不辨、影响呼吸。③耳主听声辨音，病则耳鸣耳塞，甚则耳聋。④口主言语、吐纳，病则纳食、言语障碍。⑤肛门主司排便之功，病则出现排便异常。⑥尿窍主司排尿，病则出现尿血、尿痛，甚则点滴俱无。⑦汗窍主司排泄汗液，病则出现汗出淋漓、汗闭、盗汗等。

3. 肢节

土家医学认为，人体肢节包括肢体、骨头和榫三部分，是人体运动的主要器官。

（1）肢体

土家医学将肢体分为手肢（上肢）、脚肢（下肢）和腰肢（躯干）三部分。

手肢由筒子骨段、钳杆骨段和手组成。手有十指，包括土地佬指（拇指）、鸡公指（示指）、中指、黄鼠指（无名指）和重指（小指）。其主要功能是持物和生产劳动等。

脚肢由大腿、小腿和脚板组成，大腿与小腿之间由克膝骨串联，其主要功能是行走和站立。

腰肢由背膀、腰杆和下腰组成，其主要功能是维持人体正常姿势。

（2）骨头

土家医学依据骨的形态和大小，将骨头分为长骨、短骨、大骨和小骨，土家民间有"七十二大骨，三十六小骨"之说。骨是构成人体的支架，具有支撑人体、保护内脏和进行运动的功能。

长骨包括龙节骨（脊椎骨）、筒子骨（肱骨）、钳杆骨（尺桡骨）、大腿骨（股骨）、穷骨头（胫骨和腓骨）、饭司骨（锁骨）、排叉骨（肋骨）、颈坎骨（颈椎骨）。

大骨包括顶门骨（顶骨）、额门骨（额骨）、上牙巴骨（上颌骨）、下牙巴骨（下颌骨）、肩担骨（肩胛骨）、盐铲骨（肩胛骨）、屎胯骨（髋骨）、相思板骨（趾骨）、克膝骨（髌骨）、胸包骨（胸骨柄）。

短小骨包括鼻染骨（鼻骨）、牙齿骨（牙齿）、喉结骨（喉骨）、手掌八卦骨（腕骨）、五爪骨（指骨）、脚巴掌骨（包括跟骨、距骨和骰骨），牙齿又分为门牙、板牙。

（3）榫

土家医学将由两骨或两块以上的骨连接起来，使骨头连接并保持其活动功能的联合处称为榫，即骨节。榫的主要功能是连接骨头和维持肢节运动的屈伸和转侧。土家医学认为，人体骨头由榫相互连接起来，形成骨骼系统，包括上肢骨节、下肢骨节、腰肢骨节和牙巴骨节。

上肢骨节包括手指骨节（指关节）、手腕骨节（腕关节）、倒拐子骨节（肘关节）和肩膀骨节（肩关节），下肢骨节包括脚趾骨节（趾关节）、螺丝骨节（踝关节）、克膝骨节（膝关节）和胯骨骨节（髋关节），腰肢骨节为转骨榫（颈榫关节、胸榫关节、腰榫关节、尾榫关节等），还有牙巴骨节（颌关节）。

4. 筋脉

土家医学认为，筋脉遍布于人体各个部位，是沟通天、地、水三元和联系人体上下、内外、表里的综合系统。其主要功能是运载气血精，濡养躯体，以维持人体各个部分的正常功能。筋脉包括筋和脉两个部分，有大、中、小之分和内外之别。

筋由肉筋索（肌腱）、肉皮筋（筋膜）和麻筋（神经）三个部分组成。脉指血管，有青筋（在体表能看到，如分布于手脚颈项的静脉）和索筋（在体表能触到搏动，但视之不易见到的动脉）之分。

5. 气、血、精

土家医学认为，气、血、精是构成人体和维持人体生命活动的基本物质，人体的生命活动主要依靠三元脏器的功能协调正常，气、血、精是这些脏器功能得以实现的物质基础。气血精不断地循环流转，滋养着人体各个组织器官，保证各个组织器官功能的实现，才能使人体得以维持正常的生命活动。如果气少、血亏、精乏，均会影响各个组织器官的正常功能，使人体的生命活动受到影响，甚至造成生命活动的终结。

（1）气

土家医学认为，气是构成自然界万物的因素，人是自然界的产物，气是构成人体最基本的物质基础。

土家医学认为，气是维持人体生命活动的主要物质基础，分为清气与谷气。清气是在上元肺气的作用下，从自然界中吸入的"天气"，由气管而进入于心，和精血共同运行筋脉之中，为人体不可缺少的物质成分。谷气是谷精通过三元的共同作用而形成的富含营养的物质精微，依靠筋脉循行至全身，充养人体各组织器官，维持机体的生理机能。

气也是人体生理活动的动力所在，具有激发、推动的生理效应。土家医学有"有气则生，无气则亡"的说法，认为人体三元、十窍、肢节、筋脉的生理活动，包括摄纳水谷、吸入清气、排出废气、化生血液、成熟体精等，都依赖气的激发和推动。当气不足或循行障碍时，会使组织器官的生理活动减弱，如出现水谷摄纳下降、血液化生不足等一系列病理变化，土家医学认为气的激发推动作用是人体各组织器官维持生理活动的最基本保证，是区别有生命的机体与死亡的机体的根本标志。

气是人体得以维持恒温的关键所在。土家医学认为，人体的温度之所以能够正常，全在于冷气与热气的平衡。如果气旺则体温正常，气衰则肢体发冷、机体功能减弱，气亢则身热、机体功能亢进，气亡则身冷如冰、机体功能消亡。

土家医学认为，气还是人体疾病产生的原因。土家医学认为，疾病产生的原因虽多，但总由病气作用人体为其主因。病气包括废气聚集和瘟气所加两类。人体三元、十窍、肢节不停运动，无时不在产生废气。正常情况下，废气不断地经肺从口鼻，或从汗窍、肛窍等排出。如果排泄失常废气蓄结于内，便产生病气。如废气积于肺心，便出现咳喘，积于肚肠便出现腹胀、纳呆，积于肝则出现胁肋胀痛，积于腰子则出现腰痛、小便失常，甚则水肿等。瘟气主要来源于自然界物候变化，如动植物死亡腐败都能转为瘟气作用于人体而产生疾病。

（2）血

土家医学认为，血是由水精与谷精在上元心气的作用下化生的一种红色液态精微物质，具有营养和濡润机体的重要作用，是构成人体和维持机体生命活动的基本物质之一。

土家医学认为，血的功能可概括为三个方面：①血通过筋脉的输布到达全身各处起濡润作用；②血与清气结合，刺激机体生命活动发挥动力作用；③血与谷气相合，输布至周身起营养作用。土家医认为，全身各部分均是在血的营养和濡润作用下发挥其生理功能。筋脉中血充足则面色红润，肌肉丰满结实，脏腑组织器官功能正常。当血的濡养作用减弱时，不仅脏腑功能低下，还可见面色无华或萎黄、肌肤干燥、肢体或肢端麻木、活动力减弱或精神活动失常等表现。

土家医学将血分为红血、青血、污血和黑血四种。红血是由谷气、清气和血按一定比例共同组成，运行于索筋，具有营养和濡润机体的作用。青血是被机体消耗了部分谷气和清气后而运行于青筋的血液。污血是含废气较多或杂有瘟气的血液。黑血是因为某种原因不在索筋或青筋中参加运行，失去了濡养机体作用的死血。

（3）精

精是具有营养机体和生育功能的营养精微物质，也是构成人体和维持人体生命活动的基本物质之一。土家医学依据生成来源和作用把精分为水精、谷精和孕精。

水精是由人体摄入的水液（或流质食物），经肠吸收，由肝化运，上注于心，在心气作用下化生为血的重要组成成分，参于筋脉中运行的营养物质。水精的作用主要包括：①水精是血的重要组成部分；②具有濡润躯体作用，对人体各组织器官具有滋润和营养作用；③由汗窍排出，成为汗液，具有调节冷气与热气平衡的作用，维持人体的正常体温。

谷精是由人体摄入的食物，经肚的消磨，肠的发酵，肝的化生而成的精微物质，在心气作用下化生为血的组成成分。谷精的作用主要有：①谷精是血的重要组成部分；②是孕精化生的重要物质基础；③由筋脉运送到躯体起营养作用。

孕精来源于先天，并受后天水谷之精与血的滋养，在下元腰子的作用下成熟为具有生殖功能的精微物质。孕精由腰子生成后不断地输送到精脬或养儿肠中，以维持男女的生殖机能，孕育新的生命。

6. 气、血、精的环流及其相互关系

土家医学认为，人的气、血、精同居脉中，通过心气的作用而流注索筋，灌于三元、十窍、肢节，将营养物质输送至全身各组织，经机体利用后到达青筋，再由青筋复注入心，循环往复，周流不息。通过气、血、精的环流，机体将富含营养作用的红血输送到全身各处，为机体利用，又将被消耗了部分营养物质的青血复送回心，如此运行不息，营养机体周身。

土家医学认为，气、血、精三者均为人体生命活动赖以生存的精微物质，三者之间不仅存在相互依存、相互为用的密切关系，而且相互渗透、相互转化，共同完成机体的生理功能。

(1) 精与气

精能化生气，精是化生气的物质基础，故精充盈则气充盛，反之，精亏则导致气不足。气能化生精，精的生成靠气的推动才能化生，但气又依赖精的扶植才能充盛，故气盛则精盈，气虚亦可导致精的不足。精可化气，气能生精。人体精气充沛，生命力就旺盛；精气衰减，生命力就减退；精气败绝，生命也就终结。

(2) 精与血

谷精在气的作用下化生成血，精是血的重要组成部分，故精充则血旺，精衰则血虚，精绝则血枯。血能化生精，人体血液充盈，脏腑功能健旺，谷精生而充满，孕精聚而生殖，故血充盛则精生成有源，血亏虚则导致精的不足，精不足则形体衰弱，生殖不能。精与血相互资生相互转化，精血充足则机体营养充分，生命力旺盛；精血虚衰则营养不足，生命力减弱。

(3) 气与血

气能化生血也能行血，血的化生与运行均有赖于气。气的功能正常，可使脏腑化生血的功能正常，血的生成才充足；血在人体中的运行，需要依靠气的激发和推动作用，尤其是心气的温煦和推动，才能正常循行到人体的各个部位。

血能载气也能生气，气之散布到机体内外上下，需要依靠血的运载，气依附于血之运载而周流全身；同时，血在运行过程中，还能不断地为气的生成和功能提供谷精，保持气的充足调和。

土家医学认为，气血充足，人体机能健旺；气血不足，机能衰减；气血塞滞，病由此生；血枯气脱，生命停止。

三、病因病理学说

土家医学将能使人致病的各种因素称为病因。在病因作用下，人体正常机能失衡，产生各种不同病症的机制，称为病理。

1. 病因

土家医学认为，疾病的发生和变化是很复杂的，致病因素众多，概括起来，大致包括瘟气、饮食、劳伤、情志、惹因、毒伤、内虚、痰、瘀血等。

（1）瘟气

土家医学认为，瘟气是由于自然界的气候异常变化或动植物腐败所滋生的一种致病因子，主要包括风、寒、湿、火、暑等。

风是指自然界中引起人体发生异常变化的风，或某些动植物死亡腐败后的腐败因子。土家医学认为，风气致病非常广泛，有七十二风症和七十二惊症之说，许多疾病如癫痫、着凉等的发病与风有直接关系。风有热风、冷风、水风、内风之分。①热风引起如火风、漆风、热风、肚脐风、风痨、羊角风、破骨风等热症。②冷风引起如冷骨风、钻骨风、眉毛风、摆头风、赶脚风、节骨风、头骨风、蛇风、头痛风、蚯蚓风、秋鱼风等冷症。③内风引起如内节风、歪口风、抽风等内风症。④水风引起如水滞风、水盎风等水风症。

寒是指自然界中具有冷寒特性的致病因素，是伤寒病和内寒病的致病主因。在气温较低或气温骤降的情况下，常易感寒致病。当涉水淋雨、汗出当风、贪凉露宿或过饮寒凉等情况，都易致寒气侵犯机体。寒可分为外寒和内寒。外寒一般是指外界寒气侵犯肢节、筋脉、头面引起的发热、怕冷、脑壳痛、全身酸痛等，由于机体伤于寒气而致气血阻滞而发病，土家医学称为伤寒病。内寒是指外界寒气直接侵犯三元脏腑而引起的病症，如寒气犯肚则出现腹痛、呕吐、腹泻等。

湿是指具有水湿特性的致病因素。湿往往与风和寒相兼致病，故有风湿和寒湿之分。风湿是引起风湿病和一些皮肤病的致病因素，风湿侵犯皮肤，可引起风痨、风疹、癫痫（头癣）等，一般有瘙痒、水肿等症状；若风湿伤及筋骨，则引起骨节疼痛，甚则出现功能障碍等症状，土家医学称为风湿病。寒湿多侵犯肌肉和中下元，引起身痛沉重、肢体水肿、腹痛吐泻等寒湿病症状。

火是指能引起发热症状的一类致病因素。常见机体直接感受火热之气，或脏腑功能失调而致火热内生。可分为外火、火毒和三元内火。①外火是引起红痧症、白虎症、雷火症等的主要病因，常出现高热、汗出、心烦口渴、便结溲赤等症状。②火毒易伤及皮肉，导致筋脉阻滞，血瘀肉腐，常出现局部焮红、肿胀、灼热、疼痛等症状，如疔疮疱癞等。③三元内火多由内脏功能失调而产生。上元火疾，病在脑、心、肺。脑火主要表现为神躁、神乱、神糊、神昏、神闭等；心火主要表现为心烦、胸闷、心痛等；肺火主要表现为咳喘、咯血、咯吐脓痰等。中元火疾，病在肚肠。肠火多见于肠燥，泻下稀便黄臭或脓血，如痢症、干霍乱、便结等；肚火多见口渴欲饮、饭痨（多食易饥）、大肚痛、胃灼热、牙肉溃烂出血等。下元火疾，病在尿脬，常出现血尿、尿痛、尿频的尿积病等症状。

暑是指由夏季火热之气所化的致病因素，具有明显的季节性。夏季气候炎热，暑热伤人，常致发病。主要表现为发热、口渴、面红、多汗、脉数等症状，重者还可见突然昏厥、不省人事、手足发冷等中暑症状。

（2）起居饮食

在生活起居方面，土家医学认为生活起居等诸多方面均应适时有节，才能保证身体健康，否则也会成为致病因素而引发疾病，主要表现在以下几个方面：①适应气候变化。如四季避风，春防湿，夏防暑，秋防燥，冬防寒。否则容易产生风湿、寒湿、伤寒等病症。②注意不过劳。适当劳作有利于气血的流通和筋骨的活动，但过劳则伤及筋骨气血而发生压劳、伤力劳等病症。③不要过分劳神。生活起居无规律容易损神。夜不安寐易于伤神。神受损伤日久则导致丧神。④防受惊。土家医学称脚为"千斤顶"，受惊后病从脚起，慢慢传到全身，从而引起许多全身性疾病。土家医学认为，"千斤顶"因受惊而受伤，不能支撑身体，人必然害病。⑤节制房事。房事无度易损腰子，使精血亏损，引起色劳、经劳、月家劳、碰头病等。

在饮食方面，土家医学认为，饮食为人体营养的源泉，但贵于有节，否则成为致病因素。饮食应注意节制，适时和适量，并尽量减少和避免一些不良饮食习惯，主要表现在以下几个方面：①饮食不宜过量，超过中元内脏克化能力，容易引起中元功能紊乱和虚衰一类的病症。②饮食不宜过冷过热，易引起中元内脏损伤致病。③避免饮食不洁之物，如臭鱼烂虾、腐烂霉变及有毒之品（如毒菌），容易导致食物中毒，而发生肚子痛、呕吐、腹泻等病症。④不宜偏食。土家医学认为，小儿偏食，易害食积和走胎病症；大人偏食，易使气血亏损，而发生黄肿病、脚气病等。⑤不可酗酒。少量饮酒有助于气血筋脉的疏通，有健身之功；酗酒则会损伤内脏，是致病因素之一。

（3）劳损外伤

土家族人天性劲勇，锐意尚武，以勤劳勇敢著称于世，由于土家族多居住于山岭，在生产劳动中，常易发生多种劳损外伤，如果长时间地过度劳累，会导致多种疾病，土家医学称之为"劳伤病"，可分为外劳伤与内劳伤两类。

外劳伤的原因多样，主要包括劳动中的跌打、损伤、砸压、烧灼、冷冻、伤力等，常见外伤有金创出血、骨折、错榫、扭挫伤、烫火伤、冻疱等。

内劳伤包括劳神过度和房事过度等。劳神过度包括生活起居无规律，长期用脑过度，夜不安寐等，会耗伤心血和心神，出现心悸、失眠多梦、头晕目眩、急躁易怒、食欲缺乏等症状。

（4）毒伤

土家医学认为，毒伤包括天毒、虫毒、蛇毒、癫狗毒及无名之毒等。还有一些急重病、疑难杂症之病因，也多与毒气侵袭有关，土家医学称其为"打毒"或"中毒"。毒气所伤，多具发病急、变化快、病情重、易致形体损伤等特点，若不得及时救治，常致反复发作，或终生残疾，甚或死亡。

天毒是指风毒、瘟毒等，常由气候变化太过，或瘟疫之邪流行而产生的无形之毒侵袭人体，发病多为危急重症。

蛇毒是指被毒蛇咬伤，可致残疾或致死。位于武陵山脉的土家山寨，属亚热带山区气候，雨量充沛，气候温和，地形复杂，林木繁茂，是蛇类适宜生长繁殖和隐伏盘踞之地，毒蛇种类较多，有五步蛇、烙铁头、菜花烙铁头、眼镜蛇、蝮蛇、金环蛇、银环蛇、竹叶青、眼镜王蛇等剧毒蛇和毒蛇，在户外劳作被毒蛇咬伤者较常见。

虫毒是指被毒虫咬伤的情况，常见的毒虫有蜈蚣、毒蜂、霍辣子伤等。

癫狗咬伤是指被疯狗袭咬致伤的情况，土家山寨过去有养狗看家的习惯，因此疯狗咬伤患者仅次于毒蛇咬伤者，其病死率明显高于其他外伤病死率。

（5）情志

情志活动是人体对外界各种因素的心理反应，主要指人的喜乐、悲哀、惊怒、忧悔等。土家医学认为，情志活动的产生与三元脏器的功能活动密切相关，突然、强烈或持久的情志刺激，超过了人体的生理调节范围，会引起人体机能失衡，导致疾病的产生。土家医学提倡喜乐有度，悲哀有节，防惊克怒，除忧舒悔，从而保持身心舒畅。如果情志活动失限，就会伤脑损神，神损必伤体，从而引起一系列病症，如神癫、气癫、蒙癫、霉癫、风癫等，以及恐吓惊骇引起的小儿惊痫等。

（6）痰和瘀血

痰是体内水津代谢障碍所形成的病理产物，当其形成后，常成为致病因素引起痰停发病。土家医学认为，痰随其在体内停留的部位不同，而表现出各种不同的症状。

如停留在上元肺部，可见喘咳咯痰；痰迷心胸，可见胸闷心悸、神昏、痴呆；痰停中元肚肠可见恶心呕吐；痰停筋脉可见痰核、肢体麻木等症状。

瘀血是指体内血液停滞，积存于体内，或血液运行不畅，阻滞于筋脉脏器之内，成为瘀血，也称黑血。当瘀血形成后，则成为新的致病因素引发疾病。瘀血引起的主要病症可见疼痛、肿块、颜色发绀等。

2. 病理

土家医学认为，疾病演变过程中的病理变化虽然是错综复杂的，但仍有规律性可循，疾病的基本病理变化主要为气血失调和冷热失衡。

（1）气血失调

土家医学认为，气是人体生命活动的动力所在，血是人体营养的源泉，气血充足，人体生命力旺盛，气血失调则百病滋生。

气的病理一般包括气亏、气阻和气逆而引起的一系列变化。气亏主要指三元之气不足，脏腑组织功能低下或衰退，抵抗疾病能力下降的病理状态；气阻主要为三元之气流通不畅，甚至阻滞，从而导致机体功能障碍的病理状态；气逆主要指三元之气向上逆冲的病理状态。

血的病理一般包括血亏、血瘀和出血等情况而引起的一系列变化。血亏是指人体因生血不足或出血过多而造成的血液减少，血的营养和滋润功能减退，组织器官失养的病理状态；血瘀是指由多种原因致使血液在筋脉中流行不畅或溢于筋外停滞于体内所引起的病理表现；出血是由于筋脉受到损伤，以致血溢于脉道，通过十窍排出于体外的病理表现。

土家医学认为，气病与血病二者在病理上不能截然分开。气之与血，相互促进，相互转换，气病则血病，气亏则血虚，气阻则血瘀，气逆则见红；血亏则气虚，血瘀则气阻。所以，在疾病病理中以气血失调、气血共病多见。

（2）冷热失衡

土家医学认为，冷热平衡是维持机体正常功能的基本条件。人体的生理活动需要在相对恒定的温度下才能正常地维持。在各种病因的作用下，人体正常的冷热调节机能受到破坏而出现冷热的偏盛偏衰，产生一系列病变。土家医学认为，冷热失衡是人体发生疾病的基本病理变化之一。

冷和热是两种性质不同的致病因素，又是截然相反的病理现象，但二者在病理变化过程中，常常可以相互转化，如冷症可以转变为热症，相反，热症也可以转变成冷症。由热转冷，可见于一些慢性疾病，由于体内冷热气的消长，而使热症变成冷症，也可见于急性疾病引起的高烧，因体内气血的耗伤，而出现体温骤降、手足冰冷等一系列冷症的表现，是病情转向恶化的情况。由冷转热，可见于因体内冷气逐渐消退，热气逐渐增长，而使冷症变为热症，也可因用药性热，助长体内热气，而使冷症变为热症。

冷热失衡理论是土家医学认识疾病病理过程、诊断疾病的重要依据，在应用中通过分析辨别症状，把握疾病的冷热本质。若冷热不分，病理不明，必然会影响疾病的治疗效果。

四、疾病的命名和分类

土家医学在长期的医疗实践中根据疾病的发病规律和症状特点等，总结出对疾病的分类和命名的方法。

1. 疾病的命名

根据发病部位命名，如瘰疮长在背后的称月一背；长在虎口处的称手叉。

按临床表现命名，如妇女月经血来如潮称血崩山；突然昏厥、不省人事称扑地惊；腹肿胀如鼓称水鼓症等。

以动物形象命名，如小儿惊风在地上打滚手足动弹的称泥鳅惊；患者一开口像乌鸦叫声的称为乌鸦症等。

按病因命名，如受寒湿侵入关节引起疼痛的称冷骨风；受邪气致病的称脐风、漆风；受火邪致病的称火眼、火疔等。

以发病季节命名，如春季树木开花时发病的桃花症；夏季发病的芒种症；秋季发病的秋燥症；冬季发病的伤寒症等。

按疾病的性质命名，如干瘦的称走胎；痛如刀绞的称绞肠疹症；上吐下泻的称霍乱症等。

2. 疾病的分类

土家医学对病症的归类多采用传统方法；以数字加病名来归类，便于记忆。如三伤（跌打损伤、刀枪伤、虫兽伤）、十七症（凉症、疾症、尿积症、火症、寒症、虚症、闭症）、八类（水病类、风病类、劳病类、流痰类、疡子类、疤疮类、霉病类）等。其他还有十二胎杂症、二十四霉、七十二症等。

第二节　传统诊疗方法

一、诊断方法

土家医学在长期的临床实践中积累了多种诊断方法，主要通过看诊、问诊、听诊、脉诊、摸诊等方法来观察和了解疾病的症状，分析判断疾病的病因和发展变化。

1. 看诊

看诊就是通过医者目视来观察患者的神色、舌苔和形体变化等情况的诊察方法，主要包括看神色、眼、舌、鼻、嘴、耳及耳筋、背腹、皮肤、发、指、二便和妇女病等。

（1）看神色

土家医通过看患者面部的神色来诊断疾病，包括看神态和看水色两个方面。①看神态，分为有神和丧神。神清色润，精神焕发者，称为有神，多属无病或病轻。神呆无华，精神萎靡，或狂言胡语者，称为丧神，主病重。②看水色，面部红润光泽称之为水色好，主无病或病轻。反之，面部枯槁无华为无水色，多属病色。如面色黄或假白者，属气血亏损，多见于黄肿病、小儿走胎；面白如纸，主气、血、精不足，多见于肺痨或其他痨病；面色赤红，属热，见于内热和外热症；面青色者，主风，多见于各种风症、惊症、痛症或中毒；小儿面黄为肚肠积滞或虫症；面黑主病重；若见环唇有青色，为阴阳离绝之迹象，极危。

（2）看眼

眼是人体的窗口，通过看眼睛可以洞察体内疾病。土家医认为，眼角色红，主火；色黄，主肝病；眼珠上有蓝斑，主蟠虫病；起血丝，主火气上攻，为火眼；有波浪状白芒，多属肺火，见于咯痨；目肿，多为水肿病始期；小儿眼睛斜视或上翻，多见于惊症、风症；睡时露珠，属走胎；眼珠滞呆不动，多为危候；若见目昏不识人，瞳孔散大或缩小，无反应者为病危。

（3）看舌

土家医诊舌以看舌质和舌苔为主。正常舌为舌质淡红，舌苔薄白。舌质红，见于火气入内，为火毒或三元内火之病；舌质淡，多属气血精不足；舌质紫暗，为内有瘀血；舌两边有斑点，带深红色，为蟠虫病。舌苔白，主风、寒、湿气，常见于着凉、风湿等病症；苔黄，多见于火热滞肚，主隔食、走胎等疾病；舌上有白沫，主内有寒气。

（4）看鼻

流清涕为着风寒，流浓涕为着风热或上元火症；鼻翼翕动、气促，为上元肺热，疫火交炽；鼻孔干燥，色黑如木炭，主病情危重。

（5）看嘴

嘴唇青紫，多见于内有瘀血、中毒、惊风；嘴唇苍白，主气血亏损；小儿满口白斑如雪片，为鹅口疮；唇红而吐为肚热；环口色青为肝盛脾虚，需防惊厥；喉咙肿胀，红或糜烂，为鹅子症。牙根黄，不肿胀，红而糜烂，为痛风；牙根肿痛色红为火牙；牙齿有洞而痛为虫牙。

（6）看耳及耳筋

主要看小儿和妇女耳后的筋脉和耳色。如妇女耳后筋脉呈红色，主火气重，青色，为风气重等。

（7）看发

发黑而光泽，为气血精充足的表现；发脱或发枯，属气血精亏；发竖主惊厥；小儿头发稀疏焦黄，甚则寸发不生，为走胎或疳积。

（8）看皮肤

皮肤上出现红色斑点或丘块状疹子，多见于风疹；斑疹突起，全身满布，细如麻粒或融合成块，伴发热咳嗽，目赤，眼泪汪汪，唇颊内有白点者，属肤子；肌肤斑疹隐隐，舌底及肘窝、腘窝青筋暴露，面唇青白，为痧症。皮肤局部出现红肿热痛，为疔、疮、疱、癀、流痰的表现。其中，高出于皮肤、红肿热痛，小者为疮，大者为疱；剧痛、形小、根深，坚硬如钉者为疔；发于胸背四肢肌肉深处，皮肤板硬，外观不变者为癀；发于躯干四肢，流窜他处，溃后脓液稀薄如痰，久治不愈者为流痰。

（9）看背腹

背上起红点，舌起乌筋，肚脐处汗毛竖起，肚子痛者，为羊毛症。胸背起红点伴口鼻出血，肚子痛，眼角布满血丝，为红痧症。

（10）看指壳

主要看指壳（男左女右）的颜色和中指的青筋。①看指壳颜色，一般青、白、黄主寒，黑主风，赤主火；小儿指壳乌黑色，为走胎；色黄，为黄肿病；色红，主痨伤病；色白，为亏血；妇女指壳紫黑，为白带多。②看中指青筋，中指青筋见于第一指节间，为病轻；见于第二指节间，为病重；见于第三指节间，为病危。

（11）看二便

尿浊，有白点者，为腰子病；尿频而清长，为气血亏损；尿红涩痛，为尿积病。大便腐臭而稀或夹有不消化之物，纳呆腹胀，打馊嗝，为隔食症；大便稀薄，油腻加重，纳呆乏力，为中元亏虚之症；腹痛，上吐下泻或欲吐不吐，欲屙不屙，大便屙脓血，里急后重，为痢症。

（12）看妇女病

土家医通过目视观察妇女的神、色、形体及月信物、带下物等的变化，用以判断病情。①看色，体健无病妇女的面部颜色称为喜色，凡喜色不好，为病色。②看眼，白睛色浊，为月经不调、停经或经流不止。③看手，指壳青紫，为白带多。④看体形，体瘦枯而无华，为月家病；色黄面瘦，尿黄，为子花痨（指未婚女子）。⑤看小便，尿红有浊物为摆红病；尿白有浊物为摆白病等。

2. 问诊

问诊是土家医学诊断的重要组成部分，包括询问患者的年龄、婚姻、职业、家庭、籍贯、既往得病情况、爱好习惯、主要病症发病的经过及治疗情况等，还包括问饮食、问二便、问筋脉骨节、问七窍和问妇女病等内容。

（1）问饮食

通过问饮食可以了解患者的胃肠情况。①口味。口苦，多是体内风热症；口淡，多是胃肠虚弱症；口臭，多是飞蛾症及虫牙症；口酸，多是胃肠不合。②吃饭情况。不想吃饭，大便秘结者，多是胃肠滞物不畅；吃饭不香，但不积食者，多为胃虚的表现；病中饮食渐佳者，多是病情趋向好转的表现；小儿偏食者，多是虫积在身。③饮水或呕吐情况。口渴多饮者，多为热疾缠身；呕吐酸水，轻者为肚疾，重者多为妇女停经呕恶；呕吐清水，多为肚内积寒停饮。

（2）问二便

大便秘结，数日不屙，伴有腹内胀痛、口渴、发热者，为热疾；病后、老年或产后妇女便秘，多属体质虚弱；大便有脓血，小腹有坠胀感，为痢疾；稀薄便，伴肚子隐痛，多为虚寒之症；水样便，多为急性泻泄；便呈黑色者，多为内有积血；便血鲜红者，多为肛门痔疮。

尿血鲜红伴尿痛，多为热疾；遗尿多见于小儿，由于先天不足、脬泄或有不良习惯所致；尿失禁多为老年人气虚所致；尿短少伴赤黄者，多见于伤血、汗淋或吐泄耗血所致；多尿伴清淡者，多为小肚着凉，或体内虚寒；小便不利者，多为水蛊胀或黄肿病。

（3）问筋脉骨节

土家医学认为，筋脉遍布全身，凡有身躯疼痛等疾症，多为筋脉之病变。肢节痛伴有红肿灼热者，多为由风湿致伤肢节筋脉引起的热症；全身肢节呈游走性疼痛，是由风、寒、湿侵害筋脉引起的风气病，寒气重者，为冷骨风；腰腿绵绵作痛，疲软无力，发凉，兼有尿清长、大便稀薄者，多为腰子筋脉亏虚；腰腿痛且随天气变化或久坐后加重者，是由风湿侵蚀腰腿筋脉所致的腰腿痛。

（4）问七窍

土家医学认为，眼、鼻、口、耳七窍是人体的主要门窗，可反映相关的疾病。眼窍胀痛，羞明，泪流，夜间眼屎封眼，是由热气所致，土家医称红眼病；黄昏后视物不清，称鸡目眼。鼻孔红烂，有脓涕伴鼻痒者，称为蚁虫症；鼻窍常出血，反复发作，称为疮症或痧鼻子。耳窍有如蝉或流水声，或左或右，或时发时止者，称耳鸣症；耳内不慎灌水，引起耳窍受阻，常流脓汁，称为灌蚕耳；湿热充斥于耳，蒙蔽清窍，引起耳聋。喉咙红肿，舌咽痛，口臭，为飞蛾症。满口白斑如雪片，流涎水，为鹅口疮。牙为口窍之内门，牙疾多由积湿成热引起，牙龈腐烂、齿脱、口臭唇蚀，称之风火牙。

（5）问妇女病

土家医问妇女病主要包括询问经、带、胎、产几个方面。①问经，主要问经期、经量、色和质。经期提前，色红量多，为养儿肠内热之症；经期延迟，量少色淡，多为养儿肠气血亏损；色紫暗有块，小肚胀痛，属养儿肠内有乌血之症。②问带，带稀而多，色白味腥，为养儿肠内有寒气之症；带下黄稠，味臭秽，外阴瘙痒，为养儿肠湿热所致。③问胎产，妇女停经呕吐是为喜症；喜后引起腰酸坠胀感，要注意保胎以免滑胎；产后血量过多，汗多，多属气血双损；产后肚痛如绵为血亏；产后肚痛剧烈是养儿肠受寒。

3. 听诊

听诊不作为主要的诊病方法，可以作为某些疾病的参考。如听咳声，常咳半声者为虚劳；咳声重者，多因着凉而致。听肚子响声，肚内鸣响如垮岩坎，是由着凉、饮食不洁、风气入肠所致，为泄泻或痢疾的表现。外伤骨断时，土家医用一根特制的短竹筒，一般是一节墨竹，将两头的节子除掉并磨光，将竹筒贴于患者伤处下端，用手敲击患处上端，听判骨断部位等情况。

4. 脉诊

土家医学把脉诊（也称拿脉、纳脉）视为重要的诊病方法，脉诊部位和方法种类繁多，内容丰富，形成了富有特色的土家医脉学。

（1）土家医常用脉位

土家医学认为，人体全身各部遍布脉位种种，主要是在头部、躯干部、手部和足部的大小筋脉处。土家医学在实践中总结了具有一定规律的二十几种诊脉部位，其中常用的一些简介如下。①骨脉，位于桡骨茎突处，相当于中医的寸口脉。轻拿有脉者，为外热；重拿而脉有力者，为体内有热，或者有内寒，或有积实之症。②命脉，也称劳脉，位于手掌背部的示指与中指之间，相当于中医的外劳宫穴位处。体健或病轻时，号不出命脉脉象；若得脉，多主病重；命脉向腕部扩散，为病危或死亡之前兆。③芳脉，位于中指与示指相连处。体健时，一般号不出脉象；病重或病危时，方可得脉。④天脉，位于耳垂下二寸处。轻拿得脉者，为外感疾病；中拿得脉，脉快而有力者为内热，快而滑动者为头眩晕病；重拿得脉，脉无力而动，为心虚气喘。⑤虎脉，位于虎口后一寸，紧靠合谷穴位处，土家医学称虎脉为生死之脉。有脉者，即使重病可治；无脉者，即使病情暂时较轻，也为不治之症。⑥肘关脉，位于肘拐窝内侧，相当于中医的尺泽穴前处。土家医学称肘关脉为断生死脉。危重疾病时，此脉号不得或脉细弱无力。⑦踏地脉，位于拇趾与第二趾中间。脉有力者，为能治之症；脉无力者，为病重；脉细微者，为不治之症。⑧鞋带脉，位于踝关节解溪穴位处，因此部位正在系鞋带处，故称之为鞋带脉。小儿有病，多号此脉。小儿外感风寒，发热，脉洪大而快；小儿走胎、黄肿病，脉细弱。⑨指缝脉，在手指的第一关节和第二关节处。示指、中指主上元脑、心、肺之疾；拇指主中元肚、肠、肝之疾；无名指、小指主下元腰子、养儿肠或精脬、尿脬之疾。各指第一节有脉，表示病情较轻；第二节有脉，表示病情较重；体健时第一节和第二节均无脉。⑩太阳脉，又称五阴六阳脉，位于头部眼角与耳门线中间，相当于太阳穴位处。体健时脉平和；脉粗大，快而有力者，为外感引起的热或寒疾之症；脉细小，慢而无力者，多为慢性病，主头晕目眩等疾症。

除上述脉位外，土家医学还有十余种不经常使用的脉位，如打鼓脉、长久脉、后脑壳脉、内踝脉、拇指尖脉、三叉脉、心脉、中脉、上脉、下脉、鸡啄米脉、蛇缠身脉、屋漏水脉等。

（2）土家医脉学特点

土家医脉学内容丰富，独具特点，包括脉位繁多、循时纳脉、诊脉手法独特、遍诊法与多脉合诊等方面。

脉位繁多，脉象脉形简练。除了上述简介的土家医学常用十余类脉位之外，在脉象和脉形上，土家医学讲究有脉象和无脉象之别。脉象有快脉、慢脉、大脉、洪脉、细脉、微脉、弦脉、弱脉等。在脉形上有均匀、不均匀，有力、无力，脉在浅表、脉在深层，重按、中按、轻按得脉等。在脉诊实践中，土家医学虽然摸索和总结出脉象和脉形等规律，形成一定的特色，但其理论尚需进一步探索和研究。

循时纳脉。土家医学在纳脉诊病时遵循一定的时间规律，借助十二地支秩序，把脉象、时间和疾病三者紧密地联结起来。土家医学认为，某些疾病的发生和发展会受到时间、空间和人间因素（即三间因素）的影响，在一些特定的情况下容易发病。土家医学在长期的医疗实践中摸索出诊脉的时间，总结了子、丑、寅、卯、辰、巳、午、未、申、酉、戌、亥十二个时辰诊脉的规律，选择一定的时辰诊脉，以观察脉象变化与疾病的关系。

诊脉手法独特。土家医学在诊脉方法上有自己的特点，常用的号脉方法有：①二指合诊，即用示指与拇指的号脉位置双向合诊，一般是以示指号在脉位上，拇指紧贴脉位的相应对侧，以示指来触感脉象和脉形；②单指诊脉，即用示指单诊脉位；③手掌诊脉，用整个手掌紧贴脉位，用手掌触感脉象和脉形，如掌触肺脉，以诊心肺之疾；④五指诊脉，用于某些特殊的脉位来了解脉象。

多位遍诊与多脉合诊。①土家医视遍诊法为诊脉之规，是号脉诊病的传统方法，积累了丰富的经验。土家医学认为，脉位种种遍布人体全身各部，但不是全身到处都诊脉，而是有重点、有目的地选择几个特定的或相关的脉诊部位，来诊解体内疾病变化的外在表现，即脉象和脉形的体表表征。②多脉合诊是指土家医习惯将骨脉、耳脉（天脉）、座脉（背花脉）三脉合诊，也称之为三联脉，综合加以诊断病情。若三脉相应，脉象均匀，多为体健之人；骨脉和天脉相应，脉象均匀，而座脉快的，多主肝病，座脉慢的，多主心病。其他还有二联脉、五联脉、十二地支脉等，都是多脉合诊的诊脉方法，利于比较、分析、综合脉象和脉形以诊断疾病。

5. 摸诊

土家医摸诊主要是通过用手触摸病患部位，如额头、疼痛部位、骨头等，以了解病情、诊断疾病的方法。土家医常用的摸诊包括：①摸骨断。土家医诊断外伤性骨折的方法是用双手触摸伤处，若肢端骨断，用双手拿起伤肢，将伤肢轻摇动，当听到有"奇咕"之声响，系骨头齐断，若听到"嗟嗟"之声，多为粉碎性骨断。②摸冷热。土家医用手掌摸患者的额头，触摸时感到高热烫手，多主风寒外感急病或其他重症；一般热多主病初期轻症，或疾病恢复期；介于高热和一般热之间称中热，在轻症或治疗期间，可出现中热。③摸疱疮。在长疱、疮、疔、疖、癀、流痰初期或中期，可以通过摸诊来协助诊断。如病始形如米粒，摸时根深坚硬，初起即小白疮，根盘红肿，自述先痒后痛，怕冷发热，头晕恶心，多为疔。疮疡红色，皮亮而薄，肿起根盘收束，摸则痛增，是为疮疡中期。摸之则痛，肿块已软，指摸后即复，即脓形成。按之不甚疼痛，肿块硬，指摸后不复，是脓未形成期。④摸肚子。若小儿肚子中间摸到有一坨或一块，多为小儿蟆虫症。肚子胀膨，是滞食不消，多为小儿走胎或食积。

二、治疗方法

土家医学治疗方法丰富多彩，归纳起来可分成内治法和外治法两大类。

1. 内治法

土家医学内治法是指在多诊合参对疾病作出诊断的基础上，以适当的用药原则和治法为指导来服用药物进行治疗，是土家医学长期应用药物治疗疾病的经验总结。其用药总的原则是：寒则热之，热则寒之；亏则补之，余则泻之；阻则通之，肿则消之；惊则镇之，湿则祛之。在临床应用上视疾病情况而采用相应的具体治法，主要包括汗法、泻法、赶法、止法、补法、温法、清法等治疗方法。

（1）汗法

汗法是用具有辛散发表的药物以开通汗窍、驱逐病气的治疗方法。其主要作用是驱逐入侵在肌肤的寒、湿等病气，适用于外感疾病、水蛊胀或疮疡、流痰疾症的早期，以及出水痘未透的阶段。汗法又分三类：①热发，用热性药物治疗表寒症；②寒发，用冷凉药物治疗表热症；③补发，对体质虚弱又感病气者，在应用药物发汗时，适当用一些补气血的药物，使之既无损元气，又达到驱除病气的作用。

（2）泻法

泻法是通过药物的泻下作用以攻逐体内结滞、通泄二便的治疗方法。泻法主要用于病气在肚肠、大便秘结以及三元脏器的水结、食滞或瘀血、虫积等病症。泻法又分为三类：①通里攻下法，应用攻下药以致疏通，其泻下力量较强，多用于病气在中下元、实热内结、大便燥结之症疾；②峻下逐水法，应用通结泻水药物以致疏利，作用峻猛，多用于脏器水结，如腹腔积液、水肿、二便不通等病症；③润肠通便法，应用润滑之药以通泻大便，泻下作用缓和，多用于虚症便秘。

（3）赶法

赶法是祛除体内病气及实邪的方法的统称，机体内的病气与实邪包括湿气、风气、气滞、血瘀等。赶法又分为十类：①赶风法，指祛风湿，能够祛除筋骨、骨肉之间的风寒湿气，多用于肢节疼痛、麻木、筋脉拘急等病症；②赶气法，能够疏肝解郁，疏通肚肠气机，消除胀气，多用于因气滞引起的肚胀、恶心呕吐、口中无味等病症；③赶火（热）法，能够清热解毒或败火毒，有祛除三元脏器火毒的作用，多用于高热、烦渴、目赤肿痛、口苦溺黄等内火症及疔疮疱疖等火毒症；④赶寒法，用温热药物驱逐寒邪、温养脏器的方法，能够温养三元脏器和筋脉骨肉，多用于形寒肢冷、屙肚子、腹痛、痛经、手足麻木、骨节痛等内寒症；⑤赶湿法，有清热化湿及利湿利水的作用，多用于胸闷呕吐、肚腹胀痛、屙肚子、淋症、水肿等症；⑥赶痰法，能够祛除痰邪，有止齁、化痰、止咳作用，多用于咯痰多、咯痰不爽、咯齁等症；⑦赶瘀法，能够祛瘀活血，有使血液流行通畅、消散瘀阻的作用，多用于跌打损伤、骨折、瘀肿疼痛、血滞经闭、痛经、产后肚痛等症；⑧赶食法，能够调口味，消除饮食停滞，多用于隔食引起的肚胀肚痛、嗳气吞酸、恶心呕吐、口中无味等症；⑨赶虫法，能够赶除或杀死人体内肠道寄生虫或其他寄生虫，多用于蛲虫、蛔虫及虫牙痛等症；⑩赶惊法，有镇惊、安神、定志的作用，多用于惊风症、惊骇、脏躁、失眠多梦等症。

（4）止法

止法是以具有收敛固涩作用的药物治疗气、血、精、液等耗散滑脱的治疗方法，又可分为：①止汗法，有涩窍止汗作用，多用于盗汗、动则汗出等症；②止血法，用于各种出血性疾病，包括吐血、咯血、便血、鼻出血、尿血、崩漏及创伤出血等；③止齁法，有敛肺止齁的作用，多用于上元不足的干咯、干齁等；④止屙法，有涩肠止泻的作用，多用于下元不足的久屙、久痢不止、或大便滑脱不禁者；⑤固精缩泉法，用于治疗遗精滑泄、遗尿、尿失禁等症；⑥止带法，用于治疗白崩症及白带清稀无臭淋漓不断等症。

（5）补法

补法是通过药物的滋补作用来补益人体气血精和三元脏器虚损的治疗方法的统称，主要用于一切虚症。补法又分为三类：①补气法，适用于神倦无力、少气懒言、虚汗、脉虚等气虚症；②补血法，适用于头晕目眩、心悸、健忘失眠、面色苍白、唇爪无华、舌淡、脉细等血虚证；③补精法，适用于头晕目眩、腰痛膝软、遗精阳痿、脉弱等精虚症。

（6）温法

温法是通过药物的温养作用达到温暖三元脏器的治疗方法，主要用于治疗形寒肢冷、胸腹冷痛、吐泻清冷等内寒症。

土家医在医疗实践中运用以上内治法非常灵活，考虑到病情的复杂性，往往采用几种方法结合运用，共同发挥作用，达到治疗效果。

2. 外治法

土家医学外治法是将药物外用或施加针、灸、推、抹、熨等方法达到治疗疾病目的的多种治疗方法，是土家医学在长期的医疗实践中总结摸索的行之有效的治疗方法，土家族民间将其概括为"刀、针、水、火、药"的五术一体疗法。在实际应用中，常见多种外治疗法联用，主要包括外敷疗法、推抹疗法、封刀接骨疗法、放血疗法、麝针疗法、瓷瓦针疗法、拔罐疗法、药浴疗法、熏蒸疗法、灯火疗法、烧灸疗法、扑灰碗疗法、搓药疗法、刮痧疗法、涂搽疗法、佩药疗法、熨贴疗法、吸负疗法等。外治疗法在土家医药中占有相当重要的地位，尤其多应用于骨伤、皮肤、外科和儿科等多种病症的治疗。

（1）外敷疗法

外敷疗法是将鲜药捣烂或焙干研末，配以辅料制成泥状或膏状药剂，以贴敷在体表特定部位来治疗疾病的一种方法，是土家民间应用最为悠久和广泛的外治法，辅料种类包括酒、醋、油、蛋清、蜂蜜、米泔水等。外敷法可分为敷患处和敷穴位两类。①敷患处，将药物直接外敷在患病部位。如治疗疱毒痈疽，将云头草、车前草、夏枯草等适量捣烂外敷患处，或将魔芋用火烧至半生熟加麦鸭蒜捣烂外敷患处。②敷穴位，将药物贴敷在固定的穴位上。如治疗鹅口疮，取适量乌金七置瓦片上焙干研末，醋调外敷于足心或脐上。外敷疗法广泛适用于治疗跌打损伤、外伤出血、颈肩腰腿痛、蚊虫咬伤、水火烫伤、蛇斑疮、痈疽、疱疗疮疖、无名肿痛、骨伤及皮肤疾病等多种病症。

（2）推抹疗法

推抹疗法是用手或手掌按一定顺序推抹人体体表部位，以达到治疗疾病目的的方法。推抹疗法不需要药物和器械的辅助，运用方便，疗效显著，是土家民间使用最为广泛的治疗方法之一。推抹疗法所用手法有推、拿、揉、搓、捏、摩、按等多种不同手法。民间各医家所传授的推抹方法有所不同，其推抹手法与中医推拿有同有异。在使用时依据病症可以选用桐油、清水、药酒等为介质，或与热熨疗法综合应用。推抹疗法适用于治疗风湿麻木、肌肉酸痛、中风瘫痪、腹痛、痛经、咯躬、屙肚子、小儿发热、走胎、腰痛、隔食、黄肿包、抽筋、夜尿、大便干结、昏迷、脑壳痛、面黄肌瘦等多种病症。

（3）拔罐疗法

拔罐疗法又称打火罐或扯火罐，是土家民间常用的一种简单易行的外治疗法。拔罐是借助于热力或火烧去除罐中的空气，造成罐内负压而吸附于皮肤，达到赶气、赶风、赶寒、散血、消肿等作用。土家民间常用拔罐器具为竹罐、陶罐和玻璃罐。拔罐疗法又可分为水罐和火罐疗法两类。①水罐疗法，该法只用竹罐。将竹罐放入盛水的锅或瓦罐内煮沸几分钟后取出，甩净水，趁热迅速吸附于患者体表肌肉丰满的施治部位或穴位，用手将罐底部轻叩几下，以使吸紧不脱。②火罐疗法，用竹罐、陶罐或玻璃罐均可。将纸火或酒精棉放入罐中燃烧几秒钟，待火熄灭之前迅速将火罐吸附在患处，为投火法；用纸火或酒精棉在罐内壁烧2~3圈后迅速退火，将罐罩在患处，为闪火法；将烧酒少许滴入罐中点燃几秒钟，在未熄灭之前迅速吸附于患处，为滴酒法。治疗时间为几分钟至半小时。拔罐疗法一般用于治疗急性扭伤、瘀肿、颈肩痛、腰痛、骨节疼痛、寒咳，或因寒湿而致的肚子痛、头痛，以及毒蛇咬伤等病症。有些病症不宜采用本法，如皮肤破溃发炎、小儿抽筋、水肿痛、气血亏损之体、怀孕及有内脏病患等。

（4）熏蒸疗法

熏蒸疗法是用药物在加热作用下，使药物熏蒸之气于体表摄入，使毛孔开启，赶寒湿病气从汗而散，达到舒畅筋脉气滞瘀阻的治疗目的。包括熏法和蒸法两类。熏蒸疗法多用于治疗风气病、腹痛、小儿抽筋、骨节痛、风湿麻木、半身瘫痪、腰痛、坐骨神经痛、伤寒、受凉、湿疹、风疹、痔疮等多种病症。对于一些火热性疾患如高热、火眼、火牙痛、痔疮出血、崩漏、大便干结、呕吐、咯血、流痰、疮疖等，不宜用熏蒸疗法进行治疗。气血亏虚、大病之后、头昏目眩、心悸、胸闷、气急等病也不宜熏蒸治疗。熏蒸后要加强营养，不宜食寒冷之物，避风寒，忌房事。

熏法是将制备的熏药条点燃（无明火焰），用烟熏、热烘患处的方法，也可用一块浸有桐油的青布铺敷在患处，用点燃的熏条隔布烧熏患处。熏条的制备方法：将药物如艾绒、麝香、菖蒲、冰片、雄黄、硫磺、三百棒、乳香、没药、松香、皂角、桂枝、刺老苞、白京条等20余味药物各取适量，焙干，研为粉末；用一张约30厘米见方的桑皮纸，摊平，先取艾绒铺匀在纸上，次取药末均匀掺铺在艾绒上，然后卷紧制成直径为2厘米的柱状熏条，外用蛋清涂抹，再糊桑皮纸一层，两端各留空3厘米，捻紧即成。

蒸法所用蒸疗药物多由威灵仙、老龙针、白京条、透骨风、大血藤、过岗龙、五爪风、红藤、爬岩条等20余味药物组成。将药物切成小段或小片，放入大锅内煎煮，待药物煮沸30分钟左右，在锅上放一木制的甑子，甑子内以能站下一个人为宜，将锅上横置几块木板，人站在木板上，将甑子罩在人身上，露出头部，甑子顶端用毛巾或布盖好，然后用小火蒸，时间约半小时不等。在蒸疗时要特别注意温度的高低，温度过高会灼伤皮肤，温度过低达不到治疗作用，一般以保持38~40℃为宜。蒸疗时医生要随时在侧，以防患者久蒸虚脱。观察患者脸色，如脸上通红，出大汗为正常；面色苍白，出虚汗，则应马上停止蒸疗。蒸法对一些顽疾如风湿麻木、关节肿痛、行走不便等病症有很好的效果。

（5）麝针疗法

麝针疗法是土家民间流传甚久的一种外治疗法。土家医学认为，麝针有芳香化浊、通筋脉、行气滞、散瘀血的作用，可达到消肿止痛败毒的目的。麝针是取猎捕的香獐（獐子）挡门牙制备而成。取香獐的门牙（牙长 1.5~2.5 寸，呈半圆形，根部稍大，前端尖锐，齿内有髓），挑出牙髓，从牙根部放入 0.2~0.6 克麝香，然后将根部用红纸扎紧，再用银制盖封闭，把牙尖端磨锐利即成麝针。土家医以此麝针代替刀针，用以穿刺脓疱、疖肿以及刺穴位、局部放血等治疗。

土家医麝针疗法的应用广泛，适用于多种病症的治疗。疱疖痈肿和流痰在成脓后要切开排脓，可用麝针刺破，使脓血排出，稍加挤压，脓出病愈。关节扭伤或撞伤，有肿胀瘀血疼痛时，用麝针在肿胀处快速穿刺使之出少量血，肿胀疼痛可慢慢消除，有的在刺处加用拔罐治疗。用麝针治疗疱疖疔疮初起，在患处中间部位扎刺，使初起之痛肿疮疖自行消散。麝针佩戴在身上可避瘟气，不生疱疮。麝针有堕胎的作用，孕妇慎用。火气旺盛、易出血者慎用。

（6）麝火针疗法

麝火针疗法是土家民间常用以治疗风湿骨关节疼痛和麻木等病症的一种治疗方法，借火气温热和麝香芳香开窍通经之力，实现通络止痛的目的，具有透骨搜风、舒筋活血、赶寒除湿的作用，适用于治疗屙肚子、腹痛、伤风受凉、风气麻木、扭伤肿痛、寒湿骨节痛等多种病症。

麝火针疗法使用时，先在麝火球上淋上桐油，点燃后即可施行治疗，具体手法可分为直接点刺法、间接点刺法和滚烧法三类。①直接点刺法，医者持麝火针尾部，用燃烧的麝火针尖端直接快速地点刺患处或穴位。②间接点刺法，医者先在患部或穴位处铺上涂抹桐油的大小适宜的青布，用燃烧的麝火针尖端，隔青布快速点刺患处或穴位。③滚烧法，医者在患部或穴位处铺上涂抹桐油的大小适宜的青布，用燃烧的麝火针球体横置于青布上，来回滚动。在施疗时，点刺部位施疗前需做消毒处理以防感染；直接点刺时，需注意掌握点刺的力度，以不出血或微量出血为度；滚烧时动作要迅速，不可点燃青布。麝火针治疗后忌食冷凉腥膻之物。

（7）瓷瓦针疗法

瓷瓦针疗法是以打破的瓷碗渣为针扎刺患处使之出血进行治疗的方法，也是土家民间医生常用的一种外治方法。现在大多改用三棱针、银针、瓜子针等，也有的地区仍用瓦针。瓷瓦针疗法多用于治疗跌打或摔伤、局部出现肿胀瘀血疼痛、毒蛇蜈蚣等咬伤、疱疮、疔疖、癣疮等病症。

（8）烧灸疗法

烧灸又叫烧艾、药灸、烧法，是用点燃的艾绒或药物直接或间接地在体表皮肤或穴位处进行烧灸，起到治疗疾病的目的。

烧灸疗法可分为直接灸法和间接灸法两类。①直接灸法，是将点燃的艾炷直接放在皮肤上烧灸的方法。直接灸法施疗时，在选好的穴位上搽涂少量盐水或清水，将艾团旋转于上，以火烧艾尖端，边烧边吹，并用手在艾团旁轻轻摸搽皮肤，用来分散病者的注意力以消除其紧张情绪，待艾绒将烧尽，医者即用拇指点水压在烧尽之艾团上，稍压片刻，为一焦或一壮。②间接灸法，是用药物间隔点燃的艾炷间接对体表特定部位进行烧灸治疗的方法，其名称由间隔的药物不同而异，如以生姜片间隔者称隔姜灸，以大蒜片间隔者称隔蒜灸，有的在穴位上施放盐末再以艾团烧灸，称为隔盐灸等。烧灸法多用于治疗慢性劳伤病、着凉、咯吼、红眼病、疮疖、长疡子、坐小月的肚子痛、腰痛、脑壳痛、骨节痛、风气肿痛、屙肚子等病症。烧灸后忌食生冷、腥膻发物，包括雄鸡、鲤鱼、虾、猪娘肉、猪牯子肉、羊肉、酸菜等。

（9）放血疗法

放血疗法是一种用瓜子刀或三棱针（锋针）等器具刺破人体某部位或穴位的小血管，以致少量出血，来治疗疾病的方法。放血疗法有排毒赶气、泄热消肿、通经活络的作用，适用于急症、暴症、热症等的治疗。土家医放血疗法又可分为点刺法、散刺法和挑刺法三类。①点刺法，多用于治疗发热惊风、晕死、中暑、蛇咬伤、喉蛾、腰肌扭伤等病症。如治疗老鼠症，将瓷瓦针或小瓜子刀在火焰上烧一下或用热桐油擦一下，然后在老鼠攻窜的头部刺出血，稍加挤压；治疗霍乱症，上呕下泻，在舌根正面将一绿筋刺破出血；治疗小儿走胎症，刺四缝穴出血稍加挤压；蛇咬伤后将伤处刺出血，用力挤压，使毒气随血而排出；晕死患者刺示指指尖出血。②散刺法，多用于治疗丹毒、痈疮、跌伤瘀血肿痛等病症。③挑刺法，常用于治疗肿痛、丹毒、痔疮、脱肛等病症。有出血倾向者不宜施用放血疗法。

（10）药浴疗法

药浴疗法是将采集的草药煎煮后用药液浸泡擦洗肢体或借用温热药液及其蒸气熏洗患处而起到治疗疾病作用的治疗方法。本法多用于治疗风湿骨节痛、肢体麻木、中风偏瘫、骨节肿大胀痛、跌打损伤、肢体水肿、坐骨神经痛、痔疮、白崩、皮肤瘙痒等病症。土家族药浴疗法依据不同病症选用不同的药物和不同的治疗部位。如半身瘫痪麻木、各种风寒湿关节痛、麻木甚至关节变形者，可用威灵仙、续断、接骨木、白京条、蜈蚣、大血藤、四两麻、岩风藤、三百棒等赶风活血之品煎水浸浴；如手脚痛、蚂蚁不过节（坐骨神经痛）等，可用姜黄、桑枝、寻骨风、岩防风等药物煎水浸洗。

（11）灯火疗法

灯火疗法是土家医根据病情将灯草芯蘸植物油直接或间接点烧在特定穴位，以达到治疗作用的外治疗法，是土家医治疗小儿病常用的外治手段。灯火疗法适用于治疗小儿走胎、惊风症、屙肚子、腹痛、受凉、黄肿包、脑壳痛、风气麻木、扭伤、疱疮初期等多种病症。

灯火疗法又可分为直接灯火法、印灯火、半灯火和隔纸灯火四类。①直接灯火法，又称明灯火、阳灯火。医者依据病情选定一处或多处穴位或患处，用灯草芯一节约3寸许，蘸桐油后点燃，直接点烧穴位或患处，挨着皮肤火即灭，速提起，为一焦。②印灯火，又称阴灯火，医者依据病情选好穴位，将点燃的灯草芯点烧在自己的指腹上，迅速印在患处或穴位。如小儿脐风出现腹痛，哭时肚脐周围鼓起一坨，可印灯火在肚脐中间及两边一寸处。③半灯火，医者用自己的拇指甲紧贴在穴位处，灯草芯点烧指甲与穴位的连接处，使被点烧穴位处为半焦，其作用力量较直接灯火法缓和，多用于小儿。④隔纸灯火法，用一张薄红纸抹上桐油，贴在患处，用灯草芯蘸桐油点燃后点烧在红纸上，一个部位可点烧数十焦。多用于治疗顽固性疾病，如盐铲骨冷痛，可在盐铲骨处用隔纸灯火点烧20余焦。灯火疗法之后一周要忌生冷瓜果和腥膻之味。

（12）赶酒火疗法

赶酒火疗法又称为火功疗法，是医者用双手反复抓取点燃的具有赶寒除湿作用的药酒，在患者患处反复揉、捏、按、搓等，以达到治疗作用的外治疗法，是土家民间用来治疗一些疾病的常用方法。赶酒火疗法通过给皮肤直接加温，使汗窍舒张，药物之力经皮肤毛孔透达患处，再加上揉、搓、叩、打能使局部风寒湿气走散，达到行血气、舒筋止痛之功效，该疗法具有赶寒除湿、舒筋活血的作用，以治疗风气病为主，适用于治疗风湿麻木、骨风、骨节风、寒气内停、半边风等病症。

（13）放痧疗法（附拍痧、提痧）

放痧又叫刮痧，是用铜钱、羹匙、硬币、木梳背、饭碗边、竹板等刮具，蘸上植物油、姜汁、清水、酒、盐水等，反复刮动摩擦患者特定穴位或体表肌肤，以发散解表、舒筋活血、调整脏腑功能，达到治疗作用的外治疗法，是土家民间广为流传的一种治疗方法。一般常用于治疗伤寒受凉、落枕、昏倒、肚子痛、呕吐、屙肚子、头痛、出鼻血、发热等病症。如伤寒受凉首先从人体背部或头部而入肌体，可在背部刮"介"字，疏通全身筋脉，使风寒从肌表而解。

拍痧，用于夏天酷热暴晒所致的出鼻血。医者用井水或泉水（有凉感）打湿手后，拍打病人后颈窝、前额、足弯、倒拐子等处，每处拍打数次，可当即止血。提痧，用于伤寒受凉、隔食、肚子痛等。医者右手拇、示二指挟住患者的某处皮肤或筋膜用力向上提拿数次，使提拿处充血变红。适用于治疗受凉咳嗽、头痛、流清鼻涕等病症。提前额部、鼻根等处，可止痛祛寒气；肚子痛提背部两侧板筋及隔筋等处。

（14）扑灰碗疗法

扑灰碗疗法是土家民间流传甚久的一种烫熨疗法，具有赶气、消气、散气止痛的作用，常用于治疗因寒、湿而致的腹痛、腹胀、解稀便、妇女小腹痛、肢体冷痛等病症。

扑灰碗疗法方法：取瓷碗一个，盛一平碗 70~80℃ 的灶中或火坑中的柴灰，再用一条比碗宽的湿毛巾，盖在灰碗上面，将碗口倒扑过来，包好碗口，把毛巾角打上结即为灰碗。令患者平卧，将碗置于其腹部，医者持碗在患者胸腹从上至下从左到右来回推动几分钟到半小时不等，灰冷了或毛巾干了可更换后继续施疗，每日 1~2 次。该疗法既可借助于热灰在体表烫熨，使人体表或腹内的寒气在热度的影响下从表面逸散，又可借热灰本身的祛寒之功，辅以毛巾的热气从毛孔进入人体内达到赶气、消气、散气、止痛的作用。此法施疗时需注意温度，温度太高会烫伤皮肤，温度过低则达不到治疗效果。注意毛巾要捆紧，不使柴灰漏溢。发热、皮肤发炎、火气重、肿胀、小儿出疹等病症不适宜本疗法。

（15）发泡疗法

发泡疗法也称天灸，是用刺激性药物捣烂后贴敷在肢体的患处或某一穴位而致起泡，达到治疗某些疾病目的的外治疗法。多用于治疗倒胆症（黄疸型肝炎）偏于湿者、咯煳、肚肠气痛、腰痛、寒湿骨节痛、风气等病症。

（16）佩药疗法

佩药疗法是将药物研末装入小布袋或纸袋中，佩戴于胸前内衣口袋里，以治疗某些疾病的方法。佩药疗法应用的药物多为气味芳香，有醒脑、活血伸筋、阻滞胎孕等作用，药物可通过渗透作用，经肌肤筋脉到达病处，或药物通过口鼻吸入体内达到安神定魂、调理血气之功。佩戴药物根据病情而定，可选用油菜籽（焙干）、青木香（焙干）、追魂草（焙干）、麝香、雄黄、冰片、梦话树（焙干）等药物，也有的佩戴银针、麝针等器具。

（17）挑背筋疗法

挑背筋疗法是用针在人体背部某部位挑断小白筋，以治疗一些疾病的外治疗法。土家医认为，该法具有散瘀活血、赶气止痛的作用，多用于治疗肚子痛、痔疮、脱肛、肛裂、羿子等病症。

（18）翻背掐筋疗法

翻背掐筋疗法多用于小儿病症，是通过来回翻转背部皮肤和掐筋，以治疗某些疾病的外治方法。土家医认为，该法有消隔食、散气血、止痛之功效，多用于治疗小儿黄肿包（疳积）、隔食、肚子痛等病症，土家医认为该法还另有强身健体之功效。

（19）蛋滚疗法

蛋滚疗法是用煮熟的鸡蛋趁热在患者肚子上来回滚动，以解除肚肠之风寒、毒气或不化之物的治疗方法。土家医认为，该法具有温里散寒、消食、吸毒之功效，多用于治疗小儿因风寒或停食而致的肚子痛、肚子饱胀，或因误吃毒物所致呕吐、屙肚子、肚子痛等病症。

（20）提风疗法

提风疗法是一种治疗小儿风寒、风热以及伤寒等病症的外治方法。土家医多用于治疗小儿因风寒、风热而致的发热、抽筋或屙肚子、肚子胀、肚子痛、消化不良等病症。

提风法施疗时，用一枚鲜鸡蛋煮熟，在蛋的中间开一小圆孔（约 1.5 厘米），取出蛋黄，尽量保持蛋壳不破损，在小孔中镶入一大小与蛋孔适宜的银盖，在盖内放入捣烂的大路边黄、蛇泡草适量。另取一白纸卷成漏斗形纸筒，筒内倒入适量桐油，点燃纸筒，这时纸筒中之油滴入蛋内，量约十几滴即可，然后医者用拇指堵住蛋孔，待温度适中时，将蛋孔紧贴敷于小儿肚脐上，贴 30 分钟左右，六个月以上的小儿时间稍加长些，半小时后取出银盖，在银盖背面可见黑色斑点，说明寒气或热气已提出。土家医认为，用热蛋、桐油与药物贴敷在肚子上，可达到吸风寒或风热的效果。放入银片起观察风气、毒气是否提出的作用。

（21）涂搽疗法

涂搽疗法是取药汁涂搽在患处以达到治疗目的的方法。该法多用于皮肤病症的治疗，如水火烫伤、痛疱疗疮等。一般将药物捣烂，用力拧出药汁，滴入清洁的容器内，或将药置于锅内，加水浓煎取汁，或将药物晒干，切碎后浸入酒内浸泡 30 天，取酒汁为药，或将药磨汁，用棉花蘸药汁涂搽在患处。土家民间治黄水疮，用挖耳草、牛舌头、土茯苓等草药等量浓煎取汁外擦；治蛇斑疮，用五爪龙、雄黄等捣烂绞取药汁涂搽患处。

（22）吹末疗法

吹末疗法是用纸筒或竹管将药末吹敷到患处的一种治疗方法。将药物焙干研为极细粉末，摊开 15~20 厘米见方的纸，将约 0.3 克的药末放在纸的边缘，仔细卷成烟卷状，或将药末放入 10~15 厘米长、直径约 1 厘米的竹管内，然后将药末吹敷至患处。该法用于治疗中暑、喉风、乳蛾等病症。

（23）踩油火疗法

踩油火疗法又称为犁上水，是土家民间的一种烫熨疗法。将烧红之铧口（又叫犁尖，是犁田的犁头尖）用手摸或脚踩后，即在患处按揉的一种治疗方法。医者用铧口一只，放在火中烧红后取出，将菜油或桐油喷在铧口上，油当即起火，速用燃烧之火烧烤患处，达到治疗疾病的目的。本法用于治疗风气病、肚子痛、寒湿所致的骨节痛、冷骨风、风湿麻木、肩膀骨节酸痛等病症。

（24）药棒疗法

药棒疗法是将药物制成棒状或制备浸渍药汁的药棒，捶击或敲击病患处的一种治疗方法。用桑树木、三百棒或艾蒿条等制成便于持握的棒，或浸入依病症选用的药汁中，然后用药棒直接捶击或敲打患处，至皮肤发红，一般每次 15~20 分钟。该法既有药物的浸润作用，又有类似推抹的舒筋活络作用，多用于治疗半边瘫、麻木、肌肉筋膜疼痛、颈肩痛、腰腿疼痛等病症。

（25）滚袋熨贴疗法

滚袋熨贴疗法是将经药汁浸泡并加热的小圆卵石放入布袋内或将热药直接放入布袋内，趁热用布袋在患处来回滚动或熨贴在患处，以祛除病痛的外治方法。该法可赶寒除湿、散瘀舒筋，多用于治疗寒湿关节痛、颈肩痛、腰痛及蚂蚁不过节等病症。

（26）敷胸疗法

敷胸疗法是将药物塞入除去内脏的雄鸡或蛤蟆肚内，用鸡身或蛤蟆敷贴在患者胸部，借助于鸡的热度与药物的作用，达到治疗作用的一种外治疗法。土家医学认为，该法能赶火散瘀、败毒通筋，可用于心搏无力（心衰）、气短、胸闷等病症的治疗，亦可治疗高烧发热者。使用后的鸡不能吃，要埋掉或烧掉。

（27）吸负疗法

吸负疗法是土家医的一种外治疗法，人体被虫、兽咬伤或疱疮不愈，医者或其他动物用口吮吸或用舌舔等，使毒气吸出的外治法。适用于治疗虫兽咬伤、疔疖、陈疱烂疮、火眼、刺伤等病症。

（28）封刀接骨法

封刀接骨法是土家医治疗骨伤科疾病的外治方法，在土家族民间流传甚广，有一揉摸、二捏拉、三摇拐、四抵巍之施疗歌诀。在土家历史上封刀接骨之术为水师的治病法宝，主治筋骨之疾。水师以手法或手术施治，随后外敷土药，多有断指再接、接骨复殖等疗效。

土家医封刀接骨法常用的药物有：接骨木、三百棒、四两麻、大救架、八里麻、打不死等，具有续筋接骨、祛瘀、消肿赶气、止痛之功效，适用于治疗骨折、脱榫、扭伤等。有时也配合使用铁灯台、见肿消、长茎七叶绞股兰等草药，其消炎止痛续骨的效果更为显著。

凡经接骨治疗一个月后，还需进行功能锻炼，有利于康复。锻炼时动作由小渐大，由慢及快，循序渐进，锻炼以不觉患处疼痛为宜。通过功能锻炼可促进气血循环，加速祛瘀生新，促进骨痂形成，加速功能恢复。如下肢骨折患者，由于长期固定，致使关节强直，在内服草药的同时，在地下放一个竹筒或一个酒瓶，把患肢的脚放在上面前后碾滚，促进血液循环，散血消肿，达到活动下肢各关节，促进康复的目的。

第三节　土家药简述

一、药物资源

土家族聚居区域主要为武陵山区地域，覆盖湘、鄂、渝、黔毗邻地带的 50 多个市县，该地区地貌类型多样复杂，高山、丘陵、平坝、河谷纵横交错，海拔落差悬殊较大，北有大巴山脉、巫山山脉横亘，南有武陵山余脉横贯，地势从中部逐渐向北部增高，有山峦重叠的大山区，有连绵起伏的丘陵岗地，也有肥沃开阔的盆地。该区域地处亚热带，四季分明，冬无严寒，夏无酷暑，气候温和，具有无霜期长、雾多湿重、雨量充沛等气候特点，日照、雨量、气候、土壤等自然条件多样，独特的地理环境和多样的自然环境孕育了该地区丰富的动植物资源，为各种药用动植物的生长提供了得天独厚的自然条件，在丰富的自然资源中，药物资源独占鳌头。

《湖北恩施药用植物志》记载，全州药用植物共 202 科 881 属 2258 种，占湖北省药用植物的 61.8%。鄂西自治州近年来在普查中共收集到 2150 种药材，整理、编纂完成《鄂西州民族药志》。贵州铜仁地区对武陵山主峰梵净山区药物资源进行系统的收集整理，编写完成了《梵净山药物名录》。其他土家族地区如鄂西南清江流域的长阳土家族自治县、五峰土家族自治县、四川省秀山、酉阳等土家族苗族自治县也开展了民族药资源调查，先后编写了本地药物名录。综合各类调查研究报道，武陵山区药用植物在 2000~4000 种，其中土家族常用的民族民间药 300~400 种。武陵地区土家族有种植药材的悠久历史和丰富的栽培经验，种植药材有 50~60 个品种，如黄连、杜仲、厚朴、黄柏、吴茱萸、茯苓、板当、窑归、独活、贝母、款冬花、木香等，这些品种在国内药材市场占有重要的地位，如黄连，也称味连，是传统家种药材，在石柱、利川等地产量最大，是武陵土家最具代表性、最具区域优势的著名道地药材。武陵土家的道地药材品种较多，鄂西、渝东山地盛产黄连、杜仲、黄柏、厚朴、款冬花、白术、玄参、金银花等著名道地药材，湘西、黔东北重要道地药材有吴茱萸、杜仲、厚朴、黄柏、木瓜、朱砂、雄黄等。

二、药物性味与分类

土家医学认为，药物发挥治疗作用依靠其药物的偏性，即药性，包括二气、八味和毒性。

1. 药物性味

（1）二气

土家医学认为，药物二气即凉（寒）、温（热）两种药性。药性凉温，是与所治疗疾病的寒热性质相对立，从药物作用与机体所发生的反应概括出来，土家医学对药性之确定是以病症寒热为基准、以用药反应为依据的。凉性药一般能够减轻或消除热症，如过路黄治疗烫火伤具有的败火作用，表明其药物之凉性；反之，温性药一般能够减轻或消除寒症，如生姜治疗风寒感冒的散寒作用，表明其药物之温性。

（2）八味

土家医学认为，药物的八种性味包括：苦、辣、酸、甜、咸、麻、涩、淡八种，可通过人的味觉直接品尝出来。苦味药物具有燥湿和泻下的作用，如水黄连、山苦瓜能燥湿败火，土大黄具有通便等作用。辣味药物具有发散、赶气、行血等作用，如辣椒、花椒、山胡椒、姜等。酸味药物具有收敛固涩的作用，多用于体虚久汗、久泻久屙、肺虚久咳等，如木瓜、乌梅等。甜味药物具有补益和中缓急等作用，如人参、土沙参、红枣等。咸味药物具有润下散结作用，多用于治疗瘰、瘿瘤、痰核等病症，如鳖甲、皮硝等。麻味药物具有赶寒止痛和赶风等作用，多用于治疗风湿筋骨疼痛、牙痛等，如花椒、麻口皮子药等。涩味药物具有与酸味药物类似的收敛固涩作用，多用于治疗久病出血、尿频、遗尿、滑精等病症，如椿树皮、石榴树皮、乌贼骨等。淡味药物具有消水利尿作用，多用于治疗水肿病、尿积病等病症，如猪苓、金钱草、灯蕊草等。

（3）毒性

土家医学认为，药物毒性是指药物对机体的损害性，其毒性是由药物的偏性强弱决定的。有毒药物的治疗剂量与中毒剂量比较相近或相当，因而治疗用药时安全度小，易引起中毒反应。无毒药物的安全度较大，但并非绝对不会产生中毒反应。有毒药物偏性强，根据以偏纠偏原则，在药物储存、加工炮制、配伍、剂型、给药途径、用量、使用时间以及患者的体质、年龄、症候性质等方面都应严格掌控，可避免其毒性反应的发生。

2. 土家药的分类

土家医学对药物的分类比较多样和复杂，各有其特点，有依据药物性能进行分类、有依据序数和命名方便进行分类、有依据药物功效作用进行分类等多种方法。

（1）依据药物的功效进行分类

这种分类方法最为普遍，将各类药物按照其功效和作用进行分类，有利于识药认药及对用药的掌握。土家医学依据药物功效将其分为二十余类，包括解表药、败毒药、赶气药、赶风湿药、赶火药、赶痛药、赶食药、消水药、下药、咳药、补药、喜药、隔喜药、打伤药、理血药、打虫药、蛇药等。

解表药多具解表发汗、祛风散寒、止咳化痰、平喘降元之功效，可促进机体发汗，使表寒表热之邪由汗出而解，部分药物兼有利尿退肿、止痛消疮等作用，常为叶类或茎枝类药物。如坐苦卡刺，性凉，味苦、微涩，具解表退热、消食之功效，用于伤风感冒、发热、腹痛。席字卵，性凉，味苦、甜，具走表发汗之功效，用于伤风、伤寒等。其他药物如生姜、芫荽、芸香草、牛至、千里光、鸭脚七、一炷香、拐子七、苕叶七等。

赶气药多具有疏通气机、理气消滞、下气消痰之功效，该类药物多有香气，味辣性温，使用时一般针对具体病症选择相应功能的药物进行配伍使用。如小杆子，性温，味辣，具理气祛风、健脾、止咳活血之功效，用于治疗痨病、腹冷痛胀满、心口痛、食积等。其他药物如香包、土大茴、马蹄香、香血藤、见风消、乌金草、八月札、水剑草、天仙藤、马棒七等。

赶火药多具有消除人体火毒作用，具清热解毒、清燥去湿、消肿止痛等功效。如猫儿头，性凉，味苦涩，具清热解毒、杀虫之功效，用于治疗腹痛腹泻、痢疾、寸白虫、蛔虫病等。其他药物如翠云草、火焰草、瓜米草、鸡眼草、铁丝草、瓦松草、石松草、石莲草、粟米草、蛇牙草、大叶地丁草、狗牙草、鸭跖草、独脚金鸡草、飞蛾七、葱果七、海螺七、独叶七、蒜果七、耗儿七、麦子七、九头狮子草、毛葫芦、金丝吊蛋、紫金牛、胡豆莲、金龟莲、百味莲、八角莲、老鸦蒜、过路黄、落地生根、马桑根、岩青菜、马齿草、天青地白、水葫芦、天名精、鸢尾根、八爪金龙、老虎香、春不见、搜山虎、小青鱼胆等。

赶风湿药具有驱除筋骨、骨肉之间的风寒湿邪，解除痹痛之功效。如大散气，性凉，微酸，具除湿、利水收涩之功效，用于治疗腹泻、痢疾、摆白病等。其他药物如天王七、对叶七、盘龙七、铜锣七、黑虎七、螃蟹七、破血七、海龙七、九层塔、江边一碗水、舒筋草、蛇足草、松柏草、刷竹草、杉树还阳草、马先蒿、绿豆莲、独叶唇兰、野乌头、竹叶细辛、鹿药、金龟草根、脆蛇、红南星、鬼天麻等。

理血药具有通畅血行、消散瘀血之功效。如小三百棒，性温，味辣麻、苦，具祛风理气、止血生肌、止痛之功效，其他药物如七筋菇、葫芦七、冷水七、羊角七、红毛七、九节连环草、红升麻、天蒜、菊叶三七、开口箭、独正岗、血藤等。

赶痛药具有调和气血而止痛之功效。如五虎静，性温，味辣麻，具镇痛祛风、散寒温中之功效，用于治疗湿气骨关节冷痛、劳伤、痨病、跌打损伤等。其他药物如豌豆七、算盘七、见肿消、山良姜、毛金腰、九根索、小蛇参、刺老苞、四块瓦等。

下药是指凡能引起腹泻或润滑大肠，促进排便的药物。如牛大黄，性凉，味酸、苦，具清热导泻之功效，用于治疗便秘、食滞等。其他药物如血丝大黄、红筋大黄、土大黄、蓖麻子、油麻等。

打伤药是指用于治疗因各种外力而致人体内火或体表受伤为主要作用的药物。如岩泽兰，性温，味苦、涩，具散气、破血、止痛之功效，用于治疗跌打损伤、骨折、痨病、九子疡等。其他药物如接骨丹、金丝草、蓼子七、八棱麻、头顶一颗珠等。

赶食药具有消积导滞、促进消化之功效，以治疗饮食积滞为主要作用的药物。如见食消，性平，味甜、苦，具理气化食、消满健脾之功效。用于治疗疳积、停食、腹胀满、胃口痛等。其他药物如谷芽子、隔山消、鸡合子、疳积草、大麦芽、萝卜子等。

赶水药多具通利小便、渗出水液功效，用于治疗水液内停病症的药物。如棱他便席，性凉，味甜、微辣，具清热利湿、止咳之功效，用于治疗热淋、咳嗽多痰、肺痨等。其他药物如卧龙草、岩卷柏、万年青、冬瓜皮、饭豆籽、土狗等。

蛇药是指凡以治疗毒蛇咬伤为主要作用的药物。如蛇不过，性平，味酸，具解毒、散瘀、止痒之功效，用于治疗蛇伤、皮肤痒疹、清水疮等。其他药物如一点白、轮叶景天草、岩青菜、半边莲、白龙须、乌桕皮、鹅脚板、东风菜、三白草、地耳草、天葵草、花蛇一支箭等。

止咳药是指凡能制止或减轻咳吼，祛除痰涎或消化痰积的药物。如岩飞蛾，性平，味淡，具止咳、调经之功效，用于治疗咳嗽、月经不调、崩红等。其他药物如岩瓜子、冬古子、三步跳、斑叶兰、鸦雀草、矮地茶、金线吊白米、百脉根等。

打虫药是指凡以赶除或杀死各种虫疾为主要作用的药物。如羊屎果，性凉，味苦、辣，有毒，具杀虫祛风之功效，用于治疗头疼、顽癣、皮肤痒疹等。其他药物如泽漆草、苦楝皮、家花椒、南瓜子、石榴皮、粘身草、鬼箭羽、大蒜等。

妇科用药及喜药是指凡用于治疗妇科疾病及产科疾病的药物。如鸡冠花，性凉，味甜，具凉血止血、止带调经之功效，用于治疗月经不调、崩漏、便血、尿血、白带多等。其他药物如扇子草、竹叶吉祥草、岩耳、吊白菜、蒜盘子根、臭牡丹、月月红、鸡公花、对月草、山射、棕树根、十姊妹、人血草、小对叶草等。

补药是指具有补气、补脾、补肾之功效，或有生津补液作用的药物。如雄黄连，性凉，味甜，具活血止痛、解毒之功效，用于治疗劳伤、跌打损伤、避瘴气等。其他药物如回心草、双肾子、麦斛、石米草、马尾草、牛耳草、罗汉七、鸡尾七、仙茅、石豆兰、野党参、土当归、野百合、双肾参、红马蹄草、恩施巴戟等。

（2）依据药物性能分类

依据药物性能分为冷性药、热性药和平性药。冷性药能减轻或消除热症，其功能为赶火败毒，如水黄连、山苦瓜等。热性药能减轻或消除寒症，具有温中散寒作用，如姜、土荆芥、小杆子等。平性药介于冷性药与热性药之间，其性味平淡，作用比较缓和，多为补养之药，如土人参、土沙参等。

（3）依据序数和命名方便归类

土家医习惯将药物按"三十六""七十二"等序数进行分类，将作用大致相同或相近的药物按序数归为一类，并冠以相应命名，如三十六血、三十六蜈蚣、七十二莲、七十二风、七十二七、七十二还阳、七十二参等。土家医在医疗实践中对三十六血、三十六蜈蚣、七十二七、七十二风等类别的药物较为常用。把具有止血止痛、活血散瘀、消肿等功能的药物称为"三十六血"，包括一口血、三口血、血蜈蚣、人血草、一点血、血当归、血灌肠等三十多种带有血字名称的药物。把具有赶火败毒、活血祛瘀、消肿止痛、除风湿功效的药物称为"三十六蜈蚣"，如血蜈蚣、水蜈蚣、地蜈蚣、上树蜈蚣、钻地蜈蚣等三十多种带有蜈蚣名称的药物。

3. 土家药的命名

土家医学对药物的命名主要沿用历代传统命名方法，常见命名规律包括依据药物的形态、味道、药用部位、功能主治或生长环境等特点来命名。①依据药物的形态命名，有的药物具有特殊的形态特征便于命名，如七叶一枝花的茎单一而叶轮生，根茎像海螺，因而命名为"铁灯台"或"海螺七"。②依据药物功能主治来命名，如散血草、见肿消等。③依据药物味道来命名，如老鸦酸、地苦胆等。④依据药物的生长环境特征来命名，如岩白菜、雪里见等。⑤依据药物的药用部位命名，如白芽根、韭菜花等。⑥依据药物颜色特点来命名，如黄药子、白龙须等。⑦直接用植物名作为药名，如云实、鸭跖草等。

三、药物应用

1. 药物的加工炮制

土家药物来源以天然植物药为主，在治疗疾病时多用生药，即新鲜药物，但也对一些药物进行加工炮制，根据药物性能和实际用药要求，对药材进行各种不同的加工炮制，以保证用药有效。土家医学对药物进行加工炮制的目的，是便于药物贮存，除去非药用物质，除去异味，缓和药性，降低或除去毒副反应，增强药物疗效，有利于药效物质的煎出或溶出等。

土家医学常用的药物加工炮制方法包括：切制法、磨捣法、煨制法、泡制法、炒制法、炙法、锻法（又分为明锻、锻淬、闷锻或扣锅锻四种方法）、蒸法、煮法、水飞法、埋制法、焙干法、磨制法、烤制法、漂制法、腌制法、露制法、发芽法等。

土家医学对药物进行加工炮制时使用的炮制辅料也是有讲究的，一般根据炮制后药物的性能发生改变而选择辅料，辅料可分为液体和固体两大类。液体辅料，如醋、酒、米泔水、植物汁、蜜等；固体辅料，如黄土、河砂、生姜、白蜡等。

2. 药物的配伍与禁忌

（1）方剂配伍

土家医在治疗疾病时多使用单味药，一法一药治一病，把由一种药组成的处方称"独方子"。有时也将多种药物适当配合应用，利用药物相互间的协同或辅助作用，以适应治疗疾病的需要，充分发挥药物的治疗效果。土家医学认为，各种病症的形成原因和症状表现是各不相同的，所以在治疗时，须选择功效各不相同的治疗药物组成方剂进行治疗。将由二种或二种以上药物按"主""帮""客""信"合理搭配而组成的处方称"方子"。土家药方剂常常药味简单，用量较大，偶有用药达数十味甚至上百味的大方子。

主药，土家医学认为主药是方剂中针对疾病的主要症候起治疗作用的药物，是方子中不可缺少的药物。帮药，是帮助主药治疗主病的辅助药物，或针对疾病的次要症候起到治疗兼病作用的药物。客药，有两种意义，克制主药的"过火"，治疗与主病无关但为重要兼病的"客气"药。信药，即药引子，指引主、帮药性达到疾病部位的药物，一般用量小，药味也少，但信药在方剂中却是十分讲究的组成部分，具有缓引性、补引性、速引性、配引性、异引性、多引性等特点。《各方药草》中的很多处方都标明了信药，例如，治内肠伤方：三两银、三两金、五加皮、牛膝、退血草、搜山虎、女儿红、灯草七根为引。

在方剂的具体运用上，一般根据具体病情选用药物进行配伍，不必四者齐全，但主药和信药不可或缺。一般来说，主药剂量大，帮药和客药次之，信药用量最轻。土家药方剂常用配伍有以下几种类型。

主主相伍，功效相加。采用二种或二种以上主药来治疗病情重、单纯一味主药达不到疗效的，或两种疾病需同时治疗的配伍方法。如伤寒加痢疾，既有怕风寒发热、头身痛等症状，又有下痢脓血、里急后重等症状，选用黄葛根同时又要用岩黄连进行主主相伍，共同发挥治疗多种主要症状的功效。又如发高烧抽惊的患者，单用石膏力不胜邪，须加水牛角退热镇惊。

主帮相辅，增加功力。针对主要病症用主药外，配方中加入一味或二味帮药，协同主药发挥作用。如治铁板症，急腹痛、腹胀、大便不通、腹硬如铁板状，用主药大通条取其通肠道之力，加入帮药穿破石、红藤，可增加赶气血之功效，使肠道污积排除，气血调合。

主客相敬，减少反应。针对主要病症选用主药，但主药反应大或难服下，或有轻度的兼病，如不及时治疗则会兼病加重等情况，可用主客药相配伍的方法。如用鸟肚子治疗"冷气风"，服药常出现口舌麻、呕吐等反应，可加用客药生姜以避其弊。又如，着凉后出现怕风寒、身子痛，且兼有腹痛腹泻，若单纯应用赶风寒药有可能出现腹痛腹泻加重而成主病，故在治疗时选用提汗药外加岩丸子以赶祛肠中寒气。

主迎信达，畅通经脉。土家医学非常重视信药在方子中的作用。信药根据药力到达人体上、中、下部位分三类，即上信药、中信药和下信药。凡疾病在胸以上的选用上信药，病在腹选中信药，病在生殖器以下用下信药。常用上信药有生姜、桑树皮（叶、枝）等，中信药有穿地龙、杉针等，下信药有水灯草、克马草、红牛克膝等。另外，还有按病症分类选配信药，如虚症用枣（甜枣、酸枣、鼻涕枣），寒症用姜（巴岩姜、生姜、老虎姜），塞症用通（木通、血通），热症用膏（石膏）等。

（2）配伍禁忌和应用禁忌

土家医学在药物的配伍上注重"反药"的慎重配伍应用，同时强调孕妇禁忌、服药忌口、保养上禁身子等用药禁忌内容。

反药是指二味药或二味以上药同时合用时，对身体产生中毒或严重反应，或留下后遗症的药物。土家医学用药时禁止同时应用反药，否则会导致强烈的后遗反应。土家医学根据经验总结有"十三反""十四反""三十六反"之说。如湘西地区土家医主要沿用"十四反"，其内容主要为：龙盘反五加，红藤反贯膝，细辛反金盆草，八仙反鸟肚，血竭反三虎（搜山虎、拦路虎、爬山虎），山虎反木通。

孕妇禁忌是指在一般情况下土家医对孕妇不随便使用内服药，以免损伤胎气，外用药也相当慎重。土家医学认为，在妊娠期间禁用赶气药、下药、赶火药等，此类药易导致小产或胎儿发育不良，提火药还会导致新生儿生疮。

忌口是指土家医学非常重视疾病治疗时的忌口。将常规忌口之物称为"发物"，如猪娘肉、牛肉、雄鸡、鲤鱼、磨芋豆腐、芋头、绿豆、秋茄、葱、蒜等。针对一些特殊药物或某些病症另外还有一些食物禁忌，如患疮疡、流痰忌蛋，羊癫疯忌猪、羊头肉，伤寒忌南瓜，气病忌蜂糖，心痛忌红薯、板栗、生萝卜、洋芋，内火忌辣椒、胡椒、酒等。

禁身子是指治疗病症期间注意禁房事和忌生冷。土家医学认为，凡服药治疗疾病期间都要禁房事，恢复期间因病而定，否则会导致疾病复发或损伤身子，身体长期难以康复。忌生冷是指治疗疾病期间不饮冷水、不吃冷物，不沾冷水。另外，服药期间还忌过苦、过甜、过陈的食物。

3. 药物剂型

土家医学在长期的医疗实践中，创造了各种适合病情需要的和适合药物特性的药物剂型，使药物更好地发挥治疗作用。有些药物因制备的剂型不同，其治疗作用也不同，一般根据病情的需要具体运用。如治疗风湿关节病，用汤剂或丸剂其药效缓慢，选用酒剂可快速达到疗效。土家医常用剂型主要有汤剂、炖蒸剂、散剂、酒剂、丸剂、煎膏剂、磨汁剂、鲜汁剂、佩挂剂、外擦剂、外敷剂、包裹剂、阴阳水等。

汤剂是将药物配伍成方后，用水煎煮一定时间，然后去渣取药液，称为汤剂。一般作为内服用，但也用于蒸、洗浴等疗法之用。

炖蒸剂是将一定的主、配药物，以具有补养作用的食物为引，通过炖、清蒸等方法制得汤汁和食物，称炖蒸剂。一般汤与食物均食用。

散剂是将药物研为细末，均匀混合制成的干燥粉末，称为散剂，可作内服和外用。

酒剂又称药酒，是将组方中药物浸入一定量的白酒中一段时间，待药物成分溶入酒中后，去渣取液，供内服或外用。

丸剂是将药物研为细末，以蜂蜜、米汤、粥、药汁等为赋型剂，制成圆形固体剂型，一般多供内服。

煎膏剂是将药物用水或植物油煎熬浓缩而成的剂型，多用于治疗痈肿、外伤、蜈蚣咬伤等。

磨汁剂是将药材以水或酒为媒介进行研磨成汁，将药汁内服或外擦治疗疾病的剂型。如用半截烂磨酒外擦，治疗劳伤疼病、痈等。

鲜汁剂是将新鲜药材内部的药汁挤压出来，取汁内服或口含以治疗疾病的剂型，其特点是药鲜味纯，疗效快。

佩挂剂是用某些芳香药物配在一起，佩挂在身上或悬挂在门口、室内，用以避疫驱瘟的剂型。最常见的是端午节期间，土家族家家户户都在门上悬挂由石菖蒲、艾叶等鲜药组成的"驱瘟把"，还有给小孩做"长命璎"的传统。

外擦剂是将药物与鸡蛋清、茶油、黄酒、米泔水等拌匀调和，涂擦患处，治疗体表性疾病的剂型。

外敷剂是将鲜药捣烂或用嘴嚼烂，直接外敷于治疗部位的剂型。如用四片瓦叶捣烂外敷眼部，治白眼翳子。

包裹剂是将一些有异味的药物，或在煎煮过程中易被破坏的药物，用米饭、豆皮、鸡蛋等食物将药物包裹成团，然后吞服的一种用药方法。

阴阳水是将药物研细或做其他处理后，放入瓷碗中，然后用新开水或煎好的药汤冲入碗内，再用一碗口略小于盛药碗的瓷碗扣盖在盛药碗上，待一定时间后，从两碗交界的缝中吸服药汁，该药汁称为阴阳水。

参考文献

［1］田华咏等．土家族医药学［M］．北京：中医古籍出版社，1994

［2］赵敬华．土家族医药学概论［M］．北京：中医古籍出版社，2005

［3］袁德培．中国土家族医药学［M］．北京：科学出版社，2014

［4］朱国豪等．土家族医药［M］．北京：中医古籍出版社，2006

［5］田华咏．土家族医药发展史略［J］．中国民族民间医药，2004，13（1）：4-11

［6］向茗等．土家族医学发展概述［J］．湖南中医药大学学报，2013，33（3）：107-112

［7］陈龙全等．土家族医药的基本特点、研究现状与发展思路［J］．湖北民族学院学报（医学版），2007，24（3）：1-3

［8］田华咏等．土家族医药文献调研与整理［J］．中国民族医药杂志，2013，19（6）：48-52

［9］熊鹏辉等．土家族民族特点与土家族医药［J］．中国民族医药杂志，2012，18（3）：62-63

［10］田华咏．论土家族医学理论体系的建构及学术特色［J］．中国民族医药杂志，2005，11（5）：1-4

［11］滕建卓．论土家族医药学的整体观［J］．中国民族医药杂志，2007，13（2）：6-7

［12］洪宗国．土家医药思想特色［J］．中南民族大学学报（自然科学版），2013，32（3）：30-34

［13］洪宗国．土家医三元论［J］．中南民族大学学报（自然科学版），2013，32（4）：37-40

［14］田华咏．土家医气血精与三元学说研究［J］．中国民族民间医药，1999，8（6）：311-312

［15］赵露．土家医学精气血生成运行与功能浅析［J］．中国民族医药杂志，2008，14（3）：74-74

［16］林宏乐等．土家医气血理论浅析［J］．中国民族民间医药，2014，23（20）：1-2

［17］彭芳胜．土家医毒气病因病机及证治研究［J］．中国民族医药杂志，2003，9（1）：1-3

［18］彭芳胜．土家医"七十二症"病因病位研究［J］．中国民族医药杂志，2007，13（2）：59-59

［19］田华咏等．土家医三种"七十二症"民间抄本症名比较研究［J］．亚太传统医药，2007，3（2）：49-50.

［20］彭芳胜．论土家医辨证识毒量邪论治观［J］．中医药导报，2003，9（1）：16-17

［21］田华咏．土家医诊法研究［J］．中国民族医药杂志，2001，7（1）：28-30

［22］田华咏．土家医病证诊疗规范［M］．北京：中医古籍出版社，2013

[23] 彭芳胜等．土家医耳诊法研究 [J]．中国民族医药杂志，2002，8（3）：19-20

[24] 田华咏等．土家医诊断与治疗方法研究 [J]．医学研究杂志，2001，8（3）：18-19

[25] 阿土．土家族民间医生的诊断方法 [J]．贵州民族研究，2006，26（5）：48-48

[26] 田华咏．土家医外治法研究 [J]．中国民族医药杂志，1999，5（4）：29-30

[27] 田华咏．土家外治法研究（续完）[J]．中国民族医药杂志，2000，6（1）：23-24

[28] 黄惠勇等．浅述土家医的外治疗法及特色 [J]．中医药导报，2015，21（3）：91-92

[29] 金志忠．土家医灯火疗法 [J]．中国民族医药杂志，2007，13（2）：27-27

[30] 蒲克．土家医瓦针放血疗法治疗坐骨风症43例 [J]．中国民族医药杂志，2008，14（5）：16-16

[31] 彭芳胜等．土家医雷火神针治疗风湿病技术规范化研究 [J]．中国民族医药杂志，2011，17（4）：28-30

[32] 田华咏等．土家医雷火神针疗法历史源流考证及技法特点与作用评述 [J]．中国民族医药杂志，2012，18（5）：10-13

[33] 叶丰宁等．浅析土家医赶油火治疗"肿节风"[J]．中国医药指南，2013，11（10）：679-680

[34] 瞿继刚等．土家医刮疗法临床作用探讨 [J]．中国民族医药杂志，2007，13（2）：28-29

[35] 杨湘跃．土家医外治法在外科疾病中的应用 [J]．中国民族医药杂志，2013，19（1）：22-23

[36] 杨德胜．土家族药物发展史研究 [J]．湖南中医杂志，2006，22（3）：98-101

[37] 杨付明等．土家族药物概论 [M]．北京：科学出版社，2015

[38] 滕建卓等．土家族药物资源保护与可持续利用的措施及对策 [J]．中国民族医药杂志，2009，15（9）：43-45

[39] 陈雁等．恩施土家族特色民族药用植物资源 [J]．中南民族大学学报（自然科学版），2014，33（4）：64-67

[40] 陈梅等．土家族药物资源的开发与利用 [J]．中国民族民间医药，2008，17（1）：1-2

[41] 陈宝华等．土家族"七十二还阳"类药物来源考 [J]．亚太传统医药，2013，9（1）：14-16

[42] 田兰等．土家药品种考证与药名整理研究 [J]．中国民族医药杂志，2014，20（12）：52-53

[43] 腾建卓等．湘西土家族药物"三十六血"的整理与研究 [J]．中国民族医药杂志，2002，8（2）：22-23

[44] 文德鉴．土家族"七"药用药特点初探 [J]．中国民族民间医药，2007，16（4）：207-209

[45] 彭芳胜．试论土家医的药物配伍与禁忌 [J]．中国民族医药杂志，1998，4（2）：30-31

[46] 杨德泉．土家医方剂理论整理研究 [J]．中国民族医药杂志，1999，5（2）：23-24

[47] 彭芳胜等．土家医方剂学研究 [J]．中医药导报，2007，13（7）：105-107

[48] 彭方胜．土家医方剂学 [M]．北京：中医古籍出版社，2007

[49] 田华咏．土家族药物炮制特点 [J]．中国民族医药杂志，2001，7（4）：14-15

[50] 彭芳胜．土家医治毒药物分类整理研究 [J]．中医药导报，2003，9（6）：59-60

第十章 苗族医药学

概 述

苗族溯源可追溯至距今五六千年前的九黎部落，苗族先民以顽强的生存意志和坚韧不拔的精神，在历史上经历过长时期、大跨度、多向性的大规模迁动，目前主要分布于中国的黔、湘、鄂、川、滇、桂、琼等省区。随着苗族社会与生产力的发展，苗族医药学逐渐发展积累形成内容丰富且独具特色的传统医药学体系，是苗族文化的重要组成部分，也是我国少数民族传统医药学宝库的组成部分。

苗族医药起源及历史可追溯至远古，苗族民间有"千年苗医，万年苗药"之说。苗族医药见诸史籍的时间很早，西汉《说苑》之辨物中记载："吾闻古之为医者曰苗父。苗父之为医也，以菅为席，以刍为狗，北面而祝，发十言耳。诸扶而来者，举而来者，皆平复如故"。苗族医药起源于苗族人民的生产和生活实践，苗族先民早期的生活地区植被繁茂，药物资源丰富，频繁迁徙过程所到之处多是人迹罕至的荒僻山区和瘴疠之乡，自然条件十分恶劣，苗族先民较早地了解和掌握了很多动植物知识及其药用价值，积累了许多疗效可靠的治疗方法和用药经验。苗族地区应用植物药起源很早且极为普遍，《楚辞》中记载有被称为"苗药"的菖蒲和泽兰，马王堆汉墓的殉葬品中就有泽兰，屈原在著述中不但记载了湘黔苗地的申椒、女萝、三秀、玉英、石兰、鹿、牛腱、琼浆、蜂、蛾、蝮蛇等150多种苗药，还根据事物生成三生万物等原理，在《惜诵》中记述了用申椒、木兰、穗草组成的治疗心绞痛的药方，还记载了苗医的挂药疗法、吞服自然药汁法、粉散术、浴疗术和治神术等民间疗法。至今在苗族地区几乎每人都能认识和掌握几种甚至几十种药物及其功效和治疗方法，有些地方家家户户门庭院落房前屋后皆种植一些常用药物，有"百草皆药，人人会医"之说。苗医著名的糖药针外治疗法，起源于苗族古代狩猎活动而发明的弩药，在漫长的应用过程中，逐渐发展成为适用于治疗疾病的外治疗法，广泛流传于贵州西南和西北广大地区。

在苗族医药发展中，存在较长一段"神药两解""医巫结合"的历史时期，苗族医巫将苗族早期医药知识和经验保存下来并进行传播，是苗族民间传承苗族医药的一种形式。一些苗医诊断和治疗方法其早期起源于巫术，在漫长的发展过程中逐渐脱离了巫术的形式而其内容流传下来，如滚蛋疗法、化水疗法、踩铧口疗法等。医巫文化长期承载着苗族医药的发展，客观上起到了传衍苗族医药的作用，在有些偏僻局部地方延续至今，是由于社会发展缓慢而又极不平衡的历史原因造成的。

随着苗族社会经济的发展和苗族与外界的交往增多，苗族传统医药学的内容引起人们的注意和重视。元明时期，苗族医药已负有盛名，见载于当时的一些地方志及各类典籍中。清代改土归流之后，苗族医药受到汉文化和中医药学的影响，在理论和医疗技术上都进一步丰富和完善。清光绪《凤凰厅志》记载："苗医用苗药……或吞或敷，奏效最捷""苗医治麻风医术颇高"。云南《马关县志》卷二之风俗篇记载："苗人……有良药，接骨生筋，其效如神。"这一时期，苗药得到了较大的发展，经历了较为兴盛的时期，由于对药物需要的增加，使得这一时期在多地出现了繁荣的药市，19世纪末至20世纪初，当时黔东南和湘西等地大批药材经湖南洪江、常德转销武汉等地，促进了药物的生产经营和药市的繁荣发展。如号称"滇黔锁钥"的关岭县，据《关岭县志》记载商品药物达200余种，其境内的关索、坡贡、永宁、花江等地形成了繁荣的"场期药市"，许多苗医一面售药一面看病，促进了苗族医药的交流与发展。

新中国成立后，苗族医药进一步发展，尤其是1985年中央发出抢救民族医药学遗产的号召以来，对苗族医药学进行了发掘整理，从一方一药研究，发展到基础理论研究、医学教育、专科专病建设、苗药开发等多个方面，并取得可喜成绩。经过二十多年的收集、整理与研究，苗族医药学以崭新的体系呈现出来，研究和开发了一些疗效确切、应用广泛的苗药成药，如益肝草袋泡剂、仙灵骨葆胶囊（片）、咽立爽滴丸、乙肝散、咳嗽停糖浆、宁泌泰胶囊及伤科灵喷雾剂等，苗族医药学的对外交流也不断加强。随着新时期苗族医药的医疗、科研、制药等事业蓬勃发展，苗族医药学和其他少数民族传统医药学一样，是至今仍具有较强临床活力的民族医药之一。

第一节　苗医学基础理论

苗族医学千百年来一直处于民族民间医疗实践水平，对于疾病的病因、命名与分类、诊断和治疗等方面的知识和经验皆具有朴素生动的形象思维特点和浓厚的民族特色，总体上长期处于较为零散状态，自 20 世纪 80 年代以来，我国苗族医药工作者对散在民间、处于实践水平的苗族民间医药知识进行发掘和收集，对零散的苗医理论进行了系统的整理，形成了包括"生成学说""生灵学说""九架组学说""气、血、水三要素论""三界学说""毒气说""毒乱致病论"等内容的苗族医学理论体系，为疾病的诊断、治疗、预防和临床用药提供了理论依据。

苗族聚居区域分布走向是由东向中、向西，分别形成三个较大板块的苗族生活地区，由于各区域语言、风俗等的差异形成了区域间的文化差异现象，各区域的苗族医药也各有差异，其中以黔东北苗族医药（唐氏）、湘西州花垣县苗族医药（龙氏）和湘西州凤凰县腊尔山区为中心的湘西苗族医药（欧氏）的苗医学术思想较为系统，具有代表性。如黔东北苗医药理论整理归纳包括：病因学、对疾病的命名与分类、疾病诊断与两纲施治等内容。湘西州花垣县苗医药理论整理总结包括：以生成学、六因致病等指导病理、诊断和治法，将疾病分为十七病候，在治疗中提出十六大法和四十九套方术等内容。

一、生成学说与生灵学说

1. 生成学说

苗族生成学说是阐明一切事和一切物（以下统称事物）共同生成原理的学说，生成学说是苗族对各门学科和各个领域的普遍认识，也是苗族医药学的理论指导。苗族生成学说认为"事物生成共根源"，其基本思想是三位一体论和一分为三论。三位一体论认为，宇宙万物都是由各薄港搜（苗语，指事物生成的物质基础）、搜媚若（苗语，指事物生成的能量）和玛汝务翠（苗语，指事物生成的良好结构）三大要素相互作用而形成的。一分为三论认为事物主于能量，基于物质，显于良好结构，即一切事物都必须通过三大要素的相资、相制、相征夺的关系而生成变化，阐明事物生成的结局，即难全、胜负和变好，来阐述事物的生成变化和发展规律。

（1）事物生成的三大要素

苗医学认为，各薄港搜、搜媚若、玛汝务翠，是事物生成的三大要素。三大要素的名称是苗语，只能给出意译。苗医学认为，各薄港搜是事物生成的物质基础，也是生成事物的物质基础；搜媚若，是事物生成的能量，也是生成事物的能量；玛汝务翠是事物生成的良好结构，也是生成事物的良好结构，包括事物内在及外在的物质结构、事态结构、时间结构和空间结构等。这三大要素相结合形成了三位一体，就可以生成新的事物，否则就不可能有所生成。因为事物的生成是三位一体，所以研究事物必须一分为三。

在事物生成的三大要素中，搜媚若起主导作用，各薄港搜起保证作用，玛汝务翠起决定作用。搜媚若有灵感性、统御性、营缮性、运动性、专一性、亲和性、排异性、护卫性、守旧性、可变性这十大特性。因为搜媚若具备这十大特性，所以是一切事物的生命力，是"命根子"。

（2）事物生成的三大关系

苗医学认为，生成相资、生成相制、生成相征（只作征求解）或相夺，是事物生成的三大关系。事物与事物之间只有通过这些关系产生相互作用，才能实现生成过程中的各种变化。

（3）事物生成的三大结局

苗医学认为，生成胜负、生成难全、生成增多变好，是事物生成的三大结局。生成胜负，主要指凡事物在生成及存在的过程中都有由胜到负的局势；生成难全，主要指事物生成三大要素的质量条件难以满足需要的情况，假若条件优良，事物的生成则可周全；生成增多变好，主要指事物发展的总趋势，尤其是对人类的事业而言，不包括无生机的事物。

苗族生成学说见于苗族民间口承相传的苗族古老话《事物生成共源根》，提出"事物生成共源根"是苗族生成哲学的主要实质。其原文："千万事物同一理，事和物生成共源根。头号重要搜媚若，第二是各薄港搜，第三是玛汝务翠，三条缺一不得生。生成相资双有利，相制共同保平衡，相征此求彼有应，相夺利己损彼生。优劣相斗方可显现谁胜谁负，生成难全为古今之经验证明，增多变好好不尽，人类前途最光明。"

2. 生灵学说

苗族生灵学说是研究生命灵感生成和演变原理的学说，即研究人体生灵能的生成、发展、充盛、亏损、荒废和消亡的学说。这种学说的基础理论是苗族生成学说。

（1）生灵的生成

苗医学认为，生灵即是生命。有生命物灵巧的能动作用和奇妙的生理现象，都是由其搜媚若的灵感性所决定的，所以就把生命称之为生灵。生灵能，是生物自体的生命本能。一切有生命物，其搜媚若的灵感性都具有一种可以主宰自体的新陈代谢、生长繁殖、遗传变异、治理内忧外患、利用事物和改造事物等生命活动的特殊功能，苗医称这种功能为生灵能。

（2）生灵能对人体的作用

苗医学用生灵学理论来阐释人体的结构学、生命学以及生灵医学等。苗医学认为，光、气、水、土、石，是生成人体的物质原料。这些物质原料都有一定的促生灵能，当人体生灵能得到这些成分以后，将其进行奇妙的交合，形成各种形式的玛汝务翠，使其产生飞跃性突变，生成为汁水、浆液、细胞、血气、惠气、灵气等人体的基本成分。生灵能再把这些基本成分进行合理的组合，就可生成皮、肉、筋、骨、组织、组件、脏、躯壳、四肢、十窟、九架和三隶等人体结构，进而产生相应的生命活动。

（3）人体生灵的三大要素

各薄港搜是生灵生成的物质基础，包括上述的光、气、水、土、石这些物质原料，和由这些原料所生成的汁水、浆液、细胞、血气、惠气、灵气等基本成分，也包括这些基本成分所生成的皮、肉、筋、骨、组织、组件、脏器、四肢、十窟、九架和三隶等物质的实体。各薄港搜对人体生灵的生成起保证作用。

玛汝务翠是人体生灵的良好结构，由人体生命所需的物质成分，经合理地、有步骤的、分层次的、高度有序地组合所构成的。玛汝务翠对人体生灵的生成有决定性作用。人体玛汝务翠的内涵就是人体的结构学，根据生成哲学三位一体论原理，苗医学把人体分为头隶、胸隶、腹隶三个隶属。头隶包括脑架、身架、窟架、性架；胸隶包括肺架、心架、肾架；腹隶包括肚架、肝架。三隶中如果任何所属的架组发生功能障碍或器质性损害，都可使人体出现病变。

搜媚若是父母授予的生灵能，含藏在原始细胞（苗语惹偻腈，即受精卵）之中。自胎体形成之后，则含藏在头脑的深层，因此苗医也将其称为本命。本命的精髓充贯于脑内各组织结构之中，就可以化生气魄、精神、惠气、灵气及其他供给生命所需的高能物质，以发挥搜媚若的十大特性，主导人生全过程的生命活动。

（4）人体生灵的关系与结局

人体生灵的三大结局分别为生成胜负、生成难全和生成增多变好。生成胜负，是人生过程的两种趋势，由出生到壮年属胜的阶段，由壮年到衰老属负的阶段，阶段性的终末情况叫作结局，人生在各时期都可出现胜与负的结局。生成难全，主要指人生难以达到父母所授予生灵能的预定生命指标，如身体素质常不足，外界环境影响健康或导致疾病，难得高寿等。生成增多变好，一方面，是指人的一生中从幼小成长为壮健强盛之体，也包括知识和经验不断积累增多变好；另一方面，是指人的一生中能繁衍后代生息传承。苗医学认为，事物生成的三大结局，在人体生灵能的生、成、盛、亏、废、亡中都有表现。

本节仅简介苗医学生灵学的部分内容，还有生灵能的传导、生灵能的含蓄、生灵能的交合、生灵能的进化、生灵能的繁衍、生灵能的利用、生灵能的激发以及生灵医学等略未尽述。

二、对人体结构和生理的认识

苗医学对人体生理的认识相当丰富和深刻，对于人体的生成原理、身体结构和生命功能进行长期的研究和积累，逐渐形成了富有本民族特色的对人体结构和生理的认识，包括人体九架组论、气血水三要素论和三界学说等内容。

1. 人体九架组论

苗医学认为，人体由九架组相合构成，即人体是由九类各司其责的功能体系相结合所构成的大生命机构，这个功能体系即是组成人体的架组，苗语为港搜叽薄。人体九架分别为：脑架、身架、窟架、性架、肺架、心架、肾架、肝架和肚架。任一架组均不是现代医学所指的身体某一组织器官，而是与之功能相似的一个或多个器官组织的集组。人体九架在彼此利用生成相资、生成相制、生成相需的正常关系的协调下，充分发挥各自的功能，共同维护生灵能的权威，保障其主导人体生命的全过程。

脑架是人体的最高权能机构，储藏优异的搜媚若和高质量的各薄港搜，凭借生灵能所造就的玛汝务翠，以发挥对人体生命活动的统御作用。脑架是人体头面部及脑、神经等组织的总和。苗医认为，脑架主灵智慧、主动、主魂魄，通过思维活动指挥人体各架组发挥相应的功能，并与心架相通，来获取所需营养物质及排除毒素，以维系脑架之功能。

身架由各松（骨）、比宝（骨节）、捻（肉）、叽息（筋腱）、各育（筋膜）、各叩（皮）和各备（毛发）组成，包涵构成人体躯干的各个组织器官，各自发挥其相应的功能，维持人体正常的生理与新陈代谢。

心架主要包括心子、心苑、红脉管（净血管）、绿脉管（生血管）、汁水管、代善管（脾）等。苗医学认为，"心架主血脉、主光热、保本命""光为热之源，心为命之本"。心架负责人体全身血液的互换和运行，净化熟血，排出毒血，吸取精微，形成生血，周流不息维持生命活动。心搏停止，生命亦即结束。

肺架是肺叶和气管的总称，其上连脑架，中连心子，下连全身各架组，主管一身之气。苗医学认为，肺架能吸收外界之粹气，运行体内之秽气，聚一身之灵气，表肤内之冷气，散瘀结之气，通郁滞之气，行瘀阻之气等。

肝架是肝和胆的总称，肝为血库，是人体内气血最为丰富之处。肝架能产生胆汁、助消化，肝架功能不足将引起消化不良，亢奋则胆汁外溢致口苦咽干、胆黄病等。肝架与人体情志密切相关，苗医学有"肝主情"之说。

肾架为两侧的腰子、尿管和尿脬的总称，能管水管尿、生精藏精、主性主命，是人体重要的架组。

肚架是胃肠道系统各部器官的总称，包括食道、胃、脾、小肠、大肠等相关组织器官。肚架是人体精微运化的场所，主纳、主化、主取、主泻，是福禄之基，直通树、土、水三界。由于肚架经食窟与外界直接相通，故外来食物之毒常首犯肚架。

窟架是人体内部与外部自然界相互沟通的孔道，包括十窟，分别为命窟、光窟、声窟、气窟、汗窟、食窟、毛窟、性窟、尿窟和肛窟。十窟各处既是有关信息、物质出入的通道，又是人体搜媚若显示的机括。凡此十窟，皆以通为顺，以塞为逆。

性架位于下腹部，分男女，是人类繁衍生息、孕育生命之所在。

2. 气、血、水三要素论

苗医学把气、血、水视为人体最重要的三种基本物质，决定着人体的生命和健康，苗医用以阐释人体生理、对疾病进行诊断及辨症用药。

气，是指维持生命活动的精微物质，是人体能量的外在表现形式，分为四气，分别为粹气、惠气、灵气和废气，四气分别在人体中发挥形成、运行、转化和排泄的作用，推动着机体的正常运行。如果气发生了病变，人体各项功能便会下降衰退，出现气虚、气陷、倒气或气逆等相应病症。

血，是人体化五谷而得、濡养全身的精微物质，机体的各种生理活动都离不开血。苗医将其分为四血，分别为生血、熟血、瘀血和废血，四血分别在体内发挥着濡养转化、排泄等相应的功能。苗医学认为，血旺则体壮，血弱则生疾。

水，是组成人体必不可少的基础物质，分为四水，分别为原水、汁水、精水和废水，四水在人体内分别具有摄入、运化、升华和排泄的作用，维持着人体的正常生理代谢。也有苗医将水分为真水和废水两类，真水是指存于体内的血中之血水、胆汁、胃液等，废水是指排出体外的尿液、汗液、粪便等。苗医学认为，若机体出现水的代谢失常，则脏腑组织的功能就会相应的减弱或丧失。

苗医学认为，人体气、血、水三者之间是相互依存、互变互生、相互影响的。苗医学有"气血相互依存，气推血走，血带气行""气旺则人有神"之说。苗医诊断治病时，很注重神态的变化，两眼有神其病易治，两眼无神其病难治。血和水都是液态物质，相互化生。苗医学有"水生血，血带水，血水相融，血无水不能生，水无血不养人"之说。在诊疗疾病时，苗医通过辨病是在气、在血、在水，还是气血同在，遂用补气、补血、补水等方法进行治疗。

3. 三界学说

苗医学将自然界中树、土、水三者的牵连关系用于类比人体功能区域之相互作用关系，即把人体从上到下依次划分为三大功能区域，分别称为树界、土界和水界。

树界是指人体锁骨以上的组织器官，包括脑、命窟（卤门）、光窟（眼）、声窟（耳）等，是人体最重要的功能区域；土界是指颈部向下至肚脐之上的胸腹部组织器官，包括心、肝、脾、胃、肠等架组器官，土界的脏腑器官同蕴育万物的土壤一样，为人体源源不断地提供生长、发育、功能活动所需的营养物质；水界是指人肚脐之下至大腿以上的功能器官，主要包括人体肾架和性架，水界能调理人体水道，排出水液，酝酿男精女液，滋养维护人体本源之精华。苗族传有"树为生命之精，土为生命之基，水为生命之源"的歌诀。

苗医学三界论认为，人体树界、土界和水界三者之间维持着相互需要、相互依存、相互制约的动态平衡，从而保持各自功能区域中架组的正常生理功能，维护人体健康。苗医在诊疗疾病时，运用三界论思想来指导临床用药，如在疾病的治疗法中有"补水养树法""通灵调水法""整树固土法"等。

三、病因学说

苗医学认为，导致人体各类疾病的原因既包括自然因素，也包括个体因素。苗医学认为，人体患病与不良的自然环境和气候有密切的关系，饮食不调、意外伤害、劳累过度、房事不节、情志所伤、先天禀赋异常等个体因素也是导致各种疾病发生的重要原因。苗医将导致人体生病的病因归纳为毒、亏、伤、积、菌、虫六种因素，简称为六因。六因致病的方式是通过产生毒害力导致人体生病，故苗医学有"无毒不生病"之说，将各类病因之毒归纳为风毒、冷毒、火毒、气毒、寒毒、水毒、盐毒、食毒、痛毒、菌毒、虫毒、蛇毒、药毒、光毒和化学物毒等。

四、疾病的分类和命名

据统计，苗医学病种有200余种，广泛涉及内、外、妇、儿、神经、精神、骨伤、皮肤、寄生虫和多种传染病、流行病等，苗医学对疾病的归类方法自成体系，具有一定的规律。但因地域不同，习俗及方言有别，各地苗医对疾病的命名与诊治各有不尽相同之处，可见，多种疾病分类和病名方法，多有同名异症、同症异名的现象。

1. 依据疾病征象分类与命名

苗医学对疾病的命名具有朴素生动的形象思维特点，苗医根据疾病外观征象，多以动植物的形象、声音或金属色泽等比象取类命名。有的疾病发病时双上肢抽搐像鹞鹰闪翅，称为鹞子经或岩鹰闪翅；有的疾病膝关节红肿发亮、形如猫头，称为猫头症；有的疾病胸腹部似火烧，叫声如小狗，称为狗儿症；有的疾病色形如高粱，称为高粱痘症；有的疾病患部色泽如铜或铁，称为铜疔或铁疔；子宫脱垂者称其为吊茄；皮肤瘙痒、皮屑多如雪花，称为血皮风症等。

黔西北苗医将人体疾病概括为内科三十六症、外科七十二疾，多依据各类症疾的外在表现取类比象进行命名，听其名即如见其症，分类细致，名称形象，易于识记和对症下药。所谓三十六症，包括黄鳝症、鱼鳅症、赶水症、摆子症、癫蛇宝症、耗子症、飞蛾症、哑巴症、结石症、鼻疱症、蛐蟮症、兰蛇症、黄胆症、龙肿症、乌鸦症、水牯症、阴箭症、迷魂症、发痧症、水症等。外科七十二疾中，疔分五种，痈分八种，疽分九种，疮分二十三种，其中一些症疾名称十分形象，如蛇头疔、蛇肚疔、眼疔、鱼眼疔、肩疽、萝卜花、牙痄疾、育眼、火眼、眼瘤、勾痛、黄水疮、对口疮、正口疮、偏口疮、唇边疮、天泡疮、癞疮、干疮等。苗医学认为，即使同类疾病，生长部位不同，病因和病情也有所差异，在诊治时需加以区分清楚才能对症下药。

2. 依据疾病的一些共同属性分类与命名

在苗族医生中流行"病有一百单八症"的说法，不同地域各有"三十六经、七十二症""三十六症、七十二疾""四十九症""四十九翻""十丹毒"等说法。这种疾病分类与命名多是为了相应一些数字概念，而并非确切的疾病种类和数目。一般来说，苗医多根据疾病的某些共同属性而将其进行归类，分为经、症、翻、龟、小儿胎病、新生儿抽病、丹毒、疔、癀、花和疮等类别。

（1）经类

凡以发病急骤、病势险恶，并以发热、抽搐、昏迷或疼痛为主症的一类疾病大都归为"经"，苗医归纳三十六经有仙麦经（马牙经）、麦坐经（走马经）、替谬经（鱼肚经）、录慕经（录慕经）、渣太经（天吊经）、代替经（肚腹经）、独经（迷沉经）、翻斗经（脚翻经）、闹青经（心经）等。黔东方言区域苗医也有称七经病：学嗯（扯经）、衣批嗯（半边经）、哑嗯（哑经）、读嗯（火经）、生嗯（冷经）、哈嗯（快经）和干嗯（慢经）。

（2）症类

凡以疼痛、吐泻、发热、咳嗽、出血、痘、疹等为主症，或某症状单独出现，或几个症状同时出现的各种疾病，大都将其归为"症"类，如巴鼓干症（公鸡症）、沙谬症（青沙症）、昏拓症（头瘟症）、能钢症（钢蛇症）、沙体症（红痧症）、代公症（狗心症）、布容症（羊毛症）、巴转症（摆子症）、豪指症（黄病心）、孟朱替症（水臌症）等。黔东方言区域苗医还有常见症类，如拿约症（黄鳝症）、嗯栾症（迷经症）、爱我症（乌鸦症）、胡西症（缩筋症）等二十多种。

（3）翻类

因在烈日下久晒，或感受瘴岚秽浊之气所致的各种急症，如口鼻出血、心腹疼痛、厥逆吐泻、昏迷痉厥等，并伴见某种动物形态动作的病症，苗医将其统称为"翻"，如朱砂翻、心经疗翻、巴古翻（乌鸦翻）、代构翻（狗翻）、界构翻（白眼翻）、大能翻（蛇翻）、松拿翻（哑巴翻）、姑宝姐翻（蛤蟆翻）等。

（4）胎病

小儿常见因营养不良或微量元素缺乏所致的消瘦神疲、毛发干枯、厌食好哭、哭声细微、夜眠惊惕等病症，苗医根据其不同见症及哭声称为小儿十二胎病，包括胎麦（马胎）、胎育（牛胎）、胎容（羊胎）、胎干（鸡胎）、胎构（狗胎）、胎板（猪胎）、胎忙（猫胎）、胎诀（金胎）、胎呕（银胎）、胎崩（花胎）、胎奈（人脸）、胎慢（猴胎）等。

（5）抽病

苗医学认为，抽病是初生小儿最常见的一类对各种有害环境不适应性或过敏性疾病，主要表现为身热面黄、烦躁啼哭、吐奶厌食、喷嚏流泪等，根据病因及表现不同归为各类"抽"，常见的有几朗抽（日抽）、巧抽（烟抽）、靛抽和都抽（木抽）等。

（6）丹类

苗医学认为，丹类疾病发病急骤，初起有发热、恶寒、头痛、骨节痛、恶心等全身症状，继而出现皮疹，皮疹略高于皮肤、色红如涂丹、边缘清楚、表面光亮灼热、其大如掌、继而扩散，甚者遍身、或痒或痛、发无定处等症状，苗医将此类病症称为"丹"。根据其初发部位及扩散路径不同，苗医将其分为十丹毒，包括昼买丹（飞灶丹）、昼买松丹（走灶丹）、昼麦丹（鬼火丹）、昼真度丹（天火丹）、昼汁斗丹（天灶丹）、昼卡煮丹（水丹）、昼替丹（葫芦丹）、昼劳丹（野火丹）、昼保斗丹（烟火丹）和昼漏丹（壶漏丹）。

（7）癀类

苗医学认为，癀类是指初起患部肿痛，继而向深层和周围扩大，形成大片红肿热痛的硬块，四周漫肿，伴全身寒热症状的疾病，常见的癀类有读仿（火癀）、欧仿（水癀）和恨松仿（巴骨癀）等。

（8）花类

花类疾病多因癀类失治误治而来，疾病后期皮肤红肿溃烂、腐肉外翻突起，其形如花状，此时多伴有人体消瘦、面色苍白、食欲缺乏、低热等全身症状。苗医对其命名因其病灶发于某处而名某花，如哥巫榜（奶花）、骨汁榜（背花）和娘榜（坐花）。另有一些不是因癀失治而来，只因其病灶如某种物体开花状，或呈现某种花纹而得名，如蜡榜（蜡烛花）和讲姑买榜（萝卜花）等。

（9）疔类

疔类是一种急性皮肤传染性疾病，因其病灶形小根深、顽硬如钉而得名，好发于人体暴露部位，如头面及四肢末端，并伴有寒战高热、烦渴引饮，甚则昏迷谵语。疔类发病急骤，病情凶险。苗医根据其发特点命名，常见疔类有样干不公（飞疔）、欧干不公（水疔）、那干不公（干疔）、读公（火疔）、倒公（铜疔）和哨公（铁疔）等。此外根据发生部位不同还有节骨疔、箍颈疔、手板疔和脚板疔等。

（10）疮类

疮类是指病灶表浅的一类皮肤病，依据其不同形状及发生部位，常见疮类有读万泼（火旋疮）、干纽泼（白口疮）和哥巫泼（乳疮）等。

（11）龟类

龟类是指长在腹内形似龟背的各种包块。包块质软，按之消失，起手复现，聚散无常称为崩播（气龟）；包块质硬，按之不消称为向播（血龟）；包块按之坚硬如石称为衣播（石龟）；包块圆而无角属阴称为母龟，圆而有角属阳称为公龟。

3. 依据疾病的病候分类与命名

苗医将病变症候简称为病候，即各种疾病出现的症状群。苗医学病候分类法将疾病归纳为十七种病候，包括毒病候、雄毒病候、恶毒病候、疼痛病候、急热病候、急冷病候、内冷病候、火毒病候、泻肚病候、胃弱病候、交环不和病候、亏损病候、风冷气水毒病候、气壅病候、外漏病候、危急病候、混杂病候。苗医学十七病候的疾病分类法，其本质是从疾病的症候来判断和认识疾病的生成演变规律，为治病大法的制定、医方和药物的分类等都提供了理论依据。

4. 其他分类与命名

苗医学在医疗实践中还有一些对各类常见疾病的习惯命名。以疾病的主要症状加以命名的，如腹大骨瘦、皮黄无神者，称其为黄臌症；以病变部位加以命名的，如阴茎缩入小腹，腹部急痛的称为缩阴症，眉棱骨疼痛者称为毛风；以疾病的发病原因加以命名的，如因受外感风寒引起的腹痛、肠鸣称为寒风经，男子因纵欲过度引发疾病称为男色症，四大弱症包括血弱症、水弱症、火弱症和气弱症。以主症、病因、病变部位命名或互相结合加以命名的，如米黄症、白口菌等。其他还有以病灶的色泽和形态等命名的，等等。

5. 同名异症和同症异名

苗医对疾病的分类与命名多有同名异症和同症异名的现象。同名异症者治法迥异，同症异名者治法多相似。如，同称"飞蛾症"，在湘西区域，一般指症状多见发热、鼻翼翕动、咳嗽气急、胸痛等的病症，在黔东区域，一般指症状多见发热、扁桃体红肿疼痛等的病症。又如"雷公症"，黔东区域症见头部剧烈疼痛，以戴帽一圈尤甚，而在湘西区域，则以胸痛、咳嗽、吐血等为其主症。对于此类疾病虽名称相同，但其临床表现差异甚大，在治疗方面治法用药均迥异。

对于同症异名者，其治疗方药多见相似或相同。如米黄症（湘西区域）和黄肿病（黔东区域）同样表现为好食生米、面色萎黄、水肿乏力的病症；鱼肚经和水症同样表现为口干舌燥、多食多饮、腹胀大而形体消瘦，此类异名同症者其治疗方药一般多相同或相似。

第二节　传统诊疗方法

一、诊断方法

苗医学将疾病的诊断称为"开懵开豆"，汉语之意为看病。苗医学在对疾病进行诊治过程中使用的方法许多与中医学及其他传统医学的诊断方法相似，同时又具有本民族的特色，各地苗医的诊断方法各有所侧重和擅长，苗医学在诊断理论上有一分为三论和两病两纲论之说，各地苗医诊病歌诀各有不同，如"一视身、二察色、三观奇象、四号脉""一观神态二察色，三视男女当有别，四望年龄看四季，五取各部细号脉，第六细问再触摸"等。苗医一般通过望、听、嗅、问、摸、弹等方法收集疾病的各种症状和体征，结合天时地域及其他条件进行综合分析，辨清冷、热，判断其所属病症及其类型，为采取相应的治疗原则和具体治法提供依据。

1. 望诊

主要望形态、神志、面色、眼球、四毛、口舌、耳壳、鼻、指纹、指甲、手掌、二便、病灶等，苗医在望四毛、口舌、鼻、指纹、指甲、掌纹等进行诊断方面独具特色。

（1）望四毛

望四毛包括望患者的头发、眉毛、睫毛和毫毛。患者头发光泽，无明显改变，主病情轻而易治；若头发失泽，枯槁而乱，是重病久病之象，治疗较难。小儿头发干枯无泽，卷曲，眉乱而坚，为牛胎病；头发枯黄而乱，多为猪胎病。眉毛乱而失泽，欲皱眉而眉不举，称眉下坎，是重症病象；眉光秃而面腻为麻风症，眉如新月多聪贤，眉乱细软失泽多体弱。睫毛难举，或举而不灵为重病，举而灵者为轻病，双睫毛举而不闭为突眼病，单睫举而不全闭多见于中风症。望毫毛主要是观察两鬓角下、两肘、两膝以下部位的毫毛，观其色泽、顺乱情况，毫毛竖而卷曲为慢性病，竖乱、枯槁、失泽为重病。望耳壳，耳壳枯黄、薄而透亮为冷病、久病，耳壳紫红为热病，小儿耳壳萎黄、薄而透亮、指甲色紫、喜咬于指为花胎病。

（2）望口舌

通过观察口腔黏膜、口唇色泽、形态、舌质、舌色、舌态、舌苔等变化来诊断疾病。口腔黏膜色红为热病，色淡为冷病，色紫暗而黑为重症；黏膜呈沟路形糜烂、分泌脓液、味臭为白口腻；口内生疮色白如菌朵样突起叫白口菌。唇色深红为热病，苍白失泽为冷病；孕妇唇苍白谨防难产，唇青时时吐涎，母子难全。久病突见唇若涂朱或人中色白，或上唇缩短，皆为病情危重之象。舌红为轻热，绛红为重热，紫而干为极热，舌淡白或青蓝或紫润者皆为冷病；舌边缘长出两条肉筋抱住大舌（称双龙抱柱），或舌生恶肉头大蒂小、溃烂而臭，或舌下长出一条似舌非舌的半月状肿物，将大舌往上顶者均为热病，舌胖大淡润，边有齿印者为冷病。

（3）望鼻

鼻腔淡白无泽，鼻尖色白，或青、黄失泽为冷病；若腔内潮红或赤肿，或鼻尖色红为热病。男子鼻翼色黑下连人中，多有阴茎、睾丸疾患；女子鼻翼色黑多有经带疾患。鼻内生瘤称为鼻舌。初病鼻翕为热病，久病鼻翕为冷病。病中鼻尖歪斜主病危。

（4）望指纹

望指纹主要是观察小儿示指外侧的脉络纹，脉络粗壮一端名"蛇头"，细小一端名"蛇尾"。脉络粗壮端由指根往指尖爬行名"去蛇"，主伤于湿气为冷病；脉络粗壮端由指尖往指根爬行名"来蛇"，主伤于风雨为热病；脉络连接间断，形如滴水状，时隐时现，名"流珠"，主伤食；脉络连接间断，形如丸珠者名"圆珠"，主热病。

2. 听诊

听诊主要通过听患者说话、呻吟、咳嗽、呼吸、打呃、肠鸣、排屁等声音变化来诊断疾病。若声音高亢有力，或重浊气粗者为热病；声低沉长无力者多为冷病。初病语音声嘶为热病，久病声嘶为冷病。因恼怒而咳声连作，气不得续，甚或咳血为气咳。连续大声呻吟，双手抱腹，翻来滚去，表情痛苦，面色苍白或青，伴大汗淋漓者多为鲤鱼摆滩经。

3. 嗅诊

嗅诊是指通过嗅患者的体气、口气、排泄物、分泌物等的气味变化以诊断疾病。如大便焦臭，小便浑浊而臭，或排屁臭如腐蛋，或汗后有酸臭味均为热病。若大便腥臭，小便清长无臭，或久病屁多不臭均为冷病。

4. 问诊

问诊主要包括询问发病时辰、冷热、疼痛、汗出、饮食、睡眠、二便、经带等内容。

5. 摸诊

摸诊主要是指摸脉及触摸患者体表的有关部位，通过触摸以了解局部的温度、痛觉、包块的形状、大小、软硬、波动感等判断疾病情况。苗医将脉象称为"大脉"（马之意），以比喻脉搏搏动像马奔跑一样有节律，脉象有病脉、喜脉、寿脉之分，脉位有头部脉、上肢脉、胸部脉和下肢脉之分。

6. 弹诊

弹诊是用五指提弹患者腋前、肩背、脊旁、肘窝、腘窝等处大筋或皮肤。若紧束不知疼痛，或随着提弹有包块隆起，或提弹处皮肤迅速出现乌黑色瘀点或瘀斑，并伴有剧烈头痛或胸腹痛，面苍唇白，指尖逆冷，恶心欲呕或吐泻等，多为翻症。

二、治疗方法

苗语将疾病的治疗称为"左懵左豆"，汉语之意为整病。苗医学疾病治疗的内容主要包括三大原则、十七大法和四十九套方术。其中尤以多种外治疗法内容丰富，体现了鲜明的民族特色和治疗特点。

1. 苗医治疗三原则、十七法和四十九术

苗医对疾病的治疗有三大原则，即调整搜媚若，补充各薄港搜，改善玛汝务翠。苗医认为，整病的原则就是处理疾病问题的准绳，是不可违背的规律，如果违背了，就要犯错

误。如心力不足，则属于搜媚若亏损，治疗应当用补心的方法以调整搜媚若，假若使用退火的药物去治疗，使心力更亏，就会出现血压下降、循环衰竭、脑架失养、本命无依、生灵能废止等危急病征，甚或导致死亡。又如失水的患者，属于各薄港搜缺乏，就必须补充各薄港搜；肠梗阻属于玛汝务翠破坏，治疗当用赶毒法改善玛汝务翠而不能用止塞法等。

苗医整病的十七大法包括赶毒法、败毒法、攻毒法、止痛法、冷疗法、热疗法、提火法、退火法、止泻法、健胃法、帮交环法、补体法、表毒法、退气法、止塞法、解危法和复合法，是针对十七种病候而立的治疗方法。赶毒法治疗积毒病候，败毒法治疗雄毒病候，攻毒法治疗恶毒病候，止痛法治疗疼痛病候，冷疗法治疗急热病候，热疗法治疗急冷病候，提火法治疗内冷病候，退火法治疗火毒病候，止泻法治疗泻肚病候，健胃法治疗胃弱病候，帮交环法治疗交环不和病候，补体法治疗亏损病候，表毒法治疗风冷气水毒病候，退气法治疗气壅病候，止塞法治疗外漏病候，解危法治疗危急病候，复合法治疗混杂病候。凡人身九架十窟各种病症，都可归属这十七大法议治。

苗医治疗疾病还有四十九套方术，包括生药术、煎汤术、药酒术、吸药术、丸散术、吹药术、灌药术、涂药术、擦药术、敷贴术、药洗术、挂药术、睡药术、薰烟术、蒸疗术、导气术、推抹术、刮痧术、吭吸术、拔罐术、放血术、麻醉术、开刀术、缝合术、包扎术、正骨术、灌气术、烫熨术、烘烤术、滚蛋术、灰碗术、火燎术、灯火术、烧烫术、火针术、发泡术、针疗术、挑纱术、点堂术、冷浸水、光照术、冷浴术、热浴术、操练术、戢毒术、化水毒、冲喜术、治神术、食疗术。

2. 常用外治疗法

（1）针疗法

针疗法分为糖药针疗法和硫黄针疗法两种，根据病情不同进行选用。①糖药针疗法，又名弩药针疗法，起源于古代狩猎活动而发明的弩药，古代苗人将剧毒药汁敷涂于弩箭尖上，以猎取虎豹等凶猛动物。在应用弩药的过程中，配制者将其拓展应用于治疗疾病的需要，有意地减去了其中的剧毒成分，加入蜂糖等降低药物毒性的成分，用特制的排针或三棱针蘸药汁刺于患处进行治疗。现在所用药物配方多以川乌、草乌、南星、雪上一枝蒿、半夏、半截烂、断肠草等30多种鲜药榨汁，将药汁置放于阴凉通风处晾晒浓缩成膏状，然后收藏于瓷瓶内备用。用时以竹签挑出如黄豆大一粒，用500毫升酒或冷开水稀释，然后用针具蘸药水针刺患处，视患处大小点刺1至数针。②硫黄针疗法，取缝衣针1枚，将针尾插入筷子头内，仅留出1.5毫米左右的针尖扎紧备用。在一粗瓷碗内燃烧硫黄，待熔化后用针尖蘸硫黄点刺患处，视患处大小点刺1至数针不等。此两法皆主治风湿麻木、疼痛、偏瘫等病症。

（2）熏蒸疗法

熏蒸疗法根据病情分全身熏蒸法或局部熏蒸法两类。①全身熏蒸法，在土坑边挖个深洞，洞上架数根粗木棍（能够承受一个成人的重量），木棍下面置一口锅，放入药物加适量水烧开产生蒸气后，将火撤去，然后在木棍上铺垫一层松枝，四周用席或布围住，令患者裸坐其中，头露于外，让药液蒸气熏蒸至全身汗出为止。主治全身风湿麻木、疼痛、皮肤病等病症。②局部熏蒸法，用药罐将药煎好后从火上取下，将患处直接放于药罐口，或将药液连渣倒入容器中，以药液蒸气熏蒸患处局部。也有用口鼻直接对着药罐口熏蒸的方法，治疗咳嗽，鼻塞不通等。

（3）滚蛋疗法

滚蛋疗法有滚生蛋和滚熟蛋两种疗法。①滚生蛋疗法，取生蛋一枚洗净晾干，然后用此蛋在患者的前额、胸、背、腹、手足心等处来回或顺时针滚动，至鸡蛋发热为止，主治热病。②滚熟蛋疗法，用治冷病的单药或具有重镇作用的金、银首饰与鸡蛋同煮，蛋熟后将蛋取出稍候至温度合适，然后用热蛋在患者的前额、额角、背部、胸腹部不断滚动，使热力和药力透过皮肤入内达到治疗冷病的目的。

（4）外敷疗法

外敷疗法是根据病情需要，将药物及相应辅料经过加工后外敷于选定部位以治疗疾病的外治疗法。在实践中，根据应用敷料或药物不同，可分为以下几个类别：①用鲜药捣烂外敷患处或肚脐，可治疗皮肤、筋骨、关节、脏腑疾病。②用桐油煎鸡蛋制成蛋饼，趁热敷于脐腹上，主要用于治疗各种冷病。③取活鸡1只，剖开胸腹趁热敷在患者胸腹上，主要用于治疗各种冷病。④将小鸡崽与鲜接骨药共同捶烂捣绒，敷于骨折部位，可用于接骨。

（5）刮治疗法

刮治疗法是用铜钱（或筷子、麻丝）蘸桐油、菜油或制备的药液，在脊柱两侧、胸部肌肉丰厚处、头顶、前额、鼻梁、后项、腹股沟、四肢内侧等部位进行刮治，一般是从内向外或从上向下刮，力量适度，刮至该处出现暗红色瘀点或瘀斑即可。亦可用生姜块进行刮治。

（6）针挑疗法

针挑疗法所选部位主要为背脊肺俞穴、脾俞穴等部位，或大、小鱼际处。施疗时先将皮肤消毒，用大缝衣针挑破皮肤，挑出少量皮下脂肪并剪去，然后包扎好伤口。主治小儿疳积、哮喘、小儿麻痹等病症。

（7）火针疗法

火针疗法是主要用于治疗疔或癀类病症的外治疗法，视疔、癀大小，选用特制的不同规格的铁针，然后估计疔、癀顶端与根部的距离，用卡子卡在针尖适当部位（避免刺入过深或不及），将铁针烧红后从疗、癀顶端垂直刺入，当速进速出。

（8）爆灯火疗法

爆灯火疗法是用灯草芯浸透桐油或菜油，在灯上点燃后对选定的部位迅捷点灼治疗的外治疗法，可听见轻微的爆破音，被灼处皮肤可见高粱米大小的白色焦点。

（9）放血疗法

放血疗法是用碎瓷片的锐端或铁制针具在指（趾）尖、指（趾）甲旁、肘窝、腘窝、人中、舌下青筋等部位点刺出血治疗疾病的外治疗法，视病情放一至数滴血。

（10）热熨疗法

热熨疗法是将颗粒状食盐炒热装入布袋内，趁热熨肚脐、胸腹、背心及其他病灶部位，也有医者直接用手掌蘸桐油烤热后熨治以上各部位，本法主要用于治疗各种病情轻微的冷病。

（11）佩戴疗法

佩戴疗法是将药物装在特制小布袋内佩戴于身，或直接将药物缝在小儿帽缘上，使药物气味通过口鼻吸入来防治疾病，此法多用于治疗小儿疾病。

（12）气角疗法

气角疗法选用2~3寸长牛角尖，在尖端锉一小孔，治疗时将角的圆口紧按于患处，医者用嘴从小孔处将角内空气吸出，造成角负压，然后用蜂蜡迅速密封小孔，气角即紧附于患处皮肤。主治麻木、疼痛、扭伤等病症。

（13）发泡疗法

将毛茛捣绒，取一团如花生米大小，敷于额角或掌面腕横纹中点，有痒痛感即将绒团去掉，有水疱发出，可治疗摆子、牙痛等病症。

（14）抹酒火疗法

在粗瓷碗内倒适量白酒点燃，医者用手不断蘸燃烧的白酒敷抹于患处，并同时施以摸、拍、揉、捏等手法加以治疗。主治风湿麻木、关节疼痛、软组织损伤等病症。

（15）烧药火疗法

取绿豆大小的硫黄或米粒大小的麝香，置于选定部位，将其点燃，烧至患者不能忍受时去掉。苗医认为此疗法具有较强的散寒除湿止痛之功效。

（16）纸媒筒疗法

取5寸长竹筒1个，用草纸浸透熔融的蜡，裹于竹筒的一端，另一端罩住肚脐，然后点燃蜡纸，至蜡纸烧尽。主治小儿腹胀、腹痛、腹泻、食欲缺乏等病症。

（17）拍击疗法

用手蘸白酒在患者小腹及大腿内侧用力拍击，至患者痛不可忍为止。主治扯肠风、缩阴症等病症。

（18）外洗疗法

用药煎水或鲜药捣烂兑水外洗全身或局部病灶。主治各种皮肤病、痹症、偏瘫等。

（19）饮食疗法

根据不同季节特点服用某些具有补益或调节作用的饮食，达到保健或治疗作用。如苗族夏日常以酸菜、酸汤为菜肴或饮料，可生津解暑、开胃止泻，冬腊月则酿制糯米甜酒食用，可活血行血、补体御寒。

（20）化水疗法

取清水 1 碗，医者定神运气后，用手指在水面上空根据不同病情画符，并默念口诀或投入药物，然后将此水喷向患者患处，可止血、止痛、安胎、催产、清热、消肿等。此法类似于心理暗示、精神安慰或气功疗法的原理。

第三节　苗药简述

苗医学在千百年来的生产生活实践和与疾病斗争的过程中积累了丰富的药物治疗经验，依据文献《山海经》《说苑》等的记载，苗族药物学历史可追溯至三千年以前，苗药学具有哲理性强、经验丰富、民族特色鲜明等特点。

一、药物资源

苗药资源主要分布于苗族聚居的苗岭山脉、乌蒙山脉、武陵山脉、鄂西山地、大苗山脉及海南山地等广大地区。苗族聚居的广大地区具有得天独厚的自然环境，这些地区山峦重叠，江河纵横，气候温和，雨量充沛，自然植被繁茂，动植物和矿物药资源十分丰富，历来是我国药材主要产区。苗族先民数千年来在这些地区生息繁衍，在与疾病作斗争的漫长历史中创造和积累了丰富的医药知识和用药经验。由于苗族无本民族文字，所用药物的种类、名称及用药经验等全部凭靠口传脑记，有的药物或散载于汉文抄本及古代本草典籍中，无苗族医药的专书著述。近几十年来，通过对苗族聚居地区的苗医药资源进行广泛的调查和整理工作，据不完全统计，苗药品种约有 2000 种，常用的约为 400 种，目前已有一些苗药品种收载于全国性或地方性民族医药专著中，《中国民族药物志》第一卷（1984 年）收载苗药 40 种；第二卷（1990 年）收载苗药 30 种；《苗族药物集》（1988 年）收载苗药 163 种；《贵州少数民族药物集》

（1989 年）收载苗药 91 种；《苗族医药学》（1992 年）收载苗药 340 种；《贵州中药资源》（1992 年）收载苗药为主的贵州民族药 197 种；《贵州苗族医药研究与开发》（1998 年）收载经按国家有关规定再评价并批准为贵州药材地方标准的苗药 165 种；《中国苗族药物彩色图集》（2002 年）收载苗药 368 种；《中华本草》苗药卷（2005 年）收载苗药 391 种。此外，还有湖南、云南、广西等省区出版的有关书籍和发表的学术论文中也有很多关于苗药的记述。

苗族聚居地区药物资源种类多、产量大、品质好，许多品质优良的道地药材是其他地区所不能及的，如贵州主产的药材茯苓、天麻、桔梗、半夏、南星、首乌、黄精、钩藤、杜仲等。在各地民间有众多的药市，从其盛况也可充分体现出苗药资源的丰富性，有的药市有大小摊位数十至数百个，上市流通各类野生（少数家种）来源的鲜、干药材几十至几百种。最常见的药材有各种血藤、铁筷子、百金条、白龙须、蓝布正、地星宿、果上叶、黑骨藤、飞龙掌血、草乌、大风藤、八爪金、淫羊藿、海金沙、透骨香、白及、金樱子、徐长卿、仙鹤草、田基黄等。

近年来，苗族聚居地区建立了一些药材种植生产基地，大力开发的常用药材有天麻、杜仲、厚朴、黄柏、茯苓、栀子、石斛、天冬等，目前这些药材都进行了人工栽培。苗族聚居地区盛产的三颗针、刺梨、雷公藤、落新妇、山乌龟、黄山药、苦丁茶、绞股蓝、苦金盆、银杏叶、红豆杉等多种药材，也被陆续开发研制成新药或保健品投放市场。苗药中还有十分丰富的野生资源有待进一步有计划地可持续开发与利用。

二、苗药的质征和分类

1. 药物的质征

苗医学认为，药物的质征即药物的基本素质与功效特征，基本素质是药物的各薄港搜，功效特征是药物的搜媚若，药物由其基本素质而产生功效特征。质征是药物作用的标志，是医生用药治病的理论依据。苗医学气味素质学说和结构素质学说用以指导对药物质征的认识、分类及应用。

苗医学认为，药物的质征共有三十六种，可分为三十三种素质和三种特征，药物素质又可分为十六种气味质和十七种结构质，药物特征分为热、冷、和三种。药物气味质包括香、臭、臊、殃、咬、麻、糊、辣、腥、酸、苦、鲜、甜、皮、夹、咸十六种，其中香、臭、臊、殃、咬、麻、糊、辣属热，腥、酸、苦属冷，鲜、甜、皮、夹、咸属和。药物结构质包括黏、糯、沙、面、扒、硬、松、散、滑、涩、腻、粗、细、膨、紧、绵、脆十七种。苗医认为，热征药可治冷疾，冷征药可治热疾，和征药可帮交环、补体质、治亏损病。

苗药质征歌诀中记述了药物的结构质及其功效特征等内容。"质黏者易消化，补气力，清头脑；质糯者难消化，强筋生血，易伤肚；质沙者好吃，补血肉，和血脉，较难消化，易产气多屁；质面者糊口，补肉补气，利关节，较易消化，多食令人胃弱；质扒者易化易解，养分吸收较快，善补血肉浆液；质硬者难化难溶，养分吸收缓慢，补精神而耐饥；质松者易化解，而食多毛耗唾液，能和血气安肠肚；质散者带沙性而食味欠佳，也补气力及通血脉；质滑者好吃，补汁水浆液，润皮肤以通窍窍，多吃易滑肠泄泻；质腻者巴口，困肠道窍窍碍血气，因带有毒力，多吃则令人精神不爽；质粗者难化，补气力，强筋骨，耐饿而口味较差；质细者味美，补血肉，和肠肚，易消化而清头脑；质膨者爽口易消化，补气力和肠肚，但不耐饿；质紧者难消化，强关节补筋骨，而不太好吃；质绵者消化慢，健筋膜，强筋脉，补皮肉而味道特别；质脆者有毛刺丁拐，伤口、舌、唇、颊、咽喉、食管，不能做食物，作药也要布包煎汤饮。"

苗药质征歌诀中也记述了药物的气味质及其功效特征。"泻肚泻肠何用治，酸药能治肠肚泻。发热如火如何治，苦糊退火辣退气。殃、腥、臊、臭药有何用，都可攻毒赶毒气。皮药能够帮交环，帮助交环开路气。雄毒肿痛难忍受，咬药嘎口败毒气。麻药刺口串一起，病人吃了痛可去。不想吃饭何用治，要用香药来健胃。冷病要用热药整，热病要用冷药医。和性子药有何用，加强交环的功力。病人亏损不得了，甜、鲜吃了长得肥。咸药能够赶和表，表药作用有三类（表冷毒药、表风毒药、表水毒药）。嘎扒卯就是夹药，收口收气能止塞。"

2. 走关

苗药所谓走关，是指药力对人体各架组关口的走向。苗医学将人体分为脑、身、心、肺、肾、肝、肚、窍、性九大架组，每个架组由浅入深依次分为三个关口，简称为一关、二关和三关。药物走关，就是药物对各个架组这三个关口的渗透力。如表冷毒药各能起（即紫苏）走脑架一关，故可以治疗脑架浅层的风冷头痛之类较轻的病症；表气毒药芮筛（即蚤休）可走脑架一、二、三关，故可以用于治疗脑架深层头痛之类的较重病症。

3. 药物分类

苗医学主要依据药物的功效特征，将常用苗药分为三门十六类。①调整搜媚若药物门，包括热疗药类、冷疗药类、提火药类、退火药类、止痛药类、止塞药类、止泻药类、健胃药类、帮交环药类。②改善玛汝务翠药物门，包括表毒药类、赶毒药类、败毒药类、攻毒药类、退气药类、解危药类。③补充各薄港搜药物门，如补体药类。

三、药物应用

1. 药物采集与加工

苗药多用鲜品，苗医对药物采集有一定要求，一般宜在药物搜媚若充盛时节采集。苗医用药有春夏秋冬之分，在采药方面很注意季节性。苗医学认为，同是一种药在春天新长出的嫩叶是其生命力最强的部分，也便于嚼服或敷用，因此春宜采用嫩叶；夏季水分上行至枝叶或花，此时宜用花、枝和叶；秋冬时植物水分下行入根，其根或根茎富含药效，此时采挖疗效甚佳。苗医认为，不同的药用部位各有其适宜采收的时节，根类药宜在植株茂盛期至翌年抽苗前采集，茎叶类药宜在生长旺期采集，花类药宜在待放时采集，果类药宜在成熟初期采集，芽类药宜在娇嫩鲜美时采集，皮类药以浆汁富足时采集等。苗医讲究药物的品质和等次，择优选用。

苗医对药物加工制作的方法和工艺一般较为简单，包括一般加工、炮制及制剂等，其目的有三点：一是纯洁各薄港搜，二是改善玛汝务翠，三是优化搜媚若。总之，是在药物的物质、结构、能量三方面予以人为的改进，以加强药物的功效，适应及符合治疗的需要。

2. 药物配伍

苗医用药有单药和配方之分，民间有"三千苗药，八百单方"之说，可见单药应用之普遍，对于一些较复杂和重症疾病，多将药物配伍应用。苗医用药配方有两个法则：一是配单不配双原则，二是三位一体原则。

所谓配单不配双，就是只用奇数数目的药物种数配制药方，而不用偶数药物种数来配方。苗医忌用双数药物的配方，源出于制天命、破均衡、反静止、废旧态、创新序的思想。很多老苗医都认为配单药比配双药物疗效好。

所谓三位一体，是指由领头药、铺底药和监护药三类药物共同组成方药来应用。领头药，是针对病情起主要作用的药；铺底药，是对领头药有相资作用或对身体有补益作用的药；监护药，是缓解领头药、铺底药的劣性和毒副反应，督促共达病所的药。苗医认为，这三类功用的药物与其他药物共配成方，形成三位一体，即能发挥药物的良好疗效。其三位一体的配方法则，源于苗族先祖的事物生成共根源的生成哲学思想。

根据配单不配双的法则，对于三位一体的三类药物，也宜用单数，不用双数。如领头药只用一种，铺底药可用多种，但必须是单数，监护药也只宜一种，这样所配出药方中所含药物数目也为单数。苗医学认为，领头药与监护药都是有"权力"的药，故只宜一种；铺底药是基础力量，需要扎实一些，故常用至多种，也可只用一种，假若用于治疗某些顽疾沉疴，可以适当增加铺底药的种数。

苗医在选药配方时，不仅注重三位一体原则，还注重利用事物生成的相资、相制、相征或相夺的关系，即在选药、用药分量、制作方法以及服药方式、禁忌事项等方面，注意发挥事物之间的良性关系，避免恶性关系，才能使药物产生最佳的治病疗效。

3. 药物剂型和用法

苗药多为鲜药应用，加工和制剂方法多较为简单，应用便捷，常用的剂型主要有汤剂、酒剂、丸剂、粉剂等。苗药应用方法多样，常用的有嚼服、捣汁、煎服、泡酒、研末、炖服、外敷、洗擦等形式。一般治疗急性病多以嚼服法、捣汁服药法及煎服法为主，治疗慢性病多以泡酒服，研末用酒或水送服，或用药与猪脚、鸡肝等炖服，治疗外伤多以捣泥或嚼烂敷药为主，治疗皮肤病常将药物煎水或捣烂兑水外洗患处或外擦全身，对一些毒性较大的药，多用酒、醋或水磨汁后，取汁内服或外擦应用。

4. 常用方剂

九架内冷蠲毒煎：野菽油根 50 克，酱草叶后下 30 克，侧耳根 50 克，弹匠棰 50 克，生老虎 50 克。温内败毒，活血止痛。苗医用其治疗冷毒病症。

三隶虚火蠲毒煎：野菊花、黄花蒿、蜂窝草、毛毛蒿、叶下红、大刺刺菜、地胡椒、紫薇、生老虎姜各 15 克。苗医认为可退全身虚火，兼退肚架、身架盛火。

开脑煎：樟木叶、白蒿、香大血藤、薄荷、地党参各 10 克。苗医认为，具有提神开脑之功效。

秒气蠲毒煎：三针刺、大青叶、穿心莲、蒲公英、龙胆草、瓜蒌、广豆根、大黄、厚朴各 15 克。败毒赶毒，退火散结。苗医用其治疗肠伤寒及各种炎肿火毒症。

三味赶表煎：桂枝、荆芥、黄芪各 15 克。赶退毒气，散郁。苗医用其治疗风冷水毒症。

参考文献

[1] 田兴秀等. 苗族医药学 [M]. 昆明：云南民族出版社，1995

[2] 田兴秀. 中国苗族医学 [M]. 贵阳：贵州科技出版社，2013

[3] 陆科闵等. 苗族医学 [M]. 贵阳：贵州科技出版社，2006

[4] 苗医药教材编写组编. 苗医基础 [M]. 北京：中医古籍出版社，2007

[5] 滕建甲. 苗家整病技法 [M]. 北京：中医古籍出版社，2011

[6] 苗医药教材编写组编. 苗药资源学 [M]. 北京：中医古籍出版社，2007

[7] 田华咏等. 中国苗医史 [M]. 北京：中医古籍出版社，2008

［8］苗医药教材编写组编. 苗药学［M］. 北京：中医古籍出版社，2007

［9］滕建甲. 苗家实用药方［M］. 北京：中医古籍出版社，2007

［10］中华本草编委会编. 中华本草苗药卷［M］. 贵阳：贵州科学技术出版社，2005

［11］包俊等. 贵州苗族医药研究与开发［M］. 贵阳：贵州科学技术出版社，1999

［12］陆科闵. 苗族医药理论体系概述［J］. 中国民族民间医药，2000，9（6）：319-325

［13］奇玲等. 少数民族传统医药大系［M］. 赤峰：内蒙古科学技术出版社，2000

［14］袁航等. 苗族医药理论及发展现状概述［J］. 中医杂志，2014，55（17）：1513-1518

［15］吴贵洪. 苗医阴阳起源与致病认识［J］. 中国民族医药杂志，2012，18（7）：4-5

［16］祝军委等. 浅析苗医对人体认识的理论学说体系［J］. 北方药学，2014，11（5）：96-97

［17］杜江. 苗医治疗学的方法和特点［J］. 中华中医药杂志，2007，22（7）：483-485

［18］孙济平等. 几种具有苗医特色的"望诊"方法［J］. 中国民族医药杂志，2005，11（1）：8-9

［19］胡成刚等. 论广西苗族诊断疾病的"七十二风症"［J］. 贵阳中医学院学报，2006，27（4）：46-48

［20］云宇等. 苗医痧症疗法［J］. 中国民族医药杂志，2012，18（7）：19-20.

［21］张晓寒等. 苗族熏蒸疗法的临床适宜疾病研究［J］. 中国民族医药杂志，2014，20（4）：23-24.

［22］熊芳丽等. 苗医弩药针治疗膝骨性关节炎的疗效评价［J］. 世界中西医结合杂志，2014，（3）：266-268

［23］邹顺等. 浅析苗医特色履蛋诊疗方法［J］. 中国民族医药杂志，2010，16（11）：25-26

［24］王朝碧等. 苗族医药的外治法［J］. 贵州医药，2000，24（1）：62-63

［25］麻勇恒. 传统苗医治病用药特色及其生态智慧解码［J］. 原生态民族文化学刊，2012，4（3）：80-84

［26］文明昌. 论黔南苗医药特色［J］. 中国民间疗法，2006，14（2）：31-32

［27］田振华. 苗族用药特点与相关习俗［J］. 中国民族民间医药，2005，14（4）：213-214

［28］杨辉. 苗药产业发展现状思考［J］. 中国药业，2014，23（6）：15-17

［29］许召林等. 藤类苗药治病用药规律研究［J］. 中国民族医药杂志，2012，18（7）：23-24

［30］游来林. 传统苗医药文化对苗药发展的影响［J］. 贵州民族学院学报（哲学社会科学版），2011，（5）：29-33

［31］汤建容. 苗族医药文化特征刍议［J］. 华夏文化，2012，（4）：23-24

［32］杜江. 苗医用药的基本规律［J］. 亚太传统医药，2006，2（6）：33-35

［33］文明昌等. 苗医苗药单验方应用浅析［J］. 中国民间疗法，2004，12（11）：36-37

［34］杜江. 苗医组方原则及方剂特点分析［J］. 中国民族医药杂志，2006，12（5）：35-36

第十一章 彝族医药学

概　述

彝族聚居于我国西南地区，主要分布在金沙江南北两岸的四川、云南、贵州、广西等省区，是我国少数民族中支系和人口较多的民族之一。同中华各兄弟民族一样，彝族人民在悠久的历史进程中，在长期的生产生活实践以及同自然灾害及疾病的斗争实践过程中，创造和积累了具有彝族特色的传统医药学。彝族医药产生于彝族先民的生产生活实践，在发展中与彝族古代天文、气象、历法和数学等知识和技术相互影响和渗透，逐步产生了对生命和疾病的认识，积累了丰富的医疗实践经验，形成独具特色的彝族医药学体系，是我国传统医药学的重要组成部分。

彝族医药起源于原始社会时期，彝族先民生活于森林中，对植物有最直观的认识和经验积累，在母系时期的凉山彝族地区，常以一种植物来代称某个部落或部族，有的山岭等地名也来自植物名称，如"达罗波""达日波""舒祖波"等，其意为黑色的阙山草、阙山草及生长杉树的山。这种命名习惯，从母系社会一直延续到今天，至今凉山地区仍不乏以植物命名的地方，如勒乌（大黄）、尔吾（土香薷）等地名。"中毒"和"毒草"的概念是在彝族先民采集野生植物和放牧生活中，出现了畜牧和人中毒的现象，以及口尝身试积累而形成的经验。彝族先民对毒草有着极为深刻的印象，并将之记录下来，以指明毒草生长的地方及其毒性的部位，示于后人，如乌头属植物"毒藏在根上，花开在头上"。

从公元初年到南诏彝族奴隶制建立之前（公元 8 世纪以前），彝族社会经历了奴隶社会前期，在此时期，彝族医药与汉族医药有了互相交流，彝医使用的一些药物也被中医使用，并且收录进汉族医书中，如《名医别录》中收载了一些彝族地区药物，在《华阳国志》《水经注》《汉书》《续汉书》《博物志》等书中，也记载了一些彝族地区使用的药物,这些都说明了该时期彝汉医药的交流,不仅促进了彝族医药的发展,同时也丰富了华夏传统医药宝库的内容。

彝族有本民族文字,彝族史诗中记录了很多医药知识。现在所能收集到的最早的彝族医药文献多始于明代,在此之前彝族历代对医药的记载非常零星和分散。自明代开始出现了多部收载彝族医药内容的著作和文献,如《滇南本草》《双柏彝医书》《献药经》等。15 世纪中叶,明代本草学家兰茂著成《滇南本草》,是我国第一部中医学理论与少数民族医药经验相结合的地方性本草专著。在此之前,历代书籍对民族药物虽有收载,但都不如该书所收集的规模大、品种多,尤其是系统地收载了大量西南地区的民族药物,全书收载药物 507 种,其中西南地区民族药物 332 种,占全书药物总数的 65.5%。该书不仅记录了药物名称,并考证了其植物来源及产地,还尽量将当地各民族的用药经验归纳进书中。书中收载了许多彝族常用药物,如芸香草、老鹳嘴、鹅掌金星草、韭叶芸香草、救军粮等。《双柏彝医书》是用古彝文撰写的成书于明代嘉靖年间的彝族医药专著,因其发现于云南双柏县得名,也因其成书年代又称为《明代彝医书》。在此之前,彝族医药经验多散于各种经书和史书中,非常零星片断,该书对 16世纪之前的彝族医药经验做了系统归纳和总结,详细说明了多种疾病的治疗药物及其使用方法,是一部客观反映彝族民间传统医药知识的经验方集,其中记载的疾病和药物都具有鲜明的民族特点和地方特色。全书竖行左书,共分 76 段,其中第 1 段叙述了成书及流传年代,第 2~76 段分别叙述了每种疾病的名称及其治法,共 85 条,其体例可概括为“以病带方,以方统药,一病数方,一方数药”。正文每条以疾病名称开头,叙述该疾病的治疗方法及药方,药方数目不等,最少的一方,最多的达十二方;这些药方,既有单方,也有多味药的复方,复方药物药味多见三味药共组一方,最多不超过六味,除两个药方之外,其他药方中的药物均未表明剂量;许多药物附有简单的加工炮制方法。全书涉及的疾病包括外、内、妇、儿、五官各科,涉及的药物包括植物药和动物药,共计病种 76 种,药物 324 种,药方 243 个。该书所记载的彝族用药之丰富是前所未有的,其中植物药占多数,动物药占 1/3,植物药包括根、茎、叶、花、果、籽、皮、全草、树脂、菌类及植物寄生类药材,动物药包括胆、油、骨、血、肝、肉、肾鞭等动物药用部分及虫类药物等。《双柏彝医书》代表了 16 世纪中叶彝族医药的成就,其中记载的病种大多是彝族地区常见病与多发病,彝族医生在治疗疾病的过程中,已经有意识地收集本民族的医药知识,将其归纳整理为专门的医药专著,并以这种提高了概括性的医药知识具体指导行医治病和用药实践。该书内容也为研究明代彝族社会的疾病流行情况提供了最好的文献资料和依据。

明清以来,彝族医药的应用更加广泛。彝著《献药经》中记载:“植物皆配药,蔬菜皆配药。"《献药经》是彝族经文《作祭经》中有关人之生老病死的一部分，是专用于彝族成人死亡时诵念的一种古经文，其中包含着丰富的医药知识，反映了彝族古代医学思想，叙述了人从父母结合、胎儿发育、幼儿成人，一直到年老病故，其中包含着许多疾病名称、药物采集、加工、炮制、配合等内容，含有大量彝医对植物药和动物药的疗效功用认识等珍贵资料。此书不仅记录了彝族的古老风俗，也提供了古代彝族的医药资料。书中明确记载了草果、红果、生姜、胡椒、老母猪赶伴草等植物药的主治功效，认为凡药用的植物、动物、家畜、五谷等，都可用来相互配合使用。《献药经》还体现了彝族医药一个较为明显的特点，即药物相互配合使用以提高疗效，认为只要是对病情有效的药物都可以进行配合，药物配合应用十分广泛，充分说明了此时期彝族医药已从单方用治发展到复方配合的医疗阶段。

近代，彝汉医药交流日益增多，彝医学吸收汉族医学的内容，逐渐摆脱过去用药简单、仅凭经验的传统格局，彝族医药有了长足发展。近年来，相继整理和编著出版了《中国彝族医学基础理论》《彝医揽要》《中国彝族药学》《中国彝医方剂学》《彝族医药荟萃》《云南彝医药》《彝药本草》等彝族医药学专著，彝药现代研究与开发蓬勃发展，彝族医药成为我国传统医药学的一个重要组成部分。

第一节　彝医学基础理论

彝医学认为，清浊二气是万事万物的总根。彝族医学理论是在清浊二气、天人相应等理论基础上逐步发展和形成的，由此产生和形成对人体生理、疾病病因和病机的认识，以及对疾病的诊断与治疗。彝医学基础理论包括清浊二气、人与天地同、气血经络脏腑等内容。

一、清浊二气

彝医学认为，万事万物的根本是清浊二气，天、地、人和各种事物都是由清浊二气产生的，因此清浊二气是彝医认识自然界与生命、了解疾病和治疗疾病的总纲。

彝医学认为，气是构成物质的基础，由清气和浊气两大类组成。彝医学用清浊二气说明事物矛盾的两个方面。清气清轻上浮，属阳，浊气沉浊下降，属阴，二者相互联系，相互依存，共同构成千变万化的物质世界。彝族古籍《宇宙人文论》中阐述了彝族先民对宇宙起源、人类起源以及万物产生和发展变化的认识，论述阴阳、五行、干支以及人体部位和气血经络等丰富的内容，并讲解天文历算知识等。

1. 清浊二气是万物的总根

彝医学认为，世界是物质的世界，世界上的一切事物都是自然本身的产物，都以清浊二气为基本元素。《宇宙人文论》说："万事万物的总根都是清浊二气，天地由它产生，哎哺、且舍由它产生。"在清浊二气产生天地之后，天地之气又相合产生了哎哺。哎哺是构成自然界木、火、土、金、水五种基本物质元素的原始物质，既是世间万物原形的代名词，又是人类始祖的代名词。哎为父、为阳，哺为母、为阴，哎父与哺母相结合，又孕育了鲁、且、哼等儿子及朵、舍、哈等女儿，从而产生了千千万万的人类，并且繁衍不息。彝医的这种认识说明了清浊二气是产生万物和人的基本根源，阐述了万物和人都是物质衍化而生的。《西南彝志》说："千千的事物，万万的根子，产生于清浊。"由此可见，彝族先民对物质世界和生命起源的客观认识，清浊二气产生天地，天地相合又产生哎哺、且舍的过程，不仅反映了物质起源的过程，阐述了生命是自然界发展到一定阶段的必然产物，物质是生命的基本前提，还把生命看作是一个对立统一、运动不息的发展变化过程，反映了物质世界也是在不断运动变化的发展过程。

2. 清浊二气的运动变化

彝族先民在对物质世界的漫长认识过程中充分认识到，物质世界是在不停地运动发展的，构成物质世界的气也是在不断运动变化的。彝族先民将一年分为八个节气，即立春、春分、立夏、夏分（夏至）、立秋、秋分、立冬、冬分（冬至），认为节气的产生也是清浊二气变化的结果。彝医学认为，冬腊月是"首"气主管月令，正二月是"萌"气主管月令，三月、四月是"长"气主管月令，五月、六月是"遍"气所司月令，七月、八月是"退"气所司月令，九月、十月是"藏"气主管月令。天地二气是遵循着首、萌、长、遍、退、藏的规律发展的。首即清气的开端，萌指清气萌动、春回大地，长即清气渐旺、万物生长、欣欣向荣，遍指清气周遍、万物茂盛，此时清气开始衰减，浊气渐盛，退即清气不再主司月令而减退，浊气渐旺，藏指天寒地冻，浊气极盛，清气退藏。万物春天发生，夏天成长，秋天收获，冬天贮藏，都是清浊二气运行而引起的变化。春温、夏热、秋凉、冬寒的季节交替，以及风霜雨雪的产生和气候的不断变化，也是清浊二气运动变化所致。彝医在长期医疗实践中还认识到昼夜阴阳交替，以及人体的生、长、壮、老、死等变化都是清浊二气运动变化的结果，是自然规律变化发展的必然结果，并以此指导人体的预防保健和治病用药等医疗实践。

3. 清浊总关阴阳

彝医学认为，清气为阳，浊气为阴。世间万物由清浊二气所产生，其内部本身也必然具有阴阳的属性，即万物不离阴阳。清浊二气就是阴阳二气，物质世界的产生就是阴阳二气变化发展的结果。彝医学用阴阳来概括或区分相互对立又相互关联的事物的属性。《宇宙人文论》记载："太阳为众阳之精，是天气的延展；月亮为太阴之象，是地气的结晶。"充分体现了清浊二气总关阴阳的思想。彝医学不仅认为阴和阳是长远存在的，是与事物的产生同时出现的，而且认为阴阳是相互联系、相互依存、相互克制、相互转化的，任何一方都不能脱离另一方而单独存在。如果破坏了这种关联与平衡，事物不能够产生，万物也会因此而消亡。

4. 人与天地同

彝医学认为，世间万物都是由清浊二气组成的，作为万物之长的人也是由清浊二气形成的。《宇宙人文论》中记载："人体的根本，也是形成天的青清之气与凝成地的赤浊之气。"自然界是人类赖以生存的必要环境，同时，自然界的清浊二气运动变化又直接或间接影响人体，使人发生生理或病理上的变化。在生理方面，人与自然相适应则协调平衡，机体的清浊消长也发生着首、萌、长、遍、退、藏和春生、夏长、秋收、冬藏的同步变化。在病理方面，受春温、夏热、秋凉、冬寒季节气候的影响，春季多伤风、温热病，夏秋季多暑热、火热或燥热病，冬季多寒类病变，这都是由于人体调节机能失常，不能适应自然界清浊二气消长变化而产生的疾病。天是一个整体，人体是一个整体，人与天地是有着内在联系的统一整体。人由天地而生，人体组织结构必然与天地相仿，仿着天体而形成，脏腑组织功能活动也必然与天地变化相一致，人应该顺应天地的发展变化，维持机体正常的生理功能和生命活动。

二、五行学说

彝医学五行学说认为，宇宙间的一切事物都是由金、木、水、火、土五种物质所组成，世间万物的物质属性也均可用金、木、水、火、土五种功能属性来归属概括，而且事物的发展变化也都是这五种物质不断运动和相互作用的结果。

彝族也称五行为五运，是指金、木、水、火、土五种物质的运动变化。彝医学认为，在清浊二气产生哎哺之后，哎哺及且舍朵鲁哼哈又分别变化产生了金、木、水、火、土五种构成自然界的基本物质，其中哎变生火，哺变生水，且、哼变生木，鲁、朵变生土，舍、哈变生金。从此，世间万物就由金、木、水、火、土五种物质变化产生。《宇宙人文论》中对五行的论述较为全面，论述了五行的含义，指出所谓五行是指天上五星的运动，这是彝族先民仰观天象而得出的认识，根据人与天地同的观点及生活实践观察，得出以天五行应地五行和人五行的认识。书中记载："哎哺产生之后，五行充溢于宇宙空间，天的五行就是天南、天北、天东、天西和天中的日月星云；地的五行是金、木、水、火、土；人的五行是肺、肝、肾、心、脾。"五行中的水相应于人的血，铜（金）相应于人的骨，火相应于人的心，木相应于人的筋，土相应于人的肉。《宇宙人文论》中天五行、地五行、人五行的理论也反映了人与天地同的天人相应思想。

彝医学对于五行与清浊、八卦、十二生肖等的关联与因果有丰富的论述，并用以推算人的盛衰年月日及时辰等，这些均属于彝族古代哲学认识，彝医学将与之相关的五生十成、十生五成、五行、八方位年等内容用于认知和阐释人体生理、疾病及预防和治疗医学理论与实践之中。

三、气血与脏腑

彝医学认为，人体之气是经生门（囟门）而下，经大肠与胃，流注于到脐之下。人体清气和浊气在体内有着各自的循行路线，并按其各自气路周行全身，发挥作用。《西南彝志》之论人的血气篇记载："清气三条路。气路第一条，由心中经过；气路第二条，经肝和肺入于肾脏；气路第三条，发源于中焦，经咽喉通于七窍。浊气三条路。为首一条，经肾脏过腹腔，经血海之前，上达于头顶；第二条，气路起始于肩胛上达于头髓；末一条气路，起始于尾根，通过头顶上达于耳底。"可见清浊二气之气路共六条，不断循行于人体中，以维持生命的正常活动。彝医学二气六路联系了整个机体表里，气之运行推动促进血的循行，血之运行，气随血行，人以气血为生命的根本，气血是维持人体生命活动的基本物质，只有气血在人体内运行通畅，环流不息，清浊二气平衡，生命活动才能得以延续。一旦疾病危及生命或生命终止，则"人死气血断，气出于七窍"，说明了气血维持人体生命活动的重要性。

彝医学在长期的医疗实践中，不仅认识到气血对人体的重要性，还在一定程度上认识到了脏腑组织的生理功能及其关系，脏腑组织在生理和病理上存在相互关联、相互影响的关系。彝医学认为，人体是一个有机的整体，并可将其划分为清浊两部分。具体而言，身半以上属天，清气主之，身半以下属地，浊气主之，体表、背部和前侧，清气所司，体内、腹部和后侧，浊气所司。心、肝、肺、肾为清气所藏，胃、胆、大小肠、膀胱为浊气所主。精神意识，清气所司，形体组织，浊气所主，彝医学谓之

"清气管心神，浊气管生命"。故机体上下内外及脏腑组织皆由清浊二气所主司。"人体之气，连通七窍与胃肠"，人体外部头面七窍，内而胃肠脏腑，都与清浊二气密切相关。清浊二气在体内必须保持平衡协调，才能维持人体的正常生理功能，如果发生盈盛或不足，失去协调平衡，人体则会产生相应的疾病。彝医学认为，凡是在体表的、热性的、有余亢进的病变都属于清气，凡是在内里的、寒性的、衰弱不足的都属于浊气。风邪、热毒、暑邪、火热等都为清气有余所致疾病，寒邪、湿浊、水湿等都为浊气有余所致疾病。此外，彝医还充分认识到人体是一个统一的整体，局部可影响整体，整体也可影响局部。

四、疾病的分类

在疾病发生发展过程中，彝医认识到邪气的致病作用，在清浊二气、人与天地相应的思想指导下，逐渐深入地认识疾病的病因病机，此外，还认识到体质在疾病发生发展过程中的重要影响，根据疾病的致病因素及患者体质易患病症对疾病进行分类和命名，常见疾病的种类包括：风症、箭症、毒症、邪气与毒气、蛊症、尔症、麻风症、虚痨症、月劳症、色痨症、干枯症、闭症、崩症、麻脚症等十几种，下面简要介绍几类常见疾病。

1. 风症

风症，既是病因，又是病名。彝医学认为，在正常情况下，风为生产及生活之动力，自然界中的风、雨、露水都是清浊二气充溢旺盛所形成的。水热蒸发为气，弥漫流动而形成风。春风为生风，万物发生，夏风为盛风，万物兴盛，秋风为熟风，万物成熟，冬风为藏风，万物收藏。晴雨之天，由风识别，云雾游弋，由风拨动。风促使有生命的东西繁殖，人们的生活离不开风。

致病因素方面，风邪为诸病因之首。古彝文《公史传》云："吹风成了气，吹风成了力，吹风成了毒，成了千万毒，所有病邪从此来。"彝医学认为，所有病邪都由风引起，并分为山风、火风、水风、岩风、冷风、雪风、神风和湿风八种。

彝医学认为，风症多具有起病急、转变快、部位不定等特点。常表现为发热，恶风，恶寒，肌肤红、肿、痛、痒，头身、肌肤、关节疼痛，游走不定，手足麻木，抽搐，呕吐，腹痛，腹泻等症状。

2. 箭症

彝医学认为，箭症多伴随风邪引起，各种箭邪均可伴随着各种风邪来伤害人体。

《公史传》记载："风成了箭，雨成了箭，木柴成了箭，大鸟成了箭，野兽成了箭，树木、石头成了箭。"箭症又分为游风箭、神风箭、火风箭、水风箭、岩风箭、冷风箭和雪风箭等。

3. 毒症

彝医学认为，毒症由各种毒邪引起，侵害人体而致病。《公史传》对毒的记载包括狗毒、兽毒、蛇毒、蛙毒、蜂毒、虫毒、饮毒、菌子毒、草木毒、铁毒、石毒、岩毒、风毒、水毒、酒毒、火毒等，均为诱发毒症的致病因素。

4. 邪气与毒气

彝医学认为，各类邪气和毒气均为致病因素从而导致人体产生各类疾病。邪气包括山邪、岩邪、岩洞邪、树洞邪、箭邪、水邪、冷邪、暑邪、火邪、秽邪、鬼邪等。毒气包括污泥毒气、污水毒气、湿毒气、坟地毒气等。

5. 尔症

彝医学认为，尔症是由于人体一种饥馋状态所致，其表现为易饥、嗜食、嗜肉食、全身松懒、神倦乏力等。此症发病急，死亡快，多见于婴幼儿。

6. 虚劳症

彝医学认为，虚劳症是由于人体劳伤或饮食所致，导致人体消瘦乏力，生育能力低下，或妇女经带异常等病症。

五、彝医学预防理论

彝医学重视疾病的治疗，更重视未病先防与既病防变的预防观念。强调无病先防、有病早治是彝医预防医学思想的核心内容。彝族民间有许多预防疾病的经验方法，如常洗矿泉浴预防皮肤病和风湿病；外搽烟油防山蚂蟥、虫蚁等叮咬；佩戴雄黄防蛇咬等。医书中所载防病方法更多，如《献药经》记载：煮食麂子肉，既可治麻风，又可预防麻风传染；煮食菁鸡肉，既可治疗麻疹，又可预防麻疹。《明代彝医书》记载：随身携带灵猫香，可避毒气瘴疠及虫蛇等。此外，彝医学还主张有病早治，防止病情加重变生他病。如被狂犬或毒蛇咬伤，主张及早划开伤口拔毒，以防狂犬病或蛇毒深中。这种无病先防、既病防变的认识，反映了彝医学预防为主、防重于治的学术思想。

1. 强调天人相应，注重顺应自然变化

彝医学在长期防病治病实践中，充分认识到人与自然是互相关联、密不可分的，

认为自然界中各种因素的变化对人体生理会产生直接或间接的影响。《劝善经》记述："不管男女，夜里起来要穿衣服，否则要生病。"彝医学提出要适时增减衣物或趋避风雨寒暑，以顺应自然的变化，防止外感或产生其他疾病。

2. 注重环境卫生对人体的影响

彝医学在注意到季节气候对人体会产生影响的同时，也注意到环境和卫生条件对人体的影响。彝医学认为，居处环境和地点的变更、水源的污染等，会导致集体适应能力及抗病能力低下。因此，提出要根据环境的变化而采取相应的防护措施，如调摄饮食起居，改良环境等。当居住地发生瘟疫流行时，彝医主张搬离迁移住地，以避免瘟疫的侵袭，防止种族灭绝，充分体现了预防为主的思想。

3. 注重饮食调摄，起居有节，劳逸适度

彝医学认为，饮食、起居和劳逸等对于维持人体健康都非常重要。饮食不当、起居无常、劳逸无度均会损伤机体，导致疾病。彝医告诫人们生活起居要有一定规律，不可肆意妄为，不逞一时之快，反对淫欲过度等，这些内容均与现代养生保健思想相一致。

4. 强调体质在疾病预防中的重要性

彝医学不仅注意到邪气在疾病发生发展过程中的重要作用，更注意到人的自身体质在疾病发生发展过程中的主导作用，强调人本身的决定作用，这种作用不仅体现在后天因素上，还体现在先天因素上。因此，彝医学不仅注重后天体质营养强健，还注重先天胎儿质量。彝族著作《查诗拉书》讲述了新生儿精心调养等内容，蕴含着优生优育的思想，尽管还不成熟，但在少数民族早期发展历史中是难能可贵的。彝医学主张预防疾病首先要强健体质，对于身体虚弱者，可进行适当的药补以固本培元，如《明代彝医书》中记载煮食灵猫肉，或甜酒蜂蜜兑服鹿茸粉，可以补益强身、治疗体弱，减少疾病。

5. 强调避忌病邪，实施消毒隔离，妥善处理死者及病畜

在与疾病长期作斗争的过程中，彝医学逐步认识到有些疾病具有传染性，因此，在预防疾病上，彝医学不仅强调强健体质，顺应自然，还强调避忌病邪，防止病邪的传染。彝医对于患传染病的家庭，主张进行清扫及熏蒸房屋来达到消毒的目的。对于传染患者应当隔离，以防传染。对于医治无效而死亡的患者，主张要尽快掩埋不能在屋内过久停留。对于病死家畜，主张不能食用，而宜深埋火葬，对于患病的家禽主张进行隔离饲养。彝医学这种积极控制传染源，切断传播途径的做法，与现代医学防治流行病的原则相一致。

6. 推算 "衰年" 及 "禁日"，预防疾病

"衰年" 是彝医学通过十二兽纪年法所推算出来的人生命中的周期性衰弱年份，彝医学认为，在这些衰年年份中，机体抵抗力下降，容易发生各种疾病和意外事故，而且病后恢复较困难和缓慢，甚至治疗也较为困难，主要表现在对针刺、药物以及其他疗法均易发生变态和危险反应，故衰年又叫危险年。因此，在衰年中要格外小心，对于小伤病痛也要及时治疗，以免贻为大患。

"禁日" 是指人体可能发生危险的日子，故又叫 "人辰日"。彝医学的禁日主要指禁止针刺人体或人体某些部位的日子。彝医学主张在禁日应当禁刺，不得不施行针刺时，必须十分小心谨慎。

第二节　传统诊疗方法

传统彝医学在长期的医疗实践中积累了丰富的诊病经验和治疗方法。在诊断方面，主要通过望、闻、问、切和方位推算法，来观察和检查患者的病症本质和全面情况，进一步了解疾病的一般规律和特殊变化，对疾病作出判断。在治疗方面，主要通过多种外治疗法和内治疗法来治疗各种疾病。内治疗法主要靠口服药物进行治疗，药物剂型有汤剂、丸剂、散剂、酊剂等；外治疗法包括外包、外敷、烧火、熏蒸、放血等疗法，外治疗法主要用于治疗各种外伤病和皮肤病，另外，某些内病也可用外治的方法来达到治疗目的。

一、诊断方法

1. 望诊

彝医望诊以望面部、望舌和耳朵为主，结合望患者形体（胖、瘦）、精神、肤色、白睛色泽、翳膜血丝、指甲色泽（查血虚程度）等情况，共同对病情进行诊断。

望面部，彝医主要通过对面部青、赤、黄、白、黑、花（杂）六色辨析，来判断疾病症候、发生疾病的部位及器官、病情轻重以及预后吉凶等。如下眼睑呈青黑色，表示肾水不利；颧骨绯红，常为心脏功能不正常；眼球发黄或体表见黄，为肝胆有病；嘴唇及指端甲面蜡白，多为气血不足；嘴唇青紫或发黑，为肺气不足；脸上或身上出现花（杂）色，即青一块、红一块或黄一块，则此人病势重笃难以救治。

望舌色和舌苔，舌下筋脉若变粗变黑起疙瘩者为病情严重，病程长或有瘀阻。

望头发光泽，发根有无水珠，有水珠者血虚不严重，无水珠者则血虚较重。

望耳后血管颜色和分叉，可察儿科病情。色黑、叉宽为病重，病程长；色淡黄为小儿水肿，病程长，治疗困难。

2. 闻诊

闻诊包括闻听声音和闻嗅气味两类情况。闻听患者呼吸声、呻吟声、肠鸣音等情况进行综合诊断。患者呼吸均匀为正常，呼吸短促为病情重；呻吟大者为疼痛剧；肠鸣音强为虚寒腹痛。嗅闻患者的疮疡、脓血，以及鼻涕的气味，如腥臭者为热重，无腥臭秽气者为病轻。

3. 问诊

问患者病史、家庭史和起病原因，以判断疾病的病程、病情轻重及预后。询问患者的自觉症状。询问患者的饮食、口味、喜恶、痰涎及二便等情况。

4. 切诊

彝医切脉部位主要以颈动脉、手腕脉、足三里处脉和腹沟脉为常用的切脉点，此外，还以内关穴为切脉点。彝医学认为，若人的五脏发生了病变，内关穴部位的脉就会跳甚，且有摆动态。若临诊时，患者腹沟脉的搏动未被触及，则表示患者病情危险难治。

切摸患者小腹部，察其柔软丰满度，以判断其生育能力，并查其有无包块及其形状、大小及软硬度等情况。

5. 彝族医算

彝族医算主要依据太阳历和阴阳历来推算人的年龄、禁日和衰年，以表达生命运动的规律，是彝族普遍应用的推算人的"本命"所在方位及疾病预后的诊断方法，主要针对寿命的算量、疾病的预后、生命周期性节律进行计算，是一种利用天体运动的周期来度量生命的长度，反映生命节律，以"岁"为单位来度量推算寿命的长短。其推算方法是通过复杂的"生命历"系统，即"十二兽、阴阳五行、八方位年"之间的对应关系来曲折实现的。其内容在彝族历算书《库什特衣》中有记录，比较有代表性的是云南双柏的《看人辰书》和四川凉山的《医算书》。①禁日的推算。禁日，意为人体可能发生危险的日子，彝称"人辰日"。因彝族的禁忌很多，范围亦广，彝族医算中所说的禁日，主要是对针刺反应而言的。彝族先民在长期的医疗实践中，通过大量的观察，发现人体不同部位对针刺的反应因日子不同而变化，有的甚至可发生致命的危险。可通过历算来掌握和避开这些日子。禁日就是禁止针刺人体或人体某些部位的日子。②衰年的推算。十二兽纪年法是彝族医算中最有意义的运用，通过推算生命中周期性衰弱时间，从而使人的生命过程呈现一种以八年为周期的节律性变化。衰年，就是在"十二兽年——阴阳五行——八方位年"这个系统中所推算出来的生命节律中人体表现衰弱的年份，在这种年份中，机体抗病力下降，容易患病和受伤，且病后不易恢复。只要衰年一过，人体机能便又恢复正常。这种用来测定和度量生命节律问题以及预测疾病变化的规律，彝医学称之为"戈波"，或曰"生命历"。

二、治疗方法

彝医学在诊断疾病的基础上，应用多种方法对疾病进行治疗，彝医学在千百年艰难曲折的医疗实践中发展和积累了丰富的治疗方法和经验，包括多种内治疗法和外治疗法，彝族民间常用的传统治疗方法可概括总结为五技、十术、十二法等。

五技包括骨伤治疗、敷贴疗法、针刺放血、刮痧（放痧）、取治疗法。十术包括吹喷术、拔吸术、割治术、水浴术、发汗术、熏洗术、拍打术、按压术、结扎术、埋药术。十二法包括年月历算法、生辰历算法、孕产历算法、本命历算法、掌纹测病法、五行定名法、属相推算法、香包避孕法、生男生女测算法、耳背测病法、疾病部位推算法和疾病预后推算法。下面简要介绍几种彝医常用治疗方法。

1. 药物疗法

药物疗法是彝医治疗疾病的主要方法，根据具体的疾病，选用疗效相应的多种植物药、动物药和矿物药制成适宜剂型来治疗疾病的方法。

内服法，彝医服药有汤剂、炖剂、酒剂、粥剂等多种剂型，其中以汤剂和酊剂最为常用，在所有剂型中，酊剂（酒剂）种类占 1/3 以上。

敷贴疗法，分为冷敷法和热敷法两类。冷敷止血，如止鼻血；热敷，治跌仆肿痛或风湿冷痛等病症。

彝医水膏药疗法，该疗法是流传于云南彝族民间的一种特色外治方法，具体方法是根据病情或伤势，选用相应的彝药鲜品药或彝药细粉，再加入一种药水调拌成膏糊状，常用的配药水有冰雪水、深井水、地表长流水、温水、烟筒水、草药液、酒水、醋等，将调制好的药膏糊摊涂于棉布或油纸上，贴敷于病患部位，再以绷带固定。彝医常将该疗法用于治疗风湿肿痛、跌打损伤、腹痛腹泻等病症。

药物擦治法，分为冷擦法和热擦法。如豺狗肉泡水冷擦，治风湿瘫痪；药酒烧擦，治跌打肿痛或风湿冷痛等病症。

药物烧治法，主要有麝火烧疗法和爆灯花疗法两种。麝火烧疗法是以火草和少许麝香共搓为绒，将其点燃直接烧治患处或穴位。爆灯花疗法是用灯草蘸上清油后，将其点燃，直接烧治患处或穴位。烧治的穴位主要有四大经脉（胸、背至脚左右一条，双手内外正中线各一条）、头、眉、耳、脐周等部位。

药物熏蒸法，将药物置于烧红的石板上，投水或酒后产生蒸气进行熏蒸，是彝医预防疫病和治疗多种疾病的常用方法。

药物洗浴法，根据疾病情况或需要选用适宜的药物煎取药液，用药液进行洗浴，用于治疗皮肤病、感冒、风湿等病症。

2. 非药物疗法

刮治法，以铜钱、手镯等器具蘸清油、白酒或水等在人体表患处或胸背部等部位进行刮治的方法，适用于治疗喉症、发痧、腹痛等病症。

针刺放血法，主要用于治疗瘀血、寒症疼痛、痈、毒及危重证候。

割治术，主要用于治疗小儿疳积和毒蛇咬伤等。割小儿虎口取血籽治疳积；割切伤口毒肉，以治蛇伤。

推拿按压法，多用于治疗陈旧性痼疾、跌打肿痛、风湿疼痛、周身酸困、头痛等病症。

取治疗法，彝医取治法可分为火罐取、蜡纸取、灯草取、药物取、鸡取等几种疗法。①火罐取治法，彝医也称为拔火罐。罐器主要采用牛角、竹筒、烟杆等，其方法与中医略有不同，在火罐筒（牛角、竹筒、木筒）的底部钻一小孔，周围敷上蜂蜡，拔火罐时，医者先用口对小气孔，用力吸尽筒里的空气，待其吸稳后，用舌尖将已被温化的蜂蜡舐封住小孔即成。若是给狂犬病或蛇伤患者施疗，医者需口含白酒以免中毒。待火罐把毒气扯在一处时，在起包处点针见血，再拔取毒血。此法主要用于治疗狂犬病、风症、箭症、蛇症、扭伤等。此外，还可用于治疗子宫倾倒或下垂等病症，但不需点针取血。若火罐内放入一些具有取风作用的陈艾、花椒、火葱、韭菜等药末或药泥，则更具扯风、扯毒之力。②药物取治法，彝医用该法治疗虫牙痛。方法是把闹洋花籽研末，置一烧红的石板上，加猪油，周围敷上泥土，中间留孔，插上一根竹管，痛牙接在竹管上端，痛牙里的"小虫"就会循药物香气被取进竹管里。③鸡取法，彝医认为，通过剖鸡取象，可把病人身上的病灶及毒气取到鸡身上，从而减轻或消除患者身上的毒气。彝族民间常用活鸡剖开，紧贴患者的胸部，以抢救休克和危重症。也用其他动物来取象取毒。④蜡纸取治法，彝医用该法治疗由于忧思、郁怒、暴气引起的不思饮食、口渴欲饮、清瘦无力、肌肤变黑、咳嗽等气火伏心症。⑤灯草取，彝医用该法治疗由于不慎食入羊蹄岔肉中被肉包裹着的小毛团而导致的脘腹剧痛，俗称羊毛针痛。

第三节 彝药简述

一、药物资源

1. 彝药资源

彝族药物是彝族人民长期同疾病作斗争的经验总结和智慧结晶，其医药经验在民间积累传承，多由家族内部口耳相传、世代相承至今。彝族多居于山地，居住环境中动植物资源极其丰富。由于一些主要聚居区（如凉山腹地）交通闭塞、人迹罕至，保持了生物界的自然生态状况，保留了较多的动植物种类，同时亦保留着彝族人民世代相传的药物知识和经验。

彝族地区产名贵药材的历史悠久，特别是凉山地区，该地区每年有大量植物药材运售川、滇等省及内地，如防风、贝母、秦艽、猪苓、石斛、茯苓、沙参等，盛产的名贵动物药如鹿茸、麝香、熊胆、蛇等。如凉山境内螺髻山的药材资源极为丰富，时人谓该山"多药材，大黄尤盛""余甘子，解硫黄毒，州迤西山野遍生"。

自1978年以来，云南、四川等地分别进行了彝族植物药的调查研究，目前云南楚雄彝族自治州已整理药材品种102种，峨山县整理23种，凉山彝族自治州整理105种，出版了《彝医植物药》等专著。《云南省药品标准》收载了8种彝族药物，《中国民族药志》收载的民族药中，记录了彝族药名及药用经验的有15种。近年来，收集的彝药方剂达1535首。一些彝药方剂疗效显著，在国内外医坛具有深远的影响，如云南白药，由于其治疗伤科疾病疗效显著而扬名海内外，被誉为伤科"圣药"。

2. 彝药来源与分类

彝族用药种类丰富，包括植物药、动物药和矿物药，其中以植物药和动物药应用较为广泛。综观彝族医药文献和总结彝医临床用药规律可以发现，彝医用药具有鲜明的民族特色，如彝医多用植物根类药材，喜用植物寄生类、树脂和浆汁类药材，善用有毒药材等。

植物药一般按照根、茎、叶、花、果、皮、全草、树脂以及寄生类进行分类。动物药一般按照胆、油、骨、血、肝、肉、肾鞭等药用部位，以及虫类药材进行分类。

彝医多用植物根类药材，有学者对彝医学文献中的根类药材进行统计分析，并与中药文献及藏医《四部医典》进行比较，发现彝医使用的 137 种根类药材中，仅有 24 种药材为中医药和藏医药文献中记载了相同品种情况，其他未见相同品种记载的药材数目占 82.5%，体现了彝医应用根类植物药的特色。

彝医学注重应用"树上之树"，即寄生类植物，作为药材来治疗疾病，常用的植物寄生类药材有 20 余种，如花椒树寄生、攀枝花寄生、鸡屎藤寄生、马缨花树寄生等，彝医多将此类药物用于疑难杂症的治疗，这些寄生类药材在中医药文献如《中药大辞典》中均无收载，也体现了彝医用药特点，这些特点可能与彝族人民的生存环境、历史发展、文化渊源和民族信仰等密切相关。

彝医学还注重应用植物主干和粗枝的分泌物，即树脂、浆汁等植物体渗出物作为药物。彝医学认为，此类药材为无血之"血"，是无血、有血两类药的相互补充，可达气血平衡之效，对于疾疫病痛等有良好的治疗作用。常用的植物树脂类药材有黄栗树脂、仙人掌树脂、马缨花树脂、桃树脂、松树脂、青香木树脂、芭蕉茎脂和棕榈树脂等，植物浆汁类药材有芭蕉茎汁、芦荟汁、麻勒果树皮汁等。

彝医学应用有毒药物的历史久远，彝族聚居地区有毒动植物资源丰富，在长期实践中积累和发展了对有毒药物的认识和应用，彝医学认为"是药必有毒，无毒不是药"，疾病就是因毒而发、由毒而生，药物治疗就是用此毒化解彼毒。如草乌、刺桐、金刚纂、火把花等都为彝医常用的有毒药材。

彝医学对当地出产的动植物药物有本民族的命名和称呼，如称麝香为勒舍、熊胆为峨节、大黄为勒乌、车前草为吾莫迭补、芦根为土勒母白、鸡屎藤根为齐策坡白、金竹叶为母帕、紫花地丁为期勒弱等。

二、药物应用

1. 药物采收与炮制

彝族民间用药多以鲜品入药，以经验用药为主，集采药、制药、配方、治病等多项实践于一身。配方用药时使用单味药较多，配药时很少用秤，药物份量亦无一定之规，主要以医生的经验为依据，常见的用药方法有舂烂、捣烂、揉烂、揉搓、外敷、泡酒、咀嚼、熬水内服和炖鸡肉服等。

有些药物需要经过炮制加工后才能使用，药物炮制加工方法一般较为简单，彝医常用药物炮制方法可归纳为炒、焙、炮、烧、炸、蒸、煮、浸等方法。

炒法是指把已加工成片、丝、段、块的药材置于适合的容器中，不停地加热搅拌，通常又可分为清炒、混合炒和加辅料炒三种。炒制所用辅料可依据应用目的选择蜂蜜、白酒、醋等，一般炒至色黄取出，晾干备用。

焙法是将鲜药材放置于瓦片上，在瓦片下面用火加热，缓慢地将鲜药材焙干，便于加工分剂，也利于贮藏和应用。

炮法是将需要炮制的生品药材用阔叶树的叶片或其他软材包裹好，使表面潮湿，然后埋入木炭灰中，根据药材的数量和木炭灰的温度，凭经验决定炮制时间，不可过与不及，恰好时取出，再依据药材性质或用药情况进行切丝、切片、切块处理，再经暴晒或晾晒、阴干或风干等方法将药材干燥至需要的程度，收藏备用。

烧法是用火将药材燃烧后，再加以应用，依据烧制的程度不同，分为烧焦或烧炭存性两种。一般将药材表面在火上烧焦后，立即投入盛有开水的杯中冲服。

炸法是将药材放入烧热的滚油中，将药材炸至黄色或棕色状态时，捞出沥干油，挥去剩余油渍，晾干备用。

蒸法是将药材放入木甑中，置于锅底已经注入足量净水的锅上，持续加热，蒸制所需时间视药材材质和蒸制目的而定。蒸制分为气蒸和酒蒸两种。彝医"九蒸九晒"炮制法是在所蒸制的药材上一次或多次洒泼白酒加以蒸制，取出晒干后，再蒸再晒，反复多次，达到蒸制要求后，晒干备用。

煮法也分为两种：一种为清煮，至煮熟、煮透或煮烂，煮制时间依据药材材质和用药要求而定；另一种是添加辅料进行煮制，又分为药材辅料同煮法、先煮辅料再与药材共煮、先煮辅料后弃去辅料再煮药材等具体煮制方法。

浸法是将药材放入按照浓度比例配制好的溶液中进行浸泡，配制溶液的材料有食盐、白酒、香油和米醋等，依据药材性质和用药情况选定。

2. 药物的功用

彝医学的药物治疗为经验用药层面，未有系统的药物性质及功效等相关理论。彝族有本民族长期积累的丰富用药经验，如用阿衣（冬葵）引产催生，用衣布阿节（多毛隐翅虫）治淋巴结核，都拉（紫乌头）解乌头毒，拉莫各尔（等三七）治风湿关节疼痛，尔吾（坝子花）花穗在掌心揉搓取其汁涂搽蜂叮处，将斯赤列（接骨木）的根皮春烂加入其他药物外敷治骨折，伊斯（贝母）止咳，猴骨治肺病，蛇胆消瘤，熊胆治肿块，野猪肾通尿结石等。其他常用药物还有：苦荞麦，用于治疗小儿热病、腹泻、骨折、牙痛、胃痛、肚腹内绞痛、食积等病症。大黄，用于治疗胎盘不下、打摆子、消暑、烧烫伤、冻伤、跌打伤、腹泻、出血等病症。牛膝，用于治疗无头疮、风湿、外伤肿痛、劳伤腰痛、咽喉肿痛、胎衣不下、月经不通等病症。龙芽草，用于治疗皮肤瘙痒、腹泻、腹痛、小儿腹泻等病症。余甘子，用于治疗体弱、有风不散、杨梅疮、小便不通、心烦头昏、夏日中暑等病症。川续断，用于治疗冷寒身痛、哮喘、体虚、骨折、风湿、腰膝酸痛、外伤肿痛等病症。射干，用于治疗胃痛、肺热、咳痰、痰为铁锈色等病症。雄黄，用于治疗药物中毒、毒蛇咬伤、红斑疮、秃顶、霍乱、疯狗咬伤等病症。石膏，用于治疗烫伤、咳嗽、痄腮等病症。伏龙肝，用于治疗腹疝、咽痛、腹泻、大出血休克、痛疽等病症。夏枯草，用于治疗伤风、外伤流血、烧烫伤、肝痛、腹痛、火眼、头痛、腹泻、疯狗咬伤等病症。曼陀罗，用于治疗牙痛、牙齿生虫、疯狗咬伤、风寒咳喘、胃痛、跌打伤、疮肿、风湿疼痛等病症。苦瓜，用于治疗肿痛、腹泻、牙痛、疮肿、肠疮、热疮等病症。姜，用于治疗冷寒腹痛、腹泻、咳喘病、风寒外感、久咳不止、解半夏和南星之毒等病症。

3. 彝药传统剂型

彝医常用药物剂型主要有酒剂、散剂、蜜丸、水丸、锭剂、冲剂、磨剂、煎剂、油剂、炖剂、蒸剂、粥剂、敷剂、擦剂、洗剂、泥剂、膏剂、粉剂等多种类型。

散剂是彝医常用的一种剂型，如著名成药云南白药，由云南彝族民间伤科名医曲焕章所创制，治疗跌打损伤、创伤出血有显著的疗效。云南白药由名贵药材制成，具有化瘀止血、活血止痛、解毒消肿之功效，可内服与外用。问世百年来，云南白药以其独特的功效被誉为"中华瑰宝，伤科圣药"，在历史上曾有"效验如神""药冠南滇"和"功效十全"等评价。

锭剂为彝医常用的一种剂型，将药材粉末加入适当黏合剂揉成湿润团块，放入模具中挤压或用手工搓成各种不同形状的小锭，或先制备成长条后再切成小锭，晾干后备用。黏合剂多用糯米糊或有黏性的药材粉末。为了保持其湿润性，一般多用浸过香油的绵纸进行包装。彝医知名方药拨云锭即为锭剂。彝医拨云锭传统配方及制作技艺于2014年被列入第四批国家级非物质文化遗产代表性项目名录。拨云锭为具有近300年历史的彝药代表品种，组方奇特，特征鲜明，功效独到，彝医学认为，该药具有明目退翳、解毒散结、消肿止痛之功效，用于治疗暴发火眼、目赤肿痛、痧眼刺痛、目痒流泪、翼状胬肉、牙龈肿痛、喉舌红肿等病症。

磨剂是将块状或条状的新鲜或干燥药材，在倒扣的碗底上不停地转圈研磨，取磨制的药汁或药粉应用。磨制新鲜药材时可在倒扣的碗底窝加入一点冷开水，待研磨足剂量时，将其倒入另器中，兑开水服下。磨制干燥药材时，则研磨为粉状后，再兑水内服或外用。

酒剂是彝医应用最为普遍的剂型。据资料统计，在收集的1535首彝药方剂中，有

633 方用酒佐配，占方剂总数的 1/3 以上，其中内服方 320 首，外用方 13 首，内科方 112 首，外科方 88 首，伤科方 22 首，妇科方 78 首。可见，酒剂在彝族医药中占有重要位置。彝族将酒用于药物有悠久的历史。早在公元 43 年（光武帝建武十九年），居住在凉山一带的彝族先民之一"邛人"，已经会酿制毒酒，并将其用于战争。在日常生活中，彝族历来好客喜酒，酒是彝族人民生活中不可缺少之品。彝族用酒治病历史较长，范围很广，数量较多，方法各异。彝酒是用谷类和酒曲酿成，其性悍，质清，味苦甘辛，性热，具有散寒滞、开瘀结、消饮食、通经络、行血脉、温脾胃、养肌肤等功效。彝酒可直接作为药用，治疗关节酸痛、腿脚软弱、行动不利、肢疼体冷、肚腹冷痛等病症，也可以酒佐药共同应用来治疗疾病，如用酒泡药（药酒），以酒（或甜白酒）为引煎药，以酒兑服药汁（或药粉），以酒调药外敷或点火酒外治等。彝族妇女生孩子必吃甜白酒煮鸡蛋，认为甜白酒补益气血，能使产妇身体恢复。这些都是彝族医药中的传统医疗经验，至今，彝医仍直接用酒或酒佐以治疗多种疾病。

4. 彝族特色食疗

木瓜鸡为南诏古国发祥地巍山彝家传统食疗方，木瓜鸡闻之清香扑鼻，食之不油不腻，清纯酸香爽口，食后口齿留香，胃口大开，通体舒坦，有补气解乏、健胃消食、舒筋活血、养颜抗衰、驱风止痛、消肿祛淤等功效，在彝族地区深受青睐。

彝医学认为，鸡肉与木瓜二者合用食疗，相益得彰，适用于治疗多种病症。①虚劳症，见身体羸瘦，神倦乏力，自汗，失眠，头昏眼花，食少，小便频数，平素易于感冒，面白少泽，脉弱。②痹证，见肌肉、筋骨、关节发生酸痛、麻木、重着、屈伸不利，甚至关节肿大灼热。③暑湿引起的筋病，夏季因饮食不慎，感受暑湿，发生呕吐、腹泻、腹痛，并有小腿转筋，甚至手足肌肉抽搐、痉挛等。④用于某些妇科病病后虚弱，带下崩漏，产后病等，如产后血晕、乳少、身痛、自汗、盗汗等。

参考文献

[1] 王正坤.彝医揽要 [M].昆明：云南科技出版社，2004

[2] 李耕冬等.彝族医药史 [M].成都：四川民族出版社，1990

[3] 杨本雷.中国彝族医学基础理论 [M].昆明：云南民族出版社，2004

[4] 杨本雷.中国彝族药学 [M].昆明：云南民族出版社，2004

[5] 奇玲等.少数民族传统医药大系 [M].赤峰：内蒙古科学技术出版社，2000

[6] 关祥祖.彝族医药学概论 [J].中国民族民间医药，1994，3 (6)：2-5

[7] 东人达.古代彝族医史论要 [J].中华医史杂志，1998，(2)：104-105

[8] 杨本雷.彝族医药理论研究 [J].云南中医中药杂志，2006，23 (S1)：38-39

［9］ 刘华宝等.彝族医学理论与中医学相关理论的关系探讨［J］.中华中医药杂志，2006，21（4）：198
　　　-201

［10］ 饶文举等.清浊二气及其气路学说是彝医基础理论的核心［J］.云南中医学院学报，2006，29
　　　（S1）：73-75

［11］ 钱韵旭等.彝医理论体系中蕴涵的哲学思想［J］.医学与哲学，2010，31（9）：70-71

［12］ 马伟光.彝族医药述要［J］.云南中医学院学报，1990，13（3）：1-8

［13］ 赖先荣等.彝族《医算书》文献价值与医学价值初探［J］.环球中医药，2014，7（7）：527-531

［14］ 彭于成等.《明代彝医书》治疗外科疾病特点浅析［J］.云南中医学院学报，2010，33（4）：1-3

［15］ 余强等.彝族医药的发展沿革和应用研究［J］.中国民族民间医药，2001，10（1）：6-9

［16］ 吴桂芳.彝族医药学的发展研究［J］.福建中医药大学学报，2010，20（6）：62-63

［17］ 颜晓燕等.彝族医药研究现状与展望［J］.西南军医，2007，9（2）：89-90

［18］ 贾克琳等.彝医预防医学探析［J］.中国民族民间医药，2007，16（5）：258-260

［19］ 钱韵旭等.从地理环境的视野探究彝族传统医药［J］.中国民族医药杂志，2011，17（2）：4-6

［20］ 许嘉鹏.楚雄州彝族医药发展现状的调查研究［J］.云南中医中药杂志，2009，30（10）：70-72

［21］ 杨本雷等.谈谈彝族方药的整理与开发［J］.云南中医中药杂志，2002，23（1）：41-42

［22］ 刘圆等.凉山彝族医药的调查报告［J］.时珍国医国药，2006，17（8）：1377-1378

［23］ 顾健等.彝族植物药的发展现状研究［J］.中国民族民间医药，2003，12（5）：249-254

［24］ 李林森等.植物寄生类彝药药性的四气和五味研究［J］.中国实验方剂学杂志，2013，19（22）：
　　　345-348

第十二章 畲族医药学

概　述

　　畲族自称"山哈"，是我国古老的少数民族之一，史料记载畲族历史上长期处于游猎、游耕生产生活环境，现在主要分布在我国福建、浙江、广东和江西等省区。畲族人民为求生存与繁衍，在长期与疾病作斗争中，适应自然条件、地理气候、社会环境和生产生活习惯的特点，发展和积累了大量防病治病的医疗经验，在长期的民族迁移过程中吸纳了汉、苗、瑶、壮等少数民族传统医药理论精华和医疗经验，发展形成了独具民族特色的畲族医药体系，是祖国传统医药学宝库中的重要组成部分。

　　畲族医药学具有鲜明的民族性和地域性特点，产生于独特的自然环境和民族迁移历史过程，其形成和发展与汉族的中医药学以及壮、苗、瑶等少数民族传统医药学有着很深的渊源。畲族只有语言而没有本民族文字，对疾病的诊治建立在朴素的唯物认识观基础上，医药理论较为零散，医药一体且重于实践，医药知识的积累传承以口授心传形式为主。近年来，在政府支持和指导下，地方医药卫生和科研机构进行了大量深入的民间调查、医学文献和相关地方史志资料收集整理工作，对畲族医药体系的主要内容进行了整理和完善。

第一节　畲医学基础理论

　　畲族医学理论包括六神学说、痧症理论、疳积理论、对疾病和伤的认识等主要内容，用于指导畲医防病治病等医疗实践。

一、六神学说

畲医学认为，六神（包括心、肝、肺、脾、肾、胆六脏的神）主宰人体气、血、精的化生，并调节人体三十六骨节、七十二筋脉、十二条血路和二十八脉的各项功能作用。人体脏腑、四肢的功能活动，均依靠六神的主宰才得以维持正常。畲医学认为，存六神者，神气内守，则七窍开通身健无病。若脏腑六神失守，则不能发挥六神的主宰功能，使身体各方面功能失于协调，气、血、精化生不足或运行、输布失常，机体的各项功能活动就会发生病理变化，引起各种疾病。

1. 六神及其主宰功能

畲医学认为，六神由心神、肝神、肺神、脾神、肾神和胆神组成。心神，主司血液的运行，主宰十二条血路和二十八脉。肝神，主司水精、谷精的生成，主宰三十六骨节和七十二筋脉。肺神，主司呼吸，主诸气的生成，主宰人体各种气机活动。脾神，主司水精、谷精的运化，主宰血液、肌肉的活动。肾神，主司大脑、骨骼，主精气的生成，主宰人体的生育繁殖。胆神，主司神明、谋略，主宰协调人体脏腑功能活动。六神生理功能各司其职，相互协调，共同主宰人体的生命活动。

2. 气、血和精

畲医学认为，气、血、精在六神的主宰下化生，是组成人体并完成机体各项活动的基本物质。人体靠气、血、精来维持生命，气血旺盛顺畅，生命活动就正常，身体就健康；若气血不足，筋脉不畅，身体就赢弱；若气血不调或气血衰弱，筋脉滞阻，瘟邪侵蚀，则疾病发生。

气由清气、津气和谷气组成。清气是在肺神的作用下，从自然界中吸入的"自然之气"由气管进入于心，与精血共同运行于筋脉之中，是人体不可缺少的物质成分。津气是谷气在脾神和肾神的作用下化生的，是机体体液的组成部分，运行于肌肤腠理之间，以温养肌肉，充润皮肤。谷气是谷精通过脾神的作用而化生，运行于筋脉之中，是直接参与机体构成和营养机体的物质精微。

血是由水精与谷精在脾神和肝神的作用下化生的一种红色物质精微，具有营养机体的重要作用。血的功能主要包括：在心神的主宰下，通过筋脉的输布濡润脏腑器官；在肺神的主宰下，血与清气结合，吐故纳新，推动血液运行；在脾神的主宰下，血与谷气相合，输布并营养机体周身。

精由水精、谷精和种子精组成。水精指津液，是人体摄入的水液经肠吸收，通过肝神的作用而化生，运行于筋脉中的营养物质，是血的重要组成部分，具有濡润躯体孔窍的作用，或由汗窍排出，成为汗液，具有调节人体冷热平衡的作用。谷精是由摄入的食物经脾神与肝神的化生形成的营养精微，是血的重要组成部分，为种子精的化生提供重要物质基础，在肝神的主宰作用下由筋脉运送到躯体各部分起着营养作用。水精和谷精称为后天之精。种子精是由谷精与血在肝神与肾神的作用下化生的具有生殖功能的物质精微，为先天之精。

3. 三十六骨节与七十二筋脉

畲医学将两骨联合之处称为骨节。畲医将人体骨节数目虚指为三十六骨节，与七十二筋脉相对应。畲医学认为三十六骨节由肝神主宰，由气、血、精营养充润，是周身肢体活动重要的关节部位。畲医学将骨节主要分为上肢骨节、下肢骨节、腰肢骨节及其他等几类，共计三十六骨节。

畲医学认为人体各处遍布筋脉，无处不有，将人体筋脉数目虚指为七十二筋脉，与三十六骨节相对应。筋脉包括筋和脉两个部分，筋由肉筋索（肌腱）、肉皮筋（筋膜）和麻筋（神经）三个部分组成。筋性坚韧刚劲，对骨节和肌肉有约束和保护作用。筋由肝血濡养，其功能由肝神所主宰，肝的精气盛衰与筋力的强弱密切相关。脉，通常指脉管，是气血运行的通道，脉与心密切相连，为心气所推动，由心神所主宰。脉分为青脉和索脉两类。青脉分布于体表，直观可见，如手、脚、颈项的静脉，索脉是在体表能触到其跳动但目视不易见到的动脉。畲医学认为，筋脉受肝神和心神所主宰，遍布于人体各部位，是沟通和联系人体上下、内外、表里的复杂系统，其主要功能是运载气、血、精，濡养和保护躯体，以维持人体各个部分的正常功能。

畲医学用来描述人体生理及疾病种类的三十六、七十二等数字，是沿用古代的十月太阳历计法来记数的，以三十六为基数来记述人体生理、疾病和药物种类等，如三十六症，倍之则为七十二症，十之为三百六十症，三十六加七十二为一百零八症等。此外，畲医学计数有一种虚指用法，如七十二，多数情况下是一个虚数，是"很多""多而杂"之意。畲族文化中将0~9这十个基础数字中，以9为最大的阳数，以8为最大的阴数，8与9的乘积为72，用来虚指数目众多。

4. 十二条血路与二十八脉

畲医学认为，人体有十二条血路，即人体的十二条经脉，包括心经、心包络经、肺经、胃经、脾经、大肠经、小肠经、肝经、胆经、肾经、膀胱经和三焦经。每一条经脉都与六神直接关联，十二条经脉由脾神、肝神提供化生的血液充盈血路，由肺神主宰推动血的运行，由心神主宰完成十二条血路运行、敷布并营养机体周身。每一条经脉在体表都各有其相对应的血路口，即动脉在体表的搏动部位。畲医认为，十二条经脉的循行，在体表分布于头、身、四肢，在体内又联系相关的脏腑，为天地人三才合一之体系。

畲医学认为人体有二十八脉，具体指左右手足二十四经脉，再加上任脉、督脉、阴跷和阳跷共二十八脉。二十八脉由心神主宰，在脾神、肝神、肾神的共同主宰作用下完成人体周身气、血、精的输布和运行等功能。

5. 六神学说的应用

畲医学六神学说明确了人体的生理功能和六神的主宰地位，六神各司其职，协调人体三十六骨节、七十二筋脉、十二条血路和二十八脉等各项功能和作用。六神学说在畲医学临床诊断和疾病的治疗中有着积极的指导意义。畲医学认为，六神受损会致六神病。如伤到心，则心神失守，魂出心窍，出现发笑不止（狂笑）或啼哭不停，甚至发狂等；伤到肺，则肺神受损，肺失主宰，出现咳嗽不止，甚至失声、咳血、喘憋等；伤到肝，则肝神失养，主宰水精和谷精的化生失调，出现全身发黄、肝胁疼痛，甚至鼓胀等；伤到脾，则脾神受累，水精和谷精运化失常，出现食欲缺乏、胃肠胀满、膈呃，甚至呕吐、呕血等；伤到胆，则胆神受惊，神明失宰，会易惊受怕，眼睛一闭就感到大难临头而大喊大叫等；伤到肾，则损及肾神，肾亏精乏，出现腰酸、头眩晕、不孕不育、尿频尿急、膀胱胀满而排不出尿或小便不禁，或常有排尿感，甚至尿血等。畲医学认为，六神病需及时采用六神药治疗，同时根据不同时辰、不同部位和不同症状加以辨证施治。若治不及时或治疗失当，就会危及生命。治六神病用六神药等用药经验有待进一步挖掘整理。

二、痧症理论

畲医学在长期的发展过程中形成了对痧症的独特认识，对痧症的认识比较直观形象，逐渐完善了一套痧症理论和痧症疗法，在治疗方面积累了丰富的医疗实践经验。下面简单介绍畲医学对痧症的认识和预防理论，痧症的诊断和痧症疗法的相关内容见第二节传统诊疗方法部分。

1. 痧症的病因

痧症是畲医学中疾病种类最多的病症之一，许多疾病都可依据痧症理论进行发痧治疗。畲医学认为，痧症的病因主要为痧气，其具体来源广泛而复杂，虚实相夹，分为外感和内伤两类。外感常见风、湿、火三类痧气入侵，使机体气血筋脉阻滞不畅，或三气相搏而生，或三气夹杂寒、暑等痧邪入侵，或因感染时疫，或因秽浊而触发。外感痧症一年四季均可发生，多见于夏秋湿热气盛时期，冬春时期多为疫疠感染发病。内伤痧症主要由劳伤、饥饱、贪杯、过食肥甘、偏嗜辛香热辣之物而生发。

2. 痧症的种类和名称

畲医学对于痧症的种类和数目至今尚无统一的说法，普遍虚指有痧症七十二种，也有的认为有三十六种或一百零八种之说，但各地畲医均不能统一叙述完整，可能与不同地域及其传承差异相关。目前尚未真正总结出具体的三十六痧症或七十二痧症。

畲医学对痧症的描述，有的有详细的症状和治疗方法，有的只有病名和主要症状而没有治法，有的只有病名。从名称来看，痧症名称有着一些共同的特征，一般按致病因素、发病部位、病症特征和仿似动物形态等来命名。有些痧症名称虽显牵强，但也生动形象，便于记忆。按致病因素命名的有寒痧、热痧、暑痧、风痧和瘟痧等；按发病部位命名的有黑眼痧、喉痧、肚翻痧、小肠痧、大肠痧、漏肠痧等；按病症特征命名的有青筋痧、肿身痧、哑巴痧、反弓痧、滚筒痧和栀黄痧等；根据患者病痛发出的声音命名的有鸭痧、狗痧、蜜蜂痧等；根据患者自觉症状命名的有穿心痧、蚂蚁痧等；按仿似动物形态命名的有蛇痧、鱼痧、猪痧、凤凰痧、奔牛痧和老鼠痧等。

3. 痧症的预防

畲医学有较完整的预防痧症的认识和方法。畲医学认为，人体气血旺盛，筋脉顺畅，才能抵抗外邪入侵。当气血亏虚，正气不足，复加邪气外袭，经脉阻滞，则会百病生发。畲医学主要从以下几个方面对痧症进行预防。①适当运动，保持乐观心态，可预防痧症的发生。畲医学认为，动者不衰，乐则长寿。②强调未病先防，以防为主，畲医广泛应用食疗和药物来预防痧症。如春天采挖积雪草炖猪肚食用预防痧症；立夏前后常食苦味野菜如败酱草、马齿苋、苋菜等，均可有效预防痧症；食凉茶嫩头阴干后常年泡茶饮，可预防痧症和外感；毒碧凑煎汤，取滚药汁泡鸡蛋服用可预防痧症；荷叶、青蒿、野葛根等草药煎服可预防痧症。③适时刮痧，调顺经脉，促进气血流通，增强体质等，可起到预防痧症的作用。

三、疳积理论

疳积理论是畲医学对疾病认识中不同于中医学和其他传统医学的例子。畲医学认为，疳积有狭义与广义之分，狭义疳积也称为小儿疳积，是指小儿因饮食不当、禀赋不足等因素而导致的面黄肌瘦、腹部膨隆等病症；广义疳积泛指由于风、寒、痧、食等因素而引发的诸多杂病的总称，畲医统称为疳积病。

1. 小儿疳积

畲医学认为，"疳者，甘也，疳之为病，皆虚所致"。小儿疳积多因禀赋不足，脏腑稚嫩，或因甘肥恣进，饮食太过，积滞日久，或因乳母寒热不调乳哺婴儿，或因大病之后，吐泻疟痢，乳食减少，以至于损伤脾胃，胃气虚弱，运化失常，水谷精微不能荣卫丰盈，灌养诸脏，日久则肌肤失养，形体不健而成疳积。

小儿疳积主要表现为毛发焦黄稀疏，头皮光急，口馋唇白，两眼失神，揉眉擦鼻，脊耸肤黄，夜间咬牙，口渴自汗，腹胀肠鸣，尿白泻稀，骨蒸潮热，也有厌食或异嗜症，如嗜食瓜果泥石者等。诸症表现均属脾气虚弱，运化失常，脏腑、器官、皮毛失养所致。常见小儿疳积依据疾病所在的脏腑命名的如脾疳、肺疳和心疳等，依据疾病的病因和主要表现来命名的如风疳、疳热、疳肿胀和血疳等。

2. 疳积病

畲医学认为成人也有疳积之症，大凡因风、寒、痧、食等因素或不明原因而引起的诸多积症，畲医学一般统称为疳积病。畲医学认为，疳积病，疳为病因，积为病机，人体的许多疾病都是由于疳积而成，"百病皆由疳而起，百病皆由积而成"，"积滞不通，百病而生"。畲医学依据疳积病的病因和病变部位将其分为风积、寒积、痧积、食积、木积、土积、水积、火积、金积、气积、血积和痰积等。

四、疾病的分类与命名

畲医学对疾病有独特的分类与命名方法，将疾病种类概括为寒、风、气、血和杂症五大类，每类又根据症状分为七十二种，但多数病症不能一一列举其病名，多为虚指数目众多。

1. 风症

畲医学认为，风症为人体感受外来风邪或内虚生风所表现的症状和体征，主要表现为头痛头晕、重者肢体频繁抽动、意识不清、肢节麻木或半身不遂等。畲医学将风症分为小儿风症、内风和外风等。

（1）小儿风症

畲医学认为小儿初生，性禀纯阳而阴气未足，身内易生热，热盛则生风生痰；小儿膝理不密，更易感寒邪，寒邪中人为病则筋脉牵强，遂有抽掣搐弱。畲医学对频繁抽风和意识不清的病症都叫惊风，分为急慢二型，有"急惊属实，慢惊属虚"的说法，认为其发病主要原因是外感时邪，内蒸痰热及久吐久泻，脾虚肝盛等。畲医学认为，小儿风症分为七十二种，阳风、阴风、半阴半阳风各二十四种。还有脐风、赤游风、慢窍风、法钱风等不在七十二种风症之列，其症状表现与现代医学的流脑、乙脑等脑髓病变者相似，畲医用治疗风症的草药加以治疗，但用药剂量较大。

（2）内风

畲医学认为，内风由肝脾二神失宰所致，主要表现为头昏、意识不清、肢体频繁抽动、肢节麻木或半身不遂等。畲医学对常见内风症的命名种类繁多。①按发病时抽搐姿势不同命名者，如鸡爪风、撒手风、看地风、弯弓风和倒地风等。②按兼症不同命名者，如潮热风、昏迷风、水泻风、黑沙风、肝痛风、夜啼风、呕逆风、发冷风、迷魂风和肝胀风等。③按发病时的声音不同命名者，如马风、猪风、羊风、鹦鹉风和狂言风等。④以动物形态命名者，如蛇风、鲫鱼风、老鸦风、鹊惊风、羊痫风、癫猪风、螺蛳风、乌沙风和马蹄风等。此外，还有寒风、虎口风、天吊风、五鬼风和乌缩风等多种风症。

（3）外风

畲医学认为，外风有狭义与广义之分。狭义外风主要指皮肤疾病，如云斑、出云、四弯风、土风疮、风热疮、面游风和白驳风等。其中云斑相当于荨麻疹、皮疹等，根据症状不同又可分为米云、红云、纱云、雷云、火云、朱云和钱云等。广义外风为现代畲医之认识，为人体感受外在风邪或外风夹杂寒、湿、热、毒、痧等邪气所致的病症，如头风、风热、风毒和风痧等。

2. 寒症

畲医学认为，寒症是肝神和肾神主宰功能衰退所致的病症，其症状多见寒势亢盛的表现，如汗多热少、神疲倦怠乏力、畏寒肢冷、面色㿠白、肢体寒战，或纳谷不消、腹胀肠鸣、腰肾不适、四肢发凉，或头昏头痛、遗精、尿涩，或淋漓频数，或泻不消化便，舌苔灰白而厚等。

畲医学认为，寒症是由于人体六神中的肝神和肾神失养，精气亏虚，不能温煦肢体脏腑，或长期居住潮湿，坐卧湿地，气候过于寒冷，或遇深山疠气，人体感受寒邪所致。畲医学认为，各家寒症七十二种，名目大同小异，按病因分为寒多夹湿、夹风，如风寒、冲水寒、气寒、寒痧等；按时间分为三日寒、七日寒、二十四日寒、百日寒等；按形态分为铁板寒、虎伤寒等；按症状分为翻肚寒、假热真寒、漏底寒等。

3. 气症

畲医学认为，气症主要表现为胸胁胀闷而窜痛，痛无定处，甚则因痛而见有呼吸困难，或见心烦心急，咳嗽，或头昏胀痛等，但胸腹触诊多无异常。

畲医学认为，气可化生万物，维持生命，人体各种气机活动均由肺神主宰，肺神虚弱，肺神失宰，则生气症。外感六淫、内伤七情、饮食劳倦、误用针药等，均可不同程度损伤六神而致病。气症主要致病外因有外伤、湿气、疬气和外邪等，如打击、挤压、跌仆、坠堕、冲撞等外因所致气症，有气闭、气滞、气胸、气郁等；致病内因有内虚、内热和情志等，所致气症如气逆、气呃、气少、气乱、气怯、拗气和气厥等。

4. 血症

畲医学认为，由于外伤和内伤等原因导致心神和脾神失去主宰功能，则生血症。畲医学认为心神主司血液运行，主宰十二条血路和二十八脉；脾神主司水精和谷精的运化，主宰血液和肌肉的活动。各种病因导致人体心神和脾神受损失宰，则引发血症，血症主要表现为瘀血和失血等症状。瘀血者多见瘀血肿块，胀痛固定不移等；失血者多见因身体或体内某部位出血，出现头昏、心悸和口干诸症。

5. 杂症

畲医学将除上述四大症以外的疾病统称为杂症，包括眼疾、耳疾、喉疾、疔疮疖痈、蛇蝎咬嗯、骨折、外伤等病症。

畲医学对喉疾多依据形状和症状等进行分类和命名，如垂舌、走马喉痈、靠壁喉痈、单胀舌重、蛇出洞、虚火乳蛾、瓮里莲花、金钟悬梁、日出日落等。

畲医学对疔疮疖痈多依据发生的部位来命名，如长在百会穴的疔疖称天疮，长在百会处大小不一数个疔称七犷疗，长在面部的称面疗，长在口唇的称唇疗，长在风府或哑门穴处的称对口疮，长在下颌处称羊胡须或老虎须，小儿头部的脓肿称软壳蟹，小儿头上多发性毛囊炎称烂头，长在下腹称肚疗，长在付骨头处称横闩，长在会阴部称奇，长在屁股处称骑马痈，长在虎口处称探岔，长在手背上称手面蟹，长在脚面上称脚面蟹，长在手指脚趾上称天蛇，全身都长的脓疮称天罗疮等。

畲医学对各类杂症的命名有多种方法，根据病变部位命名的，如长在腹部的疖肿称肚疗，长在项部的疖肿称项虎等；依据仿似动物的形态特征命名的，如蛇痧、家痧、兔痧等；还有根据治疗方法特点而命名等。畲医学有些疾病名称较为特殊，其命名形象通俗，容易记忆。如蛇，是指人倦怠无力或气急、不思饮食之症，热蛇指热症，寒蛇指寒症；飞丝落肚是指无名腹痛、黏膜充血之症；风寒入肚指无名低热；头养风火指头昏、头晕和目赤之症；吊眉风指眼睑突然上翻、不能闭合之症等。

第二节　传统诊疗方法

畲族医药学是一门重于实践的传统民族医药学，在长期防治疾病的医疗实践中积累了丰富的经验，总结了许多特色的诊断和治疗方法，如畲医学四诊、对痧症的诊断和痧症疗法、对伤的诊断及正骨疗法等丰富的内容。

一、四诊

畲医诊病方法一般是通过看、闻、问、摸四诊来对疾病加以诊断。

看诊是指通过察看患者的脸色、眼睛、肤色、舌苔、手指、呕吐物和二便等，来确定患者所患疾病的寒、热、火、毒等性质。

问诊是通过询问患者的鼻涕、咳痰、汗液和二便等情况来辅助诊断疾病，包括问鼻涕、问咳痰、问汗液、问二便等。

摸诊主要通过摸脉、摸病处、摸患者的额头及手心等部位的情况来辅助诊断疾病。

闻诊是通过嗅闻患者的气味和声音来辅助诊断疾病。

二、对痧症的诊辨与治疗

1. 对痧症的诊辨

畲医学中痧症发病广泛病种繁多，涵盖内、外、妇、儿、五官、皮肤和骨伤等多类疾病，畲医学对痧症有一套独具特色的发病观、诊辨观和治疗手段。其诊辨方法分为一般辨痧方法和特殊辨痧方法两类。

一般辨痧方法通过望诊、触诊和切诊来综合判断痧症病情。望诊辨痧是通过观察患者的表情、神志、体态及发病部位和特征等变化作出辨证。触诊辨痧是通过触摸患者指尖、额头、足部、身体皮肤表面温度、体表形态及某些特征变化进行诊断。

特殊辨痧方法包括验痧筋法、划痕试验法、查痧点法和试撮天突穴法。

验痧筋法是通过查验患者是否有痧筋及判断痧筋位置表里的辨诊方法。痧症患者体表部位（如臂弯、腿弯等处浅表静脉，肋间皮下，前臂手三里等处）出现的紫红色或暗红色皮下明显隆起，称为痧筋，痧筋是诊断痧症的特征之一。通过查验患者臂弯、腿弯等处浅表静脉是否出现紫红色或深青色的痧筋，可诊辨是否为痧症。畲医认为，痧筋浅者为痧在气分，病情较轻；痧筋乍隐乍现为痧在血分，病情较重；痧筋伏而不现者为痧毒深重、痧毒攻入脏腑的重症。

划痕试验法包括胸肋划痕法和前臂划痕法。胸肋划痕法是用右示指屈曲的第二关节顶端，在患者第 2~5 肋间由上而下，稍微用力快速地划过 5 厘米左右的一道划痕，如随即可见皮下明显隆起，且很快呈现紫红色或暗红色者，即为痧筋，可诊断为痧症。前臂划痕法是用左手抓持患者的手腕，让患者手掌向上，再用右示指在患者前臂手三里处向内稍微用力快速划一道划痕，如出现痧筋隆起，则可诊断为痧症。

查痧点法是指通过在患者体表各个部位查找痧点来诊辨痧症的方法。一般用菜籽油、豆油、花生油等植物油点灯，用灯芯草或粗纸捻做灯芯，一手掌灯持照，另一手掌遮挡灯光，在患者额头、耳前后、颈部、胸前、腹部两侧、臂弯、腿弯等处照验，查找痧点，若见皮内有乍隐乍现的蚊迹状红点即为痧点。畲医认为，痧点也是痧症的主要表现之一。

试撮天突穴法是指用示指和中指屈曲后的第二关节顶端，在患者天突穴撮几次，若患者感到舒适不痛，且随即出现皮下紫红斑的痧痕，则可诊为痧症。

2. 痧症疗法

痧症疗法是畲族医学中一类最具特色的治疗方法，畲医和许多畲民都掌握多种痧症疗法，也称为发痧疗法。病情较轻者采用刮法、撮法、焠发和搓法等疗法，病情急重者可采用针刺、放血、挑痧或配合畲药进行治疗。

（1）刮痧

刮痧疗法在畲族地区应用较为普遍，是畲族人民数千年留传下来的最为传统的发痧疗法之一。刮痧部位多选在上肢内侧肘弯处、颈部大椎两侧至肩峰或脊柱等处。刮痧时先选准欲刮的部位，抹上清水、茶水、米醋、酒或油作滑润剂。一般针对热痧多用清水、茶水或米醋，治寒痧多用酒或油。刮痧前用四个手指在欲施刮疗的部位皮肤轻拍至微红，再用掌刀、铜钱、瓷汤匙、小酒杯、小瓷碗等边缘光滑之物，在施疗部位匀力从上至下进行刮疗（不能上下连刮），用力要适当，过轻达不到治疗目的，过重易使皮肤破损，刮至皮下呈现紫红色痧痕为止。刮脊和刮背等方法较为常见。刮脊者一般俯卧或反坐背椅，施术者用刮器自大椎穴顺沿脊柱往下刮，直至骶骨处，刮的次数一般不少于 100 次，至脊柱显现痧痕。刮背多适用于年轻体壮者，在脊背涂抹香油，用牛肋骨磨滑边缘制成的刮背刀，或用竹条火烤制成的刮背竹刀，双手持刮刀两端，从患者肩部轻轻下刮至髋关节，刮疗方向只能从上自下，用力要匀称，时间持久，至背部出现紫红色痧痕为止。

（2）撮痧

撮痧疗法又称抓痧、捏痧、夹痧或拧痧，是畲族常用的发痧疗法之一。撮痧部位一般选颈部、胸部、背部、眉间或太阳穴、大椎、肩井、印堂穴等处。撮痧前先选准部位，抹上清水、酒或油作滑润剂。手握紧拳头，五指屈曲，示指和中指的第二节张开呈 60°~90°角，蘸取润滑剂，对准撮疗的部位将皮肤用力撮起，然后突然松开还原皮肤，撮痧时会发出"啪"的声响，连续撮痧 5~8 次，多可十余次，至局部皮肤出现紫红色痧痕为止。无痧者撮时会感到疼痛，痧症患者撮痧会感到舒适。畲医根据经验和病情，可选择一处或多处撮痧部位，有的在颈部撮一圈，有的在胸前撮一圈，有的以乳中线为中心，上下左右各撮十几处，有的只撮印堂穴。多数撮痧可一次显效，也有反复多次撮痧治疗至痊愈。

（3）搓痧

搓痧疗法也是畲医常用的发痧疗法之一，取鲜紫苏叶 50~100 克，橘叶 7~14 片，葱二株，姜三片，乱头发一撮，放在小钵内，滴入七滴油，加盖后置锅内蒸 15 分钟。患者赤上身俯卧，施术者趁温热取出钵内药物，在患者背腰部自上而下搓揉，搓揉数次后再蘸小钵内液体继续搓揉，直至背腰部呈现痧斑。

（4）抓筋

抓筋疗法可单独治疗痧症，也可配合刮痧或撮痧共同治疗痧症。抓筋时用拇指与示指用力抓腋窝胸侧（胸大肌、胸小肌的肌腱），使患者上肢有发麻感，连续抓 3~7 次，再用大拇指贴锁骨上窝，四指贴背侧，抓肩井部位，用力抓 3~7 次，再抓肩胛骨内侧 3~7 次。每次出现"叭哒"的响声，直至局部充血为止。抓筋的部位与次数根据病情而定。抓筋治疗脘腹部位疼痛为主要表现的痧症效果显著。

畲医在应用刮痧、撮痧、搓痧和抓筋等发痧疗法时注重施疗部位，但不讲究穴位，讲究手法和经验，轻重有别，效果迅速显著，方法简便易行。

（5）焠痧

焠痧疗法适用于体质较弱者的发痧治疗。把植物油倒在小酒杯内，用灯心草或粗纸做灯芯，对准患者的额前、耳后、胸前、腹部两侧、背腰部、上臂和大腿内侧及弯曲处等皮肤出现细红点状如蚊迹、粒似麸的痧点，快速准确地进行点灼，焠到痧点时会发出"啪"的小响声，一个痧点只能焠一下。畲医认为，所有痧点都焠了痧症即可痊愈。

（6）挑痧与挑病珠

挑痧疗法适用于患者感到全身不适，似被绳索捆绑的痧症，通过挑痧治疗后全身感到轻松舒适。挑痧部位除脸部、臀部外，其他各处均可挑治，多选在前额、耳前后、颈侧、前胸、腹侧部、肘窝及腘窝等处。挑痧方法为右手斜执银针，针尖露出米粒大小，对需挑痧的部位多次轻挑，直到挑出血丝。病情轻者用轻挑，症重用重挑，有些畲医重挑后还辅以盐搓施治。

挑病珠也称挑斑珠，是挑痧方法中重挑手法之一种，不仅要挑痧斑或痧珠，还要挑断痧斑或痧珠间的连线，且要一次挑完，挑痧后患者顿感舒适。

（7）针刺

畲医针刺疗法与中医针灸不尽相同，注重针刺部位而不讲究穴位，多用银制三棱针，有挑针与刺针之分。针挑疗法包括轻挑与重挑。轻挑，医者斜握银针，针尖露出米粒大小，在表皮上重压上挑，以不出血为度（有时也出现小血丝）。重挑，在表皮上挑出血丝，有的挑后还要从针口中挤出血珠。针刺疗法多采用重针，一般不留针，刺激较强，得气后即出针，最多不超过十至（呼吸十次）。畲医学认为，人体生病是因体内气血不调，经针刺调其气血，使血脉流通。

（8）放血与拔火罐

放血疗痧是指用针刺破浅表静脉后放出少许血液，将痧毒和瘀血放出的疗法，放血部位及数量视痧症轻重而定，畲医也称为刺络、刺痧筋等。畲医拔火罐疗法一般仅用于治疗寒痧，热痧禁用。

（9）痧症的药物治疗

畲医学认为，痧症是由于受到外感痧邪或痧邪内生而引起，痧症为有实无虚之症，在治疗上应以清痧解毒驱邪为主，应用解毒通利药物而不能应用补药。畲医治痧用药多为当地草药，常用的药物有山苍子、黏花草、叶下白、黄花仔、田鲜臭菜、奇蒿、秋鼠曲草、破铜钱、兰花参、六角仙、蛇舌草、黄荆条、半边莲、四对金和铜丝藤根等。

三、对伤的诊辨与治疗

对伤的认识是畲医学最早的医学内容，畲族人民最早的医疗活动就是对外伤的治疗。古代畲族先民在劳动中受到损伤，发生疼痛、局部肿胀及至出现肢体功能障碍等，从无意识地抚摸按压伤部缓解疼痛，到有意识地摸索和应用一些医治伤患的简单方法，在长期实践中，积累和发展了对伤的认识和分类、诊断及治疗方法等内容。

1. 对伤的认识

畲医学认为，凡机体某部位受到外界突然的强力打击（跌、打、扭、压等）而导致局部筋骨或软组织受到损伤称为伤，不仅在局部出现疼痛，还可引起全身病变，若治疗延误或失当，可致残损，重者可致死亡。若同时又受到风湿寒邪的侵袭，则会转化为风伤，如畲医学认为风湿性关节炎就属风伤。故畲医学对伤特别重视，把机体的碰撞损伤或疼痛都诊断为伤。

畲医学认为，伤虽为局部损伤，但与机体筋脉、骨节、血路、气、血、精等均相互联系和相互影响，机体各部无论在功能活动方面还是在病因病机方面都有着不可分割的关联。当人体受到外力的作用而导致局部筋骨皮肉损伤则可引起气血瘀滞，经脉阻塞，由表及里导致脏腑功能失调，皮肉筋骨和脏腑失去濡养而伤气、伤血和伤精。

畲医学还把伤与时辰联系在一起，认为人体有十二处气血调和往来之处，按照十二时辰与二十四节气（四季）的变化，周而复始地循环，若某一处气血受伤，就会造成血脉不畅，甚或不通，不仅在局部出现伤痛，还会引起全身变化，致成穴伤或内伤。

2. 对伤的分类

畲医学对伤主要有两种分类方法：一是将伤分为内伤与外伤两类，再根据症状分为若干种；二是根据受伤的部位和症状，将伤分为六种。两种分类方法既有相似之处，也有所差别。

（1）内外伤分类法

外伤是指身体外部的皮、肉、筋、骨损伤，包括开放性骨折、皮肉破损等。

内伤是指机体受伤后引起气血、经络、脏腑病变，气血阻滞或凝结等，具体又可分为伤脑、伤气、伤血、气血两伤和伤筋等几种。①伤脑，因外伤而致脑髓震伤，类似脑震荡，出现头晕、头痛、恶心、呕吐等症状，严重者可见昏迷不醒或出现癫狂。②伤气，气阻不得上下而出现胸闷、咳嗽、气急、呼吸不畅、疼痛胀满，一般疼痛范围较大，伴有游走窜痛现象，压痛点常有移动。③伤血，类似内脏破裂，疼痛作胀，痛点固定或疼痛范围较小，无气闷或呼吸不畅感，咳血，血色多见紫黑，咳呛及转侧时疼痛显著，局部可见到微肿。④气血两伤，多见痛有定处，范围较大，呼吸沉闷，咳嗽气急，痰中带血，俯仰、转侧时牵掣作痛，且有伤气、伤血的全部或部分症状。⑤伤筋是指筋络受伤，类似韧带断裂或挫裂等。筋断是指韧带断裂，脚筋断则不能行走，手筋断则手不能动，功能丧失；筋伤而未断，多表现为扭伤或挫伤。

（2）依据受伤部位与症状分类

依据机体受伤的部位和表现的症状可将伤分为外伤、创伤、内伤、骨伤、穴伤和食伤六种。各种伤症都有较为具体的症状与体征。①外伤，皮肤或浅层组织受伤而出现青色皮下瘀血，有的组织瘀血增多，出现肿胀疼痛等。②创伤，因跌伤或弹击、刀砍等引起皮肤或组织受到破损产生的外伤，发生流血、疼痛等。③内伤，因中毒或外伤而引起深部组织、气血经络、五脏六腑等受到不同程度的损伤。④骨折，骨骼断裂或折断，如柳枝骨折、开放性骨折等。⑤穴伤，当气血运行到某个穴位时，突然受到直接或间接的不同程度的打击，引起气血循行紊乱或阻滞。⑥食伤，因暴饮暴食而引起积滞不化、疳积等，胃肠受到损伤，出现腹胀、腹痛、呕吐等症状。

3. 对伤的诊辨

畲医学对伤的诊断具有一定特色，除了了解患者自诉情况之外，还通过看、闻、摸、药物试探等方法收集资料，根据畲医的辨证方法加以分析而做出诊断。

看诊，既包括对全身的神色、表情、形态、姿态等全面观察，也包括对损伤局部肿胀、瘀斑等有关联的现象进行认真观察，还对指甲、眼睛的变化也作详细的观察。

闻诊，通过闻听伤者的骨擦音、入臼声、关节响声、筋腱摩擦音等来辅助诊断伤情。此外，患者的语言、呼吸、咳喘等也可作为判断伤情的内容。

摸诊，通过用手触摸、按摸伤痛部位或肢体，摸切伤者的脉搏来诊断伤情。摸诊对于诊断伤情十分重要，用手触摸和按摸伤部，根据手的感觉和伤者的表情变化等综合加以判断，通过摸压痛点、摸畸形、摸异常活动、摸弹性固定、摸肌肤温度和摸肿块等情况，可以判断伤的部位、伤的性质、伤处的血液运行情况。

摸脉也是畲医学伤科诊断的主要手段之一。畲医学认为，伤的脉象有五大顺恶特点。①新伤、瘀血停积者脉坚强而实，不宜细而涩，故洪大者顺，沉细者恶。②出血过多者脉宜虚细而涩，不宜坚强而实，故沉小者顺，洪大者恶。③六脉模糊者，外症虽轻而预后多不良，为恶。④外症虽重而脉缓和有神者，其内伤较轻，预后良好，为顺。⑤重伤痛极时，偶然出现结代脉，并非恶候。

药物探伤法也用于对伤的诊辨。畲医应用畲药煎服、擦搓、敷贴等方法进行探伤诊辨。畲医用于验伤诊治的畲药处方有20余剂，本节简介其中的2剂验方。①虎头三七10克，红酒（糯米酿制而成）250克，酒量大者可增加红酒用量，但最多不超过500克，服用。若有伤者服后局部会更加疼痛，该药兼有治伤作用。多数畲医探伤治伤会使用该方。②狗脚迹（杠板归、犁头尖）鲜根120～150克，捣烂如泥敷贴局部，也有部分畲医用干品研末调酒敷贴。若有伤则局部出现疼痛加剧，皮肤变色；无伤者不痛，皮肤也不变色。

4. 对伤的治疗

畲医学对伤的治疗有多种方法，主要依据伤的种类及轻重程度采用不同的方法辨伤论治。畲医学对伤的治疗可依据种类分为正骨疗法、对脱位的治疗、伤筋的治疗及内伤治疗等，多采用药物内服与外敷相结合的治疗方式，有些畲医还配合针刺放血、自制药酒等方法。在治疗时还强调要区分新旧伤与轻重伤，还要按时辰辨伤治疗。

（1）正骨疗法

畲医学正骨疗术医源无考，有传说是畲族祖先得到高人传授而世代承传，又传说是畲族祖先观察猴子断腿敷药复原而得药，用于人体有效而世代相传。

畲医学认为，骨折主要是由外力作用造成的伤损，同时与伤者的年龄、体质、骨骼是否有病变等因素也有一定的关系。畲医学对骨折的治疗多以内外兼治、筋骨并重为原则，综合运用整复固定、草药外敷、功能锻炼等进行综合治疗。畲医正骨多数仅在局部喷洒清水、米醋或酒，继之拔抻牵引，捏搓推拿，提按端挤，旋转展伸，因势利导，资以整复。强调伤损早期一次性整复，骨伤处早期局部肿胀较轻，容易整复，若时间延误则肿胀和疼痛加剧，增加操作困难，伤者也痛苦更甚。手法复位后，外用小竹片或杉树皮固定，竹片多为自行设计加工制作，厚薄、宽窄、长短各异，适用于各种不同骨折部位的固定。同时在伤部外敷药物，用夹板固定，再用宽2~3寸的青布包扎绑缚，松紧度适宜，过紧则会造成血脉不通，3~7天调整夹片一次，重新敷药固缚。

（2）对脱位的治疗

畲医学认为，凡构成关节的骨端关节面脱离了正常位置，发生关节功能障碍者称为脱位，也称脱臼。畲医对脱位的治疗主要是手法复位，时间越早复位越易。复位后应将伤肢固定于功能位置或关节稳定的位置，以减少内部出血或肿胀，有利恢复。畲医认为，脱位复位后初期，宜配合活血祛瘀、消肿止痛药物外敷，内服舒筋活络、强筋壮骨、补肾养血的药物，内治外敷共同作用更有助于恢复。

（3）畲医对伤筋的治疗

畲医认为，凡人体各部的筋肉受外力撞击、扭转、牵拉、压迫，或因跌仆、闪挫等原因引起的损伤，称为伤筋。在伤筋的同时可能伴有骨折、脱位或内脏损伤等。畲医学认为，伤筋分为急性伤和慢性伤两类。畲医对伤筋的治疗，急性伤宜施以活血化瘀、消痛止痛的治疗方法，慢性伤宜施以温经通络、益气补血的治疗方法。

（4）对内伤的治疗

畲医学认为，凡因外来暴力引起的损伤并导致气血或脏腑功能紊乱者，统称为内伤。畲医学骨伤科所指的内伤与内科七情劳倦、饮食内伤有所不同。内伤受伤时体表皮肉并无明显损伤，但气滞血凝，血脉不畅，脏腑功能因此不和出现紊乱。畲医治疗内伤，对伤气者依据"结者散之""滞者导之""虚者补之"的原则应用药物进行治疗，伤血者以"瘀者行之""虚者补摄"的原则应用药物加以治疗。常用治疗内伤验方有：①了哥王、枫树姜（骨碎补）、山天罗（蛇葡萄）、假人参（野蚊子草）适量，水煎服。②冷水打（鸢尾一神）根适量，嚼细，冷开水冲服。

此外，对于难以确认新旧伤，或穴伤、气伤、血伤等情况者，可采用治伤通用方，如用白瑞香、白山苈、千里橘、铁假杯、雷柏柴、卷柏、赤柴的鲜根各15克，白酸丝草（带叶根）20克，老松节30克，猫竹节60克（毛竹根部节，劈成碎片，用黄酒炒三次），黄酒500克，共煎服。

四、常用外治疗法

畲医学常用外治疗法种类丰富，效果显著，除了上述简介的刮法（刮痧）、挑法（挑痧与挑病珠）、抓筋法、捏法、搓法等之外，还有熏法、熨法、吹法和灸法等。

1. 熏法

熏疗法是将药物加水煎汤后所产生的热蒸气熏蒸患处，或待药液凉后用药液淋洗局部的治疗方法，又分为熏蒸疗法和熏洗疗法。熏蒸法在畲族民间较早用于预防疾病，熏洗疗法普遍用于治疗蛇伤等。

2. 熨法

熨疗法是用火烘热的物体或将加热后的药物贴熨人体的患病部位或特定穴位以治疗疾病的方法，根据贴熨物体性质的不同，又可分为热熨法与药熨法。

热熨法常用青砖、河沙、石块、生姜、盐、葱、醋、水、麦麸等作治疗材料。①青砖或石块熨法，将2块青砖或边缘光滑的石块用火烘热后取出，然后用两层毛巾包裹，在需热熨部位放上一层毛巾，两块砖或石块轮流热熨，时间30分钟左右。②河沙熨法，将河沙适量（250克左右），放入铁锅内爆炒后倒入布包内，趁热置放于治疗部位热熨，时间30分钟左右。③姜热熨法，取生姜500克左右，洗净捣烂，挤出姜汁，然后将姜渣放在铁锅内炒热，再用布包好热熨于患处，冷后再倒入锅内，加些姜汁，炒热后再热熨。可多次应用。④麦麸热熨法，将麦麸200克左右放入铁锅内炒热，用布包好趁热置放患处热熨，凉后更换。⑤盐热熨法，取粗盐500克左右，在铁锅内爆炒，趁热用厚纸包裹，其外再包一层布，置放于患处热熨。

药熨法可分为药液熨法、药渣熨法和药饼熨法。首先针对病情选择好药物或配方。畲医常用水菖蒲、吴茱萸、小茴香、川椒、丁香等温热作用药物用于药熨。将配好的药物用水浸泡30分钟，煎煮20~30分钟，趁热用纱布蘸取药液，将热纱布贴敷患处热熨，凉后再重新蘸取热药液，可反复多次热熨，此为药液熨法。将煎煮后滤除药液的药渣，用纱布包好，热熨患处，冷后再用热药汁滴蘸，此为药渣熨法。将药物研为细末，加入适量面粉做成饼状，可蒸可烙，趁热贴敷患处热熨，此为药饼熨法。

3. 吹法

吹药疗法是将用于治疗的药物研为细粉，用简易工具吹布于耳朵、咽喉、鼻腔、口腔等患处，以治疗五官疾病的治疗方法。吹药疗法可将药物吹布于患处，可以使药物直接作用于病变部位发挥治疗效果。

4. 灸法

灸疗法多采用隔姜灸、隔盐灸等方法，灸法所用艾绒一般自制，艾条一般比较大，多用隔姜灸或隔盐灸，一穴仅灸1~2壮。也有直接灸治的方法，面积较大者用艾条熏烘至局部红热为度。多用于治疗慢性病，灸后易形成瘢痕，也有称瘢痕灸。

五、解毒通利法

畲医学认为治病就是治毒（排毒、除毒），是解除体内的致病毒邪，把毒邪排出体外的过程，故畲族民间有"无毒不生病，生病必得毒"的俗语。畲医学在上千年的医疗实践中，积累了丰富的应用解毒药物的经验，形成了解毒通利疗法，多用于治疗风症邪毒、热邪、寒湿之邪、痧邪及蛇毒等所致病症。畲医学认为，苦楝果、土荆芥、喇叭竹、凉参等都是具有解毒通利作用的良药。

六、食物疗法

畲族食物疗法既有用来增强体质、预防疾病、益寿延年的，也有用于治疗急慢性疾病的，食物疗法在民间应用广泛，涉及内、外、儿、妇、眼、五官、肛肠、骨伤等诸科疾患，畲族几乎家家户户都应用种类丰富的饮食疗法，在畲村有"九药不如一补"（一补即食补）的说法。畲族饮食疗法常用药酒、药膳、药茶和药粥等形式。

以防为主的食疗观。畲医学强调未病先防，认为食疗是增强体质和防治疾病的有效方法。如春天挖积雪草炖猪肚食用预防暑气，毒碧凑（仙鹤草）50克煎汤取滚药汁冲入打散的鸡蛋食用防劳力症等，几乎是畲族群众家喻户晓的食疗法，平时食用家禽家畜也常配用各种具有补养作用的草药同食。

注重食物的冷（寒或凉）热（温）属性。畲医学认为，体质冷者宜食用热性食物，体质热者宜用凉性食物。如胃脘冷（寒）痛宜食用羊肉炖药，热痛宜食用猪肚或猪五花肉炖药（羊肉性热，猪肚、五花肉性平）；白糖、冰糖性冷，红糖性热；白酒性冷，红酒（米黄酒、土黄酒）性热；绿豆、萝卜性冷，葱姜蒜性热等。强调选用食物要注意冷热属性，用药注意药性，还要注意季节性，夏天多用冷性食物，冬天常用热性食物。

习用以脏补脏。畲医学认为禽畜的内脏或肌肉与人体相应的内脏或组织有特殊的补益关系。如治疗四肢关节病痛的药物多配用猪蹄（猪七寸），用干品榛寄生100克配猪蹄一个，红酒适量炖食，治关节风湿痛；治夜盲症可用八楞风（六棱菊）20克，猪肝125克（或鸡鸭肝一个）、冰糖60克煮食。

用药剂量较大。畲医用药剂量较大，如用白关门草根（狭叶铁扫帚）干品150克炖公鸡一只用于治疗糖尿病；犬尾鸡冠花（青箱）干全草100克炖水鸡（田蛙）200克，治男子下消等，用药量都较大。

强调药物的新鲜度。畲医用药讲究新鲜，一般都是现采现用，陈年药物少用。

重视药引的作用。畲医学认为，药引对于发挥食疗的作用极为重要，可促进药物作用。畲医多用酒类、糖类或动物类作为药引，认为酒能通血脉、行药势、增疗效；糖能补虚调和、行血化瘀，不作为调味使用。常用作药引的饮食种类丰富，如公鸡、母鸡、鸭、青蛙、猪肝、猪脚、猪心、羊肉、鸡蛋等动物类，白酒、黄酒、米酒等酒类，红糖、冰糖等糖类，此外也用糯米、红枣、生姜、蜂蜜等作为药引应用。

食疗多用于治疗慢性病。畲医学认为，调治各种慢性病，针对老、弱、妇、幼之病及孕妇，食物疗法都为首选，不仅可丰富口感，还有滋补、防治疾病的双重作用。畲医学认为，食物疗法可起到食借药威、药助食性的作用，药物食物相配合，疗效可以提高。也有一些食疗法用于治疗急性病亦可收到良好效果，如因食用鲜蚕豆引起的蚕豆黄病，可用鲜竹下卵叶（淡竹叶）500克，捣烂如泥，加开水1000毫升，再加冰糖125克同炖，频频饮服，日1剂，3剂可愈。

畲医食疗多数应用禽畜等陆地生长的动植物，极少使用海产品。食疗同时重视忌口，一些酸辣刺激性口味的食物或冷食多为忌口之列。

第三节　畲药简述

一、药物资源

畲族多数居住于我国东南部地区，聚居地区多属亚热带湿润季风气候，适宜的气候条件非常有利于各种动植物药的生长。畲医用药以植物药为主，植物药约占90%以上，畲族俗语有"百草治百病"之说，仅少量使用动物药，矿物药几乎不用。有资料和调查研究对畲族民间用药情况进行统计分析，畲族民间用药达2952种，其中500余种为畲医常用药物，使用最多的为白茅根和车前草，其他常用药物还有伏地筋骨草、连钱草、千金拔、乌饭树、蜘蛛抱蛋、美丽胡枝子、五加皮、黄连、阴地蕨、银线草、钩藤、百路通（苦爹菜）、梔子根、土茯苓、红葱木、白葱木、七叶一枝花、山姜子、当归、东风菜、山茵陈、鸡儿肠、了哥王、甘草、地骨皮、金银花和五倍子根（盐肤木）等，这些品种为畲族医药的主流品种。一般将畲族人民因传统习惯和自身环境条件特点所保留应用的具有特色的药物称为畲药，其中还包括畲族与汉族共同应用的天然药物，这部分药物也占畲医用药的大部分。

二、药物应用

1. 药性

畲医学定论药物性能简单，遵循"寒者热之，热者寒之"的基本法则，将药物分为阳药、阴药与和药三种。把具有温、热之性的药物统称为阳药，具有寒、凉之性的药物统称为阴药，把不寒、不热、不温、不凉之药物统称为和药。

畲医学依据阴阳理论和事物生长的自然规律，通过药物生长的自然地理位置判断药物属性，认为阳药一般生长在朝阳之地，阴药一般生长在背阴的地方，和药一般生长在低谷。

2. 用药特点

畲医用药以植物药为主，90%以上为植物药，仅少量使用动物药。药用全草较多。畲医习惯使用鲜药，用药讲求新鲜，有"随手采药随手医"的用药习惯，少数药物经过加工炮制后应用，隔年药一般不用或很少使用。畲医用药常用单味药，常用验方中约1/3为单方药，也用复方，但药味较少，一般不超过五味。畲医用药常辅用药引和辅料，常以鸡、鸭、猪脚、猪肚、猪心肺、猪肉、糯米酒、红酒、红糖或白糖、蜂蜜等佐药共用，注重以脏补脏，用动物类食材或辅加佐料、敷料来增强药效。畲医用药还有讲究煮药方法、重视服药时间与忌口、用药剂量较大等特点。

3. 炮制和应用

畲医用药多用鲜药，一般草药随用随采，少数畲医种植一些常用的或难以采集的草药，也有些草药按季节采集，经粗加工后储存备用，少数还将草药烧灰存放或蜜炙备用。一些掌握单方、秘方、验方的畲医所用草药常自采自用，加工后交给患者使用。畲医常用的草药加工炮制方法有：炒、烤、炖、蒸、煮、煎、泡、炭、捣、研、浸、搅、洗等方法，常用的炮制辅料有米泔水、黄酒等。

畲医用药形式分为内服和外用两大类。内服法应用药物占用药的3/4，以水煎服用药形式最为常见，约占60%，炖服应用者约10%，其他内服方法还有泡茶、浸酒和酿酒服用等形式。外用类约占药物用法的1/4。据调查统计的各种外用方法中，涉及捣烂外敷、研粉后应用、口含、烧灰点擦等多种用法。其中药物捣烂外敷应用形式较为普遍，常将药物捣烂并加入各种敷料调糊外敷使用，常用敷料有动植物油类（如茶油、麻油、乌桕油、清油等）、米糊类、酒类（如白酒、黄酒、酒糟等）、食盐或卤盐、糖类（如红糖、冰糖、蜂蜜等）、米醋和蛋清等。将药物研为细粉后应用的形式也较为多见，具体的用药方法包括涂、搽、敷、抹、吹、塞至患处等应用方式。

参考文献

[1] 雷后兴. 中国畲族医药学［M］. 北京：中国中医药出版社，2007
[2] 雷后兴. 中国畲族药学［M］. 北京：人民军医出版社，2014
[3] 奇玲等. 中国少数民族传统医药大系［M］. 北京：内蒙古科学技术出版社，2000
[4] 陈士奎等. 中国传统医学概览［M］. 北京：中国中医药出版社，1997
[5] 雷后兴等. 中国畲族民间医药调查报告［J］. 中国民族医药杂志，2007，13（8）：1-4
[6] 王泽鸿. 畲族医药继承与发展的思考［J］. 中国民族医药杂志，2006，12（5）：80-81
[7] 鄢连和等. 试论畲族医药的阴阳哲理［J］. 中国民族医药杂志，2007，13（7）：8-9
[8] 陶云海等. 畲医“六神”学说初探［J］. 浙江中医杂志，2006，41（10）：582-583
[9] 鄢连和等. 谈畲医药解毒通利法在临床中的应用［J］. 中国民族医药杂志，2008，14（1）：21-22
[10] 厉月春等. 畲医痧症的外治疗法［J］. 浙江中医杂志，2007，42（4）：222
[11] 雷后兴. 畲医疳论［J］. 中国民族医药杂志，2006，12（1）：1-2
[12] 郑宋明等. 畲医痧症108症证治［J］. 中华中医药学刊，2009，（1）：102-105
[13] 徐向东等. 畲医痧症的发痧疗法［J］. 中华中医药学刊，2009，（3）：574-576
[14] 鄢连和等. 畲医痧症刮法和临床应用［J］. 中国民族医药杂志，2009，15（9）32-33
[15] 雷后兴. 畲族民间验方消积汤治疗小儿厌食症196例疗效观察［J］. 中国民族医药杂志，2007，13（3）：15-16
[16] 陶云海等. 畲医诊疗法与病名概述［J］. 中华中医药学刊，2012，（1）：85-87
[17] 王泽鸿. 畲医诊疗特点概述［J］. 中国民族医药杂志，2000，6（2）：1-2
[18] 陶云海等. 畲族民间常用外治疗法［J］. 浙江中医杂志，2006，41（3）：156-158
[19] 叶明远等. 常用畲药名称初探［J］. 中草药，2005，36（8）：157-158

［20］李水福等. 畲族服药方法浅析［J］. 中医药学刊，2006，24（6）：1003-1004

［21］雷后兴等. 畲医用药特点与畲药用法研究［J］. 中华中医药学刊，2013，(9)：1911-1913

［22］李永福等. 畲族用药特点再研究［J］. 中国民族医药杂志，206，12（5）：72-75

［23］雷后兴等. 畲药命名特点研究［J］. 中国民族医药杂志，2013，19（4）：30-31

［24］余牟丽等. 畲族药用蕨类植物资源调查［J］. 中国民族医杂杂志，2013，19（4）：36-38

［25］郑海岚等. 丽水畲族用药特点研究［J］. 中国现代应用药学，2005，22（z3）：840-842

［26］雷后兴等. 畲族野生药用植物资源及应用的研查研究［J］. 中国中药杂志，2014，39（16）：3180-3183

第十三章 回族医药学

概　述

　　回族是回回民族的简称，是我国少数民族中人口较多的民族之一，回族有小集中、大分散的居住特点，主要聚居于宁夏回族自治区，在新疆、青海、甘肃、陕西等省区也有一些聚居区。中国回族医药学是在继承古代阿拉伯伊斯兰医学理论与实践的基础上，汲取东方与西方多种传统医药学的精华，逐步形成和发展起来的少数民族传统医药学体系，是祖国传统医药学的重要组成部分。

　　中国回族医药学的发展相伴于中阿医药交流，中阿医药交流可追溯至西汉，经盛唐时期直至 14 世纪蒙元时期长期繁荣发展。阿拉伯伊斯兰医学于 8 至 10 世纪经历两次兴盛时期，以伊斯兰哲学原理为指导思想，继承了古希腊、古罗马的医学理论，融合地中海周边地区诸民族及波斯、印度传统医药学的内容，持续百年翻译运动的承载，大量古希腊、印度、埃及和波斯医籍被翻译为阿拉伯文，古代东西方各种医药知识消化和相融合，形成了独具特色的阿拉伯伊斯兰医药学体系。随着中阿交流的深入与繁荣，阿拉伯伊斯兰医学也随之进入中国，并与汉族中医药学相互影响和融汇，逐渐发展和形成了具有鲜明特色的中国回族医药学。

　　阿拉伯香药在汉代已进入中国，至唐宋时期，伴随着海外贸易的发展，阿拉伯香药大量输入中国，在民间有大量经营奇香异药的商贾。《唐大和尚东征传》记述天宝年间，广州江中穆斯林商船"不知其数，并载香药珍宝，积载如山，其船深六七丈"。《千金翼方》《外台秘要》和《新修本草》等医药典籍均有收录阿拉伯药物。《酉阳杂俎》记录了数十种阿拉伯植物药和动物药名称，对药物性状描述很具体。《海药本草》为波斯香药商贾后裔李珣编著，是一部主要记述由海外输入中国应用之药物的本草学著作，故名海药。该著五卷，从五十余种中医药文献中引述有关海药（海外及南方药）

资料，详细记述药物形态、真伪优劣、性味主治、附方应用、制药方法、禁忌畏恶等内容，全书涉及四十余处药物产地名称，以岭南及海外地名居多。该书总结中国五代之前海外药物与南方药物之精华，是中外医药文化交流的产物，对我国古代药物学的发展有一定贡献，有较高的文献价值。宋代的中阿海外贸易较唐代有很大的发展，贸易品种由唐代的珍宝犀牙为主、香药为辅，渐变为以香药贸易为主，大量阿拉伯香药贸易为阿拉伯医药的渐入并与中医药的交流融汇创造了条件，进而为中国回族医药学的形成奠定了基础。《宋史》记载，宋初入贡的乳香动辄万斤，其他香药也少则数百斤，多则上万斤，并记载当时输入中国的药物有白龙脑、白砂糖、乳香、龙盐、银药、五味子、褊桃、琥珀、无名异、木香、血竭、没药、硼砂、阿魏、熏香、白龙黑龙涎香、苏合香等。《经史证类备急本草》《岭外代答》和《诸蕃志》等著作中也记述和介绍了一些伊斯兰国家的药材。由于大量香药的引进，极大地丰富了中医方药及治疗方法，宋代医方较唐代医方在香药的应用或组方上明显丰富。如《太平圣惠方》卷四十八之诸心痛门中，以香药命名的医方有沉香散 3 首、沉香丸 1 首、木香散 6 首和木香丸 6 首、丁香丸 1 首；《圣济总录》卷五十六之心痛门中，以香药命名的医方有木香煮散、木香汤、豆蔻汤、丁香汤、沉香散等 31 方次，应用香药 8 种；《太平惠民和剂局方》是宋代政府和剂局成药配本，书中以香药命名的医方不下 30 余种，包括苏合香丸、至宝丹、牛黄清心丸等一些众所周知的名方，如苏合香丸，其 15 味药物组方中就有 13 味是进口香药，该药对于卒中所致的神志不清、牙关紧闭、半身不遂等病症有明显疗效。此外，宋代社会中广用香料及香药，如薰衣、焚香、啖香等，礼尚往来亦常以香药作为馈赠佳品，用香药配制的药茶一度成为社会生活时尚。民间不仅用香药治病，而且也用于消毒防疫等方面。泉州有香料文献记载："蕃药能治冷气"，"泉人每岁家无贫富，皆燃之如燔柴"。现代研究亦证实，燃烧香料，对于防止传染病的传播和扩散有一定作用。

蒙元时期是回族医药学发展的兴盛时期。蒙元时期继续奉行南宋时的海外贸易政策，推行少数民族医药共存的方针，回回人受到优待，元帝国扩招回回医师，相继成立回回药物院、广惠司、惠民局等回医药机构，回医药得以兴旺发展。其时，大批阿拉伯、波斯、突厥血统的伊斯兰医师携带着医书药典来到中国，医技术士多入化于元，阿拉伯伊斯兰医药学随大量回回医官分布到达全国各地，回医药学在社会上得到广泛传播，发展到鼎盛时期。同时，中医领域学术活跃，百家争鸣，出现了金元四大学派，开始出现了汉族中医学与阿拉伯伊斯兰医学融合的趋势。金元时期，一些大型综合性的回医药典籍如《回回药方》《瑞竹堂经验方》等相继问世。

《回回药方》是综合性回医药学典籍，是阿拉伯伊斯兰医药学传入中国后，由中国人编撰的一部回族医药百科全书，全书基本用汉文写成，同时夹杂大量的阿拉伯文、波斯文或其译音。原书为36卷，现残存4卷，是一部集内、外、妇、儿、骨、伤、烧以及神经、皮肤、精神等多种疾病的、具有中西合璧特色的医学典籍，从残卷推测全书所载药方达6000~7000首之多，其系统性与综合性相当于中医古籍《外台秘要》。《回回药方》是综合性回医药学籍著，具有独特的思想体系，反映了成书时代中国回医学对疾病认识在理论上已经较为成熟，在理论方面，通篇没有阴阳五行、脏象学说、六经辨证等中医学理论的迹象，故其与我国传统中医学理论不同，而是具有阿拉伯医学的特征；在方药上，以叙方为主，方论结合，回回药物与传统中药并用。据统计，残卷中常用药物259种，明显归属于海药并注明中文名称者有61种，沿用阿拉伯药名、目前尚不知何药者有52种，合计海药为113种，其他146种则为传统中药，也包括已经汉化的海药在内，为典型的中西合璧产物；在组方中无明显传统中药方剂君、臣、佐、使之配伍；在药物剂型的运用方面，既有中医学的丸、散、膏、汤等传统用药形式，又保存有阿拉伯医学的芳香挥发药、滴鼻剂、露酒剂、油剂、糖浆剂等剂型；有些医方的临床应用如菖蒲煎剂治疗卒中等，是典型的中国传统医学经验和回回医药相结合的结果。

《回回药方》的内容广泛涉及临床多科，在治疗方法上也较丰富，除了阿拉伯医学的医疗经验外，也不乏传统中医学的治疗方法以及民间验方，对有些疾病采用内外并治的治疗方法。值得一提的是，其中一些外治法及对骨伤科的论治具备了时代的先进性。如书中记述对头部外伤的诊治，是根据组织损伤程度划分的再分别使用不同的方法加以治疗，有些治疗方法即使从现代来看也很合理。《回回药方》之折伤门、针灸门的论述较全面。"折伤门"基本涵盖了骨科诊疗的内容，包括软组织损伤、骨伤及关节脱臼等，从理论上阐述了这些损伤的原因、发生机制、诊断和治疗方法，对一些合并症也作了相应的介绍，反映了十四世纪中国骨伤科的诊疗水平和发展成就。在今天看来，其中许多内容仍有临床实用价值。"针灸门"其内容专论灸而罕论针，所论灸法包括艾灸、药灸、烙灸三种。以烙灸法所占篇幅最长，尤为详述，所论方法主要为阿拉伯医学的烧烙法。书中将烙灸法的适应症分为16等，广泛涉及内科、外科、眼科、伤科、皮肤科等多种疾病，相关疾病其病因多与体内恶液有关，治疗方法是采用多种器械及方法烧烙皮肤，令其破损、溃烂、流脓，不可早用生肌收口之药，必须令其脓外流，则体内之恶液排出，然后施用生肌收口之药，使破溃处平复。书中所论灸法虽然以烙灸为主体，带有明显的阿拉伯医学特色，但也在烙灸法中出现了中医针灸穴位，同时记述了中医艾灸法等内容，这都说明《回回药方》所蕴含的中西合璧综合特色。

《瑞竹堂经验方》为元朝著名回医药学家萨迁所著，1326年著成，此著选方精要，博录回回医药经效诸方，或选自各家方书，或采录见闻中经验效方，加以分门别类，编辑订正而成。原书共 15 卷，分为诸风、心气痛、疝气、积滞、痰饮、喘嗽、调补、头面、口眼耳鼻、发齿、咽喉、杂治、疮肿、妇女、小儿共 15 门，采方 310 余首。原著在明代中叶后国内失传，清乾隆年间修纂《四库全书》搜采编辑明代《永乐大典》中本书的散在内容，辑为 5 卷 24 门，整理内、外、妇、儿、眼、齿、调补、美容等各科疾病效方 170 余首，时评"计亡阙已十之五六"。该著收录香药较多，书中记载的悬吊小桶淋浴是回族自古以来特色传统卫生习俗，另有治急气疼方、治疗疮方等，在其方名上标有"海上方"等字样，这些都体现了当时中国的阿拉伯伊斯兰医药学的传播和应用。

明代之后，盛极一时的回回医药学在阿拉伯伊斯兰医药学内容的基础上，吸收传统中医药学的精华，逐渐发展和构建了独具特色的回医药学体系，尤其经过明末清初的"以儒诠经"时期，出现了大量关于回医药学理论的阐述和论著，如《天方性理》《勒瓦一合》（《昭微集》）等哲理医理著作中阐释的"真一七行"理论等。回族医药学已经发展成为东西医学高度合璧的、具有鲜明民族特点的中国少数民族传统医药学体系，成为我国传统医药学的重要组成部分。

第一节 回医学基础理论

回族医学是东方和西方医学长期交融发展的产物，其理论体系继承了阿拉伯伊斯兰医学和传统中医学中的朴素唯物主义自然观，兼收并蓄了古代希腊、罗马、印度、波斯、阿拉伯诸民族以及中医药学的医学思想与成就，以真一学说、四元理论、阴阳七行等古代辩证法思想和哲学思想为指导，阐释人的体质特征、生理、病理及疾病的本质和自然规律，探索生命活动的整体规律及其与疾病失序的关系。回医学理论兼收并蓄内涵丰富，概括起来包括天人合一的整体思想、真一理论、元气学说、阴阳学说、四元论、三子说、七行说、四性四液辩证观、脑与经脉结构整体观等内容。

一、真一七行理论

1. 真一理论和元气学说

真一理论来源于《古兰经》和《圣训》，是回族医学思想体系受伊斯兰教影响最显著的特点。真一是伊斯兰和回回民族对自然和生命本原的认识，认为：冥冥之中存在一种超自然的力量，主宰着整个宇宙中的一切。这种超自然的力量、宇宙的主宰，伊斯兰教称之为"安拉"，中国穆斯林称为"真主"，即真正意义上的主宰。真一理论认为，真主创造了宇宙万物，从而演化出数一（元气）、阴阳、天地、四元三子、大成全品的人，"真一"描述了无限存在的自然过程。人被视为真一流溢创造的宇宙万物中最完美的生灵，人是一个具有外在的血肉之躯和内在灵魂紧密相连的统一体，人体的生理及疾病所导致的病理变化皆在真一流溢范畴之中。

元气学说认为，在没有形成宇宙以前的先天世界，充满一种混沌状态的物质，"中含妙质，是谓元气"。"元者，一切精粹之所聚；气者，一切精粹所寓之器"。回医学理论中称元气为"第二实有"，指元气是第二种无限的存在，"真一"为"第一实有"的无限的自然过程，元气则是自然过程中无限的运动方式。《清真大学》中称元气"为万物之本原，而载万里"，"乃天地万物之一粒种子"，所谓"有名万物之母者，即此"。万物"无不于此元气之所发露，而因之发露焉"。回族医学认为，元气具有生化能力，当元气发露，则自然生化开始，"真一化育之事，皆由其代为发挥"，并成为"先天之末，后天之根"。所谓后天即后天形器世界，即回族医学常说的"大世界"（整个宇宙）和"小世界"（人身）。元气不仅成为后天物质世界一切有形无形事物的本原，而且从"承元妙化，首判阴阳"到"唯独人也，妙化天真"，均由元气统摄生化一贯到底。

2. 阴阳、四元、三子与七行

（1）阴阳学说

回医学认为，真一承元妙化，首判阳阴，阳舒阴敛，变为火水，而化生四元，体现了回医学以阴阳学说为核心的平衡和谐论和动态认识论。

回医学认为，元气自然化生的整个过程，是通过不断的运动实现的，而运动变化最大的和最突出的特征，集中体现于"动"与"静"两个方面。回医学认为，混沌元气开始生化，"一动一不动，遂于其中有两分之象"，其静多动少者，谓之阴，动多静少者，谓之阳。也就是说，回医学用阴和阳来指代万事万物相互作用的基本方式，将这两种相反的运动方式及其相互作用，视为阴与阳本质性的内涵，同时将其作为元气的广化，是万物极其重要的连续性的运动过程。

回医学尤其重视阴与阳的辩证关系与和谐统一。认为冷为阴、热为阳；阴阳始分，黑者为阴，白者为阳；阴阳终分，阴敛于内，阳发于外；重浊者下降，属阴也，轻清者上升，属阳也；阴中寓有真水，阳中寓有真火等。回医学重视阴与阳、动与静的辩证关系，更重视阴阳的和谐统一，其医学理论的本质是以阴阳学说为核心的朴素的平衡和谐论和动态认识论。回医学认为，没有阴阳的统一，事物就不能发生、发展和变化，生命过程就成为无源之水、无木之本。所以，回医学主张积极创造维护人体阴阳动态平衡的条件，从而达到"小世界"与"大世界"和谐统一的目的。

（2）四元论

回医学四元论把阴阳演化生成的水、火、气、土称作四元，又称四象、四气、四行、四奇行。《天方性理》中记述阳舒阴敛而为火水，水得火而生气，火暴水而生土，是故水、火、土、气四象成焉。其内涵与古希腊医学的四元素学说名同而实异，与中医学五行学说所代表的方位时序也不尽相同。

回医学以四元标定空间方位。回医学认为，四元可定位四方、分空四际。回族先贤认为，当火、水、气、土四元形成之时，始见四方。回医学对四元有所定位，认为四元各有其专注之位，气位于东，土位于西，火位于南，水位于北。"至于弥满无隙之处，则四气互相搀入，而滚为一气矣。"因为"四者单行，则万物无自而生。四者相搀，则万物于兹而化育焉"。故曰，"四行为万物之母"。回医学认为，日月九天运动，地气之寒热温凉，则为"四际分空"的照映，不可不察。火、水、气、土四元聚结而分空四际，空中自地至天有四际，近于地者温际，上于温者湿际，再上者冷际，近于天者热际，此乃四际分空之论。温际属土，其气和平；湿际属水，其气稍冷；冷际属风，其气肃冽；热际属火，其气炎热。"四际之气，皆为人与万物所仰藉，并使之因时而得而所。"

回医学以四元标识四时顺序。回医学认为，"未有四气之先，空中无四时也。四时，即四气轮转流行而成者也"。四气流行至东方所专盛之气，则其时为春；流行而至于南方所专盛之火，则其时为夏；流行至西方所专盛之土，则其时为秋；流行而至于北方所专盛之水，则其时为冬。因为气与火之流行以发越，春与夏也有发越之象；土与水之流行以收藏，秋与冬亦皆有收藏之力。"收藏之力尽，则发越之机又起。发越之机起于东方所专盛之气，又于兹而复始矣，此四时之所以往复也。"

回医学认为，四元是构成人和万物的基本物质，四元也称为四象，包括有形运动与无形运动的形象与征象，反映了自然四象万千变化的运动性态。回医学亦称四元为四气，更形象地概括其本质，四气是指无时不有，无处不在，弥满无隙，渊源于阴静阳动，出现于自然生化中，而成四类千变万化的运动性态。"万物于兹而化"，"四行为万物之母"，四元论反映了回医学对自然的唯物认识和运动性态论。

（3）三子说

回族先贤认为，天地定位，水火交错，万物开始化育，四元配合而成三子。土与水合而生金；气与火和而生木；水、火、气、土四者共合而生活类。金、木、活谓之三子，又称三母、三耦行。回医学认为，三子为化育万物之纲。自金、木、活三子在天地化育形成以后，万物莫不靠其资生，所以又称"三母"。

回医学认为，在自然生化过程中，万物按一定生成次序先后形成，先者为其胜，为其名，金、木、活三子相互交错，三气无所不至，万物始生。金气胜，金气流行，山得之为玉石，水得之为蚌珠，土得之为五金之矿，草木得之为草木之情，一切万物得之，而各成其坚明定固也。木气胜，木气流行，山得之为嘉植，水得之为萍藻，沃土得之生禾稼，瘠土得之生草毛；四植之中，禀土胜者为坚质，禀气胜者为囊空，禀水胜者多繁花，禀火胜者多果实，皆要得此木气以化育者也。活气胜，活气流行，生于山者为走兽，其形体与丘陵似，生于林者为飞禽，其毛者与林叶似，生于水者为鳞介，其鳞甲与水波似；禀气土胜者性温，禀火土胜者性烈，禀气水胜者性贪，禀水火胜者性暴，皆要得此活气以化育者也。故金、木、活三子为万物之"三母。"

(4) 七行说

火、水、气、土谓之四元，也称四奇行，金、木、活谓之三子，也称三耦行，四元三子共构七行，七行分布，万物汇成。

回医学理论包涵着以真一理论和元气学说为核心的万物本原论及对世界的朴素认识，认为在自然生化过程中，万物按一定的生成次序先后问世。真一内涵妙质元气，元气两仪阴阳，阴阳化生水、火、气、土四元，四元相互作用生金、木、活三子。四元先于天地定位，生三子化育万物。四元三子而成七行，七行分布，万物汇成。回医学真一七行理论以真一学说和元气学说为核心与基础，以阴阳七行为架构，阐释了宇宙起源、生命过程、天人感应、性理属显等天地万物和人的生态关系。

回族哲理医理著作《天方性理》中对此经典阐述为："最初无称，真体无着。唯兹实有，执一含万；唯一含万，妙用斯浑；唯体运用，作为始出。真理流行，命昭元化，本厥知能，爱分性智。一实万分，人天理备，中含妙质，是谓元气。先天之末，后天之根，承元妙化，首判阳阴。阳舒阴敛，变为火水；火水相搏，爱生气土；气火外发，为天为星；土水内积，为地为海。高卑既定，庶类中生。造化流行，至土而止，流尽则返，返与水合，而生金石；金与火合，而生草木；木与气合，而生活类，活与理合，而人生焉。合气、火、水、土，谓之四元。金、木、活类，谓之三子。四元三子，谓之七行。七行分布，万汇生成。殊形别类，异质分宗。理随气化，各赋所生。大化循环，尽终返始。故唯人也，独秉元精，妙合元真，理象既全，造化成矣。"

回医学真一七行理论可概括为：真一（主宰）——元气（第一物质，万有之始）——阴阳（阴静阳动，生化依据）——四元——（水、火、气、土，天地定位）——三子（金、木、活，万物始生）——七行（四元三子，万物汇生）——人（思维与存在的统一体）。回医学理论将同源、同构、彼此通然的人和宇宙万有，全盘构筑到这一整体系统模式之中，并以此作为认识自然和生命的理论基础和方法论。

二、生命观和生理观

1. 以"真一流溢""天人合一"为核心的生命认识观

天人合一的整体思想是回医学对世界和生命的朴素认识观。回族先贤认为，人与宇宙万有同源、同构、彼此通然，人是"真一"流溢创造的宇宙万物中最完美的生灵，对人体的认识形成了在后天一元论宇宙观指导下的，包含大世界（宇宙自然）先天理化、后天形化和小世界（人身）先有形化、后有理化的性理学说。回医学在对自然形成认识的理论基础上，对人和生命形成的认识也形成较为系统的理论认识。回族先贤认为，"人身乃万物之精华"，"人不能无天地而自立，天地万物亦不能无人而自有，万物为人之护卫，人为万物之枢机"。回医学认为，人的化生与自然的形成是同步的，天地是大世界，人的生命活动是小世界，均为同源、同构、同步运动、和谐统一的动态实体，人与自然两者都是从元气的化育开始，其生化内涵完全一致。人身小世界的元始是从"藏于父脊，授于母宫"的一点种子所化育，"小世界之种子，即大世界之元气"。反映了回医学天人合一的整体认识观。

关于"人极"之化育，回医学也是以真一元气学说为基础，以阴阳七行理论为架构来阐释的。哲理古诗云：初惟一点，是为种子；藏于父脊，授于母宫。承继先天，妙演后天，胚胎兆化，分清分浊。本其二气，化为四液，黑红黄白，层包次第。四本升降，表里形焉，红者为心，黄者其包，黑者为身，白者其脉，身心既定，诸窍生焉。肝、脾、肺、肾、耳、目、口、鼻，体窍既全，灵活生焉。回医学认为，当胚胎初化，于是一分为二，成为清与浊不同的形态。清者为阳，浊者为阴，如同天地大世界的生化，元气首仪阴阳。清阳与浊阴在母体内特定的条件下，得母宫温养而不停地运动变化，其总趋向为清阳向内而浊阴发越，清者藏于内，而浊者自围于外。如此清浊"本其二气"再化水火气土四元而成四体液，即黑、红、黄、白四液，四者皆为人身血肉精气之本。回医学认为，胚胎一个月，黑、红、黄、白四液形成，人身小世界陆续按照其特有的运动方式完成化育之功。回医学以这种辩证思想来总结和认识生命过程中阴与阳、浊与清、有形与无形、物质与精神的相互关系及其运动规律。

2. 脑与经脉

回医学认为，脑通过经脉主宰调节人体生命活动。回族先贤认为："一身之体窍，皆脏腑之所关合，而其最有关合于周身之体窍者，唯脑。盖脏腑之所关合者，不过各有所司，而脑则总司其所关合者也。"

回医学认为，脑有收纳之功，调节之力，即"收纳"与"通觉"，既"纳有形于无形"又"通无形于有形"。脑者，心之灵气与身之精气相为缔结而化焉者也。其为用也，纳有形于无形，通无形于有形，是为百脉之总原，而百体之知觉运动皆赖焉。人体各个脏腑器官生命运动的动力、发生、调控、传送、演化过程，均以元气和元气为妙的脑为根本。脑可纳有形于无形，凡目之所视，耳之所闻，心之所知，皆由外感觉器官接纳有形色的感知，通过相联系的经脉，将感知印象传递到大脑内感觉，经大脑内感觉无形的联想、分析、思考、记忆和想象能力，收纳而藏印于内，故脑有收纳之功能。脑可通无形于有形，脑主要依靠经脉发挥作用。回医学认为，脑寓有无形之"总觉之德"，且依靠经脉与人体内外、上下、左右相维相贯，以尽厥职，发挥作用。

回医学认为，经脉皆发于脑之根，自脑而通至全身，经脉是以脑为"百脉之会"的运输、传导、调节系统。经脉通至于目，目得其总觉之力而能视；经脉通至于耳，耳得其总觉之力而能听；经脉通之于口鼻，则口鼻得其总觉之力而口知味、鼻知臭。广推之，经脉自脑通至周身，则通身得其总觉之力，而手能持、足能行、百体皆知痛痒。回医学认为，人体各个脏腑器官的生理功能和相互协调运动也都资赖于脑，心为灵明之腑，而亦有资于脑，脑得其养，而心之灵明加倍，脑失其养，而心之志气亦昏。回医学中对脑与经脉的认识反映了阿拉伯医学对脑的认识与中医学心主神明理论和经络学说的结合。

3. 四体液学说

回医学中四体液指的是黑液、红液、黄液和白液。受到阿拉伯伊斯兰医学中四元素说和四体液说的影响，回医学四体液学说包括四液的形成、性质、脏腑组成及病理变化等内容。

回医学认为，人体胚胎初成，两分清浊首仪阴阳，化生四元而成四液，分成黑、红、黄、白四个层次。最外一层，色黑属土；近于黑者，色红属气；近于红者，色黄属火；居于里者，色白属水。①黑液质，色黑，味酸苦而混浊，性干（燥）、偏寒。其功能主要为形成沉淀，保持各器官组织的形体和重量，限制黄液质和白液质过盛，防止其他体液偏离各自的生化运动途径而扩散，并保存营养物质，在为骨髓、软组织、筋脉等干寒器官组织输送营养物质时起到特殊的作用。黑液质参与感知、记忆等思维活动。黑液质偏多者为黑液体质，此类体质者，眼球、舌面稍黑或偏青，脉慢、细、紧，尿色偏于赤黄或清。②红液质，色红，浊中稍清，味略甘咸，性湿、偏热，为生命活动的主要物质，主要分布在骨髓与肝脏，通过心脏搏动及血管扩张而循环于全身，补充消耗的能量；与肺中吸入的新鲜空气结合，传送至人体各部位，以满足生理需求，并能把在生化运动中产生的废物和污浊气体，通过肺、肾、膀胱、皮肤汗腺等器官组织排出体外；红液质以自身的湿润的热量维持人体正常温度，生化输布能量，缓解疲劳，并能把人体正常生命活动过程中的其他体液传送至相应的部位。红液质偏多者为红液体质，此类体质者，肌肤光洁，身体较好，胖瘦适度，身轻骨坚，舌面稍红，尿色偏红，睡眠较好。③黄液质，淡黄稍浊，味极苦，性干、偏热。形成于肝脏，聚于胆囊变浓，主要参与消化。通过胆道进入肠管，分解脂肪，促进消化吸收，并能刺激肠道，加快肠道蠕动及废物的排泄；有阻滞部分有毒物质、分解和降低毒素功能；稀释黄液中的血液成分，通过自身的热与运动，调节促进血液成分中的红液、白液、黑液不断运动，输送至人体最细微之处，并且有防止其凝固、振奋精神与增强体力功能。黄液质偏多者为黄液体质，此类体质者，通常精力充沛，好辩喜争，情绪激动易怒，体轻形瘦，眼红，舌面稍黄，少眠易醒，嗜呼声粗，尿色偏黄，脉细、弦、快、紧。④白液质，由摄入人体的营养物及湿性物质所化生，聚于人体各个器官组织最小单位间，性湿、偏寒。遍布全身，通过自身的湿润性及营养物质，在其范围内除供给营养外，还能防止类似火、土的热性及干性物质破坏其体液，引起人体的异常变化。白液质偏多者为白液体质，此类体质者，眼球、舌面较白，体胖，稳重，嗜睡，睡时口角有涎水，脉慢、宽、迟、松，多尿色白。四液均为人身血肉精气之本，各依其不同特性和运动方式，维护和发挥着人体正常的生理功能。

回医学认为，盖人之脏腑，四行相聚而成。属土者，黑液质，先天成形者，化为周身之肉，后天成形者，结聚成脾；属水者，白液质，先天成形者，流行脉络之路，后天成形者，结聚成肺；属气者，红液质，先天成形者，化为心之质，人形即心，后天成形者，结聚成肝；属火者，黄液质，先天成形者，发为灵明之孔，后天成形者，结聚成胆。

四液与四元之辩证运动，火、水、风、土之四行变化，火包风，风包水，水包土，故黄液质之中寓红液质，红液质之中含白液质，白液质包含黑液质。黑液质迟行慢于白液质，白液质流行又迟于红液质，红液质运行又缓于黄液质，此上下迟缓，动静始分，四液既位而人身脏腑成形，外映天地，内应四象。

回医学还认为，人体四种体液的冷、热、干、湿程度各有不同，并受季节的影响而变化，人体的四液组成适当则健康，异常则可导致疾病。人体发生病理变化的实质，均与人体冷、热、干、湿四禀性的盛衰和四体液浓、黏、凝、聚等生化反应密切相关。

第二节　传统诊疗方法

回医学在长期发展过程中，融汇阿拉伯伊斯兰医学与中医学的内容，发展了内容丰富的诊断和治疗方法，有些方法极具传统特色和民族特点。如汤瓶八诊等诊疗方法，蕴含着丰富的回族传统文化和伊斯兰宗教文化，凝聚着回族人民对生命过程的理解和为了生存与疾病抗争的智慧，是回医学诊疗技术的典型代表。

一、汤瓶八诊

中国回医学汤瓶八诊疗法体系源于古老的波斯及中东医学文化，随中阿商贸密切交往的丝绸之路东渐而来，并吸收和融汇了中医学的阴阳、经络等理论，逐步形成了具有中国回族特色的传统医学疗法体系。汤瓶八诊疗法在千百年的长期实践中总结积累形成了一套相对独立的、理论完整的保健疗法，以心传口授的形式在民间广为流传。"汤瓶"是穆斯林使用的典型器具，同穆斯林相关的文化或商标很多以"汤瓶"命名，"汤瓶八诊"因此而得名。汤瓶八诊疗法体系包括内病外治非药物疗法、内病外治药物疗法、内病内治药物（食物）疗法和汤瓶功疗法四个体系。其中内病外治非药物疗法是指头诊、面诊、耳诊、手诊、脚诊、骨诊、脉诊、气诊八种方法，内病外治药物疗法是指回族传统的药疗法等药物外治疗法，内病内治药物（食物）疗法主要是指药物内治法和回族传统的饮食疗法，汤瓶功疗法包括坐功、卧功、立功和行功等内容。汤瓶八诊通过多种疗法，根据不同人体机能而采取不同的方式进行治疗，激发调动潜能，疏通经络，平衡阴阳，使人的五脏六腑、四肢百骸、三节四梢相联贯，促进气血流畅，脏腑功能协调，达到防病治病效果。汤瓶八诊是融合阿拉伯伊斯兰医学和中华医学之精华而形成的，具有典型的民族特点和传统特色，其历史悠久，传承脉络清晰，适应症极为广泛，尤其对亚健康人群具有独特而明显的保健和防治作用。2008年中国回族汤瓶八诊疗法正式列入国家级非物质文化遗产代表作名录。

1. 汤瓶八诊的诊疗原理

汤瓶八诊疗法是在回医学"真一七行论""四体液"等理论的基础上，根据伊斯兰民族的信仰与习俗，通过各种特殊的手法和方法在人体体表的"五围""奇脉"、窍穴、骨缝等部位进行诊疗，通过清除"三垢"而达到调动潜能，通关开窍、活血舒经、防病治病等目的。回医把人体疾病的最终表现统称为"三垢"，依据表现的部位不同分别称之为骨垢、血垢、毒垢。有时把能用手触及的三垢也叫作"脉结石"。回医学汤瓶八诊疗法诊治的过程中，选用八诊的不同诊疗方法针对各类病症进行整体施治，针对一些局部疾患，以独特的"末梢经络根传法"诊疗手法，结合心理导示及配合古方药油，针对人体的经脉窍穴、肌肉脏腑、骨骼、循环等系统进行诊治，有效地促进三垢的化解和吸收，改变局部经脉通路，改善气血循环，全面解决因气机失调引起的气滞、气逆、脉络阻塞等情况，从而达到清除三垢调理人体气息血脉之功效，激发调动人体潜能，进而改善和提升人体生理状况和机能。

（1）异经奇脉

回医学异经指五围，分别是头围、颈围、手围、腰围和脚围。源自回族宗教习俗洗"阿布达斯"过程中必须清洗的人体重要部位。回医学认为，这五个部位是人体血脉通行的五大闸口，如果这些部位产生瘀堵，则容易产生疾病，如各种头痛、失眠、中风、妇科病、男性肾虚、下肢静脉曲张等，只要经常转动这五个部位就可以解除疲劳、增强体质，达到有病治病、无病强身的目的。

回医学认为，人体奇脉共计4对，8条。根据奇脉的循经部位不同分别为头部奇脉、背部奇脉、上肢奇脉、下肢奇脉。各奇脉的功能有所不同，主要是联络五围，平衡脏腑阴阳，调节健康，在医疗实践中主要用于骨诊、脉诊及综合诊疗。

（2）三垢

回医学认为，骨垢是指在人体小宇宙的运行中，生命物质在传导、输送和代谢的过程中，受内外致病因素的作用，沉积于骨骼表面的异物。骨垢多是由于风、寒、湿等邪气、浊气的异常作用所形成，其形成因素有肾气亏虚、机体内环境的改变、经脉气血运行失调、大宇宙的影响等。多表现为经脉阻塞、气血瘀滞、气机失调等症状。现代医学多表述为骨刺、骨质增生、骨瘤等病症。

回医学认为，血垢是指在人体小宇宙的运行中，生命物质在传导、输送和代谢的过程中，受内外致病因素的作用，附着于血液运输通道及沉积于经筋、络脉、肌肉等脏腑器官组织间的异物。多表现为肩颈僵硬、肌肉四肢酸痛、腰膝酸软乏力、脂肪蓄积、体重超标等症状。现代医学多表述为血液黏稠、血脂偏高、高尿酸症等病症。

回医学认为，毒垢是指在人体小宇宙的运行中，生命物质在传导、输送和代谢的过程中，受内外致病因素的作用，附着或沉积于机体组织、脏腑上的有形或无形的异物。非物质浊气的附着称之为邪，有形的毒垢如胃肠道结石、胃肠道肌瘤、子宫肌瘤、卵巢囊肿等。

（3）末梢经脉根传法

末梢经脉根传法是汤瓶八诊独有的诊疗手法。末梢经脉根传法源自汉唐时期，当时大量的中东穆斯林通过丝绸之路进入中国，长途跋涉中，为了减轻和消除旅途疲劳，采用通过捏揉和按摩身体某些部位的方法来消除旅途劳顿。之后穆斯林先民又汲取了传统中医学的阴阳理论、经络理论、腧穴理论、脏腑理论之精华，经过长期的探索与实践、总结和完善，形成了具有中国回族特色的末梢经脉根传法并流传至今。

回医学将"末梢"也称为"三节四梢"。其中，"三节"含义有二：①将人体分为上、中、下三节，头为梢节，胸腹为中节，腿足为下节或根节。②将四肢也分为三节，上肢的手指为梢节，肘为中节，肩为下节；下肢的脚为梢节，膝为中节，胯为根节。"四梢"是指发、甲、齿和舌，其中发为血梢，甲为筋梢，齿为骨梢，舌为肉梢。"经脉根传"是指脏腑气血在体表的循行和流注次第。回医学认为，三节四梢根传畅通是经脉气血正常运行的关键。借助各种疗治手法，调整三节四梢根传，则阴阳平和、升降有序、气血顺畅、脏腑安和而百病不生。

末梢经脉根传法根据其作用可分为五类，分别为放松类、温通类、助动类、整复类和小儿末梢经脉根传手法。末梢经脉根传法的所有手法都以持久、有力、均匀、柔和为原则，要求达到深透和渗透的目的。持久是指要求疗治达到一定的时间；有力是指疗治手法要有一定的力度，达到一定的层次，在用力时应根据患者的体质、病情选择适当的力量；均匀是指手法的力量、速度及操作幅度要均匀，在改变力量、速度、幅度时要逐渐、均匀地改变；柔和是指手法要轻柔缓和，不使用蛮力、暴力，做到"轻而不浮，重而不滞，松而不懈，紧而不僵"。深透是指每个手法应用完之后，均能使该部位浅层组织和深层组织得到充分放松；渗透是指一些手法产生的效果是从浅层组织渗透到深层组织，如使按摩法产生的热逐渐渗透到深层组织，称为"透热"。末梢经脉根传法是汤瓶八诊疗法防病、治病、保健是否有效的关键所在。

2. 诊疗器具

回医学汤瓶八诊使用的诊疗器具包括汤瓶、经窍仪、耳诊棒、三棱针、推经锤、震骨板、揭罐、羊角板、牛角棒和足浴盆等。

汤瓶，是器皿名称，是典型的回族洗浴用具之一。传统的汤瓶壶种类有铜汤瓶、搪瓷汤瓶、轻铁汤瓶、塑料汤瓶、砂泥汤瓶、铝汤瓶和锡铁汤瓶等。

经窍仪，是由牛骨制成的一种手持使用循经治疗的辅助器械，其外形恰似带轴的圆饼形的陀螺仪。治疗操作时，手持于经窍仪的上部，掌心紧贴于经窍仪中部表面，五指末节紧扣经窍仪中部圆饼状外缘，使经窍仪下部的锥尖部位可调控对准治疗部位的经络和穴位进行治疗。

耳诊棒，将桃木削成长约 15 厘米，直径 0.8 厘米左右，一头为圆形，一头为尖形的棒状器具。经用配制的草药方剂水煮制后，再施用于耳部穴位进行点压治疗。

三棱针，特制的三棱形不锈钢针，针长约 6 厘米，针柄较粗，呈圆柱形，针身呈三棱形，三面有刃，针尖锋利。针具使用前需消毒，可在 75% 的乙醇内浸泡 30 分钟。三棱针是放血疗法的主要器具，用以刺破穴位或浅表血络，放出少量血液，以达到治疗疾病的目的。

推经锤，是由牛骨或檀香木制成的"工"字形循经治疗辅助器械。治疗操作时，术者左前侧立，两肘前屈，左右手分别握持推经锤的前后端上部，使推经锤前后端下部的锥尖对应于被术者治疗部位的经脉线上，施行治疗操作。

震骨板，是由檀香木或枣木制成的循骨治疗的辅助器械。操作时根据需要常纵向握持震骨板的一面，使其另一面紧贴被术者的骨对应面施行治疗。

揭罐，依据材质可分为胡杨木罐和枣木罐。胡杨木罐临用前，要先用煎煮的特制药水浸泡 7 日，再阴干密封保存备用。

羊角板，回医习惯将印有"杜阿一"及"古兰经"的羊角板用于刮痧，作为一种驱除病痛的医疗器具。

牛角棒，回医将印有"杜阿一"及"古兰经"的牛角棒用于穴位的点压，辅助末梢经脉根传手法的治疗作用，在施治过程中也便于携带（依据伊斯兰教规，非穆斯林禁用刻有"杜阿一"及"古兰经"的器具）。

3. 汤瓶八诊疗法

汤瓶八诊疗法体系执一涵四，依据其治疗方法和作用可概括为四个大类。本节仅简介其中汤瓶八诊内病外治非药物疗法中八类疗法的主要内容、其他方面略不尽述。汤瓶八诊内病外治非药物疗法主要包括头诊、面诊、耳诊、手诊、脚诊、骨诊、脉诊、气诊等。回族对于头部的治疗和保健极为重视，八诊之中有三诊的诊疗部位都是在头部。

汤瓶头诊是依据回医学脏腑经脉理论，以头部"泥丸宫"（上丹田）为核心，对头部（除颜面五官、两耳部分外）的异经奇脉、窍穴、颅骨骨缝或病变部位进行诊疗的方法。头为五围之首，是异经奇脉流注之所，对于调控人体的生命活动起着极其重要的主导作用。汤瓶头诊借助经窍仪、牛角棒、羊角板和汤瓶壶，以末梢经脉根传法对头部按照一定的顺序和力度，分别进行汤瓶水浴、刮、压、摁、颤等技法施治，借助对头围经络的刺激，疏通经脉窍穴，清除三垢，祛除脉结石，激活脑部细胞，活化神经，提高脑部机能。在进行头诊水疗的时候也可以加入一些香药。

汤瓶面诊是以面部至颈部为主要施疗部位进行诊疗的方法。回医学认为，面部经络畅通，则气运血旺，体液畅健，脑元充沛，官窍聪灵，百体安泰；反之，面部经络瘀阻，气血亏虚，则见面失润泽，黧黑不华，神疲乏力，头目昏眩，视力低下，面窍塞滞等表现。借助经窍仪等器具，以末梢经脉根传法对面部窍穴进行点颤、点压、点揉，根据不同人体机能而采取不同的方式进行治疗，来达到疏通面部血脉，改善面部气血的效果。包括面部窍穴点压、面部经脉按压和面部经穴复合揉压等多种疗法。

汤瓶耳诊是以耳部至面部、颈部为主要部位进行诊疗的方法。借助耳诊棒等器具，以末梢经脉根传法依次循耳部经脉窍穴进行点颤、点按、点揉，并配合耳部末梢经脉根传手法刺激局部，来达到疏通耳脉，激发调节内脏机能，清除三垢的作用。耳部末梢经脉根传手法包括捏摩耳廓、推摩耳廓和耳轮、提摩耳尖、牵拉耳根、拉摩耳垂和旋转耳孔等。

汤瓶手诊是以双手的掌部和背部为主要部位进行诊疗的方法。回医学认为，手部的窍穴联系着身体的五脏六腑、四肢百骸、三节四梢，脑元充沛，神思敏捷则手指灵活有力，所谓心灵则手巧；反过来，手巧如枢，变化万千，能寓妙于变，则又能益智健脑，抵御魔邪，百脉合和。是故手部经脉疏畅，气血旺盛，则脑元康健，百脉安和；若手部经脉阻滞，气滞血瘀，则脑元失养，诸脉不和，百病从生。汤瓶手诊以末梢经脉根传法对手部的关节窍穴和异经奇脉进行梳理，可以起到以疏通手部经脉为手段，达到清除三垢、疏通百脉、补益脑元、调整脏腑机能的作用。

汤瓶脚诊是以下丹田为核心，对双脚至腹部为主要部位的异经奇脉和窍穴进行整体施治的诊疗方法（与脚底按摩有很大差别）。回医学认为，脚为五围之末，是人体循环自下而上之首，脚部的血液循环直接影响到整体的气血循环。脑之与脚，为身之两极，以脉相维，气息互感。脑元充沛，神思敏捷，经脉疏畅，则脚部有力，步履如健；反之，脑元萎缩，经脉阻滞则举步维艰，投足摇曳，百脉待废。汤瓶脚诊针对双足的掌背部上至腹部经络走向，依循经脉穴位和足部生理反射区，借助汤瓶水疗足浴及手法疏通，双脚同步施行脚部末梢经脉根传刺激，对经脉窍穴和特定部位施以按、压、捋、捏、颤等技法，从而清除三垢，祛除脉结石，有效刺激腺体分泌，渗灌气血，提高脏腑机能。

汤瓶骨诊是以身体脊柱、骨干、骨节和筋径为施疗部位的诊疗方法。回医学认为，脊柱护持着人体的神经和窍穴，其作用不仅支撑着人的身体，并且缓冲着身体的压力与震荡，以保护机体内部器官；筋骨健壮，关节滑利，筋经疏畅，气血流通则关节活动自如，寒湿不侵，骨强肉丰，身健体壮，百病无由以生。反之，筋骨不利，气滞血阻，筋经失畅则易致骨垢流连，阻滞关节而见骨痛，肢体麻木不仁，关节伸屈受阻等风湿、骨质增生病症的发生。汤瓶骨诊以全身骨干、筋经和骨节为施治部位，结合经脉筋经之走向流注次序，运用末梢经脉根传法的刮、压、拔、颤、抖、叩、搬等刺激手法作用于骨干、筋经和骨节，以祛除骨垢，滑利关节，疏通筋骨经脉，行气活血，预防和治疗局部及全身性疾患。

汤瓶脉诊是以人全身整体经脉为施治目标进行诊疗的方法。回医学认为，人体经脉是脉脉相连，络络相牵的，通过经脉有序的循行和联系，把人体的脏腑、四肢百骸、五官九窍、皮肉筋骨与心脑联结组成一个有机的统一体。故疏调经脉则百脉气畅血和，脏腑健运，气机升降有序，康健无病。反之，经脉阻滞，气滞血瘀，阴阳乖戾，升降失序则易致脉结石形成，而发为脏腑功能低下，防御无力，百病蜂起。人体的异经奇脉及窍关控制着全身的脏腑功能及气血转换。汤瓶脉诊依循经脉筋经之走向流注次序，运用末梢经脉根传法的按、推、压、刮、拿、拨、拍、打、捋等刺激手法，作用于周身经脉循行部位，疏通周身经脉，祛除脉垢，渗灌气血，协调脏腑，达到预防和治疗疾病的作用。

汤瓶气诊是指依据穆斯林生活习俗拜功和汤瓶气功理论，通过自我修练肢体导引、呼吸配合、意念内守等内功法，调整人的气息、血脉、神志，达到培育真气、疏通经络、强身健体的目的。通过汤瓶气诊自我修练，能促进精气饱满、体质康健、激发潜能，达到修复组织、驱除病邪和防治心理障碍及精神疾病等作用。

二、其他传统治疗方法

回医学在千百年的医疗实践和发展过程中，积累和流传下来丰富的富有特色的传统疗法，如理筋疗法、香药疗法、放血疗法、水浴疗法、水灌肠法、水洗胃法、填脐疗法、搦药疗法、腹部按摩术、清泄疗法、经文赞念疗法、杜阿伊疗法、涂法、割法、点眼、滴鼻、点咽法、敷法、熏法、捏法、吹法、挑法、拔法等多种治疗方法。

（1）理筋疗法

理筋疗法是以回医学筋伤理论为依据，通过回医理筋手法与传统诊疗器械（骨诊棒、推经仪、刮痧板、火罐、放血针及各种灸器等）相配合，对筋伤部位施以适当治疗方法，并配合回医特色的药物内外施治，达到舒筋顺骨、通脉止痛之效的一种筋伤治疗方法，主要适用于筋伤类疾病的治疗。回医学理筋疗法源自回族医学经典著作《回回药方》之折伤门中治疗筋伤类疾病的主要方法，该疗法集阿拉伯医疗技术与中国传统医疗技术为一体，体现回族医学与传统中医学治疗方法相结合的特点。

回医学理筋疗法可分为手法理筋和器械理筋技术。其中手法理筋包括筋伤手法和正骨手法40余种，器械理筋包括应用骨诊棒、推经仪、刮痧板、火罐、刺络针等理筋技术20余种。回医学筋伤理论认为，人体由于遭受暴力、强力扭转、牵拉压迫、跌仆闪挫或经久积劳等原因都可致筋伤。回医学筋伤类疾病相当于现代医学的软组织急慢性损伤性疾病，包括颈背、肩、臂、腰、骶、臀、腿等软组织急慢性疼痛类疾病，同时，由于现代社会人们生活和工作方式的特点，使颈背肩腰等软组织慢性疼痛类疾病呈现高发。回医学理筋疗法可以通过多种理筋手法和器械理筋技术，不仅能纠正筋出槽、骨错缝等病症，恢复"骨正筋柔，气血以流"的正常生理状态，还可以提高痛阈、改善微循环、调节内脏和神经系统功能。

（2）香药疗法

香药疗法是回医学特色治疗方法之一，是指利用回药中特色芳香性药物来防治疾病、促进身心健康的医疗保健方法。由于香药类药物富含易挥发的精油类小分子物质，通常散发芳香气味，故也称为香疗术或芳香疗法。回医学香药疗法的形式多样，应用广泛，常用方法主要有三类：①闻香疗法，包括佩香、涂香、香花等，常用药物有檀香、沉香、艾叶、菖蒲、樟脑、山苍子等。②熏香疗法，包括醋香法、药熏法等。③药袋疗法，通过药物的气味对人体黏膜、皮肤进行刺激或被吸收进入体内，提高人体免疫机能，从而达到防病治病的目的，常用的有香药袋疗法、佩戴疗法、药枕疗法和药肚兜疗法等。

（3）放血疗法

放血疗法是选用三棱针或缝衣针，在选定穴位及患处或是一些特定的部位进行放血治疗的方法，适用于多种杂病的治疗。依据放血的部位可分为眉心放血法、太阳穴放血法、腘窝放血法、肘窝放血法、中指放血法、外耳廓放血法、内迎香放血法和关节扭伤血肿放血法等多种方法。①眉心放血法，回族俗称挑头。用左右两拇指由眉心（印堂穴）自内向外按揉三次，再用拇指、示指揪起眉心，针刺放血。适用于治疗风寒感冒、头痛、身痛、前额痛、畏寒等病症。②太阳穴放血法，用拇指由前额向外揉三次，然后用拇指同示指揪起太阳穴处皮肤，用针刺出血少许。适用于治疗感冒头痛、寒热往来、血瘀头痛、高血压头痛等病症。③腘窝放血法，背向直立暴露腘窝部，先用手掌击腘窝处，显露腘窝处表浅静脉，在腘窝中线外（相当委中穴）用针刺出血少许。适用于治疗风寒感冒、身痛、腰痛及腹痛等病症。④肘窝放血法，暴露肘部，由上臂向下揉三次，然后紧束上臂，待肘部血管怒张，在肘部静脉处（相当曲池穴）放血。适用于治疗风寒感冒、肢体疼痛、身痛等病症。⑤中指放血法，用一根红线紧束患者中指，在中指指甲上一韭叶处或指端放血。适用于治疗风寒感冒、小儿惊风、妇人癔病等病症。⑥外耳廓放血法，背向坐位，将耳廓外侧暴露，显露耳廓小静脉，取其上1/3处，轻刺小静脉放血，视病情轻重以定其放血量。适用于治疗咽部红肿充血、扁桃体炎、口疮及皮肤疥癣、神经性皮炎等病症。

（4）水浴疗法

回医学认为，疾病的病因是由于人禀性衰败，体内的寒热燥湿偏盛失调，可用温凉不同属性的水进行沐浴、洗胃、灌肠等进行治疗，达到调节机体寒热燥湿及排泄毒物的作用。水疗时可在水中加入回医特色香药液、特制香药精油等，起到很好的芳香避秽、安神醒脑等作用。常用水疗法包括凉水浴、热水浴、水洗胃、水灌肠等疗法。水疗法是同回族卫生习惯相兼行的一类治疗方法。

凉水浴是用15℃左右的凉水冲淋洗浴全身的疗法。回族民间总结有"证见热盛脸眼红，不眠乱大人，多动少安静，脉数舌尖红，凉水大小净"。热水浴是用38℃左右的热水冲淋洗浴全身的疗法。回族民间总结为"寒盛热水淋"。水洗胃是先沐浴后洗肠胃七窍的方法，用38℃左右清水，将胃管经口送入胃中，进行反复清洗；或将水喝入，再用翎羽毛刺激喉部探吐，反复清洗胃部。水灌肠是用20℃左右的清水侧卧位灌肠的疗法。

（5）填脐疗法

回医常用药物研末填脐治疗腹痛、腹泻、呕吐、自汗盗汗、遗尿等病症。方法是将药物研为细末，填入脐窝再用膏药或纱布封盖。回医学认为，具有温中、祛寒止痛作用的药物，可通过脐部吸收，随气之循行输布于五脏六腑、四肢百骸、皮肉筋骨和五官七窍而发挥治疗作用。

（6）清泄疗法

以泄为补是回医用药的一大特色。回医学认为，"若要不病，肠中常净"。回族居住于多风、多干燥地区，喜食牛羊肉及煎炸食物，体质燥红质多，容易生痰积、食积、燥化、滋热等浊邪内聚症，诸邪内闭，实浊内闭，气血壅阻，容易导致多种疾病。清泄疗法可通过清净肠道来泄除体内积聚的诸邪实浊，起到调节肠道功能、促进气血顺畅的作用。常用清泄方法有：①淡盐水法，以青盐与开水2∶10的比例，50～100毫升，每日清晨饮服，有清热润肠、通便泻火作用。②将军散，用生大黄2份，熟大黄1份，制为散剂，每服2克，用于预防和治疗宿食燥热、便秘腹胀、火热牙痛、小便黄赤等病症。③清泄方，用番泻叶6克，大黄3克，枳壳3克，木香6克，水煎服或泡茶频服，用于治疗肠胃积热、胸闷不舒、消化不良、便秘腹胀等病症。

（7）熏疗法

熏疗法包括醋熏法和药熏法两种。醋熏法，取老陈醋半碗，放在患者鼻边，取红炭火一块迅速投入醋中，使醋熏发之气味冲入患者鼻内，主治昏厥、癔病气厥等病症。药熏法，回族民间习用白矾、花椒熏洗阴部，治阴部寒湿病；用花椒、艾叶熏洗治疮；用白草煎水熏洗下肢，治肢体疼痛；用西河柳、芫荽、红布熏洗全身透疹等。

（8）吹疗法

吹疗法包括吹杜尔精神疗法（宗教名称）和吹药疗法两种方法。①吹杜尔精神疗法，用一洁净盖碗由阿訇在碗壁上写上经字（阿文），放入茶叶（或相应的药茶）冲入开水，由阿訇诵读经文及吹气入碗让患者饮用。主治一些精神性病患，此法有精神治疗作用。②吹药疗法，如将血余炭吹入鼻腔用于止血，用皂角粉吹鼻治疗中风昏迷等。

（9）挑疗法

挑疗法包括挑四缝及挑羊毛疔。挑四缝，是在小儿手指第二关节内侧用针挑出少量黄色黏液的方法，主治小儿疳积、慢性消化不良等病症。挑羊毛疔，回医学所指羊毛疔相当于急性胃痉挛、急性胆囊炎等急性腹痛症状。方法是先用铜钱蘸麻油或用一小盘边缘光滑侧在患者背部两侧刮，待背部出现轻度瘀血征象，用缝衣针针孔端在背上点，发现异样小点，即用针尖挑起皮肤及皮下筋膜，亦有用小刀割之。主治急性胃炎、急性胃痉挛、急性胆绞痛等急性腹痛病症。

（10）割法

回医学割法即切除术。回族礼习在男性青年婚前做包皮切除术，称为颂乃悌。

第三节　回药简述

一、药物性质

回医学按四元归类物质属性，抽象地概括事物的特点、作用、性质等不同属性。回医学认为，在自然生化形成中，各类物质，包括药物按照一定生成顺序先后形成。一切药物都来自火、气、水、土这四大原质，即药物依靠火使其温热，依靠气使其有发育成长的空间，依靠水使其潮湿，依靠土使其生长成形。

火，气质干热，位在高处，量轻，性升腾。调节天地寒热湿干程度，能给万物热量，使其分解、成长、成熟，甚至能融化和改变坚硬物质，能制约水、土之寒，有使万物成长的作用。药质居于里，色多黄。

气，气质湿热，位在空间，量较轻，性浮动。能缓和太阳过多热量对水和地面的影响，填补空间，无孔不入，能营养万物，促进物质代谢，在万物的生存生长过程中起重要的作用。药质居于外层，色多红。

水，气质湿寒，位在土之上，量较重，性窜动。在生命活动中能运输和溶解其所需要的营养物质，防止营养物质出现不良的分解性腐败，并且能排出代谢所产生的废物。药质藏于最里，居于中者，色多白。

土，气质干寒，位最低，量重，性沉静。常受太阳的热化和干化作用，能为生物保存其所需要的各种营养物质，还对有些物质有分解和加工作用。药质居于最外，色多黑。

二、药物应用

从回药应用来看，回药主要以香药和民间药为主。《回药本草》（2005 年出版）中收载回族常用药物 371 种，上篇 247 种，其中植物药 195 种，动物药 21 种；下篇收录《海药本草》药物 124 种，对药物基源、形态、性状、功用和主治等进行了较为详细的论述。回医学治疗疾病注重理气调性，在用药方面以善用香药治病为特色，回医常用的香药有麝香、丁香、龙脑、苏合香、安息香、甘松、胡椒、荜拨、乳香、没药、花椒、胡芦巴、草豆蔻、诃子、郁金、茴香、阿魏等。回族香药应用历史悠久，形式多样，几乎成为回族居民必备的日常物品之一。

1. 香药

香药在回族医典《回回药方》中被称为"古飞"或"忽微"，回族医学中多用香药疗法。香药疗法是一种古老而又年轻的医疗保健方法。公元前 5 世纪的希腊医学之父希波克拉底在其著作《希波克拉底文集》中，将医疗分为药疗、食疗和香疗三大体系。在中世纪阿拉伯伊斯兰医学兴盛时期，大量香药在医疗保健方面的应用更为普遍，大批香药途经阿拉伯半岛和地中海亚历山大港运往欧洲和东方各地。明代《本草纲目》中记载了阿拉伯香药 83 种，单列芳草类与香木类药物。香药疗法作为补充与替代医学和自然科学的一个分支，目前在世界范围内也正在越来越广泛地为人们所认识和利用。

回族自古以来就有佩香、燃香、闻香的习俗，回医学香药疗法是在继承阿拉伯伊斯兰医药传统的基础上形成和发展起来的。回医学认为，植物的气味和芳香能使人精神振奋、消除疲劳，可影响人的心境和情绪，还可以防病治病，用于一些病症的治疗。如菊花可以疏风清热、养肝明目、解毒消炎，有去火、降压之功效；金银花的花、茎和叶对多种病菌、流行性感冒病毒及皮肤真菌具有较强的抑制能力；月季花性温味甘，有理气活血、调经、消肿功效，月季的花香可使人顿觉精神振奋、心情愉悦，经期尤为明显，可以缓解痛经、减轻病痛；如果患有支气管哮喘，多闻桂花香气，不仅可以抗菌消炎，而且还有化痰、止咳、平喘之功效；如果咽喉肿痛或扁桃体发炎，多闻玫瑰花、茉莉花、栀子花等香味浓郁的花香，会缓解咽喉不适等。回医学香药疗法常将药物配制用于熏、蒸、佩、挂、洒等多种方式。在具体应用形式上，回医学香药疗法可分为闻香疗法、熏香疗法和药袋疗法三大类。

2. 药物剂型

回医用药多为芳香类，药物富含挥发成分，回医学根据治疗目的的不同和药物性质的特点，在药物剂型及应用方面多选用适宜保存挥发性成分及药物作用的剂型，很少应用煎煮类工艺对药物成分产生破坏作用。由《回回药方》所载的各类剂型来看，回医用药剂型包括舐剂（糖果剂）、露酒剂、油剂、散剂、膏剂、丸剂、片剂、丹剂、蜜煎剂、浸剂、糊剂、解毒剂等，其中舐剂（糖果剂）所占比重最大，其中露酒剂、蜜煎剂、油剂是回医用药剂型的特色之处。

舐剂即糖果型膏剂，在《回回药方》中将其译为"膏子药"。此类膏剂药物多为气味辛辣走窜，性温燥的药物组成，具有芳香解表，行气活血，温阳祛湿的功效，用水或糖果、蜜等煎煮浓缩而成，集中了药物的精华，量少而纯，不含纤维素及杂质，不损伤胃气，药效温和持久，对于平素胃肠功能不佳，体弱多病者尤为适宜。舐剂在口腔中停留时间较长，部分药物科通过口腔黏膜进行吸收。多用于治疗外感病、里寒症及痰症等病症。《回回药方》中收录的马準古飞，是一个著名的古飞制剂成方，古飞，希腊语，香料之意，马準即舐剂、糖果剂之意，主治咳嗽、肝硬化和流行性疾病。其组方为没药、甘松、番红花、肉桂、桂皮、雄刘萱的花蕾（香茅）、菖蒲、安息香，以及去皮去核的大粒葡萄干和蜂蜜，加入热牛膝。以上诸药与葡萄干一同浸泡于罗勒酒中，再将诸药烘干，研细，过筛，溶于蜂蜜中，将所有的药混合在一起，制成膏药。此方多用气味辛辣芳香、性温燥之药，具有解表发汗、行气祛湿、温阳通络之效。

露酒剂即蒸馏法所制药露酒，可内服也可外用。北宋年间，阿拉伯药露蒸馏法即已传入中国，相当于现在的水蒸气蒸馏法提取植物挥发油。《回回药方》记述："无花果果实做成露酒可润肺止咳、清热润肠，用治咳喘、咽喉肿痛、便秘；根、叶煎水熏洗可消肿解毒，用治皮肤痈肿及肛裂、痔疮。"蒸馏露酒剂的方法还被广泛用于柑花露、薄荷露酒、金银花露以及留兰香露。在《回回药方》中收录了"薄荷露酒、留兰香露酒"。回医露酒剂具有营养丰富、品种繁多、风格各异的特点，露酒的范围很广，包括花果型露酒、动植物芳香型露酒、滋补营养酒等酒种。露酒改变了原有的酒基风格，具有补益和寓佐于补的功效。

油剂如少尼子油方，据《回回药方》记载："治左瘫右痪、筋缩等证候。少尼子（芫荽籽）一两，山把敢仁（苦者，山扁桃仁）三两，以上药共捣烂去油，先将马而藏哥失（山柳菊）、南麻谋（野百里香）、石黑（苦艾）、橙子叶、囊花（大茴香）、地椒、香菜、哈沙（野塘蒿）、木失其他刺迷石亦（罗勒）、海速木熬汤，以棉布蘸湿乘热搭在脖项并脊梁骨上，连换数次后擦此油"。此方特点：先以芳香味浓烈的、性温燥的药（野百里香、苦艾、罗勒等）为主煎汤热敷脖项并脊梁骨节上，目的是开腠理、通经络，再借芫姜籽和山扁桃仁的疏风、活血祛瘀之效直达病所，以祛除风湿病痛。

糊剂在《回回药方》中称为"咱麻的"，如治疗肌骨萎软的"咱麻的亦而罩里浑"，治疗各种疼痛的"法里甫而欲西"糊剂，治消渴病、乳腺肿瘤、脾胃肝病、肾病的各种糊剂等。糊剂主要用药材粉末以蜜、醋和葡萄酒调敷患处，具有良好的分散性和均匀性，体温下能软化而不融化，可在皮肤上保持较长时间，起到缓释和长效作用。

参考文献

[1] 单于德.回族医学奥义［M］.银川：宁夏人民出版社，2005

[2] 奇玲等.少数民族传统医药大系［M］.赤峰：内蒙古科学技术出版社，2000

[3] 贺晓慧等.中国回族医学历史渊源探索［J］.时珍国画国药，2010，21（8）：2020-2021

[4] 单于德.东西医药文化合璧的回族医药学［J］.回族研究，2000，（4）：69-72

[5] 苏伯固等.回族医药学的发掘整理［J］.中国民族医药杂志，1996，2（2）：31-32

[6] 张俊智等.回族医药学理论体系概述［J］.中国民族医药杂志，1997，3（3）：7-8

[7] 高如宏等.论回族医药发展与瞻望.中国民族医药杂志，1999，5（1）：5-5

[8] 陈卫川等.回族医药概论［J］.中国民族医药杂志，2008，14（1）：1-3

[9] 穆萨·黄宝栋哈吉等.对回医药的历史回顾与展望［J］.中国民族医药杂志，2010，16（2）：71-72

[10] 罗彦慧等.百年回医药研究述评［J］.回族研究，2013，（3）：111-115

[11] 康菊英.浅谈回医基础理论研究［A］.全国回医药学术论坛暨中国民族医药学会回医药分会成立大会论文集［C］，2013

[12] 窦红莉等.回族医学哲学基础——"伊斯兰哲学"形成述要［J］.中国民族医药杂志，2011，17（5）：1-2

[13] 王全年等.回医理论同构律［J］.中国民族民间医药，2014，23（12）：68-69

[14] 单于德等.回医"三子"生理特性与病理探讨［J］.中国民族民间医药，2007，16（1）：26-28

[15] 杨森等.回医学四性体质与发病关系探讨［J］.中国民族医药杂志，2014，20（12）：71-72

[16] 牛阳等.基于回医"四性学说"的"回回体质假说"内涵初探［J］.宁夏医科大学学报，2010，32（1）：9-11

[17] 马科等.基于伊斯兰哲学思想的回族医学治疗观探讨 [J].西南民族大学学报（自然科学版），2011，37（4）：628-631

[18] 杨华祥.国家非物质文化遗产—汤瓶八诊 [M].南宁：广西科学技术出版社，2011

[19] 马惠昇等.回族汤瓶八诊保健疗法的演化与传承 [J].宁夏医科大学学报，2009，31（4）：541-542

[20] 贺晓慧等.试论中国回族汤瓶八诊疗法 [J].宁夏医科大学学报，2009，31（3）：406-408

[21] 贺晓慧等.回医"汤瓶头诊疗法"治疗急性脑梗死 55 例临床观察 [J].中国民族医药杂志，2013，19（12）：7-8

[22] 武永利等.回医理筋疗法治疗回族膝骨性关节炎的临床研究 [J].宁夏医科大学学报，2012，34（11）：1101-1103

[23] 单于德.回回香药渊源 [J].回族研究，1997，（4）：59-64

[24] 南一等.浅论回族医学的用药特色——"香药" [J].宁夏医科大学学报，2010，32（3）：320-322

[25] 张占武等.回医香药理论简述及临床应用 [J].宁夏医科大学学报，2014，36（1）：3-5

[26] 徐保宁等.回医香药外用剂型简述 [J].宁夏医科大学学报，2013，35（11）：1193-1194

[27] 靳萱等.浅析"回回药方"所载方剂的剂型分类及特点 [J].辽宁中医杂志，2011，38（9）：1861-1863

[28] 赵云生等.回药资源及其民族药物学应用 [J].时珍国医国药，2014，25（8）：1915-1917

第十四章 哈萨克族医药学

概　述

　　哈萨克族是世界著名的跨境游牧民族之一。在中国，哈萨克民族主要分布在新疆的伊犁、塔城、阿勒泰等地区。哈萨克族在千百年的游牧生活和与疾病作斗争的长期实践中，积累了丰富的治病防病方法和用药经验，与各民族医学广泛地交流与渗透，创造和发展了独具特色的传统医药学体系，为本民族的生存和发展做出了极大的贡献，是祖国传统医药学的重要组成部分。

　　哈萨克族医药历史上溯久远，哈萨克族祖先奉信天、地、日、月、水、火等自然物，并对它们之间存在的相互对立统一和联结关系进行剖析和解释，观察它们之间内在的和外在的、微妙或巨大的变化和转化，逐渐产生了对构成自然界的基本根源的客观认识。公元前7世纪至公元前2世纪，哈萨克族祖先——塞种人的文化早已发达，他们大多从事牧业，部分从事农业、渔业及狩猎谋生，并开采铜、铁、金等矿藏进行利用，与邻近的文化先进发达的各民族相互来往，沟通密切。据文字记载，西方医学之父、古希腊著名医学家希波克拉底（公元前460~公元前377）曾在黑海沿岸西北部的塞种部落中居住生活，从该部落的生活实践和知识观念中吸取了朴素的唯物思想，并将其应用于医学观之中，形成了当时中亚医学思想的理论基础，即水、空气、火、土四大物质学说。塞种人也深受希波克拉底的影响，至今哈萨克民间医生依然纪念和顶礼希波克拉底。中世纪时期，中亚细亚杰出的学者法拉贝（870~950）以唯物主义的观点认识研究自然，以物质属性和存在作为基础解释自然界中物质之间的关系，创造和发展了中亚医学的理论基础，是医学史上划时代的里程碑。与其他崇信伊斯兰教的民族一样，哈萨克医学发展中也受到阿拉伯医学的影响，如阿拉伯医学家伊本西拿编著的经典医学巨著《医典》对各种疾病的病因、病理、诊断和治疗等进行了全面的阐述，奠定了西方医学的理论基础。此外，哈萨克医药的发展还受到汉族文化《周易》及中医学理论的影响。在几千年的发展过程中，哈萨克医药与东西方其他民族传统医学都有过广泛交流和渗透，不断充实和完善，逐渐形成了具有民族特色的哈萨克族传统医药学体系。

哈萨克族医学经典著作《奇帕格尔巴彦》（汉译为《医药志》）是用古代哈萨克文编写的一部医学著作，一般认为该著作成书于十五世纪，由哈萨克族杰出的民间医生乌太波依达克·特烈吾哈布勒（1388～卒年不详）编著完成（有学者认为成书于17世纪下半叶）。该著作详细记载了哈萨克民族传统医药学的理论与医疗实践，详尽阐述了独特的哈萨克医药理论观点、生理病理、诊疗技术等各方面内容，全面总结了哈萨克族传统医药学的成就。该书不仅是哈萨克医药学专著，同时也是包括语言学、历史、文化、哲学、植物学、心理学、天文学、历法、星相学、地理学、民俗学、美学、神学、系谱学等众多学科的哈萨克传统文化百科全书，是研究哈萨克文化的珍贵文献资料。

《医药志》共分三卷六册（即三峰六波）。该书附有前言（叙述该书的产生过程）和绪论（叙述人类的起源），后面附有哈萨克系谱和兽医学。该著作内容包括了全面的哈萨克医药学理论与医疗实践体系，内容涵盖生理学、病理学、心理学、免疫学、护理学、预防医学、诊断学、鉴别诊断学、治疗学（包括治疗原则、治疗方法、治疗技术）、药物学（包括药物的识别、采集、处理、储藏、加工、炮制、分类、性味、用途）、方剂学等丰富内容。第一卷基础医学，主要叙述生命的起源、人体的构成等生命基础。记述了人与自然界的关系，提出了"四时与人体相应"观点，认为人体生命活动的一切变化与四时气序的变化是同步的，明确指出春、夏、秋、冬四时气序在人体健康与疾病中起着重要的作用。第二卷诊断学，主要叙述了疾病症状、诊断方面的主要依据和诊断方法。诊断方法包括问诊、望诊、舌诊、脉象、星象等内容。如其中一篇专门叙述了舌诊，包括舌色、舌形、舌态、舌面星象（男、女舌面的星象异同）、舌苔等内容。第三卷方剂学，主要涉及药学和方剂学内容，书中记述植物药 755 种，动物药 318 种，矿物药 62 种，药物种类达 1135 种，方剂 4577 首。详细论述了药物的收集和加工方法，阐述了药物在毒性、配方等方面存在的问题，也论述了药物类属，如寒性药物、热性药物、平和药物等。内服药及外敷药的用法及毒性等方面的内容也很详细。书中最后一章养生方法论述了预防疾病的重要性和养生之道。

《医药志》蕴藏着许多宝贵的医学思想，如哈萨克族祖先很早就发现用牛痘接种预防天花的方法，早于 1796 年英国医学家爱德华·琴纳使用的牛痘疫苗；哈萨克族祖先对心、脑生理功能及其相互间关系的认识也早于哈维的《心血运动论》（1682 年）；对冻伤、烫伤和一些疑难病症哈萨克医有独特疗法；还提出一些与现代预防医学观点相一致的内容，如在流行麻疹区域或患者居室门外系红布条以告谢人，三代近亲不可通婚，动物的淋巴部位均不能食用等。

哈萨克医擅长治疗骨伤科（吾塔什）疾病，民间哈萨克医擅长治疗骨折的复位和固定，对于骨折后畸形愈合了几年的骨头，也能使用一种马驹油和药物配方，使骨痂软化，从原骨折处分离，再行重新复位固定治愈。

哈萨克族医药学是祖先留传的宝贵财富，是我国传统医药宝库中的重要组成部分，直到今天仍然在为哈萨克人服务，随着近年来国际上传统医药学的崛起，民族医学成为一门独立的学科，少数民族传统医药学及民族医药资源的开发利用，直接关系到少数民族地区医疗卫生事业的发展。一些哈萨克医学医疗和科研机构相继成立，如1985年阿勒泰地区哈萨克医医院成立，1992年伊犁哈萨克自治州哈萨克医药学会成立，1993年阿勒泰地区哈萨克医药研究委员会成立，2008年阿勒泰地区哈萨克医药研究所成立。近年来，相继出版了《哈医药精华》《哈医药基础理论》《哈萨克医常用处方选集》等哈萨克医药专著。哈萨克族医药学正在不断地发展和进步。2014年哈萨克医药入选第四批国家级非物质文化遗产代表性项目名录。

第一节　哈萨克医学基础理论

哈萨克医学经过几千年的发展与积累，形成了独具民族特点的传统医学理论体系。六元学说（阿勒特突固尔）是哈萨克医药学的理论基础，哈萨克医学认为，万物及人类赖以生存的最基本本源归于六大元源，即天、地、明、暗、寒、热六元，并以此为基础演绎出了吾孜叶克-科孜叶克（阴阳）、阿勒玛斯木（循环）、苏勒（体液）、胡瓦特（气）、木榭列尔（脏器器官）、托尔拉斯罕肯斯提克（经络空间）、热阿依（气候）、斯尔哈特色别普克尔列日（病因）、朱勒得孜达尔（星象）等学说。

一、六元学说

六元学说，哈语称吾孜叶格阿勒特突固尔学说，也称六原学说，是哈萨克医药学的理论基础，是古代哈萨克祖先在认识自然界的各种现象及与各种自然灾害和人体疾病的斗争中，逐渐形成和发展起来的唯物论认识观。"吾孜叶格"在哈萨克语中是每一思维、设想、行为、万物所具有的核心目的和性质根源之意，"阿勒特"是六的意思，

"突固尔"有底座、立足点、支柱、根源、渊源之意，即根源的意思。阿勒特突固尔即六元，包括天、地、明、暗、寒、热六元。哈萨克族先贤将万物及人类赖以生存的最基本的本源归于六大元源。哈萨克医学用六元学说阐释人在宇宙中的位置和人与自然万物的关系，说明人体各个器官局部的固定位置及其生理机能，说明人的情绪与外界环境的关系，解释疾病的病因病理、疾病部位和疾病性质等内容。

1. 六元的基本内容

六元，也称六原，即天、地、明、暗、寒、热，哈萨克语分别称之为肯斯特克（天、空间、位置）、吐热阿克（地、支柱）、加热克（光、明亮）、哈热阿恩格（暗、夜、未知物）、俄斯特克（热、温）和苏俄克（寒、凉、潮湿）。

（1）天元

天元（肯斯特克）有天、空间、位置之意，是指人类及万物所占有的空间或位置。天元是人类、植物、动物、矿物可随意或不随意的生命运动及其实现其增生繁衍过程所必需的，虽不能直接立足但又时刻不能分离的无形空间，是人类万物生存、存形的首倡之元，失其则不会有宇宙万物的生存方式、存在形式及运动活动，整个宇宙及生命则中断绝亡。

天元以水、声音、空气、运动空间四大支柱来发挥其特性。哈萨克医学用天元阐述人体生理、解剖、病灶空间、药物的生长空间、药物在治疗过程中经过的空间等。天元包括无限空间、生存空间、液体空间、整体空间、脏器空间、病理空间、药物空间、治疗空间等。①无限空间，泛指无限的宇宙空间。②生存空间，泛指人类及万物的生存空间。③液体空间，泛指流动空间。④整体空间，泛指人体所占的空间，指人类在母腹中由父母之精形成所占据的位置，出世后一生所生长及终寝过程中整个机体的活动范围及占据位置空间。⑤脏器空间，泛指脏器在机体所占的空间，人的脏器及器官在机体内都有固定所属的占据位置与空间，通过这一空间和位置来完成其各自所属功能，从而维护机体的整体性。⑥病理空间，是指导致人体产生疾病并引发和加重病情、伤害机体的病原，无论是肉眼可见或看不见的，无论是聚集的还是散在传播的及传染的，都在天元中占据空间并传播，并终在机体的某一脏器或器官寻得侵入途径，并在适合其成长的有利环境而稳居，包括病原在空间和在人体内损害处占据的空间位置两方面内容。例如，哈萨克族民间在禾孜勒夏（麻疹）流行期间，为了预防其传染和传播，在疫区及居室（病源空间）门外系以红布来告诫人们需警惕这是病源空间，若接近该空间则病虫侵入机体而发病。⑦药物空间，泛指药物生长的空间或药物经过人体部位直至到达病灶部位所经过的空间。⑧治疗空间，是指治疗过程中药物发挥疗效的作用空间。

（2）地元

地元（吐热阿克）有地、支柱之意，是指人类及万物赖以生存的立足点。地元为万物及人类创造了生存条件，是山川、湖泊、江河、海洋、动物、植物、人类赖以生存的基础和最基本的支撑，若没有地元，其他五种元源将失去支撑。

地元以人类与动物、植物、土壤、金属、沙石五大支柱来发挥其特性。地元给予人类之本包括先天的特征、形态、个性、性别等差异，后天生活的立足之处、定居之处和住宅。哈医用地元来阐述人体脏器的位置、病因在机体的固定位置、固定的病变部位、疾病的特征及归属、药物生长区域等。地元分为：①整体地元，泛指人类的外形差异及聚居区域。人的个性没有完全一样的，即使双胞胎也有区别特征。每个个体以其形态、颜面、肤色、表情、性别、年龄、个性及其他因素来进行区别，这些特征一般与所定居的水土特性及自然环境有着密切的关系。②脏器地元，是指人体每个脏器在机体内都占据的特定的位置，哈萨克医学认为，人体脏器先天就各有其在机体内的特定所属位置，不随意移动或置换。如两眼位于头部，左右对称，前额之下，两颧之上，两鬓之前，并在前额部有左右对称眉毛和眼圈周围上下睫毛相配，进行睁眨活动。③病理地元，是指疾病发生的部位，致病源在机体整体或在某脏器所占据的固定位置，即损害处，从而引起各种疾患。④药物地元，药物生长的位置或药物进入人体后发挥作用的部位。⑤治疗地元，是指药物通过吸收到达病灶发挥治疗作用的过程和位置。

（3）明元

明元（加热克）有光、明亮之意，是指人类及动植物赖以生存、繁衍、生息、自我保护的必备条件和支柱，没有光则无生命，借由光人类及动植物可以寻觅、填补、摄取所需并促进万物生长、物种延续。

明元包括三个方面。①自然光，如阳光、月光、矿石反射之光等强光，星光、宝石光、昆虫之光等弱光。②人造光，人类为了生产生活采用各种方式获取的各类光，如火光、灯光等，人类可借人造之光在无日月之光的黑夜为保护自己、维持活动而创造照耀的条件。③智慧之光，是指人类在生产生活中通过探索、学习来揭示事物的未知且深奥的方面，使之成为明了的规律。哈萨克医学将阳光归为阳中之阳光、光之父；将月光归为阳中之阴光；将人造光归为阴中之阳光。

明元给予人类之本是为人类先天之阳气、后天摄生（衣、食、住、行）及自我保护创造条件。哈萨克医学用明元阐述人体生理、病理、诊断、治疗、用药等方面，分为五类。①整体明元，是指可以通过直观得出的综合性认识和结论。经明元才能发觉和感觉某物体的外在和外露的表现及形状，即使隐藏于人体内部及物体内在的变化，可经明元，用肉眼观察其显露于外部的表现及形式，用脑思考与分析之后，得出综合性的认识和结论，这一过程称为整体之明元。②脏器明元，通过眼睛观察、大脑综合分析，对隐藏于人体内部的脏器的存在与变化得出结论的过程，称之为脏器明元。③病理明元，是指经过直观刺激直接影响人体情志的致病源，在明元的影响下经眼见、耳听、或经皮肤、汗毛等感觉到的多途径刺激而引起疾病，即为疾病创造条件的明元称为病理明元。如精神失常，通过直接或间接影响人的知觉、感觉、情绪、思维等而导致的疾病。人类借明元作为直接或间接的条件而引导有意识的、敏感的、知觉的、有目的的思维分析过程，为医者观察诊断疾病的性质、变化、病变的部位、预防和治疗创造有利的条件。④药物明元，一是指可以直接观察到的药材的形态特征；二是指药物生长必需的光照条件。⑤治疗明元，一是指通过辨证诊断分析得出的致病原因及病变部位；二是指治疗过程及疾病转归过程中的已知方面。

（4）暗元

暗元（哈热阿恩格）有暗、夜、未知物之意，狭义的暗元是指没有月光的黑夜，广义暗元是指肉眼看不见的，耳朵听不到的，或即使是看见或听到也是无法解释或很难揭示的未知数、未知物或未知之事。暗元给予人类包括：为人类对模糊的、理解不透的物和事，创造探索的思维过程，同时为人类繁衍、生活及一切隐私、隐匿之事创造有利条件。哈萨克医学将人体生理、病理、脏腑之间、脏腑与器官之间、药物属性等方面的未知的、尚未明了的关系和难以解答的奥秘一并归为暗元，为解释久治不愈和不可救药的疾病开创溯根求源之路。

暗元包括：①整体暗元，是指人体观察不到的、未知病因的变化，引导人们为探索先天之元与后天摄生开创寻求探究之道。②脏器暗元，每个脏器以何种的内动力促使完成其稳定的各自所属的功能特征等，均属奥妙而模糊的范畴，也指每个脏器的未知功能与病理变化的统称。③病理暗元，是指人体病因不明、久治不愈的病因。④药物暗元，是指药物功能特性未知、不确定的、仍需要深入探究的方面。⑤治疗暗元，是指对疾病的病因及病变部位等不确定，需要进一步明确等内容。

（5）热元

热元（俄斯特克）有热、温之意，是指自然界中在人类及动植物滋生、萌发、复活、生长、吐故纳新的过程中起促使作用的必备条件，是人体热气（阳气、热能）的源泉及后天摄生所不断填补的热气的基础。热元包括：①季节热元，是指自然界季节变化中的热。如从4~9月份六个月所产生的季节热，这一期间也是植物旺盛季节，这时的太阳之热，一部分在天元中吸收，大部分直射地面被土地所吸收之后，不断地散发热气，使空气变暖，此热称为太阳或土地之热。②人造热元，是指人类为了生存、保持和补充机体热能、维持和延续生命，用各种方式制造的温和热或从后天饮食中化生之热。两者配合，使机体自外取暖、从内摄热，维持正常的生理之热（阳气、体温）。③人体恒热，是指由热元摄取的先天禀受并与人体不断从饮食中获取的维持人体生命的、且与人体恒寒平衡的恒热属性。

热元的特征及本能包括人类从热元不断摄取，添补先天之本与后天之本，并由此繁衍后代。哈萨克医学用热元来说明人体的生理、解剖、病理及疾病的性质，热元包括：①整体热元，是指人体从母腹开始到出世并与生同在的稳定机体、保护生命而从热元中摄取的热气（阳气）。②脏器热元，是指先天之热均匀地分布于构成机体的各个脏器和器官之中，不断发挥其生理功能活动。③病理热元，是指热为病邪直接或间接地侵入机体后，导致维持平衡的机体温度遭到破坏，导致疾病的产生。如阳光热极则中暑，若人造之热不慎可直接伤害人体，导致疾伤甚则死亡，如火烧伤、烫伤等。

（6）寒元

寒元（苏俄克）有寒、凉、潮湿之意，寒元包括三类：①季节寒元，是自然界季节变化中的寒、凉、严寒之象。②气候寒元，是自然界气候变化所产生的寒、凉、潮湿之象。③人体寒元，是人体先天具有的且平衡人体恒热的固摄之寒。

寒元的特征及本能包括：提醒人们随寒元的递迁及时采取各种预防措施来避免严寒、潮湿的侵袭，保养身体，预防疾病。哈医用寒元来说明人体的生理、解剖、病理及疾病的性质，寒元分为：①整体寒元，是指人体从胚胎发育开始到出生及生长过程中机体由寒元所摄取的所需之寒，即先天的固摄之寒。机体的阳气（体温）若没有固摄之寒的制约和调节，则阳气极盛而失衡。固摄之寒是调节人体温度、维持正常阳气（体温），确保生命延续之源泉。②脏器寒元，是指先天固摄之寒分布于机体各个脏器及器官，其温度各有差异，如心脏温度与四肢末梢温度之差异，这种微妙的相异之寒称为脏器之寒。③病理寒元，为病邪侵入机体引起身体及特定部位的疼痛、胀痛、隐痛、酸痛等症状的寒邪，称为病源之寒。人应随四季及气候之寒的变迁而及时添衣加物进行调整，否则易使机体或者某个脏器及器官，因受寒凉刺激而发战甚或致病。哈萨克医学认为自然界之寒元本身即寒、凉、潮湿之太过，是一切疾病之源，可直接或间接地引起疾病或为其他致病原创造致病条件和环境。人体固摄之寒过盛称为寒性疾病，有时会出现发热的假性症状。

六元学说是哈萨克族传统的宇宙观和认识观，哈萨克族先贤用六元学说来解释宇宙发生的一切，用六元的相互资生、相互转化和依存、相互克制来解释物质与生命的起源、变化和转归。六元的消长轮回促成了万物生命的萌发、生长和盛衰，其与人体保持着密切的相对稳定的平衡关系，这种平衡一旦失调会造成人体的疾病，故六元学说是哈萨克医学理论的核心。

哈萨克医学用六元学说来解释人体的生理、病理变化、疾病的预防和治疗、药物属性及饮食原则，认为在疾病的预防、诊断、治疗、护理、养生等方面均与气候、季节、时辰、属相、居住条件、社会环境等有密切的关系，说明了人体内、外环境的统一性，体现了"天地人相应"的整体观念。哈萨克医学认为，六元之间的对立关系是构成人体温热、寒凉、干燥、稀湿、硬紧、松软、醒动、静眠、吸收、排泄十种物质生理平衡状态的本源，是维持生命进化的基础。

2. 六元的属性

哈萨克医学认为，六元是自然属性，是构成宇宙的物质基础。热性与寒性是六元内在对立统一的本质基础，六元按寒热属性分为三对：①第一对，天、空间、位置为热性，地、支柱为寒性。②第二对，光、明、亮为热性，暗、夜为寒性。③第三对，温、热为热性，寒、凉、潮湿为寒性。

3. 六元与人体生理和病理

（1）六元与器官之间的关系

哈萨克医学认为，六元是人类赖以生存的基础，人属于六元，又从六元中摄取所需，人体外在十二器官和内在十二脏器依其性质分属于六元。

天元，外在的足、手，内在的心、口腔。

地元，外在的关节、外生殖器，内在的脑、内生殖器。

明元，外在的眼、皮肤，内在的胃（十二指肠）、肺。

暗元，外在的耳、颈，内在的腺体（淋巴）、肠。

热元，外在的鼻、舌，内在的肝（脾）、肾。

寒元，外在的腹、毛孔，内在的骨、肉（筋、脂肪）。

（2）六元与先天之本和后天之本

哈萨克医学认为，先天六元为人类先天禀赋与雏形之形成以及后天摄生创造条件，人类必须要有六元赋予的先天之本及后天之本的十二大物质来维持完整的机体。

哈萨克医学认为，先天六元受于父母，与生俱有，与死同去，是人体生命活动的源泉，其生理功能维持到生命之尽，是机体的支柱，在生命活动中起主导作用，从生命滋生、发育、成长到衰老的过程，随生命成长逐渐完善，随年龄增长趋于衰退，需要后天饮食和其他所需以补充从而维持和延续生命。哈医认为，先天之本包括六个方面。①布特木，即人体雏形，指受精卵与胚胎的形成以及出生后的有机整体，是人类的共同特征，先天完整的形体。②阿尔哈吾，即人体之真气，是指胚胎发育生长进程中禀受自父母的先天之元气及后天饮食精微化生的水谷之气的总称。哈萨克医学认为，阿尔哈吾是人类繁衍生存及运动和思维活动的基础与核心，是生命之本和动力。③思吾，即人体液体，指胎儿在生长发育过程中，禀受自先天的精、血、津液、羊水，以及后天饮食化生的体液的总称。④黑木勒，即人类先天增生、发育及后天增长、运动状态、功能活动的总称。⑤吾什塔斯木，即人体各个脏器的衔接途径，胎儿在母体内形成及出生后，外在十二器官和内在十二脏器与机体的气、体液、功能之间紧密相连，相互沟通，形成有机整体的首要条件。人体二十四个脏器经吾什塔斯木相互协调、联结，形成一个完整正常的机体，从而为后天饮食之化生创造条件。⑥阿吾加勒，专指胎儿由母体吸收的营养物质。人体在母腹中形成开始，便从母体吸收营养，随日月增移，胎儿不断地增生和生长，从母体吸收的营养物质日益增加，所吸收的营养物质经胎儿脏器功能活动和在母体内的肢体运动，转化所产生的精华部分，形成机体的元气和阳气。

哈萨克医学认为，后天之本的作用是为了生存和延续生命，是对先天之本的补充和维护，先天之本和后天之本是密切相关的。哈萨克医学将人类的后天之本也分为六个部分。①呼吸，特恩斯得和，是空气、呼吸之意，是维持及维护生命的动力，是先天之本延续增补的最初阶梯，是后天之本的引道者。人的呼吸片刻不能停止，否则生命即中断。②语言，拉俄木，语言是人类区别于其他动物的最大特征之一，人的聪明才智由语言来表达，文字属人造语言范畴，也可表示智慧与才能。③住宅，灭肯，宿、宅类之总称，包括故居、基地和死后的埋葬之地。④衣物，俄勒帕，衣物之总称，衣物是人类利用聪明才智制作的，用来自我保护所需的防护之物，是人类智慧、灵巧、手艺（工艺）的象征。⑤工具，哈热吾加热阿克，是人类对抗和防御敌害、觅食、防病治病的劳动工具、武器及药物的总称。⑥繁衍后代，即吾热帕和达斯吾。

哈萨克医学认为，先天之本禀受于父母，后天之本是先天之本延续的基础和必备条件，为先天之本的补充者。同时强调先天之本是基础，后天之本为依靠支柱，二者之间紧密相连，没有先天之本则无后天之本，没有后天之本则生命无法生存。

（3）六元与人体生理及病理的关系

哈萨克医学认为，六元互相之间的联结、协调、衔接、尊崇、依存的五种和谐状态构成了人类有机的整体，在解释人体的生理与病理的过程中自始至终与六元紧密地结合起来，同时认为完整的机体由温热、寒凉、干燥、稀湿、紧硬、松软、吸收、排泄、醒动、静眠的十种生理平衡状态所组成，并归属于六元。这十种生理平衡状态的根源是人体的先天之本与后天之本，疾病的产生也是由于六元的太过与不及对机体侵袭所致。因此，哈萨克医学认为六元是维持机体十种物质的生理平衡状态的基本根源。若六元为病邪（致病源）直接或间接地损伤人体十种生理平衡状态，则给人类带来疾病的折磨，甚至死亡。

哈萨克医学认为，人体十种生理平衡状态是：①温热，是指机体先天之热（先天所具有的）和后天补充之热（机体将后天饮食经消化吸收后所化生的）以温煦机体的温度，均来源于热元，在机体起控制人体先天固摄之寒过盛、抵抗寒元对人体侵袭的作用，保持自身体温平衡并维持至终，不使体温过高过盛或过低过衰。若机体的这种温热状态发生异常变化，太过或不及失去平衡，则疾病丛生。②寒凉，各种体质的人都具有先天的固摄之寒，来抑制机体内先天之热及后天之温热过盛，并将机体的先天与后天固摄之寒维持至终。在机体过渡至死亡状态，则寒凉永久性地战胜机体之温热。若机体的寒凉太过或不及，都会导致疾病的发生。③干燥，是指机体具有的来源于热元的适当的干与燥之象，其制约机体中稀湿过盛或不足，机体中的干燥与稀湿失衡，会使机体旧病复发或苛疾丛生。④稀湿，正常机体具有的先天及后天的稀湿状态，不仅能维持生命的延续，也是制约机体之干燥过于旺盛的唯一先决条件，稀湿过盛或过衰同样导致机体体液的平衡失调而产生疾病。⑤紧硬，人体生理活动和运动都需要与之相适应的紧硬状态，是维持躯体稳定平衡的条件之一。人体先天具有紧硬生理状态，但需由机体生命中的肢体运动、功能活动的相互制约来完成，若其作用得不到发挥则疾病发生。⑥松软，用以调节机体内先天所具有的紧硬状态，同时经过控制脏器功能和肢体活动的异常变化来完成或保持生理平衡的功能，是稳定机体平衡的支柱之一。若机体中的紧硬、松软发生变化将会产生疾病。⑦吸收，机体内的食物经消化吸收后转化为精微物质，经血液循环散化热并产生气。吸收是机体化生精、气、神、津液的必备条件之一，消化吸收过程若出现太过或不及则产生疾病。⑧排泄，是指机体在吸收精微物质之后，将对机体无用的废物以大便、小便、汗液、痰等形式排出体外。若机体排泄废物的功能失调，则处于疾病状态。⑨醒动，人类生命活动的一半是在醒和动的状态中渡过的。在醒与动的状态中，人类产生复杂的思考与思维过程来完成一切活动，完成寻觅食衣、社会交往等任务，使生命得以延续。如果人类醒动失常失去思维意识，则不能完成一个正常人的各项活动。⑩静眠，人类在醒动生理状态的各种活动后会出现劳累、疲倦等情况，必需选择适宜的时间进行休息与睡眠，以缓解疲劳恢复体力，也借此完成一些隐私的活动。静眠状态为醒动状态创造一个充沛的、振奋的精神状态，开始第二天新的生命活动延续。昼夜维持正常的交替而不间断，也是生命延续的条件。人类生命的一半时间是在静眠状态中渡过的，不能静眠是反常的疾病状态。

六元自然属性与人体十种生理平衡状态有着密切的联系。①人从在母腹胚胎发育、出生、生长并为了生存所进行的一切活动都必须要在空间完成，死后也需埋葬的空间位置，维以生存之呼吸均在天元的所属之下才能完成，此为人之天元所属。②人之立足并依赖于地元，饮食之营养物质来源于地元之土，并且人之性格特征与生存土地有密切的关系，此为人之地元所属。③人都有营养之气和与之同时存在的适宜的热度（体温），此为人之热元所属。④人都有一个控制和调节机体体温过盛或不及的固摄之寒，此为人之寒元所属。⑤人类需要彼此望视互相认识，互相交谈和了解，需要生存活动的明亮条件和环境，并要经历各种艰难历程，了解疾病性质也需要一个明亮条件，此为人之明元所属。⑥人都有隐私、模糊的不理解和难以解答的事和物，虽然经过反复的思维过程仍未能到解答，需要进一步探究与求索，此为人之暗元所属。

因此，六元不仅与人体整体，还与脏器和器官间的协调衔接都有密切的、不可分割的联系。也就是说，生命是由六元所得的先天之本与后天之本间相互协调、配合、衔接、尊崇、转化来维持和延续，保持相对的生理平衡状态，完成生命过程的活动、促进、寻求和自我保护，即生命是物质的一种运动形式。

二、阳阴学说

1. 阳阴学说的内容

阳阴学说，哈萨克语称吾孜叶克-科孜叶克学说，是哈萨克医学基础理论的重要组成部分。哈萨克医学将一切事物内外都存在相互对立、相互依存、并在一定条件下相互转化的关系，用吾孜叶克（阳）和科孜叶克（阴）作为指代，并运用这一指代概念来解释和阐述宇宙间相互对立的万物及同一事物内外存在的相互对立方面，以及维持人体的生理平衡状态的两个方面，并由此演绎出哈医学阳阴学说。哈萨克医学认为，凡属热性的、无形的、明亮的、平坦的、干燥的、生长旺盛的属于阳性，凡属寒凉的、晦暗的、潮湿的、衰弱死亡的属于阴性。

哈萨克医学阳阴学说认为，事物的阴阳属性并不是绝对的，而是相对的，在一定的条件下，阴阳双方可以相互转化，相互依存，相互消长，处于相对的静止不变状态。阳阴还体现于事物的无穷的可分性与可逆性。若阳阴失去可逆性循环，则会导致人体的死亡，宇宙的消失。

2. 阳阴学说与人体结构、生理病理及药物

哈萨克医学认为，阳和阴既是相互对立的也是相互依存的，任何一方都不会脱离另一方而独立存在。哈萨克医学以阳阴学说中万物间均存在相互对立统一的两个方面，

及同一事物内部存在相互对立统一关系的观点，即用阳阴学说，来解释人体组织结构与生理、病因与病理、疾病的发展规律，也用来说明药物的生长区域、来源、属性特征和应用原则等，并指导临床诊断和治疗。

（1）人体组织结构

哈萨克医学以阳阴学说阐明人体组织结构，认为人体是一个有机的整体，组成人体的组织结构是有机联系的、又是相互对立的阳阴两部分，如哈萨克医学认为外在十二器官为阳，包括毛孔、皮肤、耳、舌、眼、鼻、手、足、腹部、关节、颈部、外生殖器，而内在的十二脏器为阴，包括肺、脑、心、腺体（淋巴）、骨、肝（脾）、胃（十二指肠）、口腔、肾、肉（筋、脂肪、网络）、肠（大小肠等）、内生殖器等，人体每个脏器与器官都各有其阴阳属性，阳性器官也有阳中之阴，阴性脏器也有阴中之阳。哈萨克医学还以人体腰部之下为阳，腰部之上为阴；男性右侧为阳，左侧为阴；女性右侧为阴，左侧为阳等。

（2）人体生理功能

哈萨克医学将正常人体生理功能及其运动过程用阳阴学说来概括，认为功能属阳，物质属阴。人体生理功能以人体十种生理平衡状态来维持，即温热、寒凉、干燥、稀湿、松软、紧硬、醒动、静眠、吸收、排泄十种生理平衡状态，其中温热、干燥、醒动、紧硬、吸收为阳，寒凉、稀湿、松软、静眠、排泄为阴，阳阴两个对立方面构成了有机整体，阳阴对立的两个方面不是平静地共处，而是互相排斥、互相斗争、保持动态平衡，推动着机体的发展和变化。

（3）人体病理变化

哈萨克医学阳阴理论认为，阳阴在正常及病理状态下可以直接或间接地影响机体，若机体的十种生理平衡状态发生失衡，即机体阳阴失衡，出现偏盛或偏衰，从而导致疾病的产生。如：汗液是机体的正常新陈代谢，是脏器功能协调排出的废物，如果脏器之间功能不协调，失去平衡，内在的固摄之寒和外寒偏盛，使汗液不能正常排出，可产生寒性疾病。哈萨克医学认为，阳阴的偏盛偏衰是疾病发生发展的根本原因，在诊疗疾病中调整机体的阳阴失衡状态是最基本的治疗原则。

（4）诊断治疗和药物归类

哈萨克医学将疾病的发生、发展与变化都归结为机体十种生理平衡的失紊，造成阳阴的失衡，即是产生疾病的原因。在治疗中，依据事物及人体组织器官的阳阴归类，药物的来源及属性也分阳阴，进行对症用药。哈萨克医学将药物依据药性、药味进行归类。药性分寒、热、温、凉、大寒、大热六种，其中热、湿、大热属阳，寒、凉、大寒属阴。从药味来讲，辛、甜属阳，酸、苦、咸为阴。长于干旱之地的药物属阳，长于潮湿之地的药物属阴；黄花的属阳，蓝花的属阴；红花的属阳，暗花的为阴；四季长青的为阳，春长冬缩的为阴；等等。了解药物的阳阴属性，对疾病辨证用药有一定的指导意义。

三、循环学说

循环学说，哈萨克语称阿勒玛斯木学说，也称为转化学说，是哈萨克医学基础理论之一。阿勒玛斯木在哈萨克语中有转化、转换、化生、替换、轮回、循环等之意。循环学说包括季节循环、昼夜循环、血液循环、饮食循环、病情循环、治疗后的病情转归等六大部分。哈萨克医学认为四季、昼夜、气候、饮食、生活环境的不同变化与机体的生理、病理、疾病预后及转换过程有着密不可分的联系。哈萨克医学把认识和阐释自然界和人体的六元学说、阳阴学说、气候学说、病因学说等多方面内容加以贯通融汇，引申出循环学说，用以来阐明昼夜的转化，四季的更替，机体与脏器之间的血液循环和净化过程，机体对饮食的消化、吸收及化生，疾病的发生发展，治疗后病情转归的转化、循环、补充过程以及它们之间相互协调、相互衔接、相互补充、相互转化、相互融合的复杂联系。

季节循环，哈萨克医学认为，人体总的体液与体质的盛衰强弱与四季的循环交替有直接联系。人只有适应和配合四季变迁，才能保持机体十种生理平衡状态，反之则疾病丛生。①春季是大地苏醒、植物萌芽、昆虫复活、宿疾复发及各种疾病多发传染的季节，应采取各种防病措施，防止疫病的传染与蔓延。春节也是潮湿、寒凉之季，是机体寒湿（斯孜纳）偏盛之季，故禁用吐、泻及寒湿之药，否则易伤气（胡瓦特），并提倡在此季节用放血疗法来净化体内污血。②夏季是植物繁盛之季，万物畅发，人体虽感舒畅，腠理疏松趋于丰满，但体液多欠充实，因此夏季禁用吐、泻之法，防止机体脱水，提倡多食用富含水分的食物。③秋季属风，早晚凉爽，此季节可减轻或治愈湿热所致的疾病。此季人体收藏，是丰满壮实之时，可用吐、泻之法，驱赶积食与多余胆汁（过多的胃酸），保持机体正常的平衡状态。④冬季属寒，宜食羊肉、牛肉、马肉、酸奶等富含营养的食物，以摄补强身，散寒补阳。若因饮食肥厚，可用泻下法去除体内多余的沉积之物，稀释血液，改善血液循环与黏度。依循季节循环，春季净污血、夏季防脱水、秋季驱胆汁、冬季泻沉渣，是哈萨克医学预防性治疗的总则，人体要适应四季气候的变化而进行相应的饮食与治疗调整。

昼夜循环，哈萨克医学以 2 个小时为 1 个时辰，将 1 昼夜分为 12 个时辰段，以六六分为左右两翼，右翼属阳，为明元，即凌晨 4~6 时（叶色克柯尔汗）、早晨 6~8 时（唐尔腾）、上午 8~10 时（萨斯克）、中午 10~12 时（图斯）、下午 12~14 时（合依木）、傍晚 14~16 时（别新）；左翼属阴，为暗元，即黄昏 16~18 时（贝瓦克），晚上 18~20 时（克什），上半夜 20~22 时（英尔特），深半夜 22~24 时（哈坦），午夜 0~2 时（奥额木），深夜 2~4 时（唐加克）。其中 4 个时辰段为关键时辰段，是给人体带来危险的时段，分别为：①凌晨 4~6 时属风，哈萨克医学认为这一时段是明元和暗元相互转换的交点，寒与热交替的临界点，热元逐渐减弱，对地元产生极大的影响，故对人体生理功能和病理反应产生影响。②中午 10~12 时属热，哈萨克医学认为这一时段热元、天元、地元相互作用共同排斥寒元，使其减弱到极点之时，也是极热影响人体之时，故容易导致人体生理失衡，引起疾病。③黄昏 16~18 时属湿，哈萨克医学认为此时的明暗、寒热、天地均处于相交相斥之时，当争夺各具优势或劣势地位后，各奔突显之处，显示其各自属性，故哈萨克医学认为贝瓦克是给人体带来危害或加重宿疾的时段，民间至今流传着"不准在贝瓦克睡觉"的说法。④深半夜 22~24 时，属寒，是指在深夜面朝西、北斗星正对着自己右肩的时辰段。哈萨克医学认为，此时明暗、寒热相互转换，天元与地元相聚在一点，明元减弱至极点，暗元极盛之时，故易产生疾病或加重宿疾。

血液循环，是指人体中血液进行不间断的循环，吸收营养，发挥温煦、运输、排泄废物功能的全过程。

饮食循环，人体正常的消化与吸收过程是维持生命的必备条件，体内各种形式的循环转化与后天的水谷精微相联结，才能维持和发挥人体脏腑和器官的属性及生理功能。正常人在饮食后，经机体循环，产生饥饿感，继而刺激再次饮食，这一过程也与季节循环、昼夜循环、血液循环相互关联。

病情循环，机体循环过程不会总是保持在一个平衡的状态，由于各种原因，如库尔特（病虫之总称，哈萨克医学认为是虫，泛指各种致病菌）会导致机体功能失衡产生疾病，出现异常病理变化。哈萨克医学还认为，产生疾病的病因随时间的循环转换也会发生变化。

治疗后的病情转归，哈萨克医学要求依据病情循环转化的表现来综合分析疾病情况，对疾病进行鉴别诊断，方能在病情转归的过程中正确调整变换治疗方法，达到治愈疾病的目的。

四、体液学说与气学说

1. 体液（苏勒）学说

哈萨克医学称体液为苏勒，体液学说是阐述机体中正常与异常体液的生成、分布、排泄及其与脏器、气（胡瓦特）之间关系的理论。体液学说是从整体来认识人体生理和病理的营养物质与功能状态的理论，哈萨克医学认为体液的作用非常重要，体液与人体生理活动之间关系密切，体液的变化将影响人体的生理功能，若体液的生理平衡被破坏就成为致病条件导致疾病发生。体液学说贯穿哈萨克医学预防、诊断和治疗各个方面。

哈萨克医学把苏勒分为生理性体液（哈勒甫特苏勒）和病理性体液（斯尔哈特苏勒）两大类。生理性体液是指人体通过饮食消化吸收后产生的，具有营养、温煦、滋养作用，并具繁衍后代功能的人体必需体液。生理性体液以其分布部位的不同各具相应的功能，包括两大类：一是繁衍后代的基础体液，如精液和卵子。二是各类精微之液，包括血液、消化液、津液、淋巴液和排泄液五种。①血液，即汗苏勒，可分成有形和无形两部分，有形部分是饮食化生的精微物质，是生命之魂，无形部分（指血浆）主要稀释有形部分，使有形部分在全身流动，保持生理功能。②消化液，即吾恩哈尔苏勒，是指从口腔开始，整个消化道所分泌的体液，是分清泌浊化生精微物质的根本。③淋巴液，即别孜苏勒，是人体抵抗力和免疫力之源。④津液，即吉布特别勒苏勒，能湿润器官，使关节滑利，对器官起滋养，保护等作用。⑤排泄液，即齐哈马勒苏勒，指经机体循环排出体外的有害体液，如汗、尿等排泄物。病理性体液是指致病源进入机体后产生的病理性体液。如病理性汗液、尿液、粪便、鼻涕、眼泪、痰液、呕吐液、胆汁、性液等。

哈萨克医学认为，不同人具有不同的体液类型和特点。每个人身体的具体状况如性别、年龄、高矮、胖瘦、发育时期等各不相同，因此体液在每个人身上的正常平衡点各不相同。血液为机体体液之父，每个个体具有不同的先天血性特征，在个体中以性格特征与体质强弱表现于外。哈萨克医学依据人体血液质的不同分为六类血性，分别为血性趋于热型者、血性趋于寒型者、血性趋于稀薄者、血性趋于黏稠者、血性趋于内向者和血性趋于虚弱者。哈萨克医学认为，血性趋势将机体与特征紧密联系在一起，形成每个个体的体质与性格。另外，也成为致病的原因，表现所得疾病的趋势。哈萨克医学将体液血性分类用于疾病的诊断和治疗，各型血性各有其疾病趋势、治疗原则及特征。

热型血性，此类人得病则血热上冲于头部，或致胃酸过多而呕吐，或者两者同时出现。因此，应防止突然或迅速低头，预防和治疗的原则以放血为主，达到清热凉血之目的，也采用催吐调整方法来驱除沉渣物。在治疗上，可在春季放血，以净血、凉血、调整体液，秋季催吐以驱逐多余胃酸及沉渣物。治疗此类患者时，放血疗法与催吐疗法可同时进行，也可单独使用。若不及时放血调整体液血性，因血热而致血管壁黏附沉渣物，使血管变硬变窄，若预防及时，放血之后，血中的沉渣物随血外除，从而保持机体体液的正常平衡状态。

寒型血性，此类人得病后易于治疗，也易于康复。在治疗上以具有温煦血液作用的辛、温、热、大热的药物和饮食来驱散积累于机体的寒，从而调养机体，也可用刺络放血疗法来引寒外出，但不能用切割放血疗法。

稀薄型血性，此类人体质较弱，容易得病或旧病反复发作，因此治疗以强身补血为主。在治疗上选用对症的药物和饮食进行及时调补，也常配合按摩疗法。

黏稠型血性，此类人得病时的治疗原则是活血散瘀、稀释血液。一般多采用药浴疗法，发挥活血行血散瘀祛邪作用，通过对症的药液功效及其热力，促使发汗祛邪，加快血流，使机体血液中的沉渣物随血液而分散或分解，同时及时补充饮食，黏稠的血液可逐渐转化为疏稀，达到调整体液的目的。

内向型血性，多见于胆小或娇弱之人，得病时一生气就会晕倒，一般男女都可见，但年轻妇女多见。及时解除其心理矛盾，引导或树立坚强的信心和宽容的心态，是治疗和预防的根本。对因娇弱而致的内向状态，可通过教育、开导、说服的方法加以调节。

虚弱型血性，此类人又分四类，其治疗方法也各有差异。其中最严重的一类是因为血液质虚无营养而致，各种原因引起机体产生疾病时，都可导致机体某部位的出血（如七窍、外阴、皮下、内脏等），并难以止住，甚或终因失血而死亡。

2. 气（胡瓦特）学说

哈萨克医学称气为胡瓦特，胡瓦特学说是研究人体先天存在和后天形成之气及其功能的学说。哈萨克医学认为，生命的存在及生命和思维意识活动的支柱动力就是胡瓦提，即气，胡瓦特为人体提供能量，是人体得以健康并延续生命的支柱力，人体先天之禀和后天之精化生成元气和脏器之气，来推动和维持脏腑器官的功能和人体生命活动。

哈萨克医学依据气的功能不同分为五类。①江什勒克胡瓦特，即先天之气，相当于中医所谓之元气。②加尔什力克胡瓦特，是指机体从后天饮食中获取并补充人体消耗的元气和防止致病源入侵机体的防御之气，能使人体产生抵抗力和免疫力。③哈热西里克胡瓦特，是指机体在生命活动中不断补充、积累并不断消耗的气。④塔尔什勒克胡瓦特，是指人体潜在的胡瓦特，哈萨克医学认为每个机体都会有先天禀有的甚至连自身都察觉不到的潜力。⑤巴尔什勒克胡瓦特，是指内藏十二脏器和外显十二器官各自特有的气。

哈萨克医学强调，在诊断和治疗疾病的过程中，要仔细辨别胡瓦特的盛衰、强弱、阴阳归属，辨证用药。体质的强弱、疾病恢复的快慢都和人体的胡瓦特有关。胡瓦特强，则病邪不能入侵，侵之也不发病，但胡瓦特再强大，也不能抵抗剧毒物和剧毒动物的毒伤。人体的五种胡瓦特是推动人体脏腑、器官正常生理功能和抵御外邪入侵的原动力，所以哈萨克医学在整个治疗过程中，以增加胡瓦特和祛除病邪为主要治疗手段。

哈萨克医学体液与气学说均要求医生在临床上仔细观察分析患者的体质、病理类型、人体脏器功能状况、精神神经功能状态以及免疫力，从而对疾病进行辨诊治疗。

五、脏器学说和脉络空间学说

1. 脏器（木榭列尔）学说

哈萨克医学脏器学说主要包涵解剖学、生理学等方面的内容，是阐释脏腑与器官的概念、形态结构、生理功能以及与体液、胡瓦特、循环之间的相互关系的学说。

哈萨克医学在长期的医疗实践中，对人体结构进行了细致的观察和总结，收集整理了四百多种脏器解剖名称，并概述其各自的生理功能。哈萨克医学认为，人体是以外在的十二器官与内在的十二脏器相互衔接而组成的，并以阿恩哈克（经络）将各脏器与器官之间的生理功能紧密地联系在一起。内外十二器官相互共济与配合，通过经络上下沟通，表里相连，保持生理的平衡稳定状态，使人体成为一个有机的、统一的整体。人体外在的十二器官包括毫毛、皮肤、眼、鼻、耳、足、手、关节、舌、颈部、腹部和外生殖器，内藏的十二脏器包括脑、口腔、肌肉、骨、肝、心、肺、肾、胃、腺体和内生殖器。

2. 脉络空间（托尔拉斯罕肯斯提克）学说

哈萨克医学将分布于人体的大小粗细血管、细小脉络、体内各种通道，及其在人体中以一定的次序纵横交错形成的各种网络状的空间，以及产生各种感觉与知觉的结构，总称为脉络空间，哈萨克语称其为托尔拉吾勒—托热拉吾勒—托尔拉斯罕肯斯提克。其中托尔拉吾勒是主枝核心、循行于深部之意，指循行于人体内在脏器的脉络；托热拉吾勒是分枝、循行于浅表部位之意，指循行于人体外显的及浅部器官的脉络；托尔拉斯罕肯斯提克是网络状空间之意。

脉络空间学说是哈萨克先民在长期的医疗实践中，从推拿、按摩、放血、拔罐等各种治疗实践中积累下来的，并与解剖知识相结合，在探索研究中形成的理性认识。

六、气候学说

哈萨克医学气候（热阿依）学说是阐释气候变化与人体之间关系的学说。哈萨克医学非常重视气候与人的关系，认为自然界气候条件的变化，随时随地都在影响着人，每一个季节、第一个时辰都有比较稳定的气候特征。如果气候变化太过将会失去稳定的相对平衡状态，导致人体内十种生理平衡的失衡，从而直接或间接地导致疾病。有时，四时之气虽不能直接成为致病源，但可为其他致病源的发生创造条件。

哈萨克医学将自然界气候现象分为十二种：风（卡力达玛）、寒潮（苏萨克）、寒（俄孜格玛）、湿（思孜纳）、暑热（特木克）、热或炎热（胡孜纳或克孜得尔玛）、温暖（舒瓦克）、严寒（阿亚孜）、雾蒙（布冷和尔）、云（杜勒）、晴（阿依和）和暴风雪（布尔哈克）。并把十二种气候现象归为阳阴两大类，闷热、晴、雾、风、炎热、温暖为阳性，寒凉、潮湿、严寒、阴、暴风雪为阴性。哈萨克医学认为，十二种气候对人体产生直接的影响而成为致病源，产生不同性质的疾病症状。

气候学说将十二种气候变化与十二时辰、十二个月、季节、周、十二生肖等联系起来，共同说明人类生活环境的气候变化与人体先天禀赋、后天自我调节、适应能力和承受能力之间的关系，从而描述了人体在不同气候条件下抵抗疾病及易患疾病的体质特征规律。

哈萨克医学认为，四季的变化、时辰的转化和人体新陈代谢及疾病的转归有密切的关系，这是因为四季的气候不同，四季的饮食变化，四季的环境差别，所以疾病和四季有着非常明显的关系。哈萨克医学常根据季节致病的特点，对各种疾病加以预防、诊断和治疗。如春天冰雪消融，万物苏发，容易造成疾病流行，人体血液也在体内泛溢且抵抗力下降，故春季的有些疾病可采用放血治疗，要慎用泻、吐之药。夏天炎热，容易造成吐泻之病，体液丢失过多，可摄水补液，用止吐、止泻、清热之药，忌用热性饮食及泻、吐之药。秋天人体血液充盈壮实，可用吐、泻之法驱积去余。冬天饮食肉脂较多，血液黏稠，可用泻下和稀释血液之药物及食物，改善血液循环。

七、病因学说

病因学说是研究各种致病因素的形成、来源、特点、性质的理论，也是哈萨克医学基础理论之一。哈萨克医学把影响人体十种生理平衡且导致人体疾病的原因和致病条件统称为斯尔哈斯别甫克哈尔，即病因，认为导致疾病的病因及致病条件包括气候的变化、时辰的变化、习俗禁忌及精神刺激、星象变化、体液平衡失调、元气的盛衰、热、寒、外伤、流行病的传染、毒物致病和无毒物致病等，并分别加以归类概括。①气候性病因，哈萨克医学认为，有些疾病似乎直接由季节甚至昼夜气候的变化所致，如果气候变化太过，远远超过机体的承受能力，将会导致疾病产生。哈萨克医学在病因探究中非常重视不正常的气候因素，包括风、寒、潮、湿、闷热、炎热、温暖、严寒、雾、阴、晴、暴风雪十二种，这种病因归类非常直观和具体。如热性病因是指各种热性病邪直接或间接侵入人体所引起的疾病。寒性病因是指各种寒性病邪直接或间接侵入人体所引起的疾病。②循环性病因，机体由于气候、饮食、生活方式或者其他因素不规律导致的机体各种循环失衡，继而使十种生理平衡失衡，引起相关疾病。③体液性病因，由于体液的失衡，随着个体的差异而表现出的病理状态，主要导致体液与胡瓦特之间的和谐状态失去平衡而引发相关疾病。④胡瓦特性病因，胡瓦特不足或损耗将会引起机体抵抗力下降，外邪容易入侵机体而产生疾病。⑤加孜木得克病因，是指人体遭遇人为伤害或意外创伤所引起的疾病，如哈萨克民族为马上民族，外伤成为常见的重要病因。⑥喀哈尔勒病因，是指一种或几种传染源引起的疾病。此种病因继而会造成后遗症或精神性疾病。⑦喀哈尔斯孜病因，是指单一的、区域性的具传染性或无传染性的疾病。该种疾病病程缓慢，区域性较强。⑧扎哈尔勒病因，扎哈尔意指毒物，是中毒或毒物咬伤所引起的疾病。⑨木聂孜胡勒克病因，是指人由于性格特征及不同个性原因而引发的一些疾病。⑩吾什奴木达尔病因，是指由人为或意外的对人体器官和精神造成的创伤及习俗禁忌。哈萨克医学认为，人的十二种精神状况如果太过也可导致形体或精神性疾病，十二种精神状况也可分为阳阴两类：一类为阴性，包括胆怯、厌恶、惊吓、悲伤、忧思、愤怒、恐怖、懊悔、震惊等；另一类为阳性，包括喜悦、欢乐、兴奋等。

哈萨克族人民在长期生活生产和与疾病的斗争过程中，逐渐形成了独特的习俗，如对91种食物忌食，对85种饮食忌饮，对12种事情离不开，对7种事物不损害，对41种现象不接近、不打骂、不践踏、不杀伤、爱护、保护、提防和避免等，这些习俗客观上在一定程度上都起到了预防疾病、保持健康的积极作用。

第二节　传统诊疗方法

一、诊断方法

哈萨克医学对于疾病的诊断是以哈萨克医学基础理论为指导，通过对患者进行二诊六法加以诊辨，达到正确地判断疾病的性质及部位，才能对症立法，配方治疗。哈萨克医学在长期的医疗实践过程中逐步积累了一些独特的诊断经验。

哈萨克医学认为，人是一个有机的整体，局部的病变可以影响整体，整体的变化也可从局部表现出来，内在十二脏器的病变可通过外在十二器官的各个方面反映出来。哈医诊断主要为二诊六法，即加尼思尔格（望、嗅、听）和曼斯尔格（问、触、切），通过对患者的自觉症状与他觉症状及体征的诊察和对收集的资料进行数诊合参，结合其他情况全面、认真、细致地分析，归纳主次，分清虚实寒热，从而作出正确的诊断。

哈萨克医学二诊六法包括：一诊加尼思尔格，是指医者静态下经望、嗅、听三法来观察患者行、立、坐、卧体态及语言、呼吸、咳嗽、呻吟之声的异常变化和气味，是对病人症状和体征进行初步了解；二诊曼斯尔格，是指医者在动态下经问、触、切三法对患者的自觉症状、他觉症状、体征病史等有目的地进一步询问和检查，包括疾病的发生、诱因、发展经过及治疗情况等。综合运用二诊六法，掌握病情变化，才能正确的辨证诊断，进行有效的治疗。本节仅简介望诊与切诊的主要内容，其他方面略不尽述。

1. 望诊

望诊内容丰富，包括望衣着穿戴、望姿态、望颜面、望形体、望神态、望眼神、望口唇、望咽喉、望舌质、望舌苔、听声音、望毛孔、望问汗、望嗅鼻腔外形、望嗅双耳、望触关节、望触淋巴结及腺体、望嗅二便、望嗅痰色、望嗅呕吐物、望触骨与指甲等。

望颜面，即哈萨克医学所指的相面知病。常人五官端正，若口角歪斜或下垂，但神态举止正常是中风的表现；若兼见青紫则是外伤或蜂毒、蜘蛛咬伤；若面色黄者，可能是黄疸、血虚等症；若面色白者，提示寒症、失血等疾；若面色憔悴，精神不振，则见于恶性肿瘤等消耗性疾病；若面部异常水肿，可能是肥胖症、肾病或肺病等。

望形体姿态，医者通过对患者动静状态下形体姿态的异常表现加以观察分析辨诊疾病的性质和部位。如患者不能自行行走，被人扶持，则为气血俱虚之症、外伤或中风；若全身颤抖，无其他异常，则是风寒极盛、中湿或热极等；若四肢抽搐、口吐白沫则是风热、风湿之象；若侧身落座，为臀部痈疮、感染溃烂、脱肛、内外痔、外伤等疾；坐势上半身向前倾斜可能是风寒腰痛、腰椎痨虫症等；若脖颈转侧不利，可能是颈部痈疮或落枕等疾。

望神态（情绪变化），若精神萎落、表情淡漠、语言低怯、动作迟钝，可能为正气亏虚；若神志异常、喜笑不休、答非所问，可能为由于火热或湿热所致的癫痫症；若急躁易怒，动辄大发雷霆，怒骂呼叫，不能自制，则属大热、湿热之狂症；神情忧郁，愁容满面，心事重重，对周围事物缺乏兴趣，多为风滞、湿滞之愁忧症；若面容凄惨，善叹息，多为正气虚、血虚的情志异常性悲伤症；若异常恐惧胆怯不安，神色慌张，怕独处，则为思虑过度、恐吓、惊吓所致的惊恐症，是正气虚散不聚、血虚湿重等症的表现。

望舌苔与舌质，舌诊是哈萨克医学诊断的主要内容，舌象的变化有重要的临床指导意义。舌诊分望舌质与望舌苔两部分，舌质与舌苔表现可反映出机体内在十二脏器和外在十二器官的风寒湿热（干）的病理变化。舌质与舌苔千变万化还与某些疾病的轻重及预后转归有密切关系。另外，舌体也因疾病的属性而在体态上表现出强硬、萎缩、歪斜、颤抖、卷缩等变化，可依据病因并结合综合征来分析判断。

望嗅问鼻，鼻诊包括望鼻的形态及色泽变化、嗅鼻内的异常气味、询问患者的自觉症状，可以反映体内脏腑的功能变化（盛衰）与局部病变的性质。如鼻塞、鼻梁塌陷、酒渣鼻等属风热之毒；鼻生疮，闻不到气味，为风湿毒盛；鼻孔干燥，为热极盛之象；鼻翼翕动并呼吸困难则为肺部疾患等。

望触腺体及淋巴，腺体及淋巴的肿大，可以辅助鉴别各类疾病，如阴囊肿溃、皲黑、腹股沟肿大、前列腺肿大等。

其他还包括望问嗅二便、望嗅痰液和望嗅呕吐物等。

2. 脉诊

哈萨克医学脉诊也称为切诊，是通过"以常衡变""以变识病"的脉诊方法来有效诊断疾病，哈萨克医切脉的部位除左右手以外，还有双侧太阳穴、颈部、左右股间处和踝部，综合进行切脉分辨作出诊断。哈萨克医要求在切脉之前，了解患者的居住地域、昼夜、气候、季节的变化，是否是忌日以及患者出生季节、月份、昼夜、时辰、生肖之年（是否是本命年）等。哈萨克医切脉时，医者用左手切患者右手脉，右手切患者左手脉，用三指平齐轻触切脉部位（浮取），再下按一点（中取），再有力下按使脉搏短瞬停留（沉取），得总脉搏。医者将脉诊结合疾病症状进行综合分析，对疾病作出诊断。哈萨克医脉诊时，由于机体正气盛衰不同、病变部位及性质的变化，常见到的病脉不是单一脉，多由几种复合而成，判断疾病需加以辨析。

二、治疗方法

哈萨克医学在长期医疗实践中积累了丰富的疾病治疗方法，可分为药物疗法和非药物疗法，包括放血疗法、布拉吾疗法、按摩疗法、挑割疗法、冻伤疗法、烫伤疗法、正骨疗法、疥疮疗法、以毒攻毒疗法、食疗法等，其中有些方法颇具特色和效验。

1. 布拉吾疗法

布拉吾疗法是哈萨克医学应用药浴、皮浴（特日布拉吾）、骨浴（哈克达勒哥）、草袋浴（哈布塔勒哥）等疗法的总称，通过外洗、熏蒸、烤等方法，使药物通过皮肤吸收以起到治疗的作用。布拉吾疗法千百年来在哈萨克民间非常普及和流行，这种治疗方法对少数民族地区常见的风湿和类风湿性关节炎、高血压、心血管疾病和某些皮肤病有显著的疗效。通过药物从皮肤的吸收、温度、水压等理化因素的作用来治疗疾病，可根据患者病情、体质状态、承受能力辨症使用以下几种布拉吾治疗方法。

药浴，根据哈萨克医辨症诊断对疾病的性质和病情进行分析，然后选用对症药物，煎出药液，患者在药液中浸泡 45～50 分钟。对治疗风湿、类风湿性疾病、坐骨神经痛、高血压、高黏血症和各种皮肤病有较好的疗效。疗程分为 7、14、21 天。药浴时不能饮凉水，可饮马奶提高疗效。

皮浴，将选好的动物快速屠宰剥皮，趁皮温热将患者包裹起来，促其发汗，如汗出不畅，可根据病情用侧柏叶、麻黄枝、青蒿、丁香等药煎汁趁热倒入皮中（不造成烫伤为宜），促其发汗祛风以治疗各种风寒之疾。动物皮的选用和发汗时间的长短，要根据患者的性别、体质、病情加以区别确定。

草袋浴，把白桦树叶和白鲜皮装在一个大袋子中压紧，上浇热水，然后放在阳光下使其发热，待袋内温度上升到 45℃ 左右时，打开袋口，在内容物中间掏一个洞，将患者身体包裹在里面，主治阳痿、风湿病、月经过多等病症。

骨浴，在地上挖一个可容一人的地坑，将绣花柳、五种家畜的骨头置于坑中焚烧，待烧成炭时，外边搭上小帐篷，地坑上支上木制的网状架子，把患者放在网状架上盖上被子使其发汗，并在地坑的火炭上不断喷水形成热雾。炭灭以后，再让患者躺在地坑中。如果患者大量出汗，要适量饮水，防止虚脱。治疗后要防风寒，加强营养，主要治疗风湿和类风湿性疾病。

布拉吾疗法还有其他形式的疗法，如温泉浴、沙浴、蒸气浴、盐浴、泥浴等。

2. 正骨疗法

哈萨克族是穹庐下马背上的游牧民族，逐水草而居，常年劳作与迁徙之中，常见于多发摔伤、骨折、脱臼等骨伤病症，因而产生了专门治疗这类病症的医生吾塔什。吾塔什应用正骨手法把骨折复位后，采用夹板、压垫、缠绑、牵拉、固定等方法，治愈骨伤患者。对于畸形愈合的骨折和复位不好的脱臼，可以用马驹油和其他药物配制一种油膏涂搽在患部，使旧骨痂软化、脱离，然后重新复位固定治愈。

3. 放血疗法

放血疗法可用于治疗高血压、高黏血症、局部血液循环障碍、不明原因的疼痛等多种疾病。哈萨克医放血方法分动脉放血、静脉放血、拔罐放血等，放血部位可选在痛点、额头、舌下、鼻尖等，通过放血达到祛瘀生新、活血化瘀、通络止痛的治疗作用。放血量根据体质和病情决定，放血后用哈萨克医配方和羊肉进行调摄补养。

4. 挑治、割治、按摩、推拿

哈萨克医用挑治、割治、按摩、推拿等手法治疗各类实症和热症。如羊毛疗（俄勒灭）用挑治；小儿呼吸道和消化道综合征（切特伯）用割治；腰肌劳损等用推拿按摩。《哈萨克医药志》中记载的推拿按摩疗法种类丰富，分10大类，30余种手法，可治疗100多种病症。

5. 冻伤特殊疗法

哈萨克医治冻伤有两种方法：①拔法（玛勒玛），将冻伤部位放入冰凉水中拔冻治疗。②蒙法（特尼起特玛），在无水情况下，将严重冻伤患者用被、毡子包裹厚实，用马拖、脚踢、滚动等方法，使患者周身发热，大汗淋漓，活血通络，致气血运行正常。

6. 烫伤疗法

哈萨克医将马奶烧糊阴干，与大黄研末共用，治大面积烫伤。雪鸡肉阴干研末、兔毛烧炭研末用于治疗烫伤。

7. 疥疮疗法

哈萨克医治疗疥疮时，将山羊肉加土木香共煮，患者食肉后，用肉汤泡烟熏的毡子，再用毡子热裹患者周身，待凉后即出，可一次性治愈。

8. 以毒攻毒疗法

以毒攻毒疗法用于治疗梅毒、淋病、痨症和各种肿瘤等病症，常用水银、氯化汞、硫酸铜等有毒矿物药，用毒蜘蛛、蝎子、蛇、麦克虫等有毒虫类，马钱子、乌头等有毒植物药。哈萨克医根据患者的病情和体质情况选择使用适宜药物，使用方法和加工炮制方法多样，治疗中随时要有医生观察和记录。

9. 食疗法

哈萨克族以肉奶为主要饮食，因而对这些饮食的营养和食疗价值及应用有较深的认识。哈萨克医常借用其药效的食物有：①奶和奶制品，如牛奶、马奶、骆驼奶、山羊奶、绵羊奶等。驼奶性微热，其他奶性平。哈萨克医学认为，奶有滋补、安神、养阴、解毒作用，可用于百病之后恢复期的摄养补虚。酸奶营养价值极高，具有镇静安神之功，可治疗失眠多梦，并可稀释血液，改善血液循环，降低血压和血黏度。发酵的马奶子（和木孜），性平，长期饮用可补气强身，延年益寿，对贫血、肺痨、虚损等病症均有助益。山羊奶加野山葱煎饭服食治疗肺病、咳血和虚损等症，用丁香、黑花椒等和奶同煎，制成丁香奶茶，具有暖腰益胃，通气之功效。②肉类主要以羊肉、马肉等动物肉食为主。羊肉和马肉性热，为补益之品。羊肉可补中益气，暖胃补脾，祛风寒，用以补虚、暖胃、壮阳，适用于诸般虚症。马肉可强身健体、活血通络，治疗寒湿痹症、瘘症、高血压、高黏血症等病症。用肉汤煎阿勒泰瑞香用于治疗风湿、咳嗽、感冒等病症，煎服一枝蒿治疗腹胀、消化不良等病症。

10. 对疾病的预防

哈萨克医学在长期与疾病斗争的过程中，充分认识到疾病预防的重要性，提倡"未病先治，未病先防"，并积累了许多行之有效的防病治病措施。隔离传染病患者，焚烧或掩埋患者衣物及其用具，自传染源地搬迁人口，3 年内禁住；板蓝根、一枝蒿煎汁防感冒；藜芦煎汁洗衣灭虱；饮用水放银饰以防消化道疾病；缝制生糜子袋放置瘫痪或久卧不起者身下，预防压疮等。哈萨克族自古以来一直保持着用侧柏、木香、麻黄熏房清洁空气，或煎汁洒房或浴洗消毒灭菌等卫生习俗。其他普遍应用的预防措施和习俗还有用野蒜捣汁饮预防各种传染病，用蒜瓣串线挂于脖颈或压于床头防虫防菌，饭前便后流水洗手，每日冲洗七窍及二阴，患者居室前系红布条以示防传染等。

第三节 药物简述

一、药物资源

在我国境内，哈萨克族主要分布在新疆北部地区，新疆北部有阿尔泰和天山山脉，有富饶的伊犁河和额尔齐斯河流域，有天池喀纳斯等自然湖泊，广阔的草原和原始森林，有数不清的地热、温泉资源。特定的地理环境和自然因素孕育了丰富的自然资源，药用动植物和矿物资源非常丰富。哈萨克医常用的药物有 500 多种，有些药物有广泛开发利用的经济价值。常用植物药如贝母、鹿草、青兰、金莲花、银莲花、雪莲、党参、大黄、黄芪、麻黄、岩白菜、白鲜皮、锁阳、大芸、阿魏、一枝蒿、冬花、神香草、骆驼蓬、赤芍、阿力红、唐松草、青蒿、茵陈、百合、柴胡、荨麻草、甘草、木香、侧柏、松针、松塔等。常用动物药如鹿角、鹿茸、獾油、蚂蚁、斑蝥、蝎子、蜘蛛等，一些珍贵的动物药有野驴、羚羊角、豹、熊、雪鸡等，均属于国家保护动物，受到严格的保护和限制。矿物药资源也非常丰富，如石膏、云母、磁石、自然铜、锌等。哈萨克医用药除少数品种来自内地和进口外，绝大多数是在本地采集，他们自种、自采、自制、自用，充分利用本地的自然资源，为当地群众的健康服务。

二、药物性质

哈萨克医学认为，药物具有不同的属性，依据药物的药性（斯叶孜勒木）和药味（塔特木）分别归类，用以指导对疾病的辨证用药。药性，分为寒、热、温、凉、大寒、大热六种，其中热、湿、大热属阳，寒、凉、大寒属阴。药味，分为辛、甜、酸、苦、咸等，其中辛、甜属阳，酸、苦、咸为阴。哈萨克医学认为，长于干旱地的药物为阳，长于潮湿地的药物属阴；黄花的属阳，蓝花的属阴；红花的属阳，暗花的为阴；四季长青的为阳，春长冬缩的为阴。

三、药物应用

传统哈萨克药物剂型种类有以下几种，尼勒纳尔勒（汁剂）、吾古勒木（散剂）、巴勒什合达热（膏剂）、加恩什玛（捣制剂）、窝合达热（丸剂）、斯拉玛（涂剂）、沙热阿普达热（果酒剂）、夏热巴特达热（糖浆剂）、阿特帕达热（吸入剂）、托萨普达热（羹剂）、奎德尔蔻（煅制剂）等。

哈萨克药常用炮制方法有干燥法、修制法、炒法、水制法、煅制法、密制法、发酵法等，有些药材有一些特殊的炮制技术。

参考文献

［1］努巴河提·斯马胡勒等.哈萨克族医学概论［M］.北京：中国古籍出版社，2009

［2］贾帕尔.哈萨克族医学概述［J］.中国民族医药杂志，1997，（2）：6-7

［3］冯松杰等.哈萨克医药学理论初探［J］.南京中医药大学学报，2005，21（1）：11-12

［4］张保全等.哈医药的现状与发展方向［J］.新疆中医药，2001，19（1）：39-41

［5］阿尔根别克·艾尼瓦尔等.哈萨克医阿勒特吐格尔学说（六元学说）与人体生理病理［J］.中国民族医药杂志，2013，19（11）：1-6

［6］梅拉·哈万等.哈萨克医学基础理论——热阿依学说探讨［J］.中国民族民间医药，2013，22（12）：11

［7］夏依提哈孜·再依那勒.《哈萨克医典》及其医学哲学思想初探［J］.医学与哲学（A），2007，

28 (5)：60-62

[8] 张洪雷等．《哈萨克医典》医学伦理思想研究 [J]．医学与哲学 (A)，2013，34 (19)：12-14

[9] 海拉提·哈力毛拉等．浅谈哈萨克民族医药理论 [J]．中国民族医药杂志，2013，19 (6)：1-5

[10] 陈阳等．哈萨克医学发展问题及对策 [J]．新疆中医药，2014，32 (3)：48-51

[11] 古丽努尔·阿哈提等．简析哈萨克医腕脉诊法及其临床意义 [J]．中国民族医药杂志，2011，17 (9)：47-49

[12] 加亨．哈萨克族传统医学中的养生思想行为研究 [A]．第十次全国中医养生康复学术会议论文集 [C]．2012

[13] 阿斯哈尔等．哈萨克医药对风湿疾病的认识及治疗 [J]．中国民族医药杂志，2006，12 (4)：74-74

[14] 巴合提别克·胡马尔哈吉．哈萨克医布拉吾的分类和索尔布恩（风湿性关节炎）与萨合塔勒革布拉吾疗法的临床应用 [A]．全国民族医药学术交流会论文集 [C]，2011

[15] 玛莲·亨尔别克．哈萨克医的汗达勒玛（放血疗法）[J]．中国民族民间医药，2011，20 (18)：6-6

[16] 努尔加瓦尔·斯兰别克等．中国哈萨克族民间药用植物在内科病中的应用 [J]．中国民族民间医药，2010，19 (15)：55-55

[17] 木拉提·克扎衣别克等．哈萨克药常用加工炮制技术 [J]．中国民族医药杂志，2011，17 (9)：80-82

[18] 热依扎·哈斯木汗等．传统的哈萨克药制剂及其制备方法 [J]．中国民族医药杂志，2013，19 (2)：32-34

第十五章　水族医药学

概　述

　　水族主要聚居在贵州省黔南州及黔东南州，以黔南州三都自治县最为集中。这些地区的自然环境具有高温、潮湿、多雨、瘴疠流行严重等特点，交通不便，经济落后，水族人民在长期生产生活和与疾病作斗争的实践中，逐渐形成了本民族特色的医药知识，积累了大量的医疗经验。水族是一个笃信神灵的民族，认为神灵主宰一切，水族现存最早的典籍《水书》记载，凡遇事必先求助于神。水族医药的起源也不可避免地带着医巫色彩，长期存在"医巫一家，神药两解"的混沌状态，制约着水族医药的发展。水族民间传说中的药神"六铎哈"，就是水族人民在与疾病作斗争的长期医疗实践中获取丰富医疗经验的化身。水族有本民族的语言和文字，《水书》记载了水族古代天文、地理、宗教、民俗、哲学、美学等丰富信息，水族医药在医理上受《水书》的文化因素影响。水族早期的民族医学知识基于生活实践，属于经验医学的范畴，其长期流传在民间，千百年来以师徒授受、口耳相传的传承方式得以保存和流传下来，逐步形成具有民族特色的水族传统医药。水族医药是水族人民长期与疾病作斗争的经验总结，是祖国传统医药学的一个组成部分。

第一节　水医学基本理论

一、病因论

随着生产力和社会的发展，水族人民逐渐重视对人体病变的观察和临床实践的体验，在长期的医疗实践中不断积累医学经验并加以总结，认识到过度劳累、饮食过量、气候变化等因素均可导致疾病的发生，在病因认识上逐步摆脱"病源于鬼"的医巫愚知，形成对病因客观朴素的认识。

1. 卫生因素

水族是一个典型的多鬼崇拜民族，笃信鬼魂存在，认为肮脏不洁之处为鬼怪藏身之所，是招来鬼怪的根源，而清洁是美好的象征，是正神居住之所，能庇佑活人，消灾禳祸，带来吉祥。故水族人民讲究卫生，历来有良好的卫生习惯。水族人民饮水一直以井泉、溪流、江河为水源，认识到如果饮用不洁之水，会导致很多疾病，如霍乱、伤寒和痢疾等；还认为一些地方病如大脖颈（甲状腺肿大）及大粪毒（钩虫病）等，都是由于饮用和接触不清洁的饮水而导致的。在喜庆节日，如春节、端节、卯节、吃新等民族节日，村寨家户都要打扫清洁、铲除杂草、疏通水沟、清除垃圾、餐具家具都要洗抹洁净，良好的卫生观念和习俗在客观上起到了有效地防疾保健的作用。

2. 气候因素

水族聚居的都柳江和龙江上游一带，位置近亚热带，高温、多雨、潮湿等气候条件易引发多种疾病，是历史上有名的"瘴疠之区"，天花、霍乱、痢疾、伤寒、疟疾等疾病广泛流行。《唐书·南蛮传》记载，东谢蛮"散山洞间，依树为巢而居"，水族先民作为东谢蛮的一部分，其采用"依树为巢而居"之实质即是现今水族干栏居室的原始形式。《太平寰宇记·岭南道贺州风俗》记载，"俗多枸木为巢，以避瘴气"。《旧唐书·南平僚传》记载，"土气多瘴疠，山有毒草及池虱蝮蛇，人并楼居，登梯而上，名曰干栏"。《岭外代答》记载"拮栅以居，上架茅屋，下豢牛乘"。水族人民居住的干栏式建筑，由于其特殊的架高形式，底部竖立木桩架起高离地面，具有空气流通、干爽凉快的特点，人居于楼上，既可避免地面潮湿、瘴气蚊虫的侵袭，又可防御毒蛇猛兽的伤害，是古代水族先民和南方民族卫生保健智慧的结晶。

3. 饮食因素

水族人民很早就认识到人的饮食卫生和偏嗜节制等情况对健康的影响，水族认为，若不注意饮食卫生会导致疾病，过饥过饱、过食肥甘也会引起疾病，酸汤饮食有助生津开胃、消暑解腻，适量饮酒有助于人们消除疲劳等。水族人民饮食习惯喜食酸汤菜，炎热潮湿的天气及劳动之后，酸汤可生津开胃、有助消化、消暑解腻，深得水族人民的钟爱。水族人民也喜好饮酒，认为适量饮酒能舒筋活血、消除疲劳，水族村寨家家户户都会酿酒，水族驰名的"九阡酒"是用地产百十多味芳香草药煮水制成的酒曲酿造，香味馥郁，清甜可口，既有提神舒筋之效，也有外敷止血、内服治疗五痨七伤等作用。

4. 过度劳累因素

水族为典型的稻作民族，长期聚居于交通不便、经济落后的地区，生产生活方式长期滞后于中原地区的发展，人们在日常劳作中经常上山砍柴伐木、放牧狩猎、下河捕鱼、刀耕火种、肩挑背负，长期处于高强度的劳动方式和状态，常因过度劳累而致五痨七伤，影响人的身体健康。故水族非常重视劳作之后的调整休息，尤其应用一些酒饮或外治疗法来达到缓解疲劳的作用，家家户户都喜好酿酒，劳作后饮用可舒筋活血、消除疲劳。

5. 意外伤害因素

水族聚居地区山高林深，温热潮湿的环境繁衍了多种毒虫猛兽，水族人民常在生产生活中受到一些意外伤害，如毒蛇毒虫的咬啮、猛兽狂犬的袭伤等，出现伤筋断骨、出血中毒等，均会严重危害人们的健康，使人的生命安全受到威胁。

6. 生活习惯因素

水族人民认识到人的生活习惯对健康也会产生影响，不良的生活习惯会引起一些疾病，如房事不节会影响身体健康，男子会得弱症，引起头昏、耳鸣、身软无力等，女子会得月家病等。

二、疾病的命名

水族医药知识源于生产生活及医疗实践中的经验积累，依据疾病的主要症状对其进行命名，是水族医学对疾病认识的主要特点，还有依据发病的病因、疾病的特征来对疾病进行命名的方法。水族医学对疾病的认识仍处于形象的理解和描述，缺乏对疾病本质及发展规律的认识。

1. 依据疾病症状命名

如水鼓、头痛、腹痛、上吐下泻、疯病、口疮、牙痛、大便不下、锁喉、脱茄、半边瘫、眉毛风、白带多、难产、产后抽筋、大脖颈病、大脚杆等疾病。

2. 依据致病因素命名

如隔食病、劳伤病、跌打损伤、水火烫伤、刀伤、枪伤、毒蛇咬伤、蜈蚣咬伤、月家病、疯狗病等疾病。

3. 依据取象比类法命名

如羊癫疯、母猪疯、单蛾、双蛾、九子疡、串蛇丹等疾病。

第二节　传统诊疗方法

一、诊断方法

水族医生诊病方法主要依据问诊、望诊、触诊、听诊和弹诊等方法综合使用来对疾病做出诊断。

1. 问诊

问诊在水族医生诊断疾病方法中占有重要的位置，水族医生看病主要以问病发药为主要的行医方式。问诊的内容包括：问疾病的主要症状，得病时间的长短，患病的原因，病变部位及二便情况等，综合问诊的情况分析主要症状进行治疗。

2. 望诊

望诊是主要根据观察病变部位的表现来诊断疾病。如对飞疗的诊断，根据局部皮肤的颜色不同加以区别诊断和区别治疗，如患处皮肤为红色诊为红疗，患处皮肤为白色诊为白疗，患处皮肤为黑色诊为黑疗，用药治疗亦各不相同。又如长在背部的痈疖，已化脓的诊为背花，不化脓的疖肿诊为背搭，用药各异。

3. 触诊

触诊主要用于外科疾病的诊断。①触摸包块，以包块质地的软硬及包块的形状来判断疾病。如对肚痈与肚花的诊断，认为二病均好发于脐下，肚痈为质地稍硬的圆脐状，肚花是长形的。诊断明确以后，用药亦各不相同。②骨折，用触诊方法判断骨折的部位及病情的轻重，再用手法进行复位和固定，然后进行下一步的用药治疗。

二、治疗方法

水族医生对疾病的治疗主要包括药物疗法和外治疗法两大类别，其中药物疗法是将药物内服或外用对疾病加以治疗，外治疗法如应用针刺、刮痧、拔罐等疗法对疾病进行治疗。在治疗方法上既可通过药物内服或外用，或二者同时并用，还可通过使用一种或多种外治疗法来加强药物治疗的效果。

1. 药物治疗法

药物治疗法可分为内服药物和外用药物两大类。

（1）药物内服

药物内服是将药物进行水煎、酒泡、研粉、烧灰存性等处理后服用，以达到治疗的目的。①水煎法，将药物加水煎煮一定时间，取药液服用，治疗内科常见疾病，药物多鲜用。②酒泡，药物捶烂或切片后加入酒中浸泡，时间长短不一，有的当即可用，有的则需浸泡数天或半月，水医常用药酒来治疗风湿性关节炎、跌打损伤及妇科疾病等。③火煨，主药捶烂包好，置子母灰中煨热包敷患处，可促进人体对药物的吸收，达到治疗的目的，如治疗巴骨癀，采用广姜火煨包患处，三次可愈。④烧灰，药物用火烧灰存性，酒送服，常用来治疗妇女崩漏、绝育等病症。如妇女难产，取葵花盘烧灰存性吞服；妇女崩漏，取茜草根烧灰存性用酒送服。⑤研粉，药物烘干研成粉，常用来急救。如取老杉树上长的菌子，焙干研成粉，可用来治疗刀伤止血。⑥药物与鸡、鱼、肉同煮，多用来治疗慢性疾病或病后体虚等病症，或用于产后催奶。

（2）药物外用

药物外用主要是指将药物经加工处理后用于外科疾病的治疗，亦有内病用药外治施疗，以充分发挥药物的治疗作用。①草药外敷法，取鲜草药捣烂（常加酒）敷患处，此法常用于外科疾病的治疗，如痈疮、骨折、损伤、毒蛇及蜈蚣咬伤、刀伤、炭疽等。②酒磨涂擦法，将药物蘸酒为溶媒磨取药汁外搽患处，治疮疡、九子疡、乳腺炎、腮腺炎、止牙痛等。③发泡疗法，将药物捶烂包敷在体表特定部位，使局部起泡，治疗风湿病引起的瘫痪、退黄疸等。④塞鼻孔，将药物捶烂塞入鼻孔，治疗眼科疾病及鼻出血等。⑤熨法，麻疹出不齐，将药物炒热后装入布袋中包好，趁热熨擦全身，使疹出快出全。⑥药饼，诸药混合捶烂，做成饼状贴肚脐、手足心、头顶百会穴，治疗难产、脱肛、退热等。⑦药物洗浴或熏蒸，用药物煎汤洗澡，或通过加热药液产生大量蒸气，熏蒸患者令毛孔扩张开放同时加快全身血液循环，促使药力经皮肤黏膜吸收，达到治疗疾病的目的，用于治疗皮肤病、退热或治疗风湿、瘫痪等病症。⑧菜油调敷，将药物研末或烧灰加入菜油调敷患处，主要治疗水火烫伤、痔疮、白癜风等病症。⑨药物研粉局部外用，将药物晒干研为细粉，撒布于患处进行治疗的方法，可用于治疗阴道炎等。⑩佩戴疗法，将药物装在布袋中佩戴在胸前或身边，使药物芳香之气祛疫之力通过口鼻吸收，防治疾病，如小儿眼睛红肿，可将小远志捣烂装入小口袋佩戴在胸前，2~3天可见效。

2. 外治疗法

（1）针刺疗法

针刺疗法是用针刺局部出血进行治疗的方法。水族医生用针刺疗法治毒蛇咬伤，先用针刺伤处，使毒血流出，再用其他药物进行治疗。治眉毛风，在眉棱骨处针刺出血进行治疗。

（2）拔罐疗法

常用黄牛角、竹筒、陶瓷罐、玻璃瓶等罐口光滑、一端封闭的罐器进行拔罐，也常用刺血拔罐法，于拔罐前在选定部位用针轻刺，见出血点后再叩火罐施疗。

（3）刮痧疗法

用瓷碗、羹匙或硬币的边缘，蘸取热桐油或姜汁，在选定的体表部位顺一定的方向轻刮，直到皮肤出现紫红色痧痕为止，也可蜷曲右手拇示二指挟住患者的某处皮肤或筋膜用力向上提拿数次，使提拿处出现痧痕为宜。常用于治疗感冒头痛、急性肠胃炎、中暑、关节疼痛等病症。治疗头痛头昏，刮前后颈项数条，体前侧用揪法，后侧用刮法。治疗恶心胸闷，刮前胸及两肋窝处。治疗食欲缺乏、腹痛、腹泻，可刮胸部和背部。治疗关节痛刮关节周围和疼痛部位。

第三节　药物简述

一、药物资源

水族是以稻作为主的农业民族，其聚居区域蕴含丰富的植物资源给水族人民生产生活和治病用药提供了便利，花椒、姜蒜、黑白木耳等早已成为水族人民的食疗用材，据记载，杜仲、板蓝根等药材很早就为水族先民所认识和应用。水族村寨多依山傍水，竹树环绕，不少水族医生房前屋后都种有一些常用药以备急用。水族药物大多数来源于植物药，其他类药物应用较少。

水族主体群落至迟在唐宋以前就定居于都柳江和龙江上游分水岭的狭长地带，地势自北向南倾斜，境内山岭连绵，溪流交错，其间夹杂着若干起伏的丘陵和平坝，海拔多在 500~1000 米，该区域土地肥沃，气候温和，雨量充沛，植物资源非常丰富。坐落于该区域的三都水族自治县是全国有名的林业县，境内森林茂密，木本植物有 79 科，207 属，430 种以上，是多种药用植物的天然资源库，很多药物在水族聚居区域分布较广，如半夏、桔梗、首乌等在三都全县分布，杜仲、大黄精等在三都的九阡、都江、大河一带分布较多。该区域盛产的大宗药材有何首乌、五倍子、草乌、银花、黄精、鱼腥草、夜交藤、大血藤、墨旱莲、益母草等数十种，栽培品种有南板兰、菊花、半夏、桔梗、棕榈、杜衡、银花等数十种。

二、药物命名

水族民间医生使用的草药近千种，其中常用药物达 200 余种，药物名目繁多，各地名称不一。水族对药物的命名有鲜明的民族特色，这种特色与该民族的语言有着密切关系。总体来看，大多数药物从其名称就可知药物所属的类别或药用部位、形态、气味和功用等特征，这些特征有时在一个药物名称中出现一个或多个。由于水族分布较为集中，各地水语差异较小，没有方言差异，便于应用和交流。水族药物的命名有以下一些规律。

1. 药物名称中的第一（或第二）个词素为药用部位

这种方法命名的药物占较大部分，药用部位多为根（项）、藤（要）、叶（瓦）、花（奴）、果实（杠或浪）、皮（必）等。①根类药物的第一词素为"项"（为水语音，下同），如白茅根、天门冬根等。②藤类药物的第一个词素为"要"，如野葡萄藤、地瓜藤等。③叶类药物的第一个词素为"瓦"，如枇杷叶、八角莲叶等。④花类药物的第一个词素为"奴"，如金银花、凤仙花等。⑤果实类药物的第一个词素为"杠"或"浪"，如黄果。⑥皮类药物的第一个词素为"必"，如杜仲皮、陈皮等。

2. 药物名称中的第一个词素为药用植物的形态特征

水族民间习用"树状""菜状"等极为朴素的直观形象和感受来描述植物形态，并用于药物的命名。一般把茎较硬的或植株较为高大的药物其名称冠以"树状"，水语音为"梅"，如接骨木、梓树等，把植株较矮小的、茎肉质的或可作食用菜类的药物其名称冠以"菜状"或"菜类"，水语音为"吗"，如鱼腥草等。

3. 药物名称与汉音相同

这类药物如五花血藤，其水语发音与汉字发音十分相似，石榴皮的水语近似音译为"浪石榴"，这部分药物的命名一般是受汉文化的影响，水族也吸收一些中药作为药物应用。

4. 以药物治病的功用来命名

这些名称的药物其特点是没有专属命名但对治疗某种疾病有疗效，具有一定的地区局限性，是某一地区人们对这些植物药及其治疗作用的共识，若在不同地区，该种药物治疗疾病类型不同，则其名称亦有不同，出现同物异名现象。这种命名方法其实质只是对治疗某种疾病的所有药物归类的一种统称。水语称"药"为"哈"，此类药物的命名形式为：哈+病名，统称为"治疗某某病的药"，如接骨药，其水语音为"哈哈打"，烧伤药为"哈水玉"，刀伤药为"哈爹冷"等。

三、药物应用

水族用药内容丰富，药源广，种类多，加工简便，配方灵活，疗效确切。水族医生用药多以当地产的药物为主，利用赶场天摆摊设点，或医者在家等患者上门求医，或患者请医出诊等治病方式，主要治疗村寨中的常见病和多发病，如跌打损伤、伤风感冒、中暑、疮病、风湿、妇科病、消化不良、腹泻、虫蛇咬伤等病症。

1. 药物炮制加工

水族应用药物多为鲜用，加工炮制方法简单，对于一些受季节影响一时难以采集的药物，常常采用采集、洗净、破碎（碎片）、晒干（或晾干）等方法予以加工处理和保存。

少数药物在应用之前经过一些简单的炮制加工再入药使用，水族常用的药物炮制加工方法有炒、烤、煅、蒸晒、焙、磨等。如火炒法制高粱米，火烤法制白及、芭蕉根等，蒸晒法制仙桃草、独脚莲等，焙干法制路边黄等，煅炭法制茜草、散血飞、白芷、山木等。大部分外用药一般都经过舂绒捣烂处理，再敷治患处。

2. 药物剂型

水族药物应用剂型种类较少，多为简单加工制备的剂型，如水煎剂、水酒共煎剂、酒浸剂、水浸剂、熏蒸剂、散剂或药物与水、酒、醋共磨汁等，此外，水族民间常用小鸡、螃蟹、猪脚及内脏类食材作为药引与药共煎、共煮、共蒸为用等。一些常用药剂如水煎剂煨水内服，多用于治疗感冒、咳嗽、吐血等病症，酒浸剂泡酒内服，多用于治疗跌打损伤、风湿、虫蛇咬伤、骨折、刀伤、疮病等病症，鲜药与蛋或米等同煮，用于治疗虫积或补虚弱等病症。

3. 药物剂量

水族用药多是问病配药或凭经验治病配药，药物剂量视病患年龄、身体强弱等情况而定，无论单方和复方，几乎全无准确剂量，配药时多凭经验抓取，或使用一些较为模糊的量词，如一根白龙须根、一把水杨柳、一小杯酒等。

水族医药是于生产生活实践和经验积累逐步发展起来的，经历了漫长的历史过程，形成了本民族传统医疗和用药经验，至今仍保持了其临床经验和疗效，依靠历代水族人民口传心授延续下来，尚欠缺医药体系的理论性和系统性，属于经验医药学的范畴。

参考文献

［1］王厚安．水族医药［M］．贵阳：贵州民族出版社，1997

［2］韦正初等．水族医药的研究和发展［J］．中国民族医药杂志，2010，16（12）：1-9

［3］奇玲，罗达尚主编．中国少数民族传统医药大系［M］．赤峰：内蒙古科学技术出版社，2000

［4］胡成刚等．水族医药诊疗特色及部分方药介绍［J］．中国民族医药杂志，2014，20（4）：24-26

［5］胡建山等．水族医药诊疗骨伤疾病临床实践调查［J］．黔南民族师范学院学报，2013，33（2）：122-125

［6］胡奇志．贵州苗、布依、侗、彝、水民族医药的比较研究［J］．中国民族医药杂志，2012，18（8）:1-2

［7］杨理明等．贵州苗、水、布依、仡佬四种民族药的比较研究（二）［J］．中国民族民间医药杂志，2006，12（4）：231-233

［8］黄静等．贵州苗、水、布依、仡佬四种民族药的比较研究（三）［J］．中国民族民间医药杂志，2006，12（5）：280-282

［9］王厚安．水族医治骨折经验小结［J］．中国民族民间医药，1994，3（2）：25-27

［10］胡建山等．水族医药骨伤临床实践与理论构建的系统研究［J］．北京中医药，2013，32（5）：358-360

第十六章 其他少数民族传统医药概况

第一节 侗族医药

一、概述

侗族在悠久的历史长河中创造了灿烂的民族文化，其中蕴含着丰富的传统医药知识。侗族医药知识是侗族人民在特定的自然环境条件和历史文化背景下，与自然界、疾病作斗争的产物。侗族医药知识是零散的，既包括侗族原始宗教范畴的一面，也包括民众经验的、世代相传的一面；既是侗族所使用的经验的医疗观念和行为方法，也是侗族社会的文化产物。

侗族医药历史悠久，由于侗族没有本民族的文字，不能树旗传书，其历史、文化、医药等都靠口传心授，或以古歌形式代代相传，有关医学的文字记载甚少。从侗族民间长久流传的古歌、巫词、谚语、传说和民间侗医的医药记录中，可知侗族医药的起源、形成和发展与侗民族的信仰、文化及其所处的生态环境和人群疾病谱等密切相关。

古代侗族医药历史久远，侗族古歌《玛麻妹与贯贡》叙述了侗族医药起源的传说，古歌中将动物蜥素和蜥以人格化，这是侗族医药起源于古代社会的标志。侗族医药发展历史中有一段较长的冲傩医药时期，侗族信奉多神论图腾崇拜，侗族冲傩使用草药治疗疾病，侗族医药长期以冲傩形式在民间存在和传承，这一阶段大致沿续到隋唐五代时期，"巫医一家，神药两解"是这一时期的医药特点。宋元以后，侗族地区与中原汉族在政治、经济、文化等方面的联系日益增强，促进了侗族社会和文化的发展，侗族医药也随之得到了发展，汉文献中也出现了关于侗族医药的记载。据资料考证，尚未发现明代以前的关于侗族医药的著作或保存完好的医药抄本，清康熙至民国年间的侗族医药民间抄本 20 余种。这一时期，侗族地区民众患病几乎都以草药为主进行治疗，具有民族特色的疾病诊断和治疗方法逐步形成。

新中国成立以后，在 20 世纪 50 年代、70 年代末和 80 年代初，侗族医药也和其他民族医药一样，曾掀起挖掘民族民间医药和献方献宝等热潮，但未对侗族医药进行深入研究和系统整理。近年来，对侗族医药开展深入调查研究和挖掘整理，相继出版了《中国侗族医药》《侗族医药探秘》《侗药大观》《侗乡药膳》《侗族常用药物图鉴》和《侗族药物方剂学》等侗族医药著作，侗族医药逐步走上了研究、继承和创新的发展之路。

二、侗族医学基本理论

1. 五位一体思想

天、地、气、水、人五位一体的思想是侗族医学学术思想的核心。在漫长的历史进程中，侗族医学不断发展并形成了独特的天、地、气、水、人五位一体的思想。侗族医学认为，天是看不见顶的庞然大物，是股气，地是有形之物，即土和水；人是由气所生，由土和水所养。侗歌曰，"天上生人是股气，地下养人是水和土"。侗族医学有"天人"和"地人"之说。在侗歌《人类起源》中描述的四个"奶奶"以及他们所生的松恩、松桑就是"天人"的代表，洪水滔天，人烟绝迹，十二兄妹婚配繁衍，便是"地人"的化身。人的起源与五位一体的思想，是侗族先民通过长期观察，对人与自然界的关系产生的基本认识和朴素的唯物观念。

在生理方面，侗族医学认为气和水在维持人体生理功能活动方面发挥了重要的作用，侗歌曰，"人的生存没多久，依靠有气和有水"。在临床治疗上，侗族医学非常重视气和水的作用，常常使用补气、补水的治疗方法。在用药上，凡是块根及甜味药物，都作补水、补血之用。侗族医学对血和水的认识是一致的，认为血和水在体内是同一物，即统称为"血水"。

2. 对疾病的认识

（1）病因和致病因素

在病理方面，侗族医学认为气和水二者失去平衡，人就要生病；气和水由量变到质变，是疾病的病理过程。有侗歌曰："气多气少人生病，人死断气精化水。"

对致病因素的认识，侗歌中唱曰，"谁吃粮会不生病，生病都是着凉、天热、湿水、淋雨、受风、饱饿、发瘟、蛇、虎、虫、草、鬼、山神这些降给人的"。这些认识虽然是从感性的形象思维出发对侗族地区常见疾病的致病因素加以总结，但其理性明确地概括了该地区常见致病因素的种类和范畴。

侗族医学认为，饮食是维持生命的能量泉源，但是如果饮食过量，不加以节制，或者吃的过少，都将影响身体健康，甚至造成疾病。侗族医学有"犯酒、犯肉、犯谷、犯气"之说，认为，酒性热除寒，饮用适度可调节人体血脉情志，如果用量过多则伤神伤志，致心神受扰，百病丛生；肉类补血补体，食用过多反而伤血伤水；谷类养万物，亦不可过饱，过饱伤身；气是生命的根本，不可"犯气"，不犯气指两个方面：一是平时要保持心平气和，为人善良，遇事不可性急；二是不宜忧郁寡言，伤心伤神。侗医认为，气与神是相互联结的，伤一不可。

（2）对疾病的分类和命名

侗族医学根据五位一体思想把疾病分为冷病与热病两大类。五位中的天、地、气、水和人都有冷和热之分，故人的疾病也可分为冷病和热病。

热病又名烧热病，凡是发热、火毒、红肿、癫狂、虫、蛇、草所致的热病，各种外伤，会"过人"（传染）的疾病，以及大部分痧症等，都将其归类为热病范畴。

冷病是指凡是患者自觉冷感或病程长、体质虚弱，或不红不肿的疮疱等病症。冷病又分水病、气病和虚弱病。①水病，身体任何部位出现的水肿，统称水病。②气病，凡是咽喉部位的病症出现喘及呼吸不匀，或劳动时感到气不够用，以及情绪不好，沉默寡言等都称气病。如果是接触有毒物质而导致的病症，如由于生漆、粪毒、毒蛇咬伤或误食有毒菌类所致病症等，统称毒气病。

侗族医学认为，冷病与热病是以五位一体思想为指导，依据致病因子和症状表现对疾病进行分类。由于病因不同，患者体质各异，疾病发生、发展、转归等都有着不同规律，冷病与热病的治疗原则就迥然不同，差异极大，如冷病用热药，热病用冷药，不能违反这个规律。

侗族医学还根据疾病性质和病变部位的特点，采用取象比类的命名方法。一些取象比类的命名直观生动，如老鼠症，是指脚部的体表化脓性疾患和皮肤深层或皮下的扩散性感染所引起的淋巴管炎及淋巴结炎，形似老鼠窜行的病症；野鸡症是指出血性疾病，由鲜红的血液联想到与雄性野鸡从头到尾红色的羽毛相似的病症；猴子下树指难产，或婴儿分娩时脚先露等。在大症之下设小症，是侗医在疾病命名方面的又一特点，如胸上出血性疾病名吓谬恰，意为上路野鸡症，下属三个小症，分别为鼻血、吐血和咳血。对于各种病症都总结了明确的临床表现、诊断、治疗方法和使用的药物。

三、传统诊疗方法

1. 诊断方法

侗族医生常用的诊断方法主要有问诊、看诊、摸诊和脉诊。

看诊主要包括看毫毛、脸色、肤色、眼、耳、鼻、舌、情志、指纹形色等。①看毫毛是观察患者太阳穴部位的毫毛，分辨疾病的轻重。②看脸色，通过观察患者的面色来辨别疾病性质和分类，色泽分青、黄、紫、白、红、淡。脸色青是冷病；脸色黄是潮病，或是虚弱病，或是房事过多；脸色紫是五劳七伤；脸色红是热病；脸色白是虚弱病；脸色淡属寒症等。③看眼、耳、鼻、舌之形色辨诊，如目黄为湿阻，耳青属惊，鼻塞流浊涕为风热，舌干燥是津液枯涸等。④看指纹之形色，如指纹青主惊、主痛，指纹蓝主喘、主咳等。

问诊是指询问发病经过和发病原因、自觉症状、发病时的情况，还包括询问何时何地怎样发病，先痛何处、后痛何处，痛的程度是一般疼痛还是疼痛难忍，痛时是否出汗，痛的部位分头、颈、胸和肚脐上、下及脚七大处等，通过问诊情况综合判断病变部位和原因。如饮食过量所致胸腹痛，脐眼以下疼痛是犯谷米，脐眼以上疼痛是犯水、酒、鱼、肉，胸口疼痛是犯酒、肉和酸。侗医多以此作为诊断和治疗的依据。

摸诊主要包括摸额头及皮肤是否发热、有汗无汗来判断是冷病还是热病。如为外伤病症，通过摸诊判断其有无伤筋、断骨、错位、错缝等情况。

脉诊多为单手号脉，侗医通过脉象辨证，将脉象概括为八脉，分别为平和脉、粗脉、细脉、长脉、短脉、快脉、慢脉和空脉。

2. 治疗方法

在治疗方面，侗族医学在长期的医疗实践中积累了丰富的方法和经验，其治疗方法十分丰富。

在治疗原则上，侗族医学是根据疾病的发病原因、疾病性质作出诊断来确定治疗原则的。主要的治疗原则包括：①热病，服药退火，搜风退火，热刮退火，洗擦退火。②冷病，发汗除寒，刮散寒气，熨热除寒。③水病，水多的服药消水，发汗消水；缺水的补体补水，补血补水。④气病，补血顺气，补体排气，开导消气。⑤虚弱病，补体补血。⑥毒气病，补体排毒，消水排毒，顺气排毒。

在治疗方法上，侗族医学将治疗方法分为内治法、外治法、食疗法、心理疗法、运动疗法等。除了用侗族传统药物治疗外，非药物治疗方法也十分丰富。

（1）依据治疗原则采用相应的治疗方法

下面仅略述侗族医学中的退热法、除寒法、发汗法、排水法、补法、刮法、搜山法等治疗方法。

退热法，用于治疗各种热病的方法，包括搜风退火法、热刮法和药水擦洗法。①搜风退火法，采用滚蛋疗法，用艾叶水煎煮蛋，将热蛋在全身各个部位来回滚动，以胸腹部为主。注意温度适宜，防止烫伤。②热刮法，是以热退热的治疗方法，用水煎煮蛋，除去蛋黄将蛋揉烂，放入银币或银扣，用布包缚，趁热在身体各处部位来回滚动，反复多次，滚后取出银器，观察颜色，红色为火热，蓝色为风热。③药水擦洗法，对火热不退者，用凉寒苦味药物，取其水煎液擦洗退热。

除寒法，主要用于治疗各种冷病的方法，包括发散寒气法、熨热法和药溶法等。①发散寒气法，用桐油加热后，浸泡草纸，将草纸糊在脐眼周围。注意温度适宜，防止烫伤。②熨热法，用石片或布鞋擦上桐油，置于火上加热后，用布包好贴在腹部，冷后重新加热熨疗。注意防止烫伤。③药浴法，用一些具有除寒作用的药物煎取药液进行药浴，侗医治疗风湿骨痛、骨膜炎、骨折后期以及皮肤病等，均使用药浴治疗。

排水法，多用于治疗各种水病，水病属冷病范畴，采用排水法时，必须注意同时用补法。

发汗法包括内服发汗法和外擦发汗法两类方法。内服发汗法，多用热药，如尚郎丈（木姜子）、拜亚（辣蓼）、生姜、红糖，共水煎内服发汗；或生姜、辣椒炒牛肉，服后卧床盖被取汗。外擦发汗法，用拜亚（辣蓼）、姜下孩（八角枫）、生姜，水煎取其药液擦澡发汗。

搜山法，因水引起水肿在脐以上者，内服介戈盯（上搜山）；水肿在脐以下者，内服猛吕岑（中搜山，即土知母）；下肢水肿者，内服巴多西（下搜山，即豆鼓叶）。

补法，凡是因气、水、血引起的疾病、虚弱病等都用补法。可根据不同病因的气、血、水疾病，选用块根药，或清香、甜味肉质药物蒸煮肉类服用为补。

刮法，包括刮四大筋法和药刮法。①刮四大筋法，即刮上肢两肘窝、下肢两腘窝。用生姜、葱汁、酒、醋或油，用姜块或钱币、汤匙作刮具，刮至皮肤发红为度。②药刮法，根据病情拟订刮药用方，将药方煎煮取汁进行刮疗。刮疗顺序是从上到下，只能纵刮不能横刮，以防止毒气入内。

（2）各种痧症疗法

痧症是侗族地区常见病症，治疗方法较多，如刮痧、钳痧、挑痧、拍痧、熨痧、烟油捶痧等。①刮痧法，于胸、背、颈、四肢等部位，用姜、葱、醋、油或药物，选用其中一种或几种，在上述部位皮肤表面来回刮动，至皮肤发红或发紫为度。②钳痧法，用示指和中指弯曲，钳住患者胸、背及上、下肢皮肤，向上轻提 3~5 次，出现紫红色为度。③挑痧法，于胸、背部寻找针尖样大小红色或紫色的痧点，将其挑破。④拍痧法，用药水或酒、醋等，在脚、手弯处及酸痛的部位拍打，见皮肤发红为度。⑤熨痧法，用热熨法熨疗胀痛处。⑥拔毛法，检查头部寻找发根下有红点的头发，或寻找胸部直立毫毛，将其拔去。如发现毛发较多，拔最顶上的 5~7 根。⑦通气法，对痧症患者出、吸气困难者，用药末吹入鼻腔，诱发取嚏通气急救。⑧放血法，痧症高热不退，施行放血疗法。在舌下、肘窝、腘窝等部位的青筋及 10 个手指，先用高度白酒清洗消毒放血部位，再用植物针尖刺破放血。

（3）拽七处法

侗族医学所指七处是指肚脐周围、头顶正中、两眉间、左右两耳与两眼间近发处、鼻根、下唇正中、虎口七个部位。医生用手指拽七处 3~7 下。肚脐处用姜葱、野薄荷、马蹄香捣烂加白酒轻揉。

此外，还有针法、推拿、刮疹、烧灯火等治疗方法，此略不尽述。

四、药物简述

侗族聚居地区气候温和，土地肥沃，森林较多，侗族有绿化环境的传统习俗，因此侗族居住地区生物品种多样，药源丰富。据 1986 年药物资源普查结果，侗族聚居地区药用植物达千余种，目前调查整理的侗族药有 134 个科属，294 个品种。这些药物绝大部分来源于野生动植物，侗族对一些贵重或稀有的植物药也进行家种栽培，外来药品种比较少。

侗族医药不分家，行医者既行医又采药，所用药物多数是自采、自制、自用，而且所用药物多为鲜品。侗医所用大多数药物一年四季都可以采集，花类药物在开花季节采集，果实及种子类药物多在成熟时采集，树皮及根茎类药物一年四季均可采集。

侗族医生有对药物进行命名和分类的方法。侗族药物名称反映了侗族医生治疗疾病的思维方式及其对所用药物的认知。侗族医生给药物命名的方法具有明显的特点，命名虽然简朴，但有明显的规律。一般多依据药物的形态、气味、颜色、生长条件等特征，应用取象比类的方法加以命名，也有依据药用器官或依据侗语的物种名称给药物命名。多数侗族药物的名称是由两个或两个以上有意义的成分构成的词或词组，一些是"联合式合成词"，前面的构词成分是通类名，后面的构词成分是专指名或修饰词，如水蜈蚣草、蛇薯、软筋藤等。

侗药的加工炮制方法简单，通过适宜的炮制方法达到降低药物毒性、发挥药物效力的作用。一般对根茎、叶类药物洗净、晒干、切片备用；果实、种子类药物临用时打碎使用；花类药物多不作加工。侗族医生根据病情需要而选定药物应用的剂型，常用的剂型主要有汤剂（水煨剂）、酒剂、散剂、敷剂、膏剂、丹剂、油剂、洗剂、熏剂、丸剂、佩戴剂、喷剂、含漱剂、塞剂和冲水剂等。

侗医方剂中的药物配伍有主药、帮药和配药之分。侗医应用由多味药组成的方剂进行治疗，其组方基本形式有主药和帮药，或主药、帮药和配药。主药是针对主症选用的药物，指方中对主病或主症起主要治疗作用的药物，可以是一味药、二味药或三味药，是方剂组成中不可或缺的，在处方中处于首先的位置。帮药是针对兼症或次要症状选用的药物，一般药味较多，在处方中处于主药之后的位置。配药也称为引子，侗医在组方时常配以酒或糖，以酒为引，以糖调味，配药在处方中处于末位药的位置。

第二节　布依族医药

一、概述

布依族世代生息繁衍于南北盘江、红水河流域及其以北地带，是贵州土著民族之一。在长期的生产生活实践中，布依族在治疗潮湿山区的多发病和常见病，如风湿、跌打损伤、骨折、疔疮及内科杂病等方面，总结了许多有效的诊疗方法和用药经验。由于布依族只有民族语言而没有民族文字，医药传承主要靠祖辈相传、徒承师艺等口传心授的方式，许多医药经验未能很好地继承流传下来，甚至有许多好的经验与方药因之失传，在一定程度上限制了布依族医药的发展。伴随着与其他地区和兄弟民族的文化交流，布依族医药在发展过程中也不断借鉴吸收其他民族的医药知识和经验，尤其是明清两代政府实行"改土归流"政策之后，伴随苗族向贵州及其东南地区的迁徙，苗族医药对布依族医药影响较大，加之伴随近现代汉文化的影响和渗透，布依族医药也一定程度地受到汉族中医药的影响。

二、对疾病的认识

1. 对病因的认识

布依族医学有一些关于疾病病因认识的观点，认为人类的疾病成因主要有三个方面，分别为不适应气候环境的变化、跌打碰撞、饮食不调或服食药物不当。布依医还认为人体内精、气、血沿血管流动而循环往复，自然相存，互不相碰，若碰撞交结就会导致机体发生疾病。

2. 疾病的分类和命名

在布依族传统医学中有七十二惊风、三十六癀之说，合称"一百单八症"，表明该地区常见病症种类的繁杂。布依医依据疾病的病因、性质及症状特征，将常见疾病归类为六个大类，分别为疗、癀、风、疹、蛾、寒等。

（1）疗

疗是指起于局部皮肤，有红肿而形小根深似钉的硬结的一类急性感染性病症，治疗多采用手术切除，辅以鸭脚板等草药外敷的治疗方法。根据病变部位的不同又分为天门疗、地门疗、丝疗、脉门疗、乳脐疗、飞疗、缩头疗等几种。①天门疗，生于颈项以上的部位。②地门疗，生于踝以下的部位。③脉门疗，生于胸部。④红口疗，多生于上肢，疗头有红口。⑤白口疗，可生于任何部位，疗头部发白。⑥乌疗，生于肌肉较丰满部位，位置较深，微高出皮肤，疗头乌黑，疼痛较重。⑦飞疗，多生于口角、上肢等部位。急性为公疗，慢性为母疗，公疗蔓延较快，皮肤肿胀。⑧缩头疗，主要生于上肢，疗头凹陷，疼痛，不痒。⑨串皮疗，主要生于躯干、四肢等部位，循一定路线，不红不痒。

（2）癀

癀是指发于皮肤深部，有硬结，偶可见皮肤局部红肿，并见全身冷热证候的一类疾病，根据病变部位和病灶形态的不同又分为巴骨癀（病轻者称巴骨燕）、走游癀（又称串皮癀）、枕耳癀、锁喉癀、粑粑癀、阻颈癀、走筋癀等几种。①粑粑癀，可生于任何部位，部位较深、质硬、疼痛，有时伴有发热。②巴骨癀，多生于肌肉丰满部位，初起只觉疼痛扪不到包块，后期肿痛发热，可扪及包块。③串皮癀，多发生于大腿部位，皮肤水肿、疼痛、不红，也有疼痛、红肿、化脓者，儿童多发，常伴发热症状。④锁喉癀，生于喉结两侧，能扪到包块，红肿疼痛，严重时可引起吞咽困难，可伴随发热、畏寒症状。⑤阻颈癀，生于喉结正下方，能扪到包块，可随吞咽动作上下移动，不痛不红肿。⑥走筋癀，循一定路线游走疼痛，皮肤不红不肿，一般不能扪到包块，不发热。⑦枕耳癀，生于耳垂下，不痛不红肿。

（3）风

风主要是指肢体抽搐并伴有神志不清症状的一类病症，根据发病时的症状特点可分为母猪风、马上风、半边风、野猫风、羊头风、老鹰风、鸡爪风等多种。也有风湿疼痛疾患称风的，如海底风（痛风）。如：①四风，又称六风、七风。指小儿突然抽搐，牙关紧闭，双眼上视，高热昏迷等症状。治法包括：荆芥和八角枫煨茶内服；用弹子锁熬水内服；打灯火疗法等。②羊头风，症见突然昏厥，口眼歪斜，牙关紧闭，四肢抽搐，口吐白沫，喉间发出羊叫声等。治法：须在发病时用瓦针在患者头顶处放血，发作结束后用老鹰爪、羊子胎盘熬水内服。③母猪风，症见昏厥、口眼歪斜、牙关紧闭、四肢抽搐，口吐白沫，喉间发出猪叫声。治法：发作时用瓦针在患者头顶处放血，发作停止后用老鹰爪、羊子胎盘、流产的猪仔熬水内服。④鸡爪风，症见双下肢皮肤乌或红，摸之冰凉，疼痛不能行走。治法：落地兰加入生姜捣碎，泡酒擦患肢。

（4）痧

痧是指以肚腹剧烈疼痛为主要症状的一类病症，根据寒热轻重和伴随症状的不同分为冷痧、热痧、绞肠痧、羊毛痧、舌痧（舌下可见两条青黑色筋脉者）等几种。治疗上采用刮拍、指尖放血等方法来理顺血脉，缓解疼痛，并佐以草药煨水内服加以治疗。

（5）蛾

蛾是指伴有寒热交替、局部疼痛的一类急性炎症疾病，某些蛾兼具有传染性，有上三蛾、下三蛾之分，包括舌蛾、白蛾、飞蛾等多种病症。

（6）寒

寒是指机体多个病变部位连贯发生寒痛症状的一类疾病，如六连寒、七筋寒等。

此外，布依族传统医学还有其他对于疾病命名和分类的方法，如以症命名的疾患主要有蓝蛇症、蚂蚁症、耗子穿心症、黄麻症、鱼鳅症、岩鹰症等。布依医对于有些内、外科疾病的称谓多与中医病名相似或相同，对月家病中妇女红、白带下或男子红、白尿等病症均称红崩、白崩，遣方用药上也多有相似之处。此外，还存在同病异名的现象，如在布依族聚居的大部分地区称"羊癫风"为"母猪风"抑或"马上风"，在罗甸县因治疗"羊癫风"类疾病用岩鹰爪磨水内服而称其为"岩鹰症"。

三、传统诊疗方法

1. 诊断方法

布依族医生诊断疾病主要依靠望诊、问诊、脉诊、摸诊等方法。①望诊包括望面色、望毛发、望眼睛、望小儿指纹、看米等。②问诊主要包括询问患者饮食起居、询问起病原因和起病时辰、询问病痛部位等。③脉诊较为简略，有以单指按寸、关、尺脉的，有以三指取肘窝中部三条并行筋脉的，也有按寻四肢筋脉的，通过诊脉之长短缓急以辨别病情轻重。④摸诊主要是针对骨折、疔疮类病症的诊辨，包括摸骨折部位、摸包块大小及包块是否游移、摸寒热等。

在诊断中，布依族医生有一些诊疗方法独具特色。如诊断心脏疾患时所用的看米法，取一碗米令病者向碗中吸气，米粒立起多者，说明中气未损，病情轻缓易治；米粒立起少或完全不立起者，说明中气亏损甚至耗竭，病多迁延难治或病情危重。又如望汗毛法，是仔细观察患者的汗毛生长情况，有"顺者生，逆者死"的说法，经验丰富者对于病情的危重程度判断非常准确。在诊断关节拘紧疼痛是否为风湿疼痛时，采用玉石刮擦疼痛部位，通过观察刮擦后局部的变化来进行诊辨，起路者（痛处见青或红色脉络）则诊为风湿，起米者（痛处起青或红色小颗粒）则不是风湿疼痛。

2. 治疗方法

在疾病治疗方面，布依族医生多采用内治疗法与外治疗法两类方法，用药多以单方单药取效。

布依族医生应用内服药治疗某些疾病时，除了根据病发时辰的不同来判断病情的轻重，同时在药物的服用时间上也有严格的规定，以使药物达到最佳治疗效果，说明布依族医生已认识到人体的气血运行与时间交替变化有关联的自然规律。布依族医生治疗疾病所用药物一般多为本地区的动植物资源，用药主张以鲜药为主，认为新鲜草药效著功显，一般少用干药材。用药剂量多以把抓、指撮等简单方式计定，多靠个人经验来掌握。药物使用时多不经炮制，仅间或用酒磨、醋磨等方法进行简单加工，以促进药物起效迅速。

布依族医生在外伤治疗方面有一些治法独特、疗效确切的治疗方法，在治疗山区多发病如骨折、跌打损伤、跌打出血等方面积累了一些疗效显著的治疗方法和经验，如布依族医生治疗骨折时，采用先对骨折部位摸捏复位，再以复方草药捣绒外包，并以夹板固定，配合内服草药以增加疗效，此方法以复位消炎去痛，外治内治并举的方法取效，一般两周至一个月即可治愈，采用这种方法治疗重度粉碎性骨折及断指方面取得了显著的疗效，一般能使患者肢体恢复功能，少有后遗症。有些布依族医生掌握了能使枪弹自行退出肌肉的精湛医术，对伤口清洗消毒后，以单味鲜草药捣绒外包伤口，子弹第二日即可退出，之后对伤口敷以伤药，配合内服药，多能在较短时间内使伤口愈合。

此外，还有一些非药物外治法，如滚蛋疗法、打灯火疗法、针刺疗法、拍捏疗法等，在治疗一些布依族常见病和地区病方面也发挥着积极的作用。

四、药物简述

布依族主要聚居地区位于温带亚热带气候区，所用药物与其生活地域密切相关，许多药物资源具有明显的温带亚热带动植物特征，如黄草、岩豇豆、果上叶等，黄草坝因此地盛产黄草而得名。据不完全统计，布依族所用药物有1000余种，其中植物药约占90%以上，常用药物有200余种。布依族常用药物中有部分地产大宗药材，因疗效确切，应用广泛，已成为商品进入药材流通渠道，如黄草、倒提壶、灵香草、艾纳香等。布依族所用药物除大多数为本地区所产草药以外，也有少数引进或引种的品种，如草蔻、苏木、砂仁、胡椒等。

第三节　纳西族医药

一、概述

纳西族分布在云南丽江、永宁和四川、西藏的部分地区，属于多神信仰的民族，东巴教是纳西族的原始多神教，东巴教的经书中包含着丰富的文化内容，构成了纳西族文化的最为重要的部分，故也将纳西族文化称为"东巴文化"，纳西族医药属于东巴文化的组成部分之一，也被称为东巴医药。

纳西族东巴医学的形成经历了萌芽、发展和形成等阶段延续传承至今。唐代是纳西族民族传统医学的萌芽和发展时期，这一时期的医学知识被纳西族先民用其创造的象形文字写进东巴经书。此时期虽然医药知识和宗教、神鬼思想交织在一起，但东巴经书中有关医学的记载已初步具备了古代原始的医学理论基础。宋元各朝代，纳西族与汉族交流频繁，《玉龙本草》是纳西族吸收了汉族中医学理论后，结合本民族得天独厚的药物资源和医疗实践而编写的一部地方性药物典籍。明朝时期，纳西族医药呈多元性发展，北移的纳西族与藏族混居，通过与藏族社会政治与文化相互影响，藏族医药思想融进了纳西族医药。此时期出现了大量的东巴经典，记述了纳西族社会发展过程中的医药文化知识。清代以来，随着与中原地区社会、经济、文化的交流，纳西族医药中融汇了中医学的内容。民国时期，外国传教士将西方医药带入纳西族地区，开设医院，传授西医药知识，对纳西族医药产生一定影响。纳西族善于学习其他民族的文化和知识。东巴医药的形成和发展不仅是纳西族人民长期同疾病作斗争的经验总结，而且吸取了汉族中医药学的理论和知识，也吸收了古印度医学和藏医学等传统医学理论和知识，并受到东渐而来的西方医学的影响，有机地结合逐渐形成了具有纳西族民族特色的东巴医药学。

二、对疾病的认识

1. 纳西族医学理论

纳西族东巴医学以东色学说、精威五行说和金蛙八卦说等作为理论基础。

（1）东色学说

东色学说相当于中医学的阴阳学说，"东"和"色"分别类似中医学的"父为阳""母属阴"和"阳"与"阴"的概念。如《冲包记》经书中记述："天与地中间住着东与色，东是人之父，色是人之母，是他俩使孩子诞生，使谷物生长成熟"。

（2）精威五行说与金蛙八卦说

纳西族所谓精威五行即木、水、铁、火、土五行，金蛙八卦是以青蛙形体为基本构架构画而成的原始八卦。

精威五行观念的起源与早期纳西族自然崇拜以及原始的公母观念有关，木、水、铁、火、土是自然界对人类有用的几种客观自然物质材料，是纳西族古代哲学认识的重要部分，是东巴经师的主要思想基础。纳西族民间医生认为，人体脏腑的属性与精威五行有密切关系，气与皮属木，血属火，胆属水，骨属铁，肉属土。

金蛙八卦和精威五行是纳西族先民在原始动物崇拜的基础上，把从自然界所获得的各种认识加以拓展和转借，概括、抽象、统一于青蛙躯体上，借助金黄神蛙说与汉族古史记载龙马、神龟或天赐禹的《洪范》五行相似，只是内容不同，体现纳西族古代传统文化内容的多元性，反映了纳西族的古代文化与哲学认识。纳西族先民认为，精威五行是从青蛙死而尸解化生万物中反映出来的。金蛙八卦说和精威五行说反映了纳西族先民对事物的认识有着自己的特殊认识方式，与汉族、彝族的八卦之说均不尽相同。

纳西族医药思想中的精威五行观念象征着组成人体生命的五种元素，也称为五元质，即木、火、土、铁和水。"精"意为人，"威"意为合，是五元质相合之意。纳西医学认为，五元质的聚合谓曰生，五元质的崩裂谓曰死，五元质的偏错谓曰病。东为木的方位，标志色为白色（人的毛发）；西为铁的方位，标志为黑色（人的骨头）；北为火的方位，标志色为红色（人的气）；南为水的方位，标志色为绿色（人的血液）；中为土的方位，标着色为黄色（人的肌肉）。

2. 对病因的认识

纳西族医学对导致疾病的病因的认识包含不可知的鬼神、自然因素、精神情志和饮食等多个方面。①早期纳西先民认为鬼神是导致疾病产生的主要因素之一。《纳西东巴古籍注释全集》第 80 卷中记载"鬼族在人类中间施放瘟疫和疾病，施放灾祸，使人类陷于战争之中，使大批人类死亡"。由于人们的认知能力所限，无法解释疾病的原因，故而将其归咎于不可知的鬼神，认为疾病、瘟疫、战争等的出现都是由于鬼神作祟。②纳西医学认为，疾病发生与自然环境有着密切的关系。纳西族崇尚自然，东巴教为多神崇拜，将疾病的产生归咎于鬼神作祟是东巴自然观的一种表述方式，纳西族也将疾病的发生归咎于各种自然因素的异常变化，认为疾病的产生实际上也就是人与自然不和谐的结果，纳西族认为，由于人类戕害自然，因而会受到自然的报复而罹患各种疾病。③纳西医学还注意到精神因素可导致疾病，如认为人受到惊吓会导致疾病。《纳西东巴古籍注释全集》中记载"人受到惊吓而发抖，给人类带来头痛得头发变白的疾病，带来身体变黑的疾病，给人类带来半夜受惊，鸡啼时疼痛的疾病"。④纳西医学还注意到饮食与疾病的关系，东巴经《拉伸盘沙劳务》中记载了生活富裕的长寿者"被肥肉堵住了心窍"而生病致死的故事。纳西族医学还认识到疾病的发生、变化及其与时间的关系。如《纳西东巴古籍注释全集》中记载"冬天放来黄眼病，夏天放来痢疾，放来让人无法忍受的重病，放来肠上生疮，放来肝炎病，放来白天骨头痛，夜晚肌肉痛的病"。还提出了对疾病转归的认识。《纳西东巴古籍注释全集》中论述到：疾病便产生了贫困，贫困之后便是羸弱，羸弱之后便是生病，疾病之后便产生了死亡。说明疾病是运动着、变化着的连续状态，纳西族先民能够应用辩证的认识观察疾病，从贫困、羸弱、生病的变化转归关系中认识人的健康与营养状况的密切联系。

3. 对疾病的分类

纳西医学依据疾病症状将各类疾病大致归类为疼痛病、脏腑病、四肢病、五官病等，如疼痛，纳西医认为疼痛是最为常见的病症之一，包括头痛、眼痛、耳痛、脖子痛、肋骨痛、胃痛、手痛、肝痛等，但是尚未充分认识到人体组织结构和功能及其与疾病的关系。

三、传统诊疗方法

1. 诊断方法

对于疾病的诊治方法，《病因卜》经中记载，东巴经师治病是以精威五行和金蛙八卦进行占卜并加以推理，根据人的生辰属相、流年以及八方方位来确定各种属相的人在某一方位所可能患的病症、吉凶、祸福和禁忌等，并指出祛除疾病和灾难的方位和方法。在诊断疾病时也吸收了中医学望、闻、问、切四诊方法及藏医尿诊断病方法等内容。

望诊包括看面色、头发、眼睛、鼻子、耳朵、口唇、牙齿、舌头、指甲、形体等。问诊包括问鼻涕、问汗液、问大小便等。闻诊包括闻声音，如语声、咳声、痰声、喘声等。东巴医师通过结合这些诊法收集的信息并结合五行、八卦等推算，对疾病作出诊断。

2. 治疗方法

纳西族的医药知识和技术大量记载于东巴经中，纳西族民间医生的治病方法多种多样，除用草药配方内服治疗疾病之外，还有放血、按摩、扎针、拔罐、灸法、火草点穴、草药熏鼻、药物外敷治疗等多种外治方法配合治疗。

四、药物简述

1. 药物资源

纳西族先民很早就以草药防病治病，清代东巴医药专书《称恩说律》中记载植物药、动物药和矿物药约 200 余种。纳西族本草专著《玉龙本草》是清朝光绪十年（公元 1830 年）由纳西族和氏家族和介山完成，是一部具有民族性、区域性且受到多个少数民族传统医药学影响的本草学专著，收载药物 328 种，其中一些品种是其他本草记载的，如紫草、麦冬、薄荷、金银花、天南星等，有的品种是云南地方性本草《滇南本草》中收载的，如黄花地丁、杏叶防风、虎掌草、黄花尾、土茯苓珍珠草、铁线草、茼蒿菜等，还有大量品种是丽江地区纳西族习用的药物，如大铁箍、毒虱草、化血丹、鼠腰子、消疝草、鱼肠草、青花竹、童子参、鸭掌金星、洋海棠、细花半枝莲、满窗、水报春、铜缒换玉带等。

纳西族主要聚居地区丽江素有"药材之乡"的誉称。按水平分布，以玉龙山为界可分为东西两片。西片区域特产猪苓、竹红蕈、滇豆根、黄射干、三尖杉、五倍子、榧子等；东片区域特产天冬、菟丝子、五灵脂、麻黄、佛手、龙骨、黄药子、金丝马尾黄连等。按垂直分布，如玉龙山区域，海拔 2000 米以下的金沙江畔为亚热带环境，出产的代表药材如天花粉、川楝子、桔梗、茯苓、三七、丹皮、白胶香、山慈菇、龙衣、谷精草、蜜蒙花、楣子、蜈蚣、斑蝥虫等；海拔 2000～3000 米为高山温凉地带，出产的代表药材如当归、木香、秦艽、鹿仙草、珠子参、紫丹参、叶三七、麝香等；海拔4000米及以上为高山寒湿地带，出产的代表药材如虫草、贝母、岩菖蒲、雪茶、雪莲花、绿绒蒿等。

2. 纳西族常用方剂

纳西族民间有自挖、自制、自用药物的传统。民间自研自制药物种类繁多，如虎潜丸，主治风湿病；健脑参茸丸，补益气血；坤顺养心丸，补心安神；滋阴明目丸，补肾明目；雪水紫金锭，主治小儿惊风症及小儿高热抽搐；大五香丸，主治虚劳症；小五香丸，清热解毒，主治小儿惊风等病症；巴豆丸，泻火，主治下泻；炼制三仙丹，主治梅毒疮疡；熬制劳伤膏，主治风湿、跌打等疾病。

第四节　佤族医药

一、概述

佤族医药源远流长，根据"司岗里"传说和沧源岩画推测，佤族医药可能从"司岗里"传说之后就已产生，到刻制沧源岩画之时，佤族医药已应用于民间。同其他民族一样，佤族医药产生于生产生活和劳动实践，佤族人民在同自然界和疾病进行斗争的过程中，经过无数次尝试和实践，发现了一些植物和动物，不但可以食用，还可以药用和治病，佤族医药不断积累和丰富起来并流传至今。

二、医疗经验与实践

1. 对疾病的认识

佤族医学对自然界与人体生理的认识是以朴素的辩证观为基础的，认为自然界由天、地、风、水、木、火、石、气八种物质组成，每种物质都各有特性和作用，还有其规律性，这种规律性不能改变，否则会导致八种物质间与人的不平衡或不协调，就会导致疾病。

佤族医学认为，病有百种，有"传与不传"之分，"传"即传染。传染之病多在肺、肚之脏器，多属于发热之病，如肺结核、肝炎、感冒等疾病属于传病范畴。如佤族称结核为"涩外"，"外"是指一点点细小而看不见的东西被人染上了。

2. 疾病的分类和命名

佤族医学对疾病的分类主要以得病部位和疾病特征进行分类和命名。

依据得病所在部位分类和命名的疾病，如涩夺即肝病，涩闹即肺病，涩送拉即脚痛，涩盖即头痛，涩整即手痛，涩都即胃痛，涩更瓦即肠炎，涩西安即骨痛等。

依据疾病特征命名的疾病主要是以疾病的特点及症状反应等方面的表现而得名，如涩畏即定时来的间日疟，涩巴即感冒，涩挖即中暑，涩龙即腹泻，涩维即恶性疟，涩艾即眼病等。

3. 治疗原则和方法

佤族医学对疾病的治疗原则和方法是根据对病因的认识而确立的，主要包括顺法、散法、润法、止法、清法和膳药等。

顺法，天地之病用顺法，天和地所致的疾病用顺从的方法加以治疗，佤族医学认为，天地不可违抗只可服从，调理和协调天地规律与人体的相互平衡关系，可以达到康复的目的。

散法，风致之病用散法，风无形而常变化不断，故用散发的方法治疗。如风湿、中风等疾病，可用散风作用的药物治疗，常用黑蚂蚁房、香樟树枝、川芎等。

润法，润是指湿润，佤族医学认为，病因多由火引起的疾病，火得水而灭，故用和润法加以治疗。如烫伤、烧伤等，宜选用水分较多的药物进行治疗，常用软经草、茶叶、蜂蜜、熊油、蛇油等。

止法，止指停止、阻止的意思。佤族医学认为，病因由水所引起的疾病，即水邪致病，采用止水法加以治疗。如腹泻常用炒陈米、炒苡仁、炒茶叶、金花果等治疗，佤族医学认为这些多为带有果或根的药物，具有阻止的效力。

清法，清指清除、排除或清理之意，是指将毒物或病邪涌吐或清泻出来的方法。佤族医学认为，应用吐法有二：一是急性的毒性反应，如食物中毒就用急吐法，使毒性及时排出体外；二是慢性的毒性存在于体内，需要先清理肠胃或呼吸道，可用慢性吐法，多用于病前的治疗准备。

膳药，取同具药食功用的鲜（活）品煮食或将药材加工后用肉汤冲服的方法，常用于贫血、体虚瘦弱等病症的补养调摄。

三、药物简述

佤族民间俗语"一屁股落地少不了三棵药"，反映了阿佤山植物王国具有丰富的药物资源，也显示了佤族人民认识和应用很多药物。佤族药物来源广泛，以地产草药为主，多数药物可就地取材，一般多用鲜（活）品入药，或作切碎晾干或晒干等简单加工，常用剂型有煎剂、洗剂、酒剂和散剂等。

根据疾病种类和药物的功能特性，佤族医生常用的用药方式主要有煮药、包药、洗药、擦涂药、酒药和熏药等多种方式。①煮药，照方取药用水煎煮，取药汁内服。广泛用于各种疾病的治疗。②包药，照方取药（鲜品）捣烂后包敷患处。常用于治疗跌打损伤、骨折、风湿疼痛等病症。③洗药，照方取药（鲜品）于水中煎煮，取药液洗全身或患处。用于治疗皮肤疾病、无名肿毒等病症。④擦涂药，单方或配方（鲜品）捣细或放口中嚼碎后涂擦患处。用于治疗烧烫伤、外伤止血、消炎等。⑤酒药，取药（单方或配方）切碎后放入盛酒瓶中浸泡，内服或外用。用于强健滋补以及内、外科疾病的治疗。⑥熏药，取热酒糟或取药煎煮至沸时倒入盆中，盆中置一小凳，人坐凳上四周用毯子盖严熏蒸至流汗。主要用于治疗风湿关节疼痛、感冒等病症。

此外，佤族医生在配方用药时习用药引，经常使用一些具有芳香理气、舒筋镇痛作用的药物为药引，如胡椒、草果、酒、丁香、红糖等。佤医也讲究药物服用时间，一般内服药一日三次，早晨刚起床时一次，午饭前一次，晚睡前一次。认为在这三个时间服药，疗效最为显著。同时也注重一些禁忌，在服用草药时，禁食酸冷食物，忌接触冷水、冷风吹和露水淋。

第五节　羌族医药

一、概述

羌族主要分布在四川省岷江上游的茂县、汶川、理县、北川和松潘的镇江关一带，大多数居住在高山或半高山地带。羌族人民在长期的生产实践以及与疾病的斗争过程中，创造和积累了丰富的羌族医药知识和经验，从古到今广泛流传于羌族民间，为本民族防治疾病和健康繁衍做出了贡献。

从形成上看，羌族医药主要以经验医学的形式发展和承袭，羌族有其独特的用药习惯，有一些特色鲜明的医疗经验和方法，这些医疗技术和经验主要靠家传和师承，通过口传心授、投师学艺、方药对换等方式沿袭传承下来。虽缺乏系统的医药理论，但拥有丰富的医疗实践和用药经验，由于历史的演变、羌族文字的失传和历代战争的影响，羌族医药仅有零星资料而无详细记载。早在公元2世纪时期，羌族就懂得用羚羊角、鹿胎、麝香、鸡胆等药物治疗疾病。陶弘景对《本草经》的注释和补充中明确阐述了川西少数民族地区的药物 20 余种，如寺格（羌活）、独活、大黄、当归、黄芪等品种，对其产地和功效都有详细记载。

二、医疗经验与实践

羌族人民在长期与疾病作斗争的漫长历史中逐步总结和积累了很多疗效显著的医疗经验和治疗方法，一些常见疾病的诊治方法在当地社会广泛流传使用。

1. 诊断方面

羌族医生讲究辨证诊断，羌族医生诊辨内容包括看外物（即看吐泻之物）、触肉体（触摸身体各部位）、听感觉（听患者或家人叙述）、察居境（视察发病地点）等方面的情况。

2. 治疗方面

羌族医生在治疗疾病时遵循一定的治疗原则，包括：以强身为本，先治首魔，一病多方，因人而异，逐一实施，各方合围，乃使痊愈。羌族医药在刀伤、枪伤、毒蛇伤等的医疗方面，止血快、不感染、疗程短、疗效高，具有鲜明的特色。一些传统治疗技术如割疳、放血、推拿、提背、扯痧、按摩、打火罐、烧岩叫等，取材和治疗方法方便简单，疗效显著，在民间应用广泛。

（1）割疳疗法（杆其虾）

用小刀在人的手掌示指底部割一小口，挤出一点黄水后按入木炭粉进行治疗的方法。此法主要用于治疗长期消瘦、饮食差、身体不好等病症。

（2）放血疗法（沙珠细）

用瓷瓦针（将瓷片或瓦片敲碎，取有锋利尖口的碎片）或麝针（用獐子的獠牙，长约 2 寸，前端尖锐，挑出骨髓，从根部放入少许麝香，将根部塞紧，尖端磨锐即成麝针）刺破人体某部位的小血管，以致少量出血，来治疗某些疾病的方法。本法多用于治疗急症、暴症，如霍乱症、小儿走胎、蛇咬伤、晕死等多种疾病。治疗霍乱症及上吐下泻，可在舌根正面将一绿筋刺破出血；治疗小儿走胎刺四手指缝出血；蛇咬伤后将咬伤处刺出血，用力挤压，使毒气随血排出。

（3）熏蒸疗法（箕夸波尔）

是用药水熏蒸浸泡身体治疗疾病的治疗方法，根据病情选用不同的药物进行熏蒸。本法多用于治疗风湿骨节痛、肢体麻木、中风偏瘫、骨干肿大胀痛、肢体水肿、坐骨神经痛、皮肤瘙痒症等病症。

（4）提背疗法（着姑得）

施术者用双手拇指和示指从患者脊骨尾骶骨处逐渐向上用力翻转皮肤至颈部，连翻3遍，翻毕，再扪到脊骨凹陷处由下到上逐节地用力提，每次提响。此法有消隔食、散气血、止痛之功效，用于治疗小儿疳积消瘦、隔食、肚子痛等，也可起到强身健体之作用。

（5）羊皮疗法（波尔得）

先捉一只活羊备用，将患者的上衣脱掉坐在火炉边，迅速将活羊杀死剥皮，趁热把皮披在患者身上裹紧，并披上羊毛毡，近在火炉旁，使其汗出淋漓。此法主要用于治疗风寒湿困于全身之风湿骨节痛、腰痛、湿气肿痛等疾病。羌族医学认为，新鲜羊皮借助于火炉的热度烘干时有很强的收缩吸附性，将体内寒湿毒气通过汗出吸于羊皮上而排出体外，同时，紧贴人体皮肤的鲜羊皮羊脂通过皮肤毛窍渗入身体，起到温经通络、强身健体的作用。

（6）打通杆疗法（娃柳知）

到田间地里采一截蘑芋杆，长度为患者手肘到指尖距离，将其一端在火炉上微烤软，将软的一端从食道插入胃里，随即取出，使人呕吐出胃内容物。常用于治疗小儿食积、胃胀等，通过呕吐排出胃内腐秽之物而起到治疗作用。

（7）艾灸疗法（波尔壳）

用艾绒或药物点燃直接或间接在人体表某穴位进行烧灸的疗法。方法是将艾绒揉成包谷籽大的圆形小体，根据病情艾团可大可小，在选好的穴位上将艾团旋转于上，以火烧艾尖端，边烧边吹，待艾绒将烧尽，即用拇指迅速压在烧尽之艾团上，稍压片刻即可。亦有用一片薄姜片放在穴位上，将艾团置姜上烧灸。也有用大蒜切成薄片放在穴位上，置艾团于蒜片上烧灸。常用于治疗慢性劳伤病、着凉、腰痛、骨节痛、湿气肿痛、昏倒等病症。

（8）烧灯火疗法（怖姆壳）

可分为直接灯火和隔纸灯火两种，此法多用于治疗惊风症、小儿走胎、腹泻、肚子痛、着凉、头疼、湿气麻木、扭伤等病症。

（9）贴（扁）敷（姆玛）疗法

将采集的草药放在石臼中捣烂，边捣边吐口水，再将捣烂的药渣贴敷于患处。本法多用于治疗跌打或摔伤、局部出现肿胀瘀血疼痛、疱疮、疔疖、癣疮等病症。

（10）砭法（脱鞑）

此法是取白石头一块或数块在灶中或火坑中烧烫，然后将石头放在铜盆中，将备好的草药液或药酒洒于其上,然后把患脚放在上面前后移动。主要治疗脚痛。也有用烧烫后的石头砭熨关节疼痛之处。

(11)酒火疗法(西姆勒册)

将浸泡好的药酒倒入碗中,用火烧燃碗中之药酒,用手伸入药碗中取出酒火,迅速将手中之火焰拍烫在患部及周围,并摸、揉、拍、打,然后反复取火烫、摸、揉、拍、打数次。本法以治疗湿气病及扭伤为主,如治疗风湿麻木、骨风、骨节风、寒气内停等病症。其作用机制可能是皮肤经加温及拍打,使汗窍舒张,药物经皮肤毛窍透达病处,发挥通经脉、散风寒、行血气、舒筋止痛之功效。

三、药物简述

羌族居住的川西北地区,山峦起伏,河流纵横,林木丰茂,地理环境复杂,气候条件多变,海拔高度在900～5250米,适宜多种动植物的生长,地理条件和气候为多种动植物的生存和生长提供了条件,盛产多种道地药材,其中,植物药如贝母、羌活、独活、黄芪、天麻等,动物药如麝香、鹿茸等,矿物药如水晶石、云母石、雄黄等。

一般羌族医生在用药种类、炮制加工技术和内外治疗方法等实际操作方面都各有经验,每个医生多依据个人经验使用单方、验方、秘方治疗疾病,在用药上无统一标准和固定原则,在具体的用药方面具有以下一些特点。①用药多为当地主产药材,多为随采随用,讲究野、活、鲜、健,注重应用野草、鲜果、跳獐、飞雉,多数药物无须炮制而直接使用,服鲜缚活,拈来即食,用药方法多经捣、烧、晒、煮、口嚼、酒浸等简单处理后应用,无须药械加工,一般只有外用药物和剧毒药物才进行加工炮制。②用药多为个人经验积累,药物配方看似一剂,实为一种,一般多为一病一药,很少配伍用药。③用药剂量无统一标准,一般按病情以一把、一握、一撮等经验量法,无衡器量剂。④用药十分广泛,一草一木皆能为药,羌族有"百草都是药,无病用不着""骨头打成碴,加点乱头发"等民谚,反映了用药种类之繁杂。⑤羌族民间认为药物采收都有各自适宜的季节,花一般在春夏采集,根茎和种子在秋季采收。如四五月收红毛五加,端午采挖欠母,立秋采挖羌活、大黄、秦艽等品种。⑥有些药材在中医药中也有利用,但在羌族医药中却有独特的用法。如羌活在羌族医药中称为"寺格",其使用方法与汉族中医不同,羌族医生应用羌活多将其根部晒干、捣烂,研制成粉末,再用纸卷卷成烟状,以抽烟的方式用药,用于治疗风寒感冒、咳嗽、头痛、咽喉痛、四肢酸痛等病症。

第六节　拉祜族医药

一、概述

拉祜族是主要分布于西南边疆的山区民族，在历史上拉祜族被称作"猎虎的民族"，拉祜族医药源远流长，通过拉祜族自身长期医药经验的积累，以及在不断迁徙的过程中与汉、傣、景颇、藏、羌等多个民族传统医疗经验相交融，逐步形成和发展起来颇具特色的、广采博纳的拉祜族传统医药学，主要依靠心授口传的方式流传至今，现在仍然是拉祜山乡广大人民群众赖以防病治病的有效手段和方法。

新中国成立后，国家非常重视少数民族地区医药卫生事业的发展，拉祜族聚居地区的卫生事业有了很大发展，民族健康水平有了明显提高。对拉祜族医药的研究早在80年代初期就已经开展，主要集中在对拉祜族传统医疗经验的调查和整理，由此整理编撰出版了《拉祜族常用药》和《中国拉祜族医药》等书籍。但是针对拉祜医药进行的现代医药学研究还很少。

二、医疗经验与实践

1. 对人体和疾病的认识

拉祜族医学认为，人是由头、胸背、四身（四肢）三大部分组成，人体内部有心、肝、肺、连贴（脾）、腰子（肾）、苦胆、肚子（胃）、小肠、大肠、养儿肠（子宫）、尿胞（膀胱）、顺气（睾丸）等多个脏腑。拉祜族医学认为，人的有机整体是通过筋脉连成的，人是由骨、筋、皮肤等组织内外联系构成的统一整体，气血是生存的生命物质基础，为各种器官提供动力，废物的排出、营养的吸收，都必须依赖气血来完成。

拉祜族医学认为，人与天地相应，将天人合一的哲学思想与传统医学相结合，天有365天，人有365节，人之所以会生病，在外是根源于气候变化，在内是因为气血壅滞。气候是生病的根源，一年二十四节，人最易在季节变化时生病。寒、火、风、气、湿是生病的重要原因。膝痛冷是寒气，小儿抽筋是风，疮疖流痰是火，长期居住潮湿处易患湿气，过度疲劳也可导致疾病如压痨、肺痨、虚痨等，情志疾病如怒气伤肝、忧虑伤心而致郁气病等，跌打损伤导致的疾病包括跌扑、外伤及蛇、虫兽伤等。拉祜族认为，人有三关，口关主管食物，鼻关主管气的呼吸，肛关主管排泄。疾病的预防首要应该把握好口（食物）、鼻（呼吸）、肛门（排泄）三关。

2. 诊断方法

拉祜族医生诊断疾病主要通过直接观察和询问等方法来收集病情资料加以分析诊断，使用望、闻、问、摸和以药试探诊断等诊断方法。

望诊是医者用眼观察患者全身和局部情况。包括查看患者的一般情况，如年龄、发育、营养、体位、步态、姿势、意识等情况。局部望诊可了解患者身体各部位的改变，如皮肤颜色、皮疹情况、舌苔情况、肿瘤大小、伤口大小深浅以及头、颈、胸、肩等的情况。拉祜族医学十分重视望诊，通过认真观察分析来对疾病的病因和性质作出诊断。

问诊是医生通过向患者询问情况来加以诊断的方法，询问内容包括何时得病、因何得病、主要病痛部位等情况，也询问饮食起居、大小便及婚孕状况等内容。问诊是诊断疾病的重要手段，通过询问患者病史和自觉症状，了解疾病的整体情况，对病情进行全面分析，判断病位，掌握病情，得出诊断，制定治疗方案。

闻诊是医生用耳朵直接贴于患者胸部或腹部，听心跳、呼吸快慢、节律均匀与否、腹部肠鸣音等声音改变来判断病情。

摸诊是通过用手摸脉、摸伤处或病痛部位以综合诊断疾病。

3. 治疗方法

拉祜族民间传统治疗方法种类丰富，包括药物治疗和非药物治疗等近 20 种治疗方法和手段，包括提风法、胸鸡法、火功法、佩戴法、熏洗法、坐浴法、封刀接骨法、推抹法、刮痧法、拔罐法、药粥法、外洗法等。

三、药物简述

拉祜族主要聚居于云南省澜沧江东西两岸的普洱市、临沧市、西双版纳，哀牢山一带的玉溪市和红河州等地区，其中澜沧县是全国唯一的拉祜族自治县。拉祜族积累了丰富的用药经验，在民间流传着一些有效的草药单方和验方。经调查整理的拉祜族传统常用医药成方和口传方有 400 余方，这些药方的组成和用法具有浓厚的民族特色。

在用药方法上，拉祜族用药经验多样，如内服外用法、内服外包法、生熟合用法、垫药法、热敷法等。①内服外用法，用黏黏草煎水，一部分内服，一部分外洗胸部，可治疗小儿感冒、急性肺炎和高烧等病症。②内服外包法，用扫把茶根煎水内服，取叶捣碎加食盐包敷肚脐，可治疗急性胃肠炎、胃痛、腹痛、腹泻等病症。③生熟合用法，将桃树皮、樱桃树皮、梨树皮各等量，将一半炒熟，与另一半混合后加水煎煮，取药液内服，治疗急性胃肠炎、痢疾、消化不良等病症。④垫药法，将五除叶鲜品捣碎，炒热后装入布袋内，在妇女月经前3~5天，每日垫坐1~2小时，可治疗顽固性痛经。⑤熨疗法，取鲜蒿枝一把，放置在烧烫的小石板上，用脚在蒿枝上踩踏熨烫，可治疗骨质增生引起的脚跟痛。⑥热敷法，将梅长坎、假烟叶捣碎后炒热，用纱布包裹热敷患处，治疗内、外痔。⑦嚼含法，将小叶三点金鲜叶和嫩尖，加十余粒糯米，一起放入口中咀嚼含服，可治疗口腔溃疡。⑧点眼法，砍下野葡萄藤枝，取流出的汁液滴眼或洗眼，可治疗结膜炎和沙眼。⑨外包法，将钝刀木树的皮和叶捣细，炒热后用纱布包裹，外敷患处，治疗风湿性关节炎。将山白芷、马鞭草、叶子兰捣细，包在脑后风府穴（后发际中点向上一寸）上，可治疗鼻出血。⑩研粉法，将土木香、重蒌混合研粉内服，可治疗胃痛、胃溃疡。用大麻药研粉外敷伤口，可以消肿生肌，止血、止痛。⑪药食法，用树萝卜、竹叶参、荫地蕨、独匹叶与肉共煮为吃，可补益身体，治疗肺结核、贫血和水肿等病症。⑫酒泡法，将老贯藤切片晒干后泡酒，内服外搽，治疗风湿及跌打损伤疼痛。⑬饮料法，将藤子茶叶的嫩尖或扫把茶采摘后晒干备用，泡水当茶饮，可消暑解渴，开胃生津。

第七节　黎族医药

一、概述

黎族是我国仅分布于海南岛的特有民族，是海南岛最早的居民，至今已有3000多年的历史。在漫长的历史发展进程中，在特定的生活环境和文化背景下，黎族人民在生产活动和医药实践中积累了丰富的医药知识和经验。

黎族医药早期主要为杀牲祭神治病等多种形式的崇神医学模式。黎族家中如有人生病，即请巫师到家中杀鸡、杀猪、杀牛祭神救治，这种施术的人，男性称"道公"，女性称"娘母"，这种施巫术治病的史迹，至20世纪50年代仍有余存。黎族医药从医巫合存的状况逐渐发展和过渡至经验医学模式，对草药的形态、功效、性味、采集、加工及分类等积累了比较全面的认识，运用草药对各类疾病进行治疗，形成了多种医疗方法，包括内服草药、外敷草药、蒸熏法、骨伤疗法、佩药法等。黎族只有民族语言而没有本民族的文字，这些医药知识和经验通过师徒传授、心口相承的方式一代代流传下来。在长期发展的过程中，黎族医药逐渐由早期的宗教神学医疗模式发展至现在的人文医药和药物疗法模式。

二、医疗经验与实践

黎族对疾病的诊疗方法不统一，医术传承都是经由师传徒接、口传心授的模式或医者本人在治病实践中的积累经验。有学者察考《中国黎族大辞典》《黎族文化初探》《海南医学史研究》《黎族简史》《海南岛古代简史》《海南岛历史上土地开发研究》和《黎族纪年辑要》等文献资料，认为黎族的医疗方法和技术手段，多同壮族医学疗法相近。

1. 在诊病方面

黎族医生用望诊、闻诊、问诊和摸（切）诊等诊断方法对疾病加以诊断，其中以面部望诊和问诊较为常用。黎族医生对疾病的命名多依据患者体形特征和症状而定，如少儿出现营养不良、消化系统功能紊乱等症状的称为猴子病等。

2. 治疗方法

黎族医生用于疾病的治疗方法主要有内服疗法、外敷疗法、捻痧疗法、治骨伤疗法和佩药疗法等。

内服疗法包括多种方法，①煮水内服，把采集的草药洗净，放入土罐内加水煎煮，取其药液内服治病。如黎医治疗感冒发热，采用黎茶（五指山茶）煎水内服。大腹病（肠寄生虫、疟疾脾肿大）用槟榔果煮水内服。治疗肠寄生虫、蛔虫、蛲虫病，挖苦楝根剥皮煮水服治。②冲盐水内服，在益智成熟季节采下来的益智果，腌在盐内，治疗急性腹痛患者，即用这种腌在盐内的益智果捣烂冲盐水内服治疗。治疗腹痛腹泻患者，用草豆蔻果捣烂冲盐水内服止泻止痛。③冲酒内服法，黎医遇有内伤、外伤患者，常用熊胆或熊膏冲酒服治。④榨药汁内服法，治疗发冷发热（疟疾），用青蒿榨药汁冲水内服。

外敷疗法在黎族地区应用较广，常选用草药的叶、根块、果皮或树皮，将药捣烂外敷患部，治疗外伤肿痛或炎症肿痛等。常用的草药有大青叶、一点红（蒲公英）、石榴叶等，捣烂外敷患部，每日换药一次，至脓液排出。黎医认为，这些草药有祛瘀生新的作用。敷药法又有热药和冷药之分，热药即将药加热后使用，如将植物叶子在火上烘热，外敷患者前额治头痛发热，或将烘热的叶子敷于地上让患者躺在上面，并盖上被子治发冷发热及头痛等病症。也有将新鲜的植物药捣烂后，在砂锅中炒热后取出外敷，治疗跌打损伤等病症。冷药为不加热的外敷药。

治骨伤疗法，黎族医生遇到外伤骨折患者，常选用榕树根、接骨草、舒根藤、鸡骨草等加酒糟捣烂，将其外贴敷于损伤部位。外敷前，先用熊膏酒外涂以散血消肿，然后外敷接骨药，再用竹板外缚固定包扎。

捻痧疗法用于治疗感冒头痛、劳累后筋骨疼痛等病症，选用头额、鼻梁、颈背、腰部、小腿、胸窝等部位施疗，既方便，见效也快，捻痧后的患者要卧床休息，不得再受凉吹风，一般数小时后见效。

黎族对海南地区常见或多发疾病还有独特的治疗方法，对毒蛇咬伤、跌打损伤、风湿骨痛、中毒、疟疾、妇科病，以及其他疑难杂症的治疗积累了丰富的经验。

三、药物简述

黎族居住的海南地区地处热带北缘，气候温和终年无霜雪，热量充足，雨量充沛，五指山区蕴藏着丰富的动植物药材资源，为我国的南药生产基地。海南地区种植南药的历史悠久。据明代张天复著《皇舆考》所列举就有槟榔、沉香等。海南全岛现有高等植物4200多种，可入药的植物达2000多种。海南特产的名贵药材有海南粗榧（红壳松）、五指山灵芝、海南海马（海南人参）、万宁大洲岛燕窝等。黎族山区还盛产的名贵南药有益智、砂仁、草蔻、降真香、沉香等。

黎族用药以植物药为主，在五指山地区，民间常用于治疗各种疾病的植物药达500多种，多采用草药的根、茎、叶、果等直接入药。黎族民间草医认为，草药的性、味及功效源于土、水、火、气四行，土为药物生长之本，水为药物生长之液，火为药物生长之热，气为药物生长运行之动力。在阳光强烈照射地方生长的草药，其性能燥热；生长在阴凉地方的草药，性能寒凉。黎族用药多为鲜用，一般随采随用，每种药物按一定比例手抓混合成方。黎族民间传统药方较为简单，大多数为单方或简单复方。复方的配伍有主次之分，但用药量没有严格的比例，多凭祖辈传授和实践经验，针对患者病情轻重、年龄、性别和药方大小来确定用药量。黎族用药方法多样，除了配方用药内服治病之外，使用较广泛的外治疗法为外敷疗法，选用草药的叶、根块、果皮或树皮，将药捣烂直接外敷于治疗患处，常用于治疗外伤红肿、炎症肿痛等病症。

第八节 白族医药

一、概述

白族是生活在祖国西南地区的少数民族，主要居住在云南西北部苍山脚下、洱海之滨的大理白族自治州，在滇西、滇中其他区域以及贵州毕节地区、四川凉山地区和湖南省桑植县等部分地区也有分布。白族医药是白族人民世代防病治病的经验积累和总结，是白族文化宝库中的瑰宝。白族医药溯其渊源，既有土著医药的成分，也有吸收中医学的内容，同时还受到古代波斯医学和印度医学的影响和渗透，在其发展过程中还受到阿叱力教的影响（白族作为曾经一度全民信仰阿叱力教的民族，其医药学的发展受到佛教密宗的深刻影响），发展流传至今。

南诏时代，受到古代印度密宗的生理解剖学影响，大理国时期的白族先民已经对人体心、胆、肝、胃及消化、泌尿、生殖系统有了较为准确的描述。唐代《蛮书》中记载，白族地区用"护歌诺木"药治疗男女腰疾脚病，浸酒治疗立见效验。这一时期不仅有民间医师，还有称为"医药功曹"的医官。

南诏、大理、元代及以前的漫长时期，白族医药是以传统医药经验积累为主，并吸取中医、藏医等相邻民族医药学的精华，不断发展。明代以后，白族医师在治疗疾病的同时，总结自己民族的医疗经验，撰写了一些医药著作，如明代陈洞天的《洞天秘典注》、李星炜的《奇验方书》、清代奚毓松的《训蒙医略》和《伤寒逆症赋》、赵子罗的《本草别解》等。从这些著作可以看出，白族医药的发展过程中吸收与融合了中医学的内容，提出了因时因地分析脉理、区别药物等见解，白族医药学在医学理论、医疗技术、专科论证、医药配方等方面，都保留了民族和地方特色。近现代以来，白族传统医药与汉族中医药更加趋于融合。

新中国成立后，白族地区的医疗卫生事业建设得到了重视与发展。80年代编写了《大理州老中医经验汇编》。1983年，大理州医学院成立，设有医疗系，开始直接培养白族以及州内外各族高级医务人才。为挽救即将消失的白族民间医药文化，挖掘、整理、总结白族民间医药经验，组织专家在全州范围内进行白族民间医药文献、医药名家经验及单方验方的收集整理。2014年编撰出版了《白族医药丛书》系列3册，包括《白族古代医药文献辑录》《白族医药名家经验集萃》和《白族民间单方验方精萃》，约180万字，填补了白族医药文化研究的空白。对于白族传统民间疗法、治疗经验和医学理论的系统发掘、整理和提高工作还没有全面展开，需进一步深入继承和研究。

二、医疗经验与实践

在疾病诊断和治疗方面，白族医药在继承本民族传统医疗经验和技术方法的同时，吸取了汉、藏、彝等民族的医学理论和方法。白族医师诊断疾病讲究号脉（切脉）和看舌苔（观舌象）。脉分轻、重、缓、急，舌苔分为红、黄、绿、白。白族地区常见，因为受风、寒、湿、暑侵袭而导致疾病。这与白族主要居住在洱海周围的平坝地区的环境条件有关。用药治疗大体分为十二类，包括补益、发表、祛风镇痛、渗湿利水、通气镇惊、活血舒经、止咳化痰、祛寒、清热、涌吐、泻下、麻醉。

三、药物简述

白族生活地区地理环境复杂，具有北温带至南亚热带六个气候带的优越自然条件，大理白族自治州境内山脉起伏，森林茂密，河流纵横，日光充足，雨量适中，各种药用动植物的生长繁殖条件极为优越，药用动植物资源十分丰富。白族人民在长期的生存斗争中对药材的发掘和使用积累了丰富的经验，认识和掌握了种类丰富的治疗各种常见病和疑难病的药材和配方，积累了一些独具特色的民族药应用经验。著名的大理三月街，民间传说起源于药材交易。白族还有种植药材的优良传统，据《蛮书》记载，南诏时期就在白族地区的龙尾城（今下关）东北息龙山养鹿，是世界上最早的养鹿记载。

白族聚居地区的自然地理条件孕育了丰富的药用动植物资源，该区域内药材资源可依据自然地理条件进行划分，依据大理州中部的点苍山为界划分为东区和西区两个区域，依据气候、土壤、植被形成的垂直分布的植物区系，可划分为河谷区、低山区、中山区和高山区四类区域。

东、西两区的药材资源是以点苍山为界划分的。西区多属山区或高寒山区，气候属温带或寒温带，是大理州药材资源的主要分布区域。主要野生药用植物品种包括苍山贝母、珠子参、前胡、独活、大理藜芦等。主要动物药材品种有麝香、腹蛇等。东区较西区地势平缓，地处红河与金沙江两水系之间，气候较西区暖和。主要分布亚热带植物，其品种与数量较西区少。主要野生药用植物品种包括黄芩、龙胆、防风、通关藤、茯苓、紫金龙等。

大理白族自治州药用植物资源的垂直分布可划分为河谷区、低山区、中山区、高山区四类。①河谷区，海拔1500米以下的河谷地带，药材总体品种少，蕴藏量小，主要品种包括余甘子、紫珠、木蝴蝶等。②低山区，海拔为1500~2300米的低山区盆地和丘陵，野生药材资源较多，主要品种包括车前草、马鞭草、荆芥、牛蒡、虎掌草、扁蓄、虎杖、黄芩、灯盏细辛、重楼、雷公藤、青阳参等。③中山区，海拔为2300~2800米的中山地带，具有丰富的药用植物资源，是大理州的主要药材产区。主要品种包括茯苓、紫草、龙胆、续断、三棵针、羌活、鸢尾、雷公藤、天麻、草血竭、大理藜芦等。④高山区，海拔为2800米以上的高山和亚高山地带。主要药材品种包括草乌、珠子参、鹿仙草、大理鹿蹄草、岩白菜、雪上一枝蒿、雪茶等。

第九节 其他一些北方少数民族传统医药概况

我国各民族分布的特点是大杂居、小聚居、相互交错居住。汉族地区有少数民族聚居，少数民族地区有汉族居住，这种分布格局是长期历史发展过程中各民族间相互交往与流动而形成的。我国地理南北分界以秦岭—淮河一线作为分界线，这条线的南北两侧，在自然气候条件、地理风貌、农业生产方式以及人民生活习俗等方面都有明显的不同，同一区域内的诸多方面有一定的相似性。故本节依据中国南北地理分界线，将我国少数民族的分布情况大致分为以北方为主要聚居区的北方民族和以南方为主要聚居区的南方民族。除了上述章节介绍的藏族、蒙古族、维吾尔族、傣族、朝鲜族、壮族、瑶族、土家族、苗族、彝族、畲族、回族、哈萨克族、水族、侗族、布依族、纳西族、佤族、羌族、拉祜族、黎族、白族、裕固族等少数民族传统医药内容外，将其他一些少数民族（依据地域分布情况分为北方民族和南方民族）的医药情况加以简要介绍。

主要分布在北方地区的少数民族有满族、东乡族、裕固族、鄂伦春族、鄂温克族、达斡尔族、赫哲族、锡伯族等，主要分布在南方地区的少数民族有仫佬族、基诺族、高山族、景颇族、阿昌族和傈僳族等。

一、满族医药

1. 概述

满族是我国北方少数民族之一，主要分布在东北三省，以辽宁省居多，另有少数散居在北京、河北、山东、内蒙古、四川、陕西、新疆等地区。

满族医药起源很早，金代女真人在未进入中原之前，就开发利用地产药材进行贸易。《辽史》卷十九记载："女真以金、帛、布、蜜蜡和诸药材……"可见，女真人很早就已利用地产药材进行贸易了，"诸药材"包括硫黄、焰硝、炉甘石、松实、细辛、东珠、人参等北方特产药材。这些药材是当时北方少数民族进行民间交易的热门货物。进入中原后，《金史》中关于医药内容的记载相当多，如记载内科杂病急风、发狂、中风、寒痰、嗽疾、喉痹、风痰等，外科病疽发脑，妇科病损胎气等，有的医理论述相当精辟。满族用本民族语言对人体器官和疾病进行了整理归纳。如称胚胎为"孛论出"、头为"兀术"、心为"粘罕"、牙为"畏可"、溲疾为"石哥里"、疡疮为"牙吾塔"、目赤而盲为"蒲刺都"等。在药物治疗上，除了大量采用方药外，还用"金丹"等药物剂型，其他外治疗法还有外用敷药及艾灸等疗法。

满族人民很早就知道利用自然环境条件进行医疗保健，如洗温泉治疗病体，无病健身。满族入关前，满族上层贵族利用汤泉治病和保健已成习惯。金王朝时期，随着社会经济的发展以及与汉族医药文化的交融，金代医学发展达到了一定高度，上承隋唐北宋，下传元明清，随着满族共同体的形成，满族医药的内容逐渐更趋于与汉族中医的渗透和融合。

2. 常用药物和医疗经验

满族医药的发展是在与大自然和疾病的斗争中发展起来的。满族在进关前民间采集和使用的常用药物有二三百种，分属植物、动物和矿物类药材。

满族常用植物药包括人参、土三七、北芪、黄柏、细辛、紫芝、五味子、血见愁、酸枣树根、蚂蚁菜、牛蒡子等。常用动物药包括虎骨、蛤蟆、蜈蚣、全蝎、马蛇、蚯蚓、蚂蟥、林蛙、斑蝥等。常用矿物药包括朱砂、雄黄、石膏、白矾、玄明粉等。

在药物使用上方法较多，常采用水煎、熏蒸、酒浸、醋泡、火煨、捣汁外敷等用药方法。满族常借药食两用之品有助于增强体质和健身防病。如东北的贯众菜，满族民间常将其加食盐、醋、糖等佐材精制成酸水食之，可防治感冒、咳嗽等病症。食杏叶菜可治疗口腔糜烂。满族认为，动物食物也有较强的食疗作用，如猪肚食疗具有滋补五脏六腑、补气活血等补体强身功效；又如蛤什蟆，其味道鲜美，具有大补强肾等功效，满族民间多用其煮鸡蛋食用，或蒸制食用，可治疗妇女早产、失血过多及痨伤虚损等病症。

二、裕固族医药

1. 概述

裕固族是甘肃省特有的少数民族之一，80%以上人口居住在河西走廊的肃南裕固族自治县，以畜牧业为主，信仰佛教。在漫长的历史发展过程中，裕固族人民利用当地的自然资源防病治病，裕固族医药有悠久的历史。裕固族人民在生产劳动和生活实践过程中，常有外伤发生，人们采用泥土、树叶、兽皮等包裹伤口，进行止血，防止感染，从而发现麝香等治疗外伤、痈肿疮毒之药。裕固族医药在其发展过程中，不仅发展和积累了本民族医药知识，又融汇了其他兄弟民族的传统医药知识，依靠身传口授的形式传承下来。由于裕固族只有语言没有文字，其传统医药既无文史资料记载，历代也未有对其做过调查研究和整理工作，同时裕固族人口较少，居住分散，游牧于祁连山区，相互交往较少，使得医药知识的传播受到限制。

2. 传统诊疗经验

裕固族对疾病的认识仍为经验认识，将疾病在外为肉眼所见的归为外科，在里为肉眼所看不到的归为内科。

在诊断方面，裕固族对疾病的诊断方法比较简单，主要根据患者的自诉、询问、观察、触摸或借助某些简单工具加以收集病情资料，相互结合，相互参照，分析病情，探索病因，做出诊断。自诉是由患者自诉最为痛苦的主要症状，询问内容包括患者的患处、发病的起因、主要症状及变化、有无寒热、饮食口味、睡眠、二便等情况，从而了解疾病的全过程，做出诊断。观察是指在患者自诉与询问的同时，还要观察患者的精神、肤色、形态等情况。一般来说，肤色鲜明荣润的，说明病变轻浅，气血未衰，其病易治；肤色晦暗枯槁，说明病变深重，精气已伤，其病难治。触摸是医者用手指或手掌在病变部位进行触摸和按压，了解体表和脏器病变的内在联系、疾病的变化、或热或凉、或软或硬，从而推断疾病的部位和性质，为诊治提供依据。裕固族医生在诊病时还借助某些简单检查工具，以辅助判断病变情况。如头之一侧有疾患或肿痛时，裕固医常采用红头绳一根，中间做一标记，将标记点置前额正中，再将头绳由两侧绕至头后正中相遇，比较两侧头绳的长短，长者为患病侧。

在治疗方面，裕固族医治疾病主要依靠药物，药物治疗分为内服和外用。内服药多用水煎煮，去渣，饮用，或粉碎或研成细粉送服。外用药物方法较多样，常用的外用疗法如热敷法、外贴法、外洗法、点眼法和滴耳法等。

3. 常用药物

裕固族主要分布于甘肃省肃南地区，该区域四季分明，温差大，海拔为1300~5500米，有沙漠、草原和林地，地形地貌复杂，蕴藏近千种植物资源，多种可作药用。历史上，该地区曾出产一些质量优良的药材，千百年来，裕固族人较封闭的游牧生活形成了他们独特的用药经验。裕固族医生常用药物如九头草、松猫、高挂草、镰英棘豆、葛缕子、锁阳、沙蓬、罗布麻、薄荷、瑞香狼毒、苦马豆、油松、侧柏、大黄、水母雪兔子等。

三、东乡族医药

1. 医疗实践

东乡族是我国西北少数民族之一，主要聚居在甘肃省境内洮河以西、大夏河以东和黄河以南的山麓地带。东乡族人居住地区地理环境恶劣，山岭重叠，沟壑纵横，干旱缺水，自然条件艰苦，交通不便，东乡族以农业为主要经济生产方式。东乡族人信仰伊斯兰教，能歌善舞，有很多以"花儿"的形式流传的叙事诗和故事。东乡族人居住地区长期处于缺医少药状况，天花、麻疹、流脑、白喉、痢疾、黑热病等传染病流行猖獗。在长期与疾病的抗争中，东乡族人不断地实践探索，积累了一些效验的治病方法及"土、单、验、偏"方，通过口耳相授的形式，代代相传，为民族的生息繁衍起到了积极的作用。

东乡族人多用药物治疗疾病，同时也配合应用一些外治疗法，常用的有按摩、抚肚脐、收阴、放血、艾灸、拔罐、熏洗等外治法。在治疗疾病方面积累了一些独特的经验和方法。如：①治疗感冒用内服与外治两法配合效果较好。内服法包括：明矾3钱研末冲服；葱白、花茶、红糖、甘草适量煎汤顿服发汗。外治法包括：放血疗法，针刺眉心、十宣穴后，挤捏出血少许；收阴（湿灸）疗法，先服用红糖水1盅，然后用黄纸蘸熔融的黄蜡，卷成长约10厘米的筒状，竖立置于脐上，周围用调好的面团固定后，将其点燃，待皮肤感到发烫时更换，一般用2~3支即可收效。施治中感觉周身舒适，气机通畅，伴有腹鸣，始为有效。②治疗胃脘痛（心口痛），多用拔火罐、抚肚脐及用山羊内脏局部热敷等治法。③治疗胃酸过多，宜长期于空腹时服用适量荞麦。④治疗风湿痛，可用艾灸灼疗患部，并配合热草木灰外敷，或水煎地骨皮、麻黄、狗头花根、蜂房等药液熏洗。⑤治疗腮腺炎（俗称窝疮），先用烧过的碎瓦渣片轻轻割开青筋，挤出分泌物，将蒲公英捣烂敷于患部，再用酸菜汤与花椒树根上的泥土调和后敷于患部。

2. 东乡药材

东乡族聚居地区自古就有十年九旱之说，风沙大，降水少，年平均降水量不足350毫米，因此，药材品种较少，产量不高。药材品种中可集中采收的有大蓟、小蓟、茵陈、黄芩、柴胡、益母草、青蒿、萹蓄、瞿麦、远志、地骨皮、牛蒡子、款冬花、丹参、防风、秦艽、当归等四十余种。其中,东乡县特产药材有柴胡、黄芩、防风、秦艽、款冬花等,这些药材多产于山区,具有开发利用价值。

四、锡伯族医药

1. 概述

锡伯族是我国人口较少的民族之一,集中分布于辽宁、新疆等省地,还有一些人口散居于吉林、北京等地。锡伯族传统医学历史悠久,早在远古时代,锡伯族祖先在生产生活和与疾病的抗争中就开始了医药卫生活动,随着社会的发展及各民族之间的相互交流,逐渐形成锡伯族的传统医药学知识并延续流传下来。

2. 传统医疗经验

火针法是锡伯族数千年来广为流传的民间治疗方法之一。锡伯族火针疗法的产生渊源久远,由于火的使用,减轻了由于长期居住在黑暗潮湿地方导致的各种风湿病痛,锡伯族先民发现火的温热和刺激可减轻或缓解某些疼痛,从而发现和应用火针疗法。一般锡伯族民间医生都会使用此法治疗多种病症,如肠绞痛、急性风湿性腰腿痛、急性咽喉炎、急性腹泻等。锡伯族常用的其他传统治疗方法还有放血疗法、拔火罐疗法等。

3. 宗教与传统医学

锡伯族自古信仰萨满教,萨满也从事一些医疗活动。锡伯族除信仰萨满教外,还信仰喇嘛教,喇嘛平时为婚丧等场合念经超度亡灵,有时也从事治病活动。喇嘛治病除采用医术与宗教相结合的方法外,还应用验方、偏方和草药等药物疗法,并结合针灸和拔火罐等外治疗法相配合对各种疾病进行治疗。随着佛教的传入,蒙医也传入锡伯医学领域。这些宗教信仰的内容对于锡伯传统医学的保存、发展和流传起到了一定的作用。

五、鄂伦春族医药

1. 概述

鄂伦春族是我国北方人口较少、特色鲜明的少数民族。鄂伦春人居住在大、小兴安岭的密林中,黑龙江省呼玛县、爱辉县等地是鄂伦春族的主要聚集地。这些地区属寒温带山林,冬季漫长严寒,无霜期仅 100 天左右,年降雨量为 400～500 毫米。河流纵横，山岭连绵，原始森林中蕴含着丰富的动植物资源。这样的生存环境锻炼培养了勇敢强悍的鄂伦春人。鄂伦春族的社会生产以狩猎、捕鱼和采集经济为主体。鄂伦春族有世代相传的丰富多彩的精神文化、口头文学和音乐舞蹈等传统知识和文化。1949年以后逐步走上了林牧并举，农、猎、副结合的发展之路，1953年开始了定居生活。

2. 医疗经验和实践

鄂伦春民族在长期的生产与生活实践中，创造了自己的民族文化，其中包括医药卫生知识与经验，主要是一些在生活实践中以及与其他民族交流中形成的疗法经验。①拔罐疗法，多用瓦罐，民间用于治疗头痛、腰腿痛、腹痛等病症。②按摩法，鄂语称敖陶嫩，无固定手法，治疗感冒后身体不适、腰腿痛等。③热敷法，鄂语称衣西嫩，多用火烤或用烧热的石头熨敷，治疗腰腿痛、关节炎等。④捏法，鄂语称他嫩，用手指捏揪皮肉，治腰腿痛、抽筋、头痛等。⑤刮眼皮法，鄂语称欺衣然，用一种边缘呈锯齿状的草叶，弯成圆圈形，翻转眼睑后，刮去结膜上的红肿颗粒（可能为砂眼结节）。⑥针刺法，鄂语称给达仁，按一定部位（非穴位）用缝衣针刺疗，如腹痛针刺脐上下方，"攻心翻"时针刺胸背部等。

3. 药物简述

鄂伦春族常用药物以植物药为主，有少量动物药，未见矿物药。常用植物药二十余种。植物药中的多数品种专作药用，也有一些品种兼作药食两用。

专作药用者：①嘎黑毛，即老鸹眼，木本，用皮熬水，外洗或内服，治骨折、创伤、关节炎、马背挫伤等。②宝鲁保提毛，即叉条，木本，用枝条熬水，外洗或内服，治外伤、关节痛等。③西拉布，木本，熬水内服或捣烂外敷，治各种炎症如暴发火眼、口唇干裂等。④巴梨依拉嘎，草本，食其根或捣烂敷患处，治淋巴腺肿大。⑤查眼敖鲁库图，草本，熬水内服，治腿痛、淋病。⑥嘎胡库如，木本，用其枝熬水洗脚，治痢（水洗不得过膝，否则中毒）。⑦查彦敖鲁图，草本，熬水洗脚，治脚气。⑧枯林敖力高陶，即长虫草，草本，熬水洗或捣烂敷患处，治蛇咬伤。⑨乌达木枯鲁，木本，熬水洗患处，治人畜疮疡。⑩额德思敖劳克特，即风草，草本，熬水洗患处，治皮肤红斑或麻疹。⑪嘎哈格特，草本，剧毒，用叶、根、花捣烂外敷治疮疡。⑫乌达毕，即马尿梢，木本，熬水洗患部，治皮肤病。⑬尼格的，即暴马子，木本，取枝、皮熬水洗患处，治疥癣。⑭那兰木库拉，草本，茎、叶捣烂敷患处，治骨折。⑮阿丁敖力高陶，草本，取茎、叶水煎内服，治小儿惊风。⑯嘎哈格达，即耗子花，取茎、叶熬水洗患处，治秃疮。⑰五味子，生服或泡酒饮用，主治身体虚弱。

药食兼用者，①满格达，即野蒜，生食其根茎，有杀菌作用。②翁得，即野葱，生食茎叶，有杀菌作用。③乌普鲁，即山里红。④古得图，即高丽果。⑤阿力玛，即山梨。⑥藤布诺，即山樱桃。⑦依额特，即稠李子。⑧吾格特，即都柿。这些果实富含维生素 C 及糖分，可生食其果。⑨吾春，即酸姜，生食茎叶，富含维生素。

动物药用较多，常用动物药有鹿茸、鹿鞭、鹿胎、鹿尾、鹿心血、狍血、熊胆、鹿或狍肝、熊鼻、野猪嘴等。

鄂伦春人应用草药治疗外伤的经验比较丰富，擅长治疗外伤、骨折、疮疡、关节疼痛等病症，这与鄂伦春人的生活条件与方式密切相关。

药物用法比较简单、原始，限于内服与外用两类。一般由妇女从事药材采集工作。药材的加工炮制很简单，主要是晒干，分类包装，储存备用。

六、鄂温克族、达斡尔族和赫哲族医药

1. 概述

鄂温克族是我国北方人口较少的民族，主要居住在内蒙古自治区额尔古纳左旗。鄂温克族主要从事狩猎和畜牧业，是我国较早饲养驯鹿的民族，也有少部分人从事农业生产。鄂温克人在千余年中频繁迁徙，1958 年成立了鄂温克自治旗。鄂温克族有自己的民族语言但无文字。鄂温克人传统信仰萨满教，部分人同时信仰喇嘛教和东正教。在日常生活习俗和民族文化方面，还保留着原始图腾崇拜的熊崇拜。

达斡尔族分布在内蒙古、黑龙江、新疆等地区，内蒙古有莫力达瓦达斡尔族自治旗。达斡尔族是我国北方具有悠久历史和农业文化的民族。达斡尔族的族源可上溯至辽代契丹族。"达斡尔"意为耕耘者，最早出现于元末明初的史料记载中。其有达斡尔语但没有本民族文字。达斡尔妇女擅长缝制皮衣，酷爱类似曲棍球的运动项目——"贝阔"。

赫哲族是我国北方生活在松花江、黑龙江和乌苏里江沿岸的古老民族。主要分布于黑龙江省同江县、抚远县和饶河地区。赫哲族先民长期生息在三江流域，其族源与女真有密切关系，据考赫哲族人为女真一支的后裔。赫哲族是我国北方唯一以捕鱼、使用狗拉雪撬为特点的少数民族，曾被史料称为"鱼皮部""使犬部"。赫哲族有语言但没有本民族文字。赫哲人长期从事渔业生产，具有丰富的捕鱼经验。赫哲人有自己的民间说唱文学"伊玛坎"，民间手工艺如服装、绘画、剪纸、雕刻都很有特色。

一直以来，上述北方少数民族多居住于险峻恶劣的自然环境中，本民族医药卫生条件处于较低的水平，缺医少药的状况极为普遍。1949 年以后，在党和各级政府的关

怀下，各少数民族自治县和聚居地的医药卫生条件有了极为显著的改善，各县、乡都建立了医院或卫生院，普及医药卫生保健知识，同时，注意发掘、整理和研究本民族传统的、行之有效的独特保健方法、医疗经验和药物资源等。鄂温克族、达斡尔族和赫哲族由于居处环境和生产方式的特殊性，积累了丰富的对森林资源动植物药的认识和医疗经验。在严寒气候中的长期生存过程中，总结出来的预防治疗关节炎、妇女病等的有效经验都是非常宝贵的，在缺医少药的条件下为本民族的生存繁衍做出了贡献，值得深入研究。

2. 医疗经验和实践

鄂温克族、达斡尔族和赫哲族在传统医药卫生方面都有较为明显的共性。几个民族在族源上有密切的关系，均属我国古代北方女真、契丹等民族后裔。由于没有本民族文字，因而在医药卫生保健经验的总结和整理方面都受到极大的限制，多以口耳相传、师徒相继的方式传授。女真族有同姓不婚的传统，对优生有着进步意义。萨满在巫术方式来攘灾驱病的迷信外衣下，包含着某些心理治疗的因素，同时萨满还使用杏仁、芥子、栀子、元胡、金银花等药物治疗各种疾患；遇有传染病患者，则"用车载病者，放深山大谷以避之"。这些传统的医药卫生经验对民族人口的繁衍和保健起到了一定的积极作用。达斡尔族群众除了求助神灵、求助雅得根跳神驱病驱灾外，也积累了许多祛痛治病的经验。自然界中的百草、泉水、动物的某些部位，有治疗疾病的功效，从达斡尔族民间流传的一些传说，可见达斡尔人很早以前就已经探索并掌握了一些医治疾病的方法。达斡尔族常用药物有查阳·欧斯（升麻）、撒得勒提·欧斯（蝙蝠草）、齐干·甩革（白艾）、掌握过（苍耳子）、依吉花·欧斯（斩龙草）等。

第十节　其他一些南方少数民族传统医药概况

本节简介一些主要分布在南方地区的少数民族医药概况，包括仫佬族、基诺族、高山族、景颇族、阿昌族和傈僳族等少数民族的传统医药概况。

一、仫佬族医药

1. 医疗实践

仫佬族是主要分布在中国西南、中南地区的古老民族，是道真县境内世居民族之一，多聚居于海拔 1000 米以下的丘陵、河谷与平坝。仡佬族人在长期与疾病的斗争中掌握了一些确有效验的诊疗方法，如刮痧、挑痧、扎瓦针、拔火罐、割治等，积累了丰富的医疗经验和疾病预防知识，为本民族的繁衍和发展做出了积极的贡献。

刮痧，备清水（或桐油）一碗、铜钱一枚。用手蘸少许清水轻轻拍打患者裸露之胸背，再用铜钱刮之，至局部皮肤出现轻度瘀血（紫红色）为止。多用于治疗中暑、腹痛、腹胀、头痛、全身疼痛等病症。

拔罐，备好罐口光滑平整的竹罐（或陶罐、玻璃罐）一个。用时，将点燃的酒精棉球或纸片投入罐内，不等熄灭，迅速将罐口扣在体表施疗的部位，罐便紧紧吸附于局部。对跌打损伤患者，多用瓦针先点刺放血，然后拔罐，能很快消散瘀肿。适用于治疗风寒湿痹、伤风感冒等病症。

扎瓦针，选取陶瓦碎片，打磨成针，再将竹筷的一端划成叉口，把瓦针嵌入叉口，将针与竹筷紧紧缚扎即成瓦针。施疗时用瓦针针刺患者体表选定部位，点刺出血。多用于治疗口腔、咽喉部炎性血肿，以及疮疡肿痛、跌打瘀肿等病症。

剔鱼鳅症，令患者裸露胸背，术者用右手弯曲中指的背部骨节对患者胸背部进行剔刮，其皮肤上随即有一条状物隆起，再用拇指甲掐其头部，如此反复剔、掐，最后令患者喝一杯搅拌澄清的石灰水即可。多用于治疗水土不和、饮食不调所致腹痛。

打通杆，选一根桑枝，一头用布包缠，按患者中指至肘关节的长度量好作记。将此桑根自患者口中放至作记处，再迅速取出。常用于治疗老膈食病。

穴位敷药，在患者痛处选定阿是穴位，用瓦针点刺出血，然后敷以备好的驱风散寒之药丸（药末加水临用捏成），胶布固定。多用于治疗风寒湿痹、关节疼痛等病症。

割治疗疾，在患者手掌鱼际部位割一小口，挤出一些黄色脂肪颗粒即可。多用于治疗干烧病，或妇女月经不调、手脚发烧、四肢酸软等病症。

2. 常用药物

仡佬族居住地处贵州高原北部向四川盆地过渡地带，属亚热带湿润季风气候，夏无酷暑，冬无严寒，气候温和，雨量充沛，是植物生长、动物繁衍的良好环境，药物资源非常丰富，植物、动物、矿物药材种类多，数量大。据统计，仡佬族使用的药物在 1000 种以上，常用的约 200 种，其中地产的重要药材有黄连、天麻、洛党、五倍子等。仡佬族所用药物中有一些是中医或其他民族民间医不用或少用的，如鸽子屎、韭菜、核桃、啄木鸟、红浮萍等。

在药物应用方面，仡佬族民间医生用药常就地取材，用药多为鲜药，现采现用，一般在自己的房前屋后移栽一些不易采集的药物，以备不时之需。对受季节影响而一时难以采集的药物，采用洗净、切碎、晒干（或阴干）的方法加以保存。在用药剂量方面全凭经验，用药不用戥称，根据患者的病情、体质、男女老幼之不同，用量多少也不相同。在用药方法上，少数药物在使用前经过一定的处理后才入药，常用炮制方法有蒸、晒、酒、炒、烤、焙、磨、煅等。常用的剂型如水煎剂、酒浸剂、熏蒸剂、丸剂、散剂等。其他用药方法还有将药物与猪肚、猪脚、鸡、鸽子等同炖（或蒸或煮）服，药物与水、酒、醋磨汁取用，外用药物常捣烂外敷等方法。

二、基诺族医药

1. 医疗实践

基诺族主要聚居在云南省西双版纳景洪市的基诺山地区，基诺族在漫长的历史岁月中创造了民族文化，由于受历史发展所限，直到二十世纪 50 年代基诺族还处于原始社会状态。基诺族流行用迷信的方法治疗疾病，巫师、巫医备受人们尊敬。解放前，基诺族没有用科学方法诊治疾病的医生和医药卫生设施，基诺语中没有"医生"这个词，人生了病，往往是请巫师占卜、送鬼，在宗教活动的外衣下用草药治病。如基诺山有一种草本植物，基诺语叫"梅早古烙"，生长在半山腰较潮湿的地方，杆粗 4~5 厘米，高 2~3 厘米，花有紫黄二色，当地草医用其与未成熟的绿谷子一起煮水治难产。有的草医在治病时首先煮一碗生姜汤念咒语后，用姜汤洒在患者的房内、床上和身上，然后让患者喝下姜汤。姜汤有散寒解毒的作用，对感冒等病症有一定疗效，在基诺族的宗教认识中认为生姜是避邪驱鬼物，若服姜汤病好了，就认为是因为草医念了咒，又用姜赶跑了恶鬼之故。这两个例子较充分地体现了基诺族草医披着宗教的外衣用草药治病的特点。基诺族草医在实践过程中运用草药治病，同仅知杀牲祭神鬼的巫师有了本质的区别，基诺族草医在辛勤劳动和艰苦的探索过程中，发现了许多治疗恶性疟疾、肠胃病、肝病、妇科病、儿科病、腰腿痛等病症的草药，还创造了类似现代医学的理疗方法，即草医先赤脚踩烧红的犁铧，然后用烫热的脚在患者的腰腿痛处轻踩慢揉以祛病疗疾。基诺族草医擅长骨伤科治疗，有一些草医治疗粉碎性骨折，不到一百天就可以使患者康复。

基诺族在长期与自然斗争中积累了丰富的医疗经验，形成了自己的民族医学，是基诺族文化的重要组成部分，在基诺族的生存与发展中发挥了积极的作用。由于基诺族没有自己的文字，因而其医药文化也鲜有记载，更无史料可查，只能从民间流传的口碑传说中追根溯源。基诺族医学在其发展过程中，不可避免地受到了外来医学的影响，尤其是汉族和傣族的影响。基诺族与汉族和傣族的交往史，虽无史料可查，但有口碑相传为鉴。一些药物的名称，如明矾、雄黄等，都是从中医传入的，无法用基诺语翻译。基诺族医药学也受到傣族医药学的影响，基诺族在政治上受傣族土司的统治，傣族的文化和医药也随之渗入，很多基诺药名称是以傣语开头。

2. 常用药物

基诺族聚居地区属于热带、亚热带地区，气候潮湿多雨，疟疾、瘟疫、肝炎、风湿等疾病严重危害着基诺族人民的生命安全，基诺族积累了许多利用当地的植物药组成民间验方来防病治病的方法和经验。①攀枝花树皮 50 克，水煎服，主治风湿性关节炎。②翻白叶根 20 克，水煎服，主治胃炎。③水红木 1000 克，水煎液洗患处，主治皮肤疡痒及皮肤干痒。④靛叶 30 克，水煎服，主治蛇咬伤。⑤野玉米根 30 克，水煎服，主治糖尿病。

三、高山族医药

1. 概述

高山族是一个包含有多个民族的统称，根据人们的语言和文化特点，台湾大学考古人类学系将平埔人（基本汉化）以外的台湾少数民族分为九族，即泰雅、赛夏、布农、曹、鲁凯、排湾、卑南、阿美、雅美族；有人亦将台湾少数民族划分为七个民族，即把排湾、鲁凯、卑南族合称为排湾族。尽管有关高山族所包含的民族及其名称分歧甚殊，但到目前为止 7~9 分法已被大多数学者所采用，并以高山族作为台湾省少数民族的统称。广义上的高山族还包括了平埔人在内。

高山族在适应自然环境条件的过程中积累了丰富的医疗卫生保健知识，其中较有特点的是对居住地的选择和建筑方式的认识。台湾岛一年四季多雨高温，山高潮湿，草木丛生，闷热多瘴，这样的气候和地理环境，使得常年居住于山区的高山族同胞，在选择居住地及建筑房屋时，首先考虑应具备有利于身体健康的条件。因此，人们选择居住地位置的条件之一必须是有饮水条件且向阳山坡地，避免阴湿，或有强风的开阔地；建筑房屋时，保留古越人建筑的遗俗，采用干栏式建筑。如翦伯赞《台湾番族考》中写到：淡水所属诸社的高山族"因地方潮湿，皆巢居树上，其余则皆系穴居"。今天阿里山曹人的公廨和仓房多架房于椿上似楼居。具有一定民族特点的高山族传统医药，与当地自然环境、资源和生活方式息息相关，是高山族社会文化的产物，也丰富了中国传统医学的内容。

2. 医疗经验和实践

高山族人民在长期的生产生活实践中掌握积累了一些医疗保健知识及治疗方法，涉及内、外、妇、儿科等多种疾病。但总的来说，高山族医药的发展，仍处于传统医药经验积累的阶段，没有形成完整的医药学体系。

高山族对疾病的种类及性质有一定的认识。认识到天花、赤痢等传染疾病的严重危害性。泰雅族人能诊断下列疾病：头痛、眼痛、眼刺痛、红眼、耳聋、咳嗽、胃病、牙痛、胸痛、臂痛、肚痛、脚痛、不孕症、昏迷、断骨、瘀血、痔疮、妇产后病、外伤、神经痛、发育不良、身体虚弱、疟疾、感冒、鼻出血、高热、中毒等疾病。

对内科疾病，高山族喜用性辛味温，具有开窍、豁痰、理气、活血、散风、祛湿功效的药物，如用菖蒲根煎煮服用来治疗多种疾病。常用熊胆来治疗下痢、赤痢、腹痛等病症。治疗肠胃病患者，服用葛根煎煮的药汁。对提阿变化、肺结核等传染疾病，采取隔离与远处的办法，或常弃村举社迁居他处，以防疾病。

对外科疾病，高山族对于蛇咬或外伤、出血等病症，各有外敷针对之用的草药。治疗疽病，将山百合的根捣碎，外敷于伤患处。

对妇儿科疾病，在妇女怀孕期间，高山族人采用多种方法保障胎儿的正常发育，并规定了种种禁忌，其中有许多是相当合理的。如泰雅族妇女分娩以前为了防止流产，用腹带（腹卷）来保护胎儿，不作负重工作，不跳跃。高山族认为适当的劳动有利分娩，妇女在怀孕期间，均参加适度劳动，泰雅族、阿美族、曹族等孕妇均与正常人一样，劳动工作到分娩前。在饮食方面，亦有一定的禁忌，如妊娠期间不得食烧焦的食物，禁食死动物的肉、内脏等。赛夏族产妇，产后其家人捕鱼以供产妇食用。泰雅族产妇生育后休息6天，吃兽肉及豆类，饮酒，以利身体恢复。

对优生的认识，高山族禁止近亲之间结婚，有的连同姓之间也禁忌结婚，对于保证胎儿优生是有利的。

高山族治疗疾病常用一些外治疗法。砭筋疗法是高山族常用的特色外治疗法之一，用新石敲断，取其锋利面砭划皮肤，挤出血液。如治小儿惊搐，直砭足后跟上，忌横砭；目赤，砭耳翼后粗血管出血；有的接生胎儿也用此石锋砭断脐带。捶打疗法，内科或风伤病症经诊断后，确定施以捶打疗法，先令患者俯于长椅上，加以捆绑，露出背部或患肢，覆盖一种极薄的并浸入栀子、姜黄汁的黄连纸，用烧酒或药汁喷湿，然后将用麻油或茶油浸过的桃枝或柳枝点上火，使之燃烧，用燃烧有火焰的部分抽打盖黄连纸的背部或患肢治疗疾病。

高山族人还喜嚼蒌叶和槟榔，用以固齿和健胃。台湾盛产槟榔、薏仁等，各族均有嚼槟榔的习惯。槟榔具有杀虫、消积、行水等功效，《台湾府志》物产云："食之能醉人，可以祛瘴"。

四、景颇族、阿昌族和傈僳族医药

1. 概述

景颇族主要居住在云南省德宏景颇族自治州。景颇族的族源复杂，多认为是由原居住在青藏高原南部的一个骁勇的游猎部落迁徙而来。景颇族主要从事农耕生产生活，居住在海拔 1500~2000 米的亚热带山区，该地区山青水秀，森林苍翠，动植物及矿产资源丰富。

阿昌族主要居住在云南德宏州陇川一带。阿昌先民于 13 世纪自滇西北金沙江、澜沧江一带迁徙至陇川一带。阿昌族主要从事农业，并以制造铁器而闻名。阿昌族有丰富的民族文化，流行对歌，雕刻、建筑及绘画方面均有较高水平。

傈僳族主要居住在云南省北部、怒江傈僳族自治州及四川等地。傈僳族族源可上溯到千余年前，与纳西族、彝族有密切关联。唐代史料中有"傈僳"记载，被认为是"乌蛮"的一部分。解放前，傈僳族因居住地域差别而分别存在封建领主制、家长奴隶制和个别原始公社余存状况。解放后在党的民族政策扶持下，经济发展，科学文化开始普及，工农业生产和医药卫生事业都有显著的进展。

2. 医疗经验和实践

景颇族、阿昌族、傈僳族等民族虽然由于历史、文字等方面的限制，没有形成本民族的医药理论体系，但他们在长期与疾病作斗争的过程中，都积累了许多医疗方法和药物运用经验，并世代相传，在偏远山区，几乎成了治病、疗伤、保障人民群众健康的主要手段，为民族的繁衍生息和健康发展做出了积极的贡献。

这些民族在长期的医疗实践中积累的大量单方、验方和特殊疗法，不仅价廉效验，而且方便易行。一些常见的用药方法有：①药物煎汤内服、外洗、浸泡、熏蒸。②药物研粉内服、外敷。③鲜草药捣烂或嚼碎外用。④药物切成碎块给患者直接吞服或用饭包裹食用。

几个民族的常用验方举例：①喘咳肺痨方（傈僳族、景颇族），水獭肝，性味甘、咸、平。主治肺痨。取鲜品或干品，用适量米酒浸泡 7 天，取酒服用，每次适量。②胃痛方（德宏州阿昌族），香韭菜根，性味辛、温。主治胃寒痛、气滞腹痛。取鲜品100 克，用米酒浸泡备用。日服 2 次，每次适量。③腹泻方（保山德宏地区傈僳族），生芭蕉，性味涩。主治久泻久痢、脾虚腹泻。取未成熟芭蕉果实 1~2 枚，柴草火煨熟，去皮服用，日服 1~2 次。止泻力强。④咽痛口舌生疮方（傈僳族、景颇族），棕苞，性味苦、涩、平。主治口舌生疮、胃火牙痛、咽喉肿痛。棕苞用水煮熟，冷水浸漂 1~2 日，切碎，加醋、盐等凉拌作菜食用。若服煮棕苞的汁水，清热力更强。⑤痢疾方（景颇族），挺木树皮和杨梅树皮等量，翻白划（全草）半量。将上述诸药置于大铁锅煎煮去渣后，将药液浓缩成糊状，冷却后搓成 2 克重药丸。主治痢疾。

　　我国是历史悠久、幅员辽阔、人口众多的多民族国家，除了汉族以外，还有 55 个少数民族，每个民族在历史上都有自己的医药创造和医药积累，形成了丰富多彩的民族传统医药。但是每个民族医药学知识的传承和发展程度是各不相同的，一些少数民族的传统医药学知识尚未形成完整的理论体系，有的还很不完善，如景颇族、布朗族、哈尼族、京族、普米族、独龙族、德昂族、保安族、怒族、门巴族等少数民族。对于这些少数民族的医学思想、医疗方法和经验、用药实践等传统医药知识的系统发掘、整理和提高工作尚未全面展开，还须进一步深入才能做好这些少数民族传统医药知识的继承和弘扬。

参考文献

[1] 龙运光等.中国侗族医药 [M].北京：中医古籍出版社，2011

[2] 刘育衡等.中国侗族医药研究 [M].长沙：湖南科学技术出版社，2012

[3] 刘艺兰.侗族医药研究概述 [J].湖北民族学院学报（医学版），2011，28（1）：64-66

[4] 邓星煌.论侗族医药 [J].中国民族医药杂志，2011，17（10）：62-65

[5] 田兰等.侗族医药古籍文献整理与保护 [J].中国民族医药杂志，2011，17（10）：60-62

[6] 龙彦合等.侗族医药传承与发展思考 [J].中国民族医药杂志，2014，20（11）：75-76

[7] 谭正荣等.浅谈侗医对骨骼的生理概述 [J].中国民族医药杂志，2013，19（9）：68-69

[8] 杨光团.浅谈侗族医药特点及行医事宜 [J].中国民族医药杂志，2011，17（10）：66-67

[9] 龙运光等.侗族医药诊断方法略述 [J].中国民族民间医药，1996，5（6）：3-6

[10] 萧成俊.论侗医诊断疗技法 [J].中国民族民间医药，2003，12（6）：328-330

[11] 欧德光.侗医外治的常用疗法 [J].医学文选，1991，（4）：83-83

[12] 张有碧.侗医外治疗法治疗常见病 [J].中国民族医药杂志，2004，10（S1）：81-84

[13] 龙运光等.侗族药物的类别和命名方法 [J].中国民族医药杂志，2005，11（4）：11-14

[14] 宋志军等.对侗族医药剂型及特点的探讨 [J].中国民族医药杂志，2004，10（S1）：163-164

[15] 杨晓琼等.黔东南地区侗族药物研究 [J].中国民族医药杂志，2011，17（10）：26-32

[16] 龙滢任等.侗族常用果类药物研究 [J].中国民族医药杂志，2013，19（9）：32-33

[17] 吴国生等.侗药蕨类植物调查与研究 [J].中国民族医药杂志,2013,19 (9):28-29.

[18] 吴洁等.侗医常用的蕨类植物 [J].中国民族医药杂志,2012,18 (8):17-18

[19] 欧立军等.民间侗医药资源现状调查及分析 [J].时珍国医国药,2010,21 (8):2047-2048

[20] 赵丹华等.侗族及彝族传统医药研究进展 [J].科技创新导报,2010,(24):3-4

[21] 吴卫华等.侗药资源保护开发利用现状及发展对策 [J].中国民族医药杂志,2014,20 (12):47-48

[22] 韦明勤等.布依族民间医药概述 [J].中国民族医药杂志,1997,3 (3):9-9

[23] 郑曙光等.布依族医药杂病简介 [J].中国民族医药杂志,2001,7 (2):6-6

[24] 潘炉台等.布依族对一些疾病的诊断方法 [J].中国民族民间医药,2003,12 (4):198-200

[25] 张敬杰等.布依族医治疗方法简介 [J].中国民族民间医药,2004,13 (2):72-74

[26] 李云森等.云南纳西族传统医药发展概况 [J].中国民族民间医药,2001,10 (3):128-130

[27] 田安宁.纳西族东巴医药学的初步整理研究 [J].中国民族医药杂志,2003,9 (1):3-4

[28] 陈清华等.纳西医药研究现状 [J].云南中医学院学报,2004,27 (2):16-19

[29] 徐玲玲等.纳西族的民族药发展 [J].药学实践杂志,2008,26 (3):172-174

[30] 张洪雷等.纳西族东巴医学伦理思想研究 [J].中国医学伦理学,2013,26 (6):784-785

[31] 李铭等.纳西族东巴医药疾病观初探 [J].中国民族医药杂志,2007,13 (7):9-10

[32] 和虹.纳西族东巴文医书《聚血》的发现与浅析 [J].中国民族民间医药,2013,22 (4):1-4

[33] 田安宁等.纳西族东巴医药研究 [J].中国民族民间医药,2001,10 (1):3-4

[34] 赵天敏等.略论纳西族东巴医药的特点 [J].中国民族医药杂志,1999,5 (1):3-4

[35] 毛龙发.纳西族东巴经对病因的认识 [J].中国民族民间医药,1997,6 (3):4-6

[36] 张滔等.纳西医药学和纳西族《玉龙本草》的重辑考证 [J].云南中医学院学报,2006,29 (S1):43-45

[37] 和述龙等.浅淡纳西东巴医对药物的认识 [J].中国民族民间医药,2011,20 (21):1-1

[38] 王志红.云南佤族医药 [M].北京:中国中医药出版社,2011

[39] 郭绍荣等.佤族医药起源及其发展 [J].中国民族民间医药,1994,3 (2):1-4

[40] 王志红等.佤族医药的现状考察及发展思考 [J].云南中医学院学报,2006,29 (5):15-17

[41] 邓泽等.佤族民间医药传承特点浅析 [J].云南中医中药杂志,2012,33 (12):74-75

[42] 赵霞等.佤族民族民间医药现状浅述 [J].云南中医中药杂志,2014,35 (10):103-106

[43] 艾健等.佤族医药经验初操 [J].中国民族医药杂志,2008,14 (10):11-12

[44] 庞益富等.佤族医药单验方收集和整理研究思路 [J].云南中医学院学报,2010,33 (1):28-29

[45] 庞益富等.佤族医药单验方组方用药特点分析 [J].云南中医学院学报,2010,33 (2):20-24

[46] 庞益富等.佤族医药常用药物的应用特点浅探 [J].云南中医中药杂志,2010,31 (5):41-43

[47] 包希福.羌族医药的历史及现状简介 [J].中国民族医药杂志,2004,10 (S1):23-24

[48] 秦松云等.羌族民间医药的调查研究 [J].中国中药杂志,1996,21 (8):453-456

[49] 余志俊. 羌族民间疗法 [J]. 中国民族民间医药, 2001, 10 (6)：323-325

[50] 杨福寿. 羌医手法治疗方法学简介 [J]. 中国民族医药杂志, 2013, 19 (6)：5-9

[51] 唐静雯等. 羌族医药特色探析 [J]. 亚太传统医药, 2011, 7 (2)：139-141

[52] 程玲俐等. 羌族医药的生存状况及发展前景分析 [J]. 民族学刊, 2012, 3 (5)：75-78

[53] 程玲俐. 羌族医药文化传承与市场发展研究 [J]. 西南民族大学学报（人文社会科学版），
2013, 34 (7)：144-148

[54] 张丹等. 羌族医药文化研究综述 [J]. 湖北成人教育学院学报, 2010, 16 (3)：98-99

[55] 程玲俐等. 羌族医药非物质文化遗产传承与发展探索 [J]. 西南民族大学学报（人文社会科学
版），2014, 35 (5)：55-58

[56] 淮虎银. 拉祜族传统医药研究进展 [J]. 中国民族医药杂志, 2000, 6 (2)：38-39

[57] 张绍云等. 拉祜族民间医治疗外伤药用植物的调查 [J]. 云南中医学院学报, 2007, 30 (6)：
18-20

[58] 顾晓仪. 拉祜族传统医药知识的特殊保护制度初探 [J]. 思茅师范高等专科学校学报, 2010, 26
(1)：5-9

[59] 张绍云等. 猎虎民族的守护者—拉祜族医药简介 [J]. 云南中医学院学报, 2006, 29 (6)：3-3

[60] 迟程等. 拉祜族用药经验和特点 [J]. 中华中医药杂志, 1989, (4)：48-49

[61] 淮虎银. 者米拉祜族用民族植物学研究 [J]. 北京：中国医药科技出版社, 2005

[62] 秦南清. 拉祜族医生的用药特色 [J]. 慢性病学杂志, 2005, (3)：58-58

[63] 黄春荣：海南黎族医疗史话 [J]. 中国民族民间医药, 1995, 4 (3)：22-23

[64] 甘炳春等. 黎族民间治疗外伤药用植物的收集整理 [J]. 中国民族民间医药, 2005, 14 (6)：
357-360

[65] 甘炳春等. 黎族民间传统医药与植物的利用 [J]. 中国民族医药杂志, 2006, 12 (2)：24-26

[66] 张俊清等. 海南黎药资源调研现状分析 [J]. 海南医学院学报, 2009, 15 (3)：201-204

[67] 戴水平等. 中国黎族医药理论与特色初探 [J]. 中国民族民间医药, 2010, 19 (14)：187-187

[68] 郑才成. 黎族药物是海南民族医学和民间用药的传统特色 [A]. 海南省黎族药物学校流会论文
集 [C]. 2008

[69] 诸国本. 五指山区黎医药—海南岛黎族医药调查报告 [J]. 亚太传统医药, 2006, 2 (3)：
11-16

[70] 郑希龙等. "材"类黎药资源的传统利用 [J]. 世界科学技术：中医药现代化, 2014, 16 (2)：
313-318

[71] 戴水平等. 黎族医药的发展现状与思考 [J]. 海南医学院学报, 2011, 17 (2)：281-284

[72] 田华咏. 湖南白族医药概况 [J]. 亚太传统医药, 2007, 3 (4)：13-15

[73] 段宝忠等. 大理"三月街"药市的历史者察 [J]. 中国现代中药, 2013, 15 (8)：718-720

[74] 崔勿骄等. 满族传统疗法撷萃 [J]. 世界中西医结合杂志, 2007, 2 (1)：8-10

[75] 马万学等. 满族传统医药的传承与应用 [J]. 满族研究，2009，(2)：115-117

[76] 刘淑云. 满族医药历史沿革 [J]. 中国民族医药杂志，2011，17 (1)：4-7

[77] 刘淑云. 满族民间医药治疗常见病简述 [J]. 中国民族医药杂志，2011，17 (4)：1-3

[78] 爱新觉罗·恒绍等. 撩开满医药神秘的面纱 [J]. 特别健康，2013，(27)：81-81

[79] 崔勿骄. 满族医药及基特点浅析 [J]. 中国社会医师（综合版），2007，(6)：11-11

[80] 常纪庆. 满医自然疗法与内病外治 [A]. 国际自然医学学术研讨会论文集 [C]. 2011

[81] 梁廷信. 满族常用药简介 [J]. 中国民族医药杂志，2000，6 (1)：27-28

[82] 井庆勋等. 内蒙古鄂伦春民族传统常用药介绍 [J]. 中国民族民间医药，2010，19 (15)：48-49

[83] 孙保芳、鄂伦春民族习惯用药 [M]. 北京：中国中医学出版社，2007

[84] 伊乐泰等. 鄂温克医药 [M]. 北京：中医古籍出版社，2014

[85] 包羽等. 鄂温克传统医药初探 [J]. 中国民族医药杂志，2009，15 (4)：6-9

[86] 包羽等. 鄂温克族医药思想观念初探 [J]. 中国民族医药杂志，2013，19 (2)：1-5

[87] 乌尼尔等. 内蒙古呼伦贝尔地区鄂温克族民间药用植物调查 [J]. 中国野生植物资源，2008，27 (6)：27-29

[88] 关荣波等. 赫哲族传统民族医药卫生研究 [J]. 中国民族医药杂志，2013，19 (1)：74-76

[89] 胡成刚. 仡佬族医药简介 [J]. 中国民族医药杂志，2004，10 (S1)：24-25

[90] 韦波等. 贵州仡佬族医药概况 [J]. 中国民族民间医药杂志，2002，(5)：252-253

[91] 赵能武等. 仡佬族医独特的几种外治法 [J]. 中国民族民间医药，2002，11 (6)：323-323

[92] 杨立勇等. 仡佬族治疗常见病验方选 [J]. 中国民族民间医药，2003，12 (1)：55-57

[93] 何开仁. 景颇族医药的历史现状与发展 [J]. 中国民族医药杂志，2009，15 (10)：6-7

[95] 陆宇惠等. 云南省云龙县阿昌族民间医药现状调查 [J]. 云南中医中药杂志，2010，31 (11)：34-35

[96] 赵家福. 中缅边境阿昌族民间痧症疗法初探 [J]. 亚太传统医药，2013，9 (5)：19-21

[97] 赵景云等. 阿昌族传统医药传承现状调查 [J]. 云南中医学院学报，2014，37 (4)：22-24

[98] 杨玉琪等. 傈僳族医药简介 [M]. 北京：中医古籍出版社，2014

[99] 杨玉琪等. 云南跨境民族傈僳族医药现状调查 [J]. 云南中医中药杂志，2010，31 (12)：34-36

[100] 程寒等. 云南怒江地区傈僳族民族医药特色与现状研究 [J]. 时珍国医国药，2013，24 (10)：2512-2514

附表1 中国各民族人口数据表（2010年）

民族	总人口	民族	总人口	民族	总人口
合计	1332810869				
汉族	1220844520	畲族	708651	普米族	42861
壮族	16926381	傈僳族	702839	阿昌族	39555
回族	10586087	东乡族	621500	怒族	37523
满族	10387958	仡佬族	550746	鄂温克族	30875
维吾尔族	10069346	拉祜族	485966	京族	28199
苗族	9426007	佤族	429709	基诺族	23143
彝族	8714393	水族	411847	德昂族	20556
土家族	8353912	纳西族	326295	保安族	20074
藏族	6282187	羌族	309576	俄罗斯族	15393
蒙古族	5981840	土族	289565	裕固族	14378
侗族	2879974	仫佬族	216257	乌孜别克族	10569
布依族	2870034	锡伯族	190481	门巴族	10561
瑶族	2796003	柯尔克孜族	186708	鄂伦春族	8659
白族	1933510	景颇族	147828	独龙族	6930
朝鲜族	1830929	达斡尔族	131992	赫哲族	5354
哈尼族	1660932	撒拉族	130607	高山族	4009
黎族	1463064	布朗族	119639	珞巴族	3682
哈萨克族	1462588	毛南族	101192	塔塔尔族	3556
傣族	1261311	塔吉克族	51069	未识别民族	640101

注：数据来源于2010年人口普查数据。